Thomas Hax-Schoppenhorst
Anja Kusserow
(Herausgeber)

**Das Angst-Buch für Pflege-
und Gesundheitsberufe**

Verlag Hans Huber
Programmbereich Pflege

Beirat
Angelika Abt-Zegelin, Dortmund
Jürgen Osterbrink, Salzburg
Doris Schaeffer, Bielefeld
Christine Sowinski, Köln
Franz Wagner, Berlin

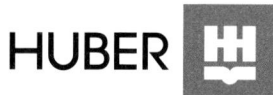

Mit finanzieller Unterstützung
der Jung-Stiftung für Wissenschaft und Forschung

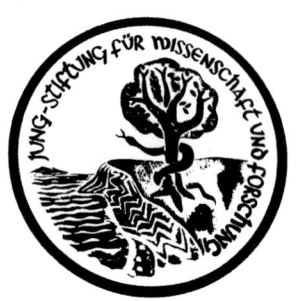

Thomas Hax-Schoppenhorst   Anja Kusserow
(Herausgeber)

Das Angst-Buch für Pflege- und Gesundheitsberufe

Praxishandbuch für die Pflege- und Gesundheitsarbeit

Unter Mitarbeit von

Anne Ahnis
Gerhard Bliersbach
Reinhard Busse
Juliane Falk
Jürgen Frenzel
Stephanie Gawlik
Klaus Fröhlich-Gildhoff
Christoph Gerhard
Ulrike Grab
Rainer Gross
Martine Grümmer
Gregor Hasler
Thomas Hax-Schoppenhorst
Tina In-Albon

Christian Johannßen
Christina Köhlen
Anja Kusserow
Daniela Lehwaldt
Johannes Nau
Thomas R. Neubert
Lena Ragge
Corinna Reck
Klaus Reinhardt
Miriam Tariba Richter
Jacqueline Rixe
Dorothea Sauter
Hilde Schädle-Deininger
Christiane Schätz

Claudia Schephörster
Agnes Schlechtriemen-Koß
Frank Schneider
Michael Schulz
Peter Ullmann
Tanja Veselinovic
Johannes von Dijk
Gernot Walter
Joachim Wittkowski
Andreas Wittmann
Stephan Wolff
Britta Zander
Stefan Zettl

Mit einem Geleitwort von Prof. Dr. Dr. Frank Schneider und einem Grußwort von Prof. Dr. Gregor Hasler

Cartoons von Heiko Sakurai

Verlag Hans Huber

Thomas Hax-Schoppenhorst (Hrsg.) Lehrer, Düren
E-Mail: thascho@gmx.de
Anja Kusserow (Hrsg.) Pflegefachfrau für Psychiatrie, Freiburg
E-Mail: anja.kusserow@uniklinik-freiburg.de

Lektorat: Jürgen Georg, Andrea Weberschinke
Bearbeitung: Michael Herrmann, Corralejo
Herstellung: Jörg Kleine Büning
Illustration: Heiko Sakurai, Thomas Plaßmann
Fotos: Johannes Nau, Thomas R. Neubert
Titelillustration: pinx. Winterwerb und Partner, Design-Büro, Wiesbaden
Titelgestaltung: Claude Borer, Basel
Cartoons: Heiko Sakurai und Thomas Plaßmann
Satz: punktgenau gmbH, Bühl
Druck und buchbinderische Verarbeitung: AALEXX Buchproduktion GmbH, Großburgwedel
Printed in Germany

Bibliografische Information der Deutschen Nationalbibliothek
Die Deutsche Nationalbibliothek verzeichnet diese Publikation in der Deutschen Nationalbibliografie; detaillierte bibliografische Angaben sind im Internet über http://dnb.d-nb.de abrufbar.

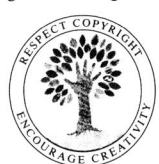

Dieses Werk, einschließlich aller seiner Teile, ist urheberrechtlich geschützt. Jede Verwertung außerhalb der engen Grenzen des Urheberrechtes ist ohne schriftliche Zustimmung des Verlages unzulässig und strafbar. Das gilt insbesondere für Kopien und Vervielfältigungen zu Lehr- und Unterrichtszwecken, Übersetzungen, Mikroverfilmungen sowie die Einspeicherung und Verarbeitung in elektronischen Systemen.
Die Verfasser haben größte Mühe darauf verwandt, dass die therapeutischen Angaben insbesondere von Medikamenten, ihre Dosierungen und Applikationen dem jeweiligen Wissensstand bei der Fertigstellung des Werkes entsprechen.
Da jedoch die Pflege und Medizin als Wissenschaften ständig im Fluss sind, da menschliche Irrtümer und Druckfehler nie völlig auszuschließen sind, übernimmt der Verlag für derartige Angaben keine Gewähr. Jeder Anwender ist daher dringend aufgefordert, alle Angaben in eigener Verantwortung auf ihre Richtigkeit zu überprüfen.
Die Wiedergabe von Gebrauchsnamen, Handelsnamen oder Warenbezeichnungen in diesem Werk berechtigt auch ohne besondere Kennzeichnung nicht zu der Annahme, dass solche Namen im Sinne der Warenzeichen-Markenschutz-Gesetzgebung als frei zu betrachten wären und daher von jedermann benutzt werden dürfen.

Anregungen und Zuschriften bitte an:
Verlag Hans Huber
Lektorat Pflege
z. H.: Jürgen Georg
Länggass-Strasse 76
CH-3000 Bern 9
Tel: 0041 (0)31 300 45 00
Fax: 0041 (0)31 300 45 93
E-Mail: juergen.georg@hanshuber.com
Internet: http://verlag.hanshuber.com

1. Auflage 2014. Verlag Hans Huber, Hogrefe AG, Bern
© 2014 by Verlag Hans Huber, Hogrefe AG, Bern
(E-Book-ISBN_PDF 978-3-456-95414-1)
(E-Book-ISBN_EPUB 978-3-456-75414-7)
ISBN 978-3-456-85414-4

Inhaltsverzeichnis

Geleitwort 15

Grußwort 17

Vorwort der Herausgeber 19

1 Gesellschaft in Angst – Angstgesellschaften 21

1.1 **Panorama gegenwärtiger Lebensängste** 21
Gerhard Bliersbach

    1.1.1   Einleitung 21
    1.1.2   Der Alltag Tag für Tag 21
    1.1.3   Die Beziehungsgefüge 23
    1.1.4   Die eigene Position in der Gesellschaft 23
    1.1.5   Die gesellschaftliche Macht sich ausbreitender Innovationen ... 25
    1.1.6   Der Sog der kursierenden Fantasien 27
    1.1.7   Die Arbeit am eigenen Leben 27
    1.1.8   Ertragen des Alterns 28
    1.1.9   Das Sortieren eigener Ängste – Ausblick 28

1.2 **Angstkontrolle – Der heimliche Auftrag der Medizin** 30
Agnes Schlechtriemen-Koß

    1.2.1   Einleitung 30
    1.2.2   In jeder Angst steckt ein Stück Todesangst 30
    1.2.3   Sinn der Angstabwehr 31
    1.2.4   Endlichkeit leugnen ist nicht hilfreich 32
    1.2.5   Krankheit konfrontiert uns mit unserer Endlichkeit ... 34
    1.2.6   Krankenhäuser sind Orte der Endlichkeitsbekämpfung ... 35
    1.2.7   Das Gesundheitssystem ist sehr mächtig 37
    1.2.8   Der Auftrag der Angstabwehr bei strenger Hierarchie ... 40
    1.2.9   Schlussfolgerungen 41
    1.2.9.1 Was brauchen Patienten? 41
    1.2.9.2 Was braucht das Gesundheitspersonal? 42

1.3 **Angst im Kontext Arbeit** 45
Rainer Gross

    1.3.1   Einleitung 45
    1.3.2   Vortrag 45

1.4 Stigmatisierungsängste ... 56
Anja Kusserow

- 1.4.1 Einleitung ... 56
- 1.4.2 Stigma ... 56
- 1.4.3 Stigmatisierung und Stigmatisierungsprozess ... 56
- 1.4.4 Vorurteile, Stereotype und Diskriminierung ... 57
- 1.4.5 Stigmatisierung psychisch Kranker ... 57
- 1.4.6 Auswirkungen von Stigmatisierung ... 57
- 1.4.7 Die Rolle der Medien ... 58
- 1.4.8 Bewältigungsstrategien ... 58
- 1.4.9 Offenbaren oder Verbergen? ... 58
- 1.4.10 Verheimlichen, Verstecken, Verschweigen ... 59
- 1.4.11 Der Makel psychischer Krankheit – Selbststigmatisierung ... 59
- 1.4.12 Stigmatisierung und Selbststigmatisierung – Fallbeispiel ... 59
- 1.4.13 Selbststigmatisierung und Verheimlichung als Folge einer Zwangsstörung ... 60
- 1.4.14 Stigmatisierung und ihre Folgen für hilfesuchendes Verhalten ... 61
- 1.4.15 Das Stigma psychiatrischer Kliniken ... 61
- 1.4.16 Der Beitrag psychiatrischer Kliniken zur Entstigmatisierung ... 62
- 1.4.17 Soziale und strukturelle Folgen ... 62
- 1.4.18 Der Beitrag psychiatrisch Pflegender ... 63
- 1.4.19 Ausblick ... 63

2 Perspektivisches ... 65

2.1 Angststörungen im klinischen Alltag – Ein Überblick ... 65
Tanja Veselinović, Frank Schneider

- 2.1.1 Einführung ... 65
- 2.1.2 Klassifikationen, klinische Bilder ... 66
- 2.1.2.1 Agoraphobie ... 66
- 2.1.2.2 Soziale Phobie ... 69
- 2.1.2.3 Spezifische Phobien ... 69
- 2.1.2.4 Panikstörung ... 70
- 2.1.2.5 Generalisierte Angststörung ... 71
- 2.1.2.6 Angst und Depression, gemischt (F41.2) ... 72
- 2.1.3 Differenzialdiagnostische Besonderheiten und Komorbidität ... 72
- 2.1.4 Verlauf und Prognose ... 76
- 2.1.5 Behandlung ... 77
- 2.1.5.1 Psychotherapie ... 77
- 2.1.5.2 Psychopharmakotherapie ... 80
- 2.1.6 Besonderheiten in der Behandlung ... 82

2.2 Das Phänomen der Angst im Krankenhaus ... 85
Miriam Tariba Richter

- 2.2.1 Einleitung ... 85
- 2.2.2 Was ist Angst und ist sie normal? ... 85
- 2.2.2.1 Definitionen von Angst ... 85
- 2.2.2.2 Angstauslöser ... 86

2.2.2.3	Angstkategorien	86
2.2.2.4	Aktivierung von Angst	86
2.2.2.5	Angsttheorien	87
2.2.2.6	Einflussfaktoren von Angst	87
2.2.2.7	Auswirkungen der Angst	88
2.2.2.8	Angstausprägung	88
2.2.2.9	Angstmessung	88
2.2.2.10	Angstbewältigung	88
2.2.3	Angst aus der Sicht der Philosophie	89
2.2.3.1	Existenzphilosophie	89
2.2.3.2	Leibphänomenologie	90
2.2.4	Angst im Krankenhaus	91
2.2.4.1	Akute Angst im Krankenhaus	91
2.2.4.2	Chronische Angst im Krankenhaus	93
2.2.4.3	Angstverstärkende Faktoren im Krankenhaus	93
2.2.5	Die Angst der Pflegenden vor PatientInnenängsten	94
2.2.6	Zusammenfassung	94

2.3 Pflegephänomen Angst – Hilfen und Handlungsstrategien ... 98
Hilde Schädle-Deininger

2.3.1	Einleitung	98
2.3.2	Beobachtbare und erkennbare Symptome des Phänomens Angst	99
2.3.3	Ausdruck von Angst	99
2.3.4	Pflegerische Ansätze und Hilfsmittel	99
2.3.5	Pflegephänomene	100
2.3.6	Bedeutung von Pflegediagnosen	100
2.3.7	Einschätzung der Angst	101
2.3.8	Pflegerisches Handeln bei Angst	102
2.3.9	Einige Übungen, die Erleichterung verschaffen	105
2.3.10	Rahmenbedingungen und weitere Aspekte	106
2.3.11	Entlassungsvorbereitung	108
2.3.12	Zusammenfassung	109

2.4 Versagensangst und Lernen ... 110
Juliane Falk

2.4.1	Einleitung	110
2.4.2	Wie zeigt sich Versagensangst?	110
2.4.3	Erklärungsansätze	112
2.4.3.1	Tiefenpsychologie	112
2.4.3.2	Verhaltenstherapie	113
2.4.3.3	Verhaltenstherapeutische Interventionen	114
2.4.3.4	Coping- bzw. Bewältigungsstrategien	115
2.4.4	Leistungsmotivation und Selbstwirksamkeit	116
2.4.4.1	Leistungsmotivation	116
2.4.4.2	Selbstwirksamkeit	117
2.4.5	Die Menschen stärken – Selbstwirksamkeitserfahrungen	119
2.4.5.1	Lernchancen ergreifen	119
2.4.5.2	Lernchancen ermöglichen	120

	2.4.5.3	Verhaltensformung und Selbstwirksamkeitserfahrung	120
	2.4.6	Zusammenfassung – Durch die Angst hindurch!	121

3 Im Laufe des Lebens ... 125

3.1 Angststörungen im Kindes- und Jugendalter ... 125
Tina In-Albon

	3.1.1	Einleitung	125
	3.1.2	Störung mit Trennungsangst	125
	3.1.3	Phobien des Kindesalters	126
	3.1.4	Generalisierte Angststörung	126
	3.1.5	Panikstörung und Agoraphobie	127
	3.1.6	Die drei Komponenten der Angst	127
	3.1.7	Was man wissen sollte	127
	3.1.8	Was sollte man tun?	128
	3.1.9	Die Behandlung von Angststörungen	128
	3.1.9.1	Psychoedukation	129
	3.1.9.2	Kognitive Interventionen	130
	3.1.9.3	Konfrontationsverfahren	130
	3.1.9.4	Rückfallprophylaxe	131
	3.1.10	Zusammenfassung	131

3.2 30 Jahre mit dem schwarzen Vogel – Fallbeispiel ... 133
Thomas Hax-Schoppenhorst

	3.2.1	Einleitung	133
	3.2.2	Auszüge einer Mitschrift der Gespräche	133

3.3 Angst im Alter ... 140
Martine Grümmer

	3.3.1	Einleitung	140
	3.3.2	Generalisierte Angststörung	140
	3.3.3	Angst und Trauma	141
	3.3.4	Angst aufgrund neurobiologischer Veränderungen	141
	3.3.4.1	Angst bei Delir	142
	3.3.4.2	Angst bei Demenzen	144
	3.3.5	Gesellschaftliche Sicht	150

3.4 Ängste von Betreuungspersonen beim Umgang mit Sterbenden ... 153
Joachim Wittkowski

	3.4.1	Einleitung	153
	3.4.2	Ängste von Betreuungspersonen	154
	3.4.2.1	Angst vor dem Sterben, Angst beim Sterben	155
	3.4.2.2	Angst vor dem eigenen Sterben	156
	3.4.2.3	Angst vor dem Tod des Patienten	156
	3.4.2.4	Angst vor dem eigenen Tod	157

3.4.2.5	Angst vor den Angehörigen	158
3.4.3	Empirische Befunde zu den Ängsten von Betreuungspersonen	158
3.4.3.1	Befunde zu Krankenschwestern im Allgemeinen	159
3.4.3.2	Befunde speziell in Hospizarbeit und Palliativbetreuung	160
3.4.4	Möglichkeiten zum Abbau der Ängste	162
3.4.4.1	Diagnostik und Interventionen bei Betreuungspersonen	162
3.4.4.2	Diagnostik und Interventionen – Ebene der Institution	163
3.4.5	Resümee und Ausblick	164

4 Patientenängste ... 167

4.1 Gehör verschaffen – Patientenängste aus der Sicht der Seelsorge ... 167
Ulrike Grab

4.1.1	Einleitung	167
4.1.2	Die Angst *vor* der Seelsorge	168
4.1.3	Die Angst *in* der Seelsorge	169
4.1.3.1	Vom ersten Krankheitsanzeichen bis zur Diagnose	169
4.1.3.2	Die Behandlung	170
4.1.3.3	Vor der Entlassung	170
4.1.3.4	Nach der Entlassung	170
4.1.3.5	Fallbeispiele	171
4.1.4	Die Angst der Seelsorgerin, des Seelsorgers	173
4.1.5	Zusammenfassung	174

4.2 Angst auf der Intensivstation ... 175
Thomas R. Neubert

4.2.1	Einleitung	175
4.2.2	Angst auf der Intensivstation	176
4.2.3	Wie erleben Intensivpatienten die Intensivstation?	177
4.2.3.1	Fragenkomplex «Angst»	178
4.2.3.2	Fragenkomplex «Schwerkranker Mitpatient»	179
4.2.3.3	Fragenkomplex «Negative Gefühle»	179
4.2.4	Essenz dieser Evaluationsstudie	180
4.2.5	Zusammenfassung	181

4.3 Präoperative Angst ... 184
Christian Johannßen, Jürgen Frenzel

4.3.1	Einleitung	184
4.3.2	Angstmessung	186
4.3.2.1	State-Trait-Anxiety Inventory (STAI)	186
4.3.2.2	Visual Analogue Scale (VAS; Visuelle Analogskala)	187
4.3.2.3	Beck Anxiety Inventory (BAI)	187
4.3.3	Welche pflegerischen Interventionen sind geeignet?	187
4.3.4	Zusammenhang zwischen Angstreduzierung und Schmerzintensität?	188
4.3.5	Formen der Informationsvermittlung als geeigneter Rahmen	189
4.3.5.1	Die präoperative Pflegevisite	189

4.3.5.2	Präoperative Gruppengespräche		190
4.3.5.3	Die präoperative Informationsbroschüre		190
4.3.6	Fazit		190

4.4 Angst in der Palliativversorgung ... 193
Christoph Gerhard

4.4.1	Einleitung	193
4.4.2	Wann tritt Angst in der Palliativversorgung auf?	193
4.4.3	Teufelskreis Atemnot – Angst	195
4.4.4	Todesrasseln und die Angst der Umgebung	196
4.4.5	Angst der Umgebung des Menschen	197
4.4.6	Angst vor der Zukunft	197
4.4.7	Zusammenfassung	200

4.5 Krebs und Angst ... 201
Stefan Zettl

4.5.1	Einleitung – Der Sturz aus der Wirklichkeit	201
4.5.2	Angstinhalte	201
4.5.3	Risikofaktoren für die Entwicklung überschießender Ängste	202
4.5.4	Anpassungsstörungen	202
4.5.5	Kontrollverlust	203
4.5.6	Progredienzangst	203
4.5.7	Veränderte Sexualität und verändertes Körperbild	204
4.5.8	Partner und Familien in Angst	204
4.5.9	Tumorbedingten Schmerzen	205
4.5.10	Angst vor Sterben und Tod	205
4.5.11	Keinerlei Angst?	205
4.5.12	Hilfestellungen im Pflegealltag	206
4.5.13	Anwendung von Entspannungsverfahren	206
4.5.14	Positive Verstärker nutzen	206
4.5.15	Körperliche Bewegung	207
4.5.16	Informationsangebote	207
4.5.17	Selbsthilfegruppen	207
4.5.18	Psychotherapeutische Unterstützung	207
4.5.19	Fazit	208

4.6 Ängste vor und nach einer Geburt ... 209
Stephanie Gawlik, Corinna Reck

4.6.1	Einleitung	209
4.6.2	Endokrine Veränderungen in der Schwangerschaft	209
4.6.3	Allgemeine Prävalenzen	210
4.6.3.1	Panikstörung	210
4.6.3.2	Generalisierte Angststörung	210
4.6.3.3	Depression	211
4.6.4	Auswirkungen auf die Schwangerschaft	212
4.6.5	Differenzialdiagnosen	212
4.6.6	Ausblick – Behandlungsoptionen	212

4.7	**Scham und Angst im Kontext Inkontinenz**	217
	Anne Ahnis	
	4.7.1	Einleitung	217
	4.7.2	Inkontinenz	217
	4.7.3	Scham und Inkontinenz	218
	4.7.4	Angst und Inkontinenz	219
	4.7.5	Schlussfolgerung	221
4.8	**Ängste im Pflegesetting der Langzeitbetreuung**	224
	Christina Köhlen	
	4.8.1	Einleitung	224
	4.8.2	Chronische Beeinträchtigungen und die Folgen	224
	4.8.3	Angst in der Theorie des systemischen Gleichgewichts	226
	4.8.3.1	Familienprozesse	226
	4.8.3.2	Pflegeprozesse	226
	4.8.3.3	Angst als Ausdruck des Ungleichgewichts im Familiensystem	228
	4.8.4	Fazit	231
4.9	**Angst bei Menschen mit einer Demenzerkrankung**	233
	Johannes van Dijk	
	4.9.1	Einleitung	233
	4.9.2	Vertiefung	233
	4.9.3	Praxisbeispiele: Wie zeigt sich Angst?	234
	4.9.4	Empfehlungen für den Umgang mit Angstproblemen	236

5 Pflegende in Bedrängnis 239

5.1 Aggression macht Angst – Angst macht Aggression 239
Johannes Nau, Gernot Walter

5.1.1	Einleitung	239
5.1.2	Wie friedliche Menschen aus Angst aggressiv werden	240
5.1.3	Auswirkungen von Aggressionsereignissen auf Personal	241
5.1.3.1	Angst vor Blamage und Kritik	243
5.1.3.2	Angst vor Zweittraumatisierung	243
5.1.4	Das NOW-Modell – Hilfe für Beteiligte	244
5.1.4.1	Die interaktionelle Ebene zwischen zwei Menschen	244
5.1.4.2	Sicherheitsgefühl und Gleichgewicht durch das NOW-Modell	246
5.1.5	Zusammenfassung und Ausblick	249

5.2 Sekundäre Traumatisierung (ST) als Berufsrisiko 251
Jacqueline Rixe, Lena Ragge, Christiane Schätz, Claudia Schephörster, Dorothea Sauter, Michael Schulz

5.2.1	Einleitung	251
5.2.2	Das Phänomen der sekundären Traumatisierung (ST)	251
5.2.2.1	Zum Begriff	251

5.2.2.2	Verwandte Konzepte	252
5.2.2.3	Symptome	253
5.2.2.4	Auswirkungen	254
5.2.2.5	Assessment und Diagnostik	254
5.2.2.6	Behandlung	254
5.2.2.7	Relevanz der sekundären Traumatisierung (ST)	255
5.2.3	Strategien zum Schutz vor sekundärer Traumatisierung (ST)	261

5.3 Scheitern? Die RN4Cast-Studie im Licht der Angstproblematik ... 266
Britta Zander, Reinhard Busse

5.3.1	Einleitung	266
5.3.2	Die Pflegestudie RN4Cast – Hintergrund	266
5.3.2.1	Die deutschen Ergebnisse in einem internationalen Kontext	267
5.3.2.2	Wie lassen sich die deutschen Ergebnisse erklären?	268
5.3.3	Einfluss auf die Versorgungsqualität	269
5.3.4	Diskussion	276

5.4 Die Angst vor dem Patientensuizid ... 278
Anja Kusserow

5.4.1	Einleitung	278
5.4.2	Welche Gefühle lösen suizidale Patienten aus?	279
5.4.3	Kommunikation und Beziehungsgestaltung	279
5.4.4	Nähe und Distanz	280
5.4.5	Persönliche Haltung zum Suizid	280
5.4.6	Suizidalität erkennen und «richtig» einschätzen	281
5.4.7	Schutz und Sicherheit versus Kontrolle und Unfreiheit?	282
5.4.8	Nach einem Suizid	283
5.4.9	Rechtliche Konsequenzen	284
5.4.10	Fazit	284

5.5 Die Angst vor dem Schreiben und Dokumentieren ... 286
Klaus Reinhardt

5.5.1	Einleitung	286
5.5.2	Die Angst vor dem Anfangen	286
5.5.3	Blockaden	288
5.5.4	Die Angst, nichts zu sagen zu haben	289
5.5.5	Die Angst vor der Vollendung	290
5.5.6	Die Angst vor Fehlern	292
5.5.7	Die Angst vor der Verantwortung	296

5.6 Redeangst bei Teamkonflikten ... 298
Thomas Hax-Schoppenhorst

5.6.1	Einleitung	298
5.6.2	Konflikte, Teamkonflikte im Krankenhaus	298
5.6.3	Redeangst	300
5.6.4	Zusammenfassung	303

5.7	**Angst vor Nadelstichverletzungen**		305
	Andreas Wittmann		
	5.7.1	Einleitung	305
	5.7.2	Angst vor Infektionen	305
	5.7.3	Angst vor HIV	306
	5.7.4	PEP trotz geringer Infektionswahrscheinlichkeit	307
	5.7.5	Ängste im Umfeld von Nadelstichbetroffenen	307
	5.7.6	Kosten der Angst nach Nadelstichverletzungen	308
	5.7.7	Mittel gegen die Angst	308
	5.7.8	Sicherheit und Sicherheitskultur	308
	5.7.9	Ausblick	309
	5.7.10	Fazit	310

6 Professionelle Pflege 313

6.1	**Angststörungen im klinischen Pflegealltag**		313
	Anja Kusserow		
	6.1.1	Einleitung	313
	6.1.2	Die soziale Phobie	313
	6.1.2.1	Fallbeispiel	313
	6.1.2.2	Allgemeine Aspekte in der Pflege bei einer Sozialen Phobie	313
	6.1.2.3	Beziehungsgestaltung	314
	6.1.2.4	Motivation zur Teilnahme an Therapien und Gruppenaktivitäten ..	314
	6.1.2.5	Umgang mit Ängsten/Angstreduktion	315
	6.1.2.6	Training sozialer Kompetenzen	315
	6.1.3	Die generalisierte Angststörung (GAS)	316
	6.1.3.1	Fallbeispiel	316
	6.1.3.2	Neubewertung negativer Kognitionen	316
	6.1.3.3	Entlastung von Überforderung und Stress	316
	6.1.3.4	Aufbau positiver Aktivitäten	317
	6.1.3.5	Entspannungsverfahren	317
	6.1.3.6	Aufmerksamkeitsumlenkung durch Achtsamkeit	318
	6.1.3.7	Vermeidungs- und Rückversicherungsverhalten	318
	6.1.4	Panikstörung und Agoraphobie	319
	6.1.4.1	Fallbeispiel	319
	6.1.4.2	Beziehungsgestaltung	319
	6.1.4.3	Korrektur von Fehlinterpretationen körperlicher Angstsymptome ..	319
	6.1.4.4	Die Natur der Angst	320
	6.1.5	Humor und Lachen	323
6.2	**Advanced Practice Nursing im Handlungsfeld Angst**		325
	Daniela Lehwaldt, Peter Ullmann		
	6.2.1	Einleitung	325
	6.2.2	Angst und Unruhe	325
	6.2.3	Auswirkungen von Angst und Unruhe	326
	6.2.4	Funktion oder Phänomen	326
	6.2.5	Emotionaler und körperlicher Einklang	327

6.2.5.1		Angst-Assessment	327
6.2.5.2		Assessmentinstrumente	329
6.2.5.3		Interventionen bei Angst	329
6.2.6		APN-CC Emotionale Betreuung: Tätigkeiten und Profil	331
6.2.7		Zusammenfassung	333

7 Wege aus der Angst ... 337

7.1 Trotz seelischer Probleme Stabilität erleben ... 337
Stephan Wolff

7.1.1	Einführung	337
7.1.2	Vertiefung	337
7.1.3	Erkennen, akzeptieren und annehmen	338
7.1.4	Wirksame Techniken	339

7.2 Prävention von Angststörungen im Kindes- und Jugendalter ... 341
Klaus Fröhlich-Gildhoff

7.2.1	Einleitung	341
7.2.2	Prävention und Schutzfaktorenforschung: Was Kinder stark macht	341
7.2.2.1	Formen der Prävention	341
7.2.2.2	Erkenntnisse zu Schutzfaktoren einer gesunden seelischen Entwicklung	342
7.2.3	Prävention von Angststörungen	344
7.2.3.1	Angst im Kindes- und Jugendalter	344
7.2.3.2	Prävention	346

Verzeichnis der AutorInnen und HerausgeberInnen ... 349

Sachwortverzeichnis ... 355

Geleitwort

Ohne Emotionen, ohne Gefühle verläuft kein menschliches Leben. Erleben und Verhalten haben neben kognitiven immer auch emotionale Elemente. Und diese Emotionen sind klassischerweise auf drei Ebenen zu beschreiben: dem subjektiven Empfinden, der physiologischen Reaktion und der Sicht von außen. So ist es auch bei der Angst. Wir spüren sie, unser Körper reagiert auf interne oder externe auslösende Stimuli und andere Menschen bemerken unseren Zustand.

Angst ist also etwas ganz Normales, Gesundes, Angst gehört zum Leben. Auf der anderen Seite ist Angst aber auch eines der wichtigsten psychopathologischen Symptome, kaum eine psychische Erkrankung geht nicht mit Angst einher. Diese kann im Rahmen einer Persönlichkeitsstörung das Leben mehr oder weniger begleiten, längere Zeit das Leben bestimmen, wie bei affektiven Störungen, oder immer wieder punktuell in das Leben der Betroffenen hineingreifen, wie bei Panikattacken. Aber auch bei allen anderen psychischen Erkrankungen spielt Angst immer wieder eine Rolle: bei den Suchtkrankheiten, den demenziellen Erkrankungen und besonders bei den psychotischen Störungen.

So unspezifisch das Symptom Angst bei psychischen Erkrankungen ist, umso nachhaltiger greift pathologische Angst in das Leben der Betroffenen ein. Dabei spielen individuelle Lebensereignisse, wie frühkindliche oder andere traumatische Erlebnisse, Konditionierungsprozesse, aber auch die genetische Ausstattung sowie der Ablauf der Erkrankungen selbst eine Rolle. Auch nach den neusten deutschen epidemiologischen Untersuchungen stellen die Angsterkrankungen, generalisiert oder spezifisch, phobisch oder als Panikattacke, die größte Gruppe innerhalb der psychischen Erkrankungen dar. Die Patienten erkennen oft selbst nicht, dass es sich hier um eine Erkrankung handelt; die ersten Ansprechpartner sind dann meist außerhalb des psychiatrisch-psychotherapeutisch-psychosomatischen Versorgungssystems zu finden.

Patienten mit Angsterkrankungen, vor allem solche, bei denen keine komorbide psychische Störung besteht, kommen nur selten in stationäre Behandlung. Das ambulante Versorgungssystem ist aber für Patienten mit Angsterkrankungen keineswegs optimal:

- mangelnde Qualifikation von Versorgern außerhalb von Psychiatrie, Psychotherapie und Psychosomatik
- für die Patienten manchmal unklare Zugangswege zu Spezialisten
- lange Wartezeiten
- bei Psychotherapien das so genannte Richtlinienverfahren mit probatorischen Sitzungen und
- beim Gutachterverfahren, das im Vergleich zu anderen Erkrankungen unwürdig, wissenschaftlich fragwürdig und ökonomisch unsinnig ist, eine weitere Stigmatisierung von Patienten mit psychischen Erkrankungen.

Umso wichtiger ist es, dass alle an der Behandlung von Patienten mit psychischen Erkrankungen Beteiligten selbst Spezialisten sind, normale und gesunde Angstreaktionen von Angst im Rahmen psychischer Erkrankungen unterscheiden und entsprechend mitbehandeln können. Gerade in den Pflege- und Gesundheitsberufen ist das Wissen rund um die Angst besonders wichtig. Dies gilt nicht für Kolleginnen und Kollegen im psychiatrischen Versorgungssegment, sondern insbesondere auch für alle anderen, die im Bereich der Somatik arbeiten. Neben den Pflegeberufen sind aber auch die Sozialpädagogen, Ergotherapeuten, Physiotherapeuten und alle anderen, die vorzugsweise im therapeutischen Team arbeiten, gefragt.

Das Buch behandelt nicht nur die Ängste von Menschen, die Patienten und Mitarbeiter in Psychiatrie, Psychotherapie und Psychosomatik sind, sondern auch die Ängste von Patienten in somatischen Krankenhäusern sowie jene der Pflegenden, etwa vor eigenen Fehlern oder Verletzungen. Dies ist ein ganz wichtiger, bislang oft vernachlässigter Aspekt.

Den beiden Herausgebern ist für ihre Initiative sehr zu danken. Ich freue mich, dass es mit dem vorliegenden Buch nun endlich eine umfassende Übersicht aus ganz verschiedenen Perspektiven zum Thema Angst gibt.

Aachen, im Dezember 2013
Prof. Dr. Dr. Frank Schneider

Grußwort

Angst hat viele Gesichter. Angstfreie Lebewesen überleben nicht lang. Der Existenzialphilosoph Martin Heidegger sprach vom Mut zur wesenhaften Angst, die die geheimnisvolle Möglichkeit der Erfahrung des Seins verbürge. Lähmende Angst kann destruktiv sein. Viele Patientinnen und Patienten in psychiatrischen und somatischen Behandlungen sind durch Angstsymptome und Angststörungen maßgebend beeinträchtigt. Angst ist ansteckend. Jede Gesellschaft produziert bestimmte Ängste und entwickelt ihre je eigenen Methoden, diese erträglich zu machen. Trotz der enormen psychologischen, sozialen und biologischen Bedeutung von Angst sprechen wir nicht gern über dieses Grundgefühl. Angstfreiheit ist zu einem unausgesprochenen Ideal geworden. Wir verwenden Begriffe wie Nervosität, Stress und Anspannung, um zu vertuschen, dass wir Angst empfinden.

Thomas Hax-Schoppenhorst und Anja Kusserow ist es gelungen, mit ihrem eindringlichen, offenen, tiefgründigen und praxisrelevanten Buch einen wichtigen Betrag zur Enttabuisierung der Angst zu leisten. Sie haben ausgewiesene Experten gewinnen können, die vielen Facetten der Angst auf persönliche Art zu beleuchten. Die Beiträge belegen eindrücklich, dass Angst nicht nur in der Psychiatrie eine herausragende Rolle spielt. Auch in der somatischen Medizin wird die Bedeutung dieses bio-psycho-sozialen Phänomens zunehmend thematisiert und anerkannt.

Die Globalisierung und die Verwandlung der Industriegesellschaft in eine Dienstleistungs- und Informationsgesellschaft, die ihre Produktion innerhalb einer Generation enorm gesteigert hat, ist ein wichtiger Nährboden der Angst in unserer Zeit. Das erste Kapitel beschäftigt sich mit diesen sozialen Aspekten und belegt auf überzeugende Weise, dass das Phänomen Angst immer auch im gesamtgesellschaftlichen und zeitlichen Kontext zu sehen ist. Auf gesellschaftlich geprägte Ängste, die im klinischen Kontext eine herausragende Rolle spielen, wie etwa Angst vor Stigmatisierung und vor dem Bösen, wird speziell eingegangen.

Das zweite theoretisch-perspektivische Kapitel erklärt die Angst-Konzepte der Psychiatrie, der Neurobiologie und der Geisteswissenschaften. Es schlägt die Brücke zwischen diesen Konzepten und zentralen Fragen des klinischen Alltags: Wie sollen Pflegende mit Angst umgehen? Warum ist es so wichtig, dass wir uns unseren Ängsten stellen?

Die Angst vor dem Tod ist eine zentrale Dimension der menschlichen Existenz. Das dritte Kapitel stellt sich dieser tiefgründigen Thematik, indem es die Angst entwicklungspsychologisch beleuchtet und auf die Angst bei Demenz, vor dem Sterben und dem Tod im Speziellen einfühlsam und kompetent eingeht.

Das vierte Kapitel beschreibt die mannigfaltigen Patientenängste. Der Leser erhält aus verschiedenen Perspektiven Einblick in die Ängste vor Operationen, auf Intensivstationen, in der Onkologie, der Geburtshilfe und der Kinderpflege. Die Beiträge belegen eindrücklich, dass die mannigfaltigen Ängste nichtpsychiatrischer Patientinnen und Patienten vermehrt in den Fokus gerückt werden sollten.

Im fünften Kapitel kommen die Ängste zur Sprache, die speziell Pflegende in Bedrängnis bringen: die Angst vor dem gewalttätigen, dem traumatisierten und dem suizidalen Patienten. Aber nicht nur Patienten machen Angst, auch die Angst vor dem eigenen Scheitern, in Bezug auf die Pflicht zum Schreiben und Dokumentieren und vor Nadelstichen kann den Alltag Pflegender bestimmen. Die Beiträge mit hohem Praxisbezug helfen Pflegefachleuten, sich ihre Ängste einzugestehen und ihnen damit ihre destruktive und lähmende Kraft zu entziehen.

Das Buch schließt mit Beiträgen über die Werkzeuge zur Angstbewältigung moderner, professioneller Pflege: Pflegediagnosen, Pflegemodelle, *Advanced Practical Nursing*, Angstbewältigungsstrategien, Angstprävention und Humor. Diese Beiträge stimmen optimistisch und vermitteln Freude an den vielfältigen pflegerischen Aufgaben zugunsten kranker Menschen.

Thomas Hax-Schoppenhorsts und Anja Kusserows Buch ist ein sehr zu begrüßender und wertvoller Beitrag zum Thema Angst in Gesundheits- und Pflegeberufen. Es gibt Anlass zur Hoffnung auf ein erfülltes und geglücktes Leben, dank und trotz der Angst. Ich wünsche dem Buch, dass es viele interessierte Leser findet.

Bern, im Dezember 2013

Prof. Dr. med. Gregor Hasler
Stv. Direktor, Chefarzt und Extraordinarius
Universitätsklinik für Psychiatrie
und Psychotherapie Bern

Vorwort der Herausgeber

Wenn von Angst die Rede ist, so kommen uns spontan zuerst Patienten mit Angststörungen in den Sinn; schließlich gehören diese zu den häufigsten psychischen Erkrankungen. Zudem sind die Zeiten um uns herum deutlich unruhiger geworden – eine Tatsache, die nach Einschätzung vieler die Angstproblematik verstärkt. Moderne Therapieverfahren und Pflegekonzepte ermöglichen es, den betroffenen Menschen Linderung oder gar die Befreiung von ihrem Leiden zu verschaffen. In diesem Buch werden – mit unterschiedlichen Schwerpunkten – aktuelle Erkenntnisse aus den Disziplinen Psychiatrie, Psychologie und Pflegewissenschaft vorgestellt.

Angst ist jedoch keineswegs ein Phänomen, das sich auf Erleben und Verhalten derer beschränkt, die, um eine gängige Redewendung zu gebrauchen, «krank vor Angst» sind. Auch Patientinnen und Patienten der somatischen Krankenhäuser sind vor, während und nach einem Klinikaufenthalt mit einer Vielzahl von Befürchtungen und sehr konkreten Ängsten konfrontiert. Diese werden jedoch nur selten artikuliert; häufig wird sogar unreflektiert davon ausgegangen, das Erdulden oder auch Verdrängen von Angst sei quasi der selbstverständlich zu zahlende Preis für die Wiedererlangung der Gesundheit bzw. eine Besserung des Zustandes. Mehrere Texte nehmen Bezug auf die großen Nöte derer, die operiert werden sollen, schwerwiegende Folgen einer Erkrankung befürchten müssen oder aus anderen, vielfältigen Gründen massiv verunsichert sind. Das Wissen um solche Patientenängste und der adäquate Umgang mit ihnen in Behandlung und Pflege sind eine bislang eher unterschätzte Voraussetzung für Heilung und Genesung.

Besonders gilt es die zunehmend unter Druck geratenen Kolleginnen und Kollegen in den Fokus zu rücken, die tagein, tagaus bei stetig anwachsenden Herausforderungen und Belastungen ihren Dienst tun. Die Ängste der «Profis im Gesundheitswesen» werden allenfalls hinter vorgehaltener Hand kommuniziert, sie gelten als unprofessionell und werden damit tabuisiert. Auch diesbezüglich werden durch engagierte und durchaus zur Kontroverse Anlass gebende Beiträge vielfältige Impulse gesetzt, um eine Neuorientierung im Umgang mit dem Problem anzuregen.

Unsere Hoffnung als Herausgeber ist es, eine solide Grundlage zu bieten, zur engagierten, offenen Diskussion anzuregen und Angst in einem umfassenden Sinne, vor allem befreit von ihrem an den Rand gedrängten Dasein als «Schatten-Emotion», ins Gespräch zu bringen, um so zu mehr Sicherheit, Zufriedenheit und Zuversicht aller beizutragen.

Eine derart facettenreiche Publikation wäre ohne die Unterstützung unserer Mitautorinnen und Mitautoren, langjährig berufserfahrene Expertinnen und Experten ihres Fachs, völlig undenkbar gewesen. Ihnen gilt unser großer Dank! Ebenso sehr herzlich danken möchten wir Herrn Jürgen Georg vom Verlag Hans Huber, der als Lektor und Autor dieses Projekt mit scharfem Verstand, Weitblick und der nötigen Portion Herzblut begleitet hat und uns stets zu motivieren wusste.

Unser Dank gilt auch unseren Vorgesetzten: Frau Dr. med. Dipl. Psych. Ulrike Beginn-Göbel, Ärztliche Direktorin der LVR-Klinik Düren und Frau Katja Gerhardt, Pflegedienstleiterin an der Universitätsklinik Freiburg – sie begleiten unsere alltägliche Arbeit mit großem Zuspruch. Frau Heike Jansen, Pflegeexpertin und Leiterin der Fachweiterbildung Psychiatrische Pflege, gilt der besondere Dank von Anja Kusserow für ihre Freundschaft und ihren Rückhalt! Der «Jung-Stiftung für Wissenschaft und Forschung» in Hamburg danken wir schließlich für die finanzielle Unterstützung dieses Buches.

Düren und Freiburg, im Februar 2014
Thomas Hax-Schoppenhorst
Anja Kusserow

1 Gesellschaft in Angst – Angstgesellschaften

1.1 Panorama gegenwärtiger Lebensängste
Gerhard Bliersbach

1.1.1 Einleitung

Um die Dimensionen heutiger Belastungen für den modernen Menschen aufzuzeigen, bietet es sich an, bestimmte Lebenskontexte zu betrachten. In der Addition entsteht das Panorama heutiger Lebensängste. Pflegende bzw. Menschen in Gesundheitsberufen werden in zweifacher Hinsicht gefordert: Sie haben sich den unmittelbaren Angstkontexten im Krankenhaus zu stellen und sind zugleich – gewissermaßen als Privatpersonen – eingebunden in den Lebenskampf außerhalb ihrer Arbeitsstätte.

Den Impuls für den Titel dieses Beitrags gab ein Leserbrief in der *Süddeutschen Zeitung* Nr. 164 vom 18.07.2013, Seite 15.

1.1.2 Der Alltag Tag für Tag

«Alles klar?» – «Alles klar.» Das ist der kommunikative Austausch einer Kurzbegegnung, der in den 70er-Jahren des 20. Jahrhunderts bei uns aufkam (Bliersbach, 1997: 46–48). «Alles klar?» ersetzte die andere, alte Formel: «Wie geht's?» Darauf konnte man vielfältig antworten: «Es geht», «Gut», «Naja» oder «Prima». Auf «Alles klar» nicht – es sei denn, man nimmt die Anstrengung auf sich und relativiert das einschüchternde *Alles* mit einer gewundenen Einschränkung: «Naja, es geht so, aber mein Rücken, mein Job, meine Kinder machen mir Sorgen.» «Alles klar?» erwartet eine Antwort: die uneingeschränkte, zweifellose Zustimmung. Die Frage dient der Selbstvergewisserung – sie gehört zum Ritual und zu unseren Techniken der Selbstberuhigung; ein Dialog ist unerwünscht, Nachfragen sind nicht gestattet. So hält man sich den, dem man begegnet, vom Leib und schützt sich.

Wovor? Vor der lästigen, schwierigen und schmerzvollen Erörterung dessen, was eben nicht klar werden soll, nämlich unsere Sorgen, Nöte, Befürchtungen, Ängste um – pathetisch gesagt – unser Leben: unsere Hoffnungen, Sehnsüchte, Fantasien und Wünsche. Das machen wir lieber allein mit uns aus, tragen es lieber allein mit uns herum – sagt dieser Kurzdialog, der mit den schlimmsten Befürchtungen spielt und den anderen auffordert, sie zu beruhigen. Würden wir sie aussprechen, müssten wir lange sprechen; die Liste unserer Befürchtungen ist lang, kompliziert und in manchen Passagen unverständlich. Das Problem ist, dass wir sie als *Gefühle* mit uns herumtragen, mit denen wir auf unklare Weise eingestimmt sind auf den Prozess der Bewältigung und Bearbeitung unserer Lebensaufgaben und auf den Prozess der Realisierung unseres Lebensentwurfs. Die Gefühle, könnte man sagen, geben uns gewissermaßen unklare, sprachlose, *empfundene* Auskunft über den Stand dieses komplexen Projekts, das wir Leben nennen.

Leider, das ist unsere tägliche Erfahrung, haben wir unser Leben nicht so in der Hand, wie wir es uns wünschen (oder fantasieren). Christopher Bollas, der nordamerikanische Psychoanalytiker, hat einmal gesagt, dass wir unsere Tage ähnlich wie unsere Träume gestalten (Bollas, 2000). Damit meinte er nicht, dass wir gewissermaßen schläfrig durch unser Leben gehen, sondern dass wir uns – bewusst und nicht bewusst – in vielen Kontexten bewegen, deren Übergänge und Wahlen träumerisch (wie automatisch) initiiert werden. Ein Beispiel: Auf der Fahrt zur Arbeit im eigenen Wagen treffe ich in Sekundenbruchteilen die Wahl, ob ich das Radio, den CD-Player oder den iPod einschalte, telefoniere oder ohne kommunikative Begleitung nur im inneren Dialog mit mir beschäftigt bleibe. Wie immer ich mich entscheide: Ich reguliere meine Verfassung und stelle oder stimme mich auf die Fahrt und auf die Arbeit ein. «Jeder Tag», so Bollas (2000: 44), «ist die potenzielle Artikulation meines Idioms.» Das Idiom ist ein sprachwissenschaftlicher Begriff; für den früheren Anglisten Bollas lag es nahe, das Idiom als den Stil und den Wunsch des Selbst, sich auszudrücken (seinem Lebensentwurf zu folgen), psychoanalytisch auszulegen: Wir suchen, sagt Bollas, in unserem Leben Tag für Tag die Gelegenheiten für unsere Selbstentfaltung und Selbsterweiterung.

Ein Tag, das wissen wir, ist eine dichte, komplizierte Textur seelischer Bewegungen, Erwartungen, Erinnerungen, Fantasien, Sehnsüchte und Erfahrungen. Es beginnt an den Arbeitstagen etwa in dieser Reihenfolge: mit dem Aufstehen, der Toilette, dem Anziehen, dem Frühstücken (falls man etwas aufnehmen kann) und der Fahrt zur Arbeit. Wir sind wach – und dennoch bewegen wir uns wie mechanisch. Die Arbeit ist eine eigene, andere Realität mit ihren Aufgaben, Kontakten und ihren Momenten des Versinkens in den Routinen unseres Handelns. Der Tag endet mit dem selbstverständlichen, vertrauten, häufig gedankenvollen und gedankenverlorenen Management des Feierabends und des Einschlafens. Wir sind wach und müde, anwesend und abwesend: mit der Realität unserer Umwelt beschäftigt und absorbiert von den Bewegungen, Gedanken und Erinnerungen des Tages.

Ein Tag, das wissen wir auch, hat seinen eigenen Rhythmus. Die physikalische Zeit – die Zeit, die wir messen können und an der wir uns orientieren – entspricht nicht der Zeit, die wir erleben. Das Frühstück mit der Zeitungslektüre vergeht im Flug, die Fahrt zur Arbeit ist zäh, die erste Konferenz hört einfach nicht auf, aber die Diskussion mit den Kolleginnen und Kollegen ist zu kurz, die Heimfahrt schrumpft seltsamerweise zusammen und der Abend ist, kaum hat man die Haustür geöffnet, schon vorbei. Wo ist der Tag geblieben? Wo und wie habe ich ihn und mich erfahren? Die Antwort ist kompliziert. Der eine Tag lässt einen aufleben, er gelingt; der andere nicht, er misslingt. Die Gründe sind vielfältig. Es beginnt mit der Stimmung, in der wir aufwachen; sie ist, vermute ich, abhängig von der Qualität unserer Träume, die die Qualität unseres Schlafs mitbestimmen. Sigmund Freud vertrat das Konzept, der Traum wäre der Hüter des Schlafes (Freud, 1966). Es trifft sicherlich noch zu. Der Traum, ist meine Erfahrung, belebt auch unsere schlimmsten Befürchtungen; ob sie geträumt werden, hängt von der Stabilität oder Fragilität unserer Verfassung ab. Im Aufwachen antizipieren wir den Tag mit seinen Aufgaben; die unklare Frage, die einen als ein Gefühl der Befürchtung oder Angst bewegt, lautet in Klartext übersetzt: Wie viel steht heute für mich auf dem Spiel? Bollas' Wort von der potenziellen Artikulation meines Idioms besagt ja auch, dass wir prüfen, ob und inwieweit wir – salopp gesagt – unseren Punkt oder gar unsere Punkte machen konnten. Jeder Tag ist gewissermaßen ein Test. Ob wir wollen oder nicht, wir bewegen uns täglich auf den vielen Prüfständen unserer Lebensentfaltung.

Welche Aufgaben können also morgens im Prozess des Aufwachens bewusst werden? Hier eine alltägliche Liste:

1. Der Stecker des Wäschetrockners ist bräunlich verfärbt – etwas stimmt nicht. Der Elektriker ist bestellt, er hat zugesagt – ob er kommen wird, ist ungewiss; er ist nicht verlässlich. Zugleich ist dieses elektrische Problem auch ein Problem in der Beziehung zur eigenen Frau, denn sie wartet, ob es ihrem Mann gelingt, den Handwerker ins Haus zu bewegen, um endlich diese beunruhigende Verfärbung zu beseitigen, und der Trockner wird dringend gebraucht.

2. Seit 2 Tagen zieht der Wagen nicht richtig; die Kontrollleuchte signalisiert einen Schaden an der Benzinzufuhr. Die Reparatur ist dringend, er wird daher einen beruflichen Termin verschieben und seinen Kollegen bitten müssen, ihm auszuhelfen. Das aber wird schwierig werden, weil sie im Augenblick eine spannungsvolle Beziehung haben.

3. Die Tochter muss in ihre Universitätsstadt gefahren werden. Er hat sich dazu bereit erklärt, ohne absehen zu können, dass es für ihn eng werden könnte.

4. Die Einkommenssteuererklärung, die er jedes Jahr vorbereitet, ist überfällig. Er wird das nächste Wochenende dafür reservieren müssen.
5. Dem Rasenmäher geht der Sprit aus. Er wird sich endlich aufmachen müssen, die umständliche Prozedur zu erledigen und die kleinen Tanks zu füllen.
6. Der Grünschnitt, deponiert in der Garage, wartet auf seinen Transport; die Behälter werden gebraucht.
7. Ein Dankesschreiben für eine Einladung muss schleunigst geschrieben werden.
8. Die Online-Banküberweisungen warten.
9. Das Telefonat mit seiner amerikanischen Cousine wartet. Er kann sie nur abends erreichen und muss sich endlich für einen Abend entscheiden.
10. Im Büro muss heute ein Gutachten geschrieben werden.
11. Dort hat er auch ein schwieriges Gespräch mit seinem Kollegen vor sich.

Die Lektüre der Liste dauert länger als ihre gedankliche Bewusstwerdung und als die blitzartig mit einer sich in seinem Körper ausbreitenden Wärmeentwicklung verbundenen Affektentwicklung: Signal unangenehmer Aufgaben. Ansonsten: Dieser Tag *geht*, sagt er sich.

1.1.3 Die Beziehungsgefüge

Die zweite, komplizierter geschichtete Dimension des Alltagslebens ist der intime Bereich der eigenen Beziehungsbewegungen in verschiedenen Gefügen (die Partnerschaft und Elternschaft als Kern des familiären Netzes, das Beziehungsnetz der Angehörigen und der Verwandtschaft, das Netz der Freundschaften und Bekanntschaften sowie das Netz der kollegialen Beziehungen, das sich mit den anderen Netzen überschneidet) als der einerseits vertraute und andererseits prekäre Raum für die intimen, kaum oder gar nicht kommunikablen Lebenshoffnungen, -wünsche und -interessen. Es beginnt mit dem Aufstehen, mit den ersten Kommunikationen des Morgens über die Qualität des Schlafs, über die allerersten Abstimmungen fürs Bad, fürs Frühstück, für den Tag. Sind die ersten Interaktionen herzlich, weniger herzlich, vielleicht kühl? Geht man entspannt, gelassen oder gereizt miteinander um? Entlassen aus dem Schlaf, befindet man sich in dem Raum lebenstragender, lebensnotwendiger Beziehungen. Jeden Morgen oder jeden Tag erspüren wir die Qualität der Tragfähigkeit unserer Beziehungen. Irritationen beunruhigen oder ängstigen. Wir erleben – vielleicht – kurze irritierende oder beunruhigende Affektinterpunktionen, die wir im inneren Dialog zu regulieren haben. «Wie wird dieser Tag», fragen wir uns, «trägt unser Gefühl von Beziehungssicherheit?»

1.1.4 Die eigene Position in der Gesellschaft

Die Zeitungslektüre beim Frühstück offeriert die vertrauten Beunruhigungen:

- der heftige Aufruhr in den arabischen Staaten (Ägypten und Syrien) und in der Türkei; die inzwischen offen diskutierte Frage der militärischen Intervention in Syrien und der Gefahr der De-Balancierung der prekären diplomatischen Beziehungen; Auswirkungen auf unser Leben sind nicht auszuschließen
- das Problem der Überschuldung europäischer Staaten und die prekäre Position der Bundesrepublik; die Frage der Geldentwicklung und die Frage des Abschmelzens der eigenen Ersparnisse
- die Kontroverse über die wirtschaftswissenschaftlichen Konzepte; die Frage, ob unsere Regierung langfristig ausreichend unsere Interessen bedenkt und ausreichend fair mit den Nachbarn kooperiert
- das Problem der gelähmten Regierung und der offenbar abgeschlagenen Opposition; es ist zu befürchten, dass der Status quo verwaltet, aber nicht gestaltet wird.

Die Zeitungslektüre ist die eigene, tägliche Bewegung des Abgleichs und der Balancierung der Lebenssituation und der Lebensinteressen mit den im öffentlichen und gesellschaftlichen Rahmen registrierten Ereignissen, Entwicklungen und Prozessen. Sie dient der sprachlosen Positionierung der eigenen Identität und des Status im psychosozialen Gefüge. Die täglichen Erfahrungen des Lebens im öffentlichen wie beruflichen Alltag vertiefen, modifizieren, korrigieren die Lebensaufgaben, -interessen und -wünsche.

In ihnen kumulieren und sortieren sich die Erfahrungen in die polaren Richtungen: einerseits erfahrener Wirksamkeit und andererseits erfahrener Ohnmacht und Kränkungen – sie müssen reguliert werden für die (narzisstische) Balance des Selbstgefühls.

Ein Tag bedeutet enorme Regulationsleistungen für unsere Bewegungen in den verschiedenen Kontexten (Realitäten) unseres Lebens: im inneren Dialog, in der Partnerschaft, in der Elternschaft, im Beruf, in der Verwandtschaft, im Freundes- und Bekanntenkreis sowie in den weiteren privaten und öffentlichen Vernetzungen. Die Kontexte überschneiden sich, gehen unmerklich ineinander über, wie der Cartoon in **Abbildung 1-1** zeigt. Wir bewegen uns in vielen realen und imaginierten Räumen, manchmal verschwimmen die Grenzen. Die Erfahrungen dieser Regulations- und Abstimmungsleistungen verdichten und formieren sich zu *Mustern* und stärken oder irritieren oder labilisieren unser Gefühl für Sicherheit in unserer Lebensgestaltung – wobei wir ständig (bewusst, nichtbewusst) unsere Lebensleistungen bilanzieren, ob und wie sie beitrugen zu dem, was Christopher Bollas die *Artikulation unseres Idioms* (Bollas, 2000: 28) und was dessen Kollege, der englische Psychoanalytiker und Pädiater Donald Woods Winnicott den Wunsch, *sich lebendig zu fühlen* (Winnicott, 1993: 252), nannte.

Winnicott hat das Spiel ins Zentrum seiner Konzepte gerückt: Es ist der Ausgangspunkt der Erfahrungen von Kreativität. Das Spiel beginnt mit einer schöpferischen Leistung: Das kleine Kind entdeckt im Bauklotz die Lokomotive und schiebt den Klotz über die imaginierten Schienen (Winnicott, 1980). Am Spiel der Kinder sehen wir oder erinnern uns daran, wie sie im Spielen aufgehen und darin versinken, während die sie umgebende Welt verschwindet und be-

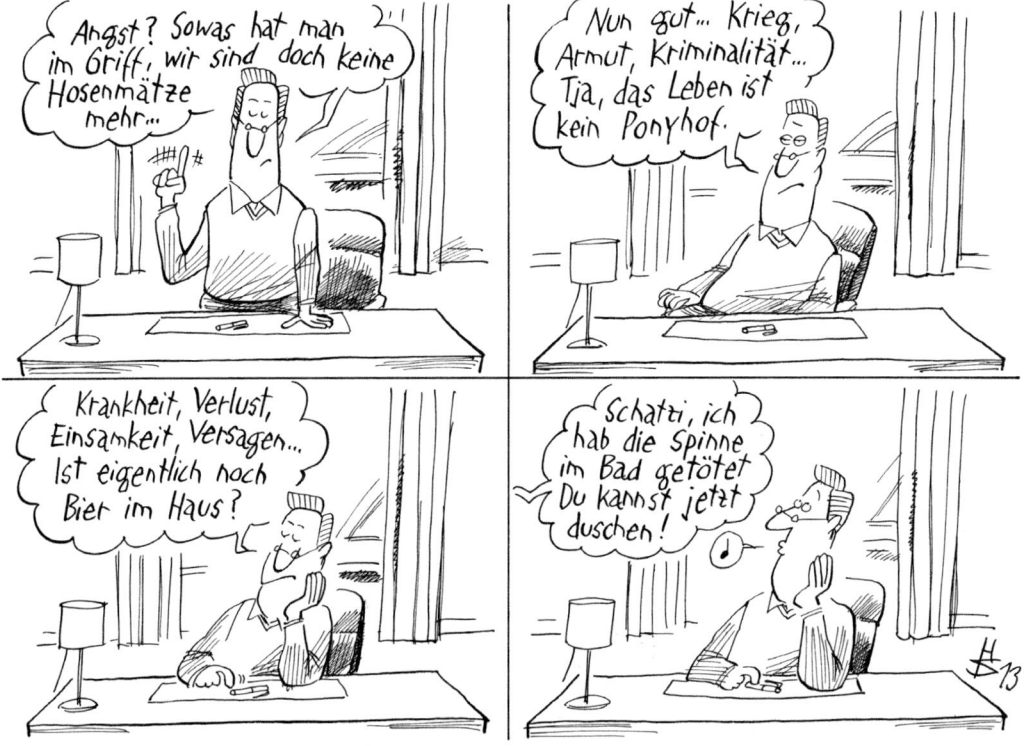

Abbildung 1-1: Regulationsleistungen für unsere Bewegungen in den verschiedenen Kontexten unseres Lebens im Tagesverlauf. Die Kontexte überschneiden sich, gehen unmerklich ineinander über.
(Quelle des Cartoons: © Heiko Sakurai)

deutungslos wird. Eltern verstehen das manchmal nicht, wenn sie ins Spiel ihres Kindes eindringen und es aus dem imaginären Raum der Selbsterweiterung herausreißen, weil sie ihre Forderungen an ihr Kind für wichtiger halten und den Wert seines Auflebens unterschätzen. Der Spaß des Spiels geht uns buchstäblich verloren, wenn der so genannte Ernst des Lebens zu dominieren beginnt. Umso dringender und bedrängender wird im Laufe eines Lebens die ständige, im inneren Dialog mehr oder weniger deutlich hin und her gewendete, sehr intime Frage: Wann und wo fühle ich mich lebendig? In welchen Beziehungen? In welchen Kontexten?

1.1.5 Die gesellschaftliche Macht sich ausbreitender Innovationen

Wir leben, darüber herrscht offenbar Einmütigkeit, in schwierigen Zeiten. Mitte der 80er-Jahre des 20. Jahrhunderts sprach Jürgen Habermas von der «neuen Unübersichtlichkeit» (Habermas, 1985). Er hatte das Tempo der Veränderungen im Blick: Die elektronische Technologie war dabei, unsere Welt, unsere Umgangsformen und vielleicht auch uns zu verändern. Das Faxgerät, um ein inzwischen altmodisch gewordenes Beispiel zu geben, war zur (modernen) Selbstverständlichkeit geworden. Wir brauchten unsere Texte nicht mehr zu kuvertieren, frankieren und im Briefkasten zu deponieren: Der Transport wurde enorm beschleunigt. Die Frage ist natürlich, ob die alte Unübersichtlichkeit vergangener Epochen für die damaligen Zeitgenossen weniger unübersichtlich war – wir wissen es nicht. Möglicherweise war die frühere Unübersichtlichkeit *anders* unübersichtlich. Aber Jürgen Habermas hatte einen Ton getroffen, der in den vergangenen Jahrzehnten lauter und lauter wurde: den Aufschrei der Not, *dass es zu schnell gehe* – dass die eigene Orientierung und das Gefühl für Sicherheit einer eigenen befriedigenden Zukunft verloren zu werden drohe.

Seitdem sind knapp 30 Jahre vergangen – und das Faxgerät als Transportmittel für Kommunikationen ist (vergleichsweise) reichlich langsam geworden. Heute verlaufen die Kommunikationen, von einem einzigen Fingertippen in Gang gesetzt, blitzartig. Ja, es hat sich so entwickelt, dass wir inzwischen über ein kleines Gerät verfügen, das wir mit uns tragen und ständig kontrollieren, ob uns nicht irgendeine Kommunikation zugesandt wurde. Wir sind, könnte man sagen, häufig (manche oft, manche ständig) in einer untergründigen Verfassung des Wartens. Manche Autoren, wie der Leipziger Professor Christoph Türke (Türke, 2002), extrapolieren diesen Zustand als eine die Aufmerksamkeit und Konzentration beeinträchtigende Unruhe mit der Folge gravierender Wirkungen in Form kognitiver Beeinträchtigungen und defizitärer Verarbeitungsprozesse. Es ist die Frage, ob die Technologie des so genannten «Smart Phone» so in unsere inneren Prozesse eingreift. Zumindest kann man sagen, dass der innere Dialog heute mit dem schnellen Austausch der Gedanken, Ideen, Wünsche, Fantasien, Neuigkeiten (was auch immer) einen ganz anderen Raum bekommen hat. Möglich auch, dass sich in diesen elektronisch vermittelten Kommunikationen ein tiefer (uralter) Kontaktwunsch artikuliert: der oder die Abwesende, an den oder die ich denke, ist auch (potenziell) anwesend. Im Kontakt bleibt man und fühlt sich lebendig. Trennung oder Einsamkeit drückt dann vielleicht nicht so sehr, als wenn nur der eigene innere Dialog zur Regulation und Balancierung des Selbstgefühls zur Verfügung steht und man den Zustand des Alleinseins aushalten muss. Aber das wissen wir nicht.

Eine Karte ist unübersichtlich, eine Kurve ist unübersichtlich, ein dunkler Raum ist unübersichtlich. Unübersichtlichkeit bedeutet einen Moment oder eine Phase der Desorientierung. Desorientiertheit ist unangenehm, irritiert, beunruhigt, ängstigt. Was ist an unserer Zeit *unübersichtlich*? Eine gängige Klage lautet: «Man kommt zu nichts». Die Zeit zum Leben verrinnt einem buchstäblich, man rackert, reibt sich im Alltag auf und hat das Gefühl, auf der Stelle zu treten. Wie kommt das? Stimmt das? Nehmen wir einen gewöhnlichen Abend. Mit der Absicht, die *Tagesschau* der ARD zu sehen, hocken wir uns vor das Fernsehgerät, weil der ARD-*Blickpunkt* von der Flutwasserkatastrophe folgt, bleiben wir hocken, folgen Frank Plasberg von *Hart, aber fair* durch das Hin und Her unterschiedlich stichhaltiger Argumente, vertiefen unsere Bilder-Kenntnis mit dem *Heute-Journal* beim ZDF, wechseln zum Serien-Krimi auf *Pro 7*, weil der aber enttäuschte und der Abend sowieso gelaufen ist, ziehen wir uns noch die neueste Blu-ray mit dem Bruce-Willis-Knaller rein. Ein typischer Fernsehabend; ein typischer Abend, an dem wir aus zweiter Hand lebten, Briefe, die geschrieben werden sollten, nicht schrieben, Telefonate nicht führten, die Kaffeemaschine nicht entkalkten, die 30-Grad-Wäsche nicht wuschen. Wenn wir die Dinge des Alltags nicht erledigten, was taten wir dann? Bill McKibben, der nordamerikanische Autor würde sagen (McKibben, 1992): Wir haben das eigene Leben vor uns her geschoben. Wenn wir lebendig leben wollen, wieso lassen wir dann einen Abend verstreichen? Man muss diese Art von TV-Vergnügen zu verstehen suchen. Fernsehen bedient – neben dem Bedürfnis nach Information und Unterhaltung – das Bedürfnis nach Selbstregulation. Das Fernsehen als ritualisierte, regelmäßige Teilnahme entschädigt, vermute ich, für die Anstrengung des Alltags und ermöglicht einen paradoxen Rückzug, in dem man einen fantasierten Realitätskontakt und eine fantasierte Realitätsorientierung pflegt, aber gleichzeitig in seiner inneren Welt der Lebenswünsche, Sehnsüchte, Niederlagen und Kränkungen versinkt und auf undeutliche (nicht bewusste) Weise seinen Status und seine Hoffnungen abgleicht. Die im sozialwissenschaftlichen Diskurs kursierende Unübersichtlichkeit wird für einige Zeit vor sich hergeschoben (ebd.: 200; Übers. d. Verf.).

Tag für Tag fahren wir, wie das so schön heißt, unseren Rechner hoch. Wir drücken den Knopf und warten. Je nach Rechner dauert das Sekunden oder Minuten. Das Warten ist immer ein wenig spannungsvoll: Erscheint das bekannte Bild auf dem Bildschirm? Ist der gestern geschriebene Text noch vorhanden? Normalerweise funktioniert der Rechner. Wir wissen nicht, wie er funktioniert. Beim Auto wissen wir zumindest, dass ein Gasgemisch in einer besonderen Reihenfolge in einigen Zylindern explodiert, womit eine Kraft auf eine Welle ausgeübt wird, die unser Auto in Bewegung bringt. Aber beim Rechner? Strom und Mathematik sind die undurchsichtigen Komponenten, die auf eine geheimnisvolle Festplatte einwirken, auf der dann unvorstellbar viele Informationen gespeichert werden. Anders gesagt: Wir bedienen eine Technik, die wir nicht verstehen. Andererseits hat sich diese Technik enorm ausgebreitet, sie ist überall beteiligt – zur Steuerung komplizierter Systeme (Atomkraftwerke, Börsentransaktionen, Produktionsanlagen, Flugsysteme etc.) und zur Speicherung von Daten – und wir sind abhängig von ihrem Funktionieren. Sie erleichtert unseren Alltag und verkompliziert ihn. Sie beschleunigt und verdichtet unsere Arbeitsvorgänge. Sie erleichtert und erschwert die alltäglichen Zugänge. Früher stand man am Fahrkartenschalter an, wartete, ließ sich bedienen und das Billet aushändigen – heute muss man sich nicht mehr aufmachen und warten, sondern setzt seinen Rechner für einen elektronisch erstellten und abgerechneten Fahrschein ein. Allerdings muss man sich auskennen und dem weltweiten Funktionieren überlassen und darauf vertrauen, dass diese Transaktionen ihren Weg nehmen. Früher bekam man am Abfertigungsschalter seine Sitzkarte fürs Flugzeug ausgehändigt – heute wird man vor ein «terminal» gezwungen, wo ein Rechner wartet, der unsere digitale Wendigkeit und Erfahrung testet.

Ständig wird man heute vor einen Rechner gezwungen: Man muss sich auskennen. Anderenfalls bleiben Türen verschlossen. Je nachdem, wie viel Erfahrung man mit der elektronischen Technik hat, wird der Alltag zu einem Parcours der Erfahrungen eigener Inkompetenz. Solche Erfahrungen, die wir heute vor allem auch im Berufsalltag machen, wo die digitale Virtuosität mehr oder weniger vorausgesetzt wird, können sich verdichten zu dem affektiven Muster der Ohnmacht, Hilflosigkeit und des Grolls, dessen Subtext lautet: *Man kommt nicht mit.* Es ist klar, dass dieses Muster zu einer mehr oder weniger ängstigenden Desorientiertheit beiträgt. Es ist verständlich, dass es strapaziert. Bleibt es (durch gute Erfahrungen) unmoduliert und droht zu einem chronischen Muster zu werden, beeinträchtigt es Lebensfreude und Lebenszuversicht – es erschöpft (Bliersbach, 1990: 21), lähmt die Regulationsformen und organisiert eine zunehmend chronische Verfassung der Niedergeschlagenheit und des Rückzugs. Angst, von der Sigmund Freud (1968a) gesagt hat, sie sei entweder das Signal für eine äußere Gefahr (einer sich vor unseren Augen entfaltenden Situation) oder für eine innere Gefahr (einer empfundenen Dysregulation oder einer empfundenen Blockade und Inkompetenz eigener Regulationsmöglichkeiten), ist die affektive Reaktion, die sich in einem selbst buchstäblich ausbreitet. Dies geschieht in Gedanken oder in (blitzartigen, nicht verbalisierbaren) Gedankenanflügen imaginierter Katastrophen und in somatischen Dysregulationen – plötzlich beginnt das Herz zu pochen –, deren Unverständlichkeit tief beunruhigt und den Angstaffekt und den Impuls zur Flucht verstärkt. Gelingen die Regulation der Selbstberuhigung und die Fähigkeit der Selbstreflexion (deren leitende Frage lautet: Was beunruhigt mich in meiner Lebenssituation?) nicht, droht die Entstehung einer psychiatrisch relevanten *Angststörung*.

1.1.6 Der Sog der kursierenden Fantasien

Sigmund Freud war ein skeptischer, nüchterner Mann. Vor über 80 Jahren schrieb er in seiner Arbeit *Das Unbehagen in der Kultur*, dass «der Mensch ‹glücklich› sei, ist im Plan der ‹Schöpfung› nicht enthalten» (Freud, 1968a). Der Satz, kann man vermuten, war gegen die Verfassung der USA gerichtet, in der «the pursuit of happiness» zu den grundlegenden Menschenrechten zählt. Das Glück ist ein uraltes Problem des Menschen. Vielleicht ist das Glück nicht im Plan der Schöpfung, wohl aber in den Bildern, Fantasien und Wünschen westlicher, demokratisch verfasster Gesellschaften enthalten. Der Soziologe Ulrich Beck hat eine moderne Glücksverheißung genannt: «Es gibt im Westen der Welt wohl kaum einen verbreiteteren Wunsch als den, ein eigenes Leben zu führen» (Beck, 1997: 9). *Ein eigenes Leben führen* – das muss doch zumindest ein einigermaßen ökonomisch gesichertes Leben sein. Das aber ist ein anspruchsvoller, aristokratisch getönter Lebenswunsch, der sich mit dem durchschnittlichen Einkommen nicht verträgt und der die demokratischen Gesellschaften überfordert; zu ihm gehören die mehr oder weniger grandiosen Repräsentationen von Reichtum, Macht und Glück, an denen teilzuhaben wir auf die eine oder andere Wiese uns bemühen. Man kann sich das am Automobil klarmachen. Das Auto ist ein Kind der (aristokratischen) Kutsche: Abfahrt vor der eigenen, Ankunft vor der fremden Tür. Heute ist das Auto, vor allem in den westlichen Gesellschaften, enorm weit verbreitet: als eine Assimilation nobler Lebensart. Heute dient es in seinen stattlichen, hochgerüsteten Ausführungen wie früher, neben dem Transportwunsch, der Selbstrepräsentation. Wie also findet man in der Konkurrenz um Selbstpräsentation seinen Platz und damit die Zufriedenheit mit dem eigenen Leben? Wann ist genug genug? Mit anderen Worten: Wann empfindet man sein Leben als gelungen? Die Antwort gibt der eigene Lebensentwurf.

1.1.7 Die Arbeit am eigenen Leben

Im öffentlichen wie im wissenschaftlichen Diskurs wird die Frage diskutiert, ob und inwieweit seelische Erkrankungen zugenommen haben. In den 80er- und 90er-Jahren des 20. Jahrhunderts ging es um die *frühen Störungen*, also um Erkrankungen wie die *Borderline*-Persönlichkeitsorganisation, deren Dispositionen in den ersten Jahren der Kindheit lokalisiert und die damals häufig diagnostiziert wurden. Heute wird eine Zunahme depressiver Erkrankungen registriert, zu denen auch das Bild des *Burn-out* gehört, ebenso die Zunahme beschämender, kränkender und labilisierender Erfahrungen am Arbeitsplatz, die als Mobbing-Erfahrungen diskutiert werden, und die Zunahme von Kontrollproblemen bei Kindern, die sich dem Gefüge einer Schuldklasse nicht anpassen können und durch lärmendes Verhalten auffallen. Der Frankfurter Psychoanalytiker Reimut Reiche hat Anfang der 90er-Jahre des 20. Jahrhunderts eine Antwort gegeben, die auch für die übrigen Erkrankungsbilder zutreffen dürfte: Zugenommen hätten seiner Auffassung nach die (Erkrankungs-)Bilder gescheiterter Lebensentwürfe – Menschen erkranken in dem Maße, in dem ihnen die Realisierung ihrer Lebenswünsche und -vorstellungen misslingt (Reiche, 1991). Angesichts der Dringlichkeit, aus seinem Leben *etwas zu machen*, wie man sagt, und zwar etwas, das den Vergleich mit den relevanten Bezugspersonen standhält, und angesichts unseres Ideals autonomer Lebensgestaltung stehen wir mehr oder weniger unter dem Druck, einen genügend präsentablen Platz in der Gesellschaft zu finden.

Armut ist in diesem Lebenskontext ein krankheitsfördernder Faktor. Die Unmöglichkeit, am kulturellen Leben ausreichend teilzunehmen, dürfte schwer zu ertragen sein und eine erhebliche chronische Kränkung bedeuten. Regelmäßige Kränkungserfahrungen kumulieren zu einem Gefühlsmuster chronischer Gereiztheit. Asymmetrische Beziehungen, wie sie in jedem Alltag ständig erfahren werden, sind nicht leicht zu ertragen. Die Schule ist ein Ort schiefer, asymmetrischer Beziehungen der Mitschüler und Mitschülerinnen untereinander und den Lehrern gegenüber. Asymmetrische Beziehungen müssen wir ertragen in der Familie, auf der Arbeitsstelle, im Gesundheitssystem und in den Beziehungen zu Repräsentanten von Institutionen. Asymmetrische Beziehungen stellen – unausgesprochen – sofort die Frage nach der eigenen Position, dem Status und dem Stolz. Asymmetrische Beziehungen weisen eine Hierarchie gestufter Abhängigkeiten auf; eine Status- und eine Machtlinie trennen akademische von nichtakademischen Berufen. Der Arzt oder die Ärztin unterscheidet sich in diesem Kontext sehr von der Krankenschwester oder dem Krankenpfleger. Der Alltag in einem Krankenhaus, auch wenn die Kompetenzen in den verschiedenen Berufsfeldern gleich verteilt sein sollten, schreibt die Ungleichheit fest. Sie auszuhalten ist nicht einfach und die Leitung eines Krankenhauses ist gut beraten, für faire, wohlwollende Arbeitsbedingungen zu sorgen. Denn asymmetrische Beziehungen kränken. Kränken sie, aus welchen Gründen auch immer, zu sehr, machen sie wütend und leiten (möglicherweise) den Rückzug von der Anstrengung ein, die eigenen Lebensinteressen zu behaupten. Die Folge ist eine Form sprachloser Verweigerung und aggressiv-depressiver Unzugänglichkeit, die man bei den Jugendlichen, die dem Schulunterricht fernbleiben, beobachten kann – der wütende, hilflose Protest junger Leute, die sich vor ihrer Zukunft fürchten.

1.1.8 Ertragen des Alterns

Wir leben in säkularisierten Zeiten riesiger, sehr irdischer Glücksversprechen. Die Wissenschaft, sagte der französische Historiker, Jurist und Psychoanalytiker Pierre Legendre, ist unsere moderne Religion (Legendre, 1998). Die Medizin ist dabei, zur Philosophie der glücklichen Lebensform zu werden und damit in die Formen der Lebensgestaltungen einzugreifen, mit der Folge eines labilisierten, ängstlichen Umgangs mit der eigenen Gesundheit: Wenn man sich *richtig* verhält, das Richtige isst und das Richtige tut, wozu auch das regelmäßige Aufsuchen ärztlicher Kontrollen gehört, ist das lange Leben der Preis für die Lebensdisziplin. Diese Art sprachlosen, heimlichen Versprechens ist wissenschaftlich umstritten. Vor einiger Zeit warben die Sparkassen für das Glück langfristiger Geldanlagen, die mit der Rente ausgezahlt würden: Auf einem schweren Motorboot fuhr ein älteres Paar, gebräunt und grauhaarig, über einen See bei einer stattlichen Bugwelle, die als Metapher für das Glück einer guten Gesundheit fungiert. Das Bild hat eine Rückseite: die Not der Sorge. Was ist, wenn man diesen Zustand nicht erreicht? Was ist, wenn das Warten sich nicht auszahlt? Hat man schlecht gelebt und ist schuldig für seinen – statistisch gesehen – vergleichsweise frühen Tod? Und wie lebe ich bis dorthin?

Wissenschaft, sagte der Soziologe Niklas Luhmann, vergrößert gleichermaßen das Wissen und das Nichtwissen (Luhmann, 1992: 154). Jede Antwort zieht neue Fragen nach sich. Die Suche hört nicht auf, die Ungewissheit nimmt kein Ende. Die Angst vor dem Altern nimmt zu. Die Zukunft schmilzt, sagte Max Frisch (1972). Die Angst wird zum Begleiter. Man muss sich auf die Ungewissheit einstellen: Solange wir leben, haben wir eine Zukunft, auch wenn der Lebensbogen sich mehr und mehr neigt.

1.1.9 Das Sortieren eigener Ängste – Ausblick

Angststörungen sind schrecklich und scheußlich. Es gibt keine Zukunft mehr. Der Abgrund des Lebensendes öffnet sich. Das Herz rast, der Schweiß schießt heraus, die Angst beruhigt sich nicht, der innere Dialog denkt nur den Gedanken des Vernichtetwerdens, man fühlt sich eingesperrt in den Käfig der Ausweglosigkeit. Man braucht Hilfe, Trost und Beruhigung. Wenn es einem gelingt, im inneren Dialog inne zu halten und sich zu fragen, was einen so sehr beschäftigt und beunruhigt (man müsste die sechs Lebenskontexte durchgehen), dann kann man im inneren Dialog wieder einen anderen Gedanken fassen, der einem etwas Luft verschafft, als ersten Schritt bei dem Versuch, sich zu beruhigen, indem man sich in seiner Lebenssituation zu orientieren beginnt. In einem Gespräch als das beste Mittel der Klärung kann jemand helfen, die Lebenssituation durchzugehen und die Lebensereignisse zu suchen, die so sehr labilisieren, dass sie ängstigen. Ängste als die Signale für Gefahren deuten in eine Richtung, aber sie zu finden ist schwierig und setzt die Bereitschaft voraus, seine innere Welt mit jemandem zu teilen.

Literatur

Beck U. (1997). Eigenes Leben. Ausflüge in die unbekannte Gesellschaft, in der wir leben. München: C. H. Beck.
Bliersbach G. (1990). «Schön, daß Sie hier sind!» Die heimlichen Botschaften der TV-Unterhaltung. Weinheim: Beltz, 21–22.
Bliersbach G. (1997). «Alles klar?» Der kalmierende Komparativ. Psychologie heute, 11: 46–48.
Bollas C. (2000). Genese der Persönlichkeit. Stuttgart: Klett-Cotta.
Ehrenberg A. (2004). Das erschöpfte Selbst. Depression und Gesellschaft in der Gegenwart. Frankfurt am Main: Campus.
Forum & Leserbriefe der Süddeutschen Zeitung, Nr. 164 v. 18.07.2013, S. 15; diese Seite war überschrieben: *Die Latte für ein gelungenes Leben liegt hoch.*
Sigmund Freud (1966): Vorlesungen zur Einführung in die Psychoanalyse. GW XIII. Frankfurt am Main: S. Fischer.
Freud S. (1968a). Das Unbehagen in der Kultur. GW XIV. Frankfurt am Main: S. Fischer.
Freud S. (1968b). Hemmung, Symptom, Angst. GW XIV. Frankfurt am Main: S. Fischer.
Frisch M. (1972). Tagebuch 1966–1971. Frankfurt am Main: Suhrkamp.
Habermas J. (1985). Die neue Unübersichtlichkeit. Frankfurt am Main: Suhrkamp.
Legendre P. (1998). Das Verbrechen des Gefreiten Lortie. Abhandlung über den Vater. Freiburg: Rombach.
Luhmann N. (1992). Beobachtungen der Moderne. Opladen: Westdeutscher Verlag.
McKibben B. (1992). The Age oft he Missing Information. New York: Random House.
Reiche R. (1991). Haben frühe Störungen zugenommen? Psyche, 12: 1045–1066.
Türke C. (2002). Erregte Gesellschaft. Philosophie der Sensation. München: C. H. Beck.
Winnicott D. W. (1980). Playing and Reality. London: Penguin Books.
Winnicott D. W. (1993). Reifungsprozesse und fördernde Umwelt. München: Kindler, 252.

Quellen im Internet

http://www.spiegel.de/spiegel/print/d-69629006.html [17.12.2013].

1.2 Angstkontrolle – Der heimliche Auftrag der Medizin

Agnes Schlechtriemen-Koß

■ Fallbeispiel

Herr Boller (Anm. d. Verf.: Name geändert), 78 Jahre alt, lebt in einer Pflegeeinrichtung und hatte vor 2 Jahren einen Schlaganfall, von dem er sich nicht erholt hat. Er wird wegen Schluckstörungen über eine im Magen liegende PEG-Sonde ernährt und ist zu verbaler Kommunikation nur noch sehr eingeschränkt in der Lage. Das Pflegepersonal kann ihn für Pflegemaßnahmen wie Körperpflege und Mobilisation nur mit viel Aufwand motivieren. Mit den wenigen Worten, die er noch spricht, bringt er ab und zu zum Ausdruck, dass er «in Ruhe gelassen werden will», dass er «überhaupt nicht mehr will» und «nicht mehr kann». Sein Sohn besucht ihn regelmäßig und ist sehr um sein Wohlergehen und seine Gesundheit besorgt. Eines Tages legen die Beobachtungen des Pflegepersonals nahe, dass Herr Boller eine Lungenentzündung hat. Der Sohn fordert das Pflegepersonal auf, dringend die behandelnde Ärztin zu holen, die dann auch eine akute Lungenentzündung diagnostiziert. Sohn und Ärztin bringen ihn daraufhin umgehend ins Krankenhaus. Dort erleidet er in der Notaufnahme einen Kreislaufstillstand. Die begleitende Ärztin beginnt sofort mit der Reanimation. (Vgl.: Lakotta, 2010) ■

1.2.1 Einleitung

Warum reanimiert die Ärztin? Warum drückt Herr Boller keinen direkten Wunsch aus, sterben zu wollen? Was treibt den Sohn dazu, seinen schwerstkranken Vater ins Krankenhaus zu bringen? In diesem Beitrag wird gezeigt, dass für die Verhaltensweisen der Protagonisten in solchen Situationen nicht nur individuelle Einstellungen und Erfahrungen eine Rolle spielen. Vielmehr sind personenunabhängige Ängste aller Beteiligten vor der Endlichkeit im Spiel. Diese werden jedoch geleugnet, weil sie die tiefsten menschlichen Ängste sind. In den folgenden Ausführungen versuche ich zu belegen, dass es vor diesem Hintergrund einen gesellschaftlichen Auftrag zur Endlichkeits- und Angstkontrolle an das Gesundheitswesen gibt – ein Auftrag, der zunächst scheinbar sinnvoll ist, aber auch einen sehr hohen Preis hat. Es ist ein hoher menschlicher und ökonomischer Preis für die Gesellschaft, ein Preis für die Gesundheitsberufe, die keine Angst haben dürfen, vor allem aber ein hoher Preis für den einzelnen schwerkranken Menschen, der oft mit vermeidbaren Qualen und Leiden und weiteren Ängsten bezahlt.

1.2.2 In jeder Angst steckt ein Stück Todesangst

Was hat es mit der Angst auf sich, die in unserem Fallbeispiel eine so große Rolle spielt? Was genau ist Angst eigentlich? Das Wort «Angst» leitet sich ab vom lateinischen Wort «angustus», das bedeutet «einengend», «die freie Bewegung hindernd» und beschreibt damit, wie extrem bedrohlich Angst sich anfühlt (s. a. Kap. 2.1, 2.3, 3.4 und 6.1). Hier nur einige der typischen, zum Teil sehr quälenden Körpersensationen während der Angst, die jeder kennt:

- Enge- oder Beklemmungsgefühle in Hals und Brust
- Atemnot
- Herzrasen
- Anspannung/Erstarrung der Skelettmuskulatur.

Diese Körperempfindungen werden durch spezifische physiologische Vorgänge ausgelöst, die bei wahrgenommener Bedrohung automatisch ablaufen, wie zum Beispiel die Ausschüttung von Katecholaminen und Kortikoiden. Bei aller Individualität des menschlichen Verhaltens lässt sich der Umgang mit Angst grundsätzlich in eine von drei Kategorien einordnen, die auf den physiologischen Angstreaktionen fußen und die hier etwas pointiert bezeichnet werden als:

- Schockstarre
- Angriff oder
- Flucht.

Wir können eigene Angstreaktionen nicht willentlich verhindern. Nur die Art, in der wir mit Ängsten umgehen, lässt sich – in Grenzen – willentlich beeinflussen. Wir können im Fallbeispiel beobachten, wie die Protagonisten durch verschiedene Ängste in ihrem Handeln motiviert sind und wie sie jeweils damit umgehen. Der Sohn von Herrn Boller hat vermutlich Angst, dass sein Vater an der Lungenentzündung stirbt und holt sich Hilfe beim medizinisch-pflegerischen Personal. Die Ärztin hat vermutlich Angst, ihrem medizinischen Auftrag nicht gerecht zu werden und reagiert spontan mit dem Beginn der Reanimation, ohne diese Entscheidung zu prüfen. Vom Pflegepersonal erfahren wir im Fallbeispiel nicht viel, können aber mutmaßen, dass es Herrn Bollers Lebensende kommen sieht, aber Angst hat, die Verantwortung für das Sterben zu übernehmen, zumal die Pflegerolle das nicht vorsieht und Herr Bollers Sohn dessen Tod nicht akzeptieren will.

Der Angst kommt kultur-, alters- und schichtenübergreifend psychologisch sowie physiologisch eine lebenswichtige Bedeutung zu. Angst ist ein existenzieller, natürlicher Schutzmechanismus, der dazu dient, eine Bedrohung zu entschärfen oder ihr zu entkommen. Angst ist ein Instinkt zur Arterhaltung, daher führt jede Angst letztlich zum Thema Endlichkeit. In jeder Angst steckt im Kern auch ein Stück Todesangst, denn nichts bedroht unsere Existenz so sehr wie der Tod, der «todsicher» unser Leben beendet. Das bildet sich auch in unserer Sprache ab: Die stärkste Formulierung für Angst ist die «Todesangst». Wir verwenden den Begriff unabhängig davon, wovor wir Angst haben, worauf sich unsere Angst bezieht. Menschen mit sehr heftigen Ängsten oder mit Panikstörungen haben in den Momenten der Angst und Panik meist zeitgleich das Gefühl: «Ich sterbe.» Dies mag verdeutlichen: In jeder Angst, die wir fühlen, steckt ein Stück Todesangst.

1.2.3 Sinn der Angstabwehr

Paradoxerweise ist Angst ein fundamentaler Schutzmechanismus, der das Überleben sichert, gleichzeitig aber auch ein quälendes, scheinbar unerträgliches Gefühl, das wir unbedingt vermeiden oder zumindest schnellstmöglich loswerden wollen. Die Unerträglichkeit des Angstempfindens und das Beenden-Wollen der Angst sind gemeinsamer Ausdruck des gleichen Schutzreflexes und im Sinne des Überlebens ausgesprochen sinnvoll. Auch physiologisch stellen intensive Angstreaktionen eine große Belastung dar, vor der der Köper sich schützt. Wenn die Katecholaminspeicher aufgebraucht sind, lässt die Angst nach, was in der Konfrontationstherapie genutzt wird. Starke Angst erleben wir als unvereinbar mit dem Leben. Angst zu empfinden impliziert somit psychologisch den Wunsch, Angst zu beseitigen, wegzuschieben oder wenigstens nicht mehr zu spüren. Wir fühlen nach der inneren Gleichung: «Angst = (Lebens-)Gefahr» und «Angstende/Angstfreiheit = Ende der (Lebens-)Gefahr». Daraus folgt die Maxime: «Die Angst muss weg». Im Sinne der Lebenserhaltung ist das auch sinnvoll und notwendig. Es ist eventuell lebenserhaltend, einen angreifenden Bären mit einer geeigneten Waffe zu töten. Nicht immer kann die Bedrohung aber leicht beseitigt werden. Wer Angst hat, versucht daher oft, die auslösenden Situationen zu meiden, Menschen mit starker Angst, vor Gruppen zu sprechen, werden oft Situationen meiden, in denen sie Gefahr laufen, vor Gruppen sprechen zu müssen. Vermeidungsverhalten aber löst oft Angst vor der Angst aus, verstärkt sie und kann zur Ausbreitung der Angst auf weitere Lebensbereiche führen.

Da Todesangst die größte Angst und fundamental ist, trifft die beschriebene Gleichung auf sie besonders zu. Wir setzen also alles daran, Todesangst nicht fühlen zu müssen. Häufig funktioniert dies, indem der Tod gänzlich oder zumindest sein unmittelbar bevorstehendes Eintreten geleugnet wird. Ein reales Fallbeispiel zeigt, wie mächtig und beeindruckend diese Verdrängungsleistung sein kann:

■ Fallbeispiel

Eine Brustkrebspatientin erleidet nach vielen Jahren ein Rezidiv, das sich bei seiner Entdeckung bereits so weit ausgedehnt hat, dass es nicht mehr therapierbar ist. Zwischenzeitlich hat es die gesamte Thoraxwand ergriffen und «ummauert», die Patientin liegt stationär, kann das Bett kaum noch verlassen. Sie ist voll ansprechbar, intellektuell nicht eingeschränkt, freundlich und relativ gut gestimmt. Obwohl die Patientin bei den Verbandwechseln ihre körperliche Verfasstheit selbst sehen kann, nimmt sie sie scheinbar überhaupt nicht wahr. – Vorsichtige Angebote des Personals, über ihre Situation zu sprechen, nimmt sie nicht an, spricht ihrerseits davon, dass es ihr «sehr gut» geht und was sie nach dem Krankenhausaufenthalt alles machen wird. Erst wenige Momente vor ihrem Tod erfasst sie die Situation und erleidet Todesangst.

Wenn wir nicht wahrhaben wollen, was wir sehen, fühlen, hören, schmecken […], sind wir als Menschen in der Lage, das Gesehene, Gehörte, Gefühlte […] nicht wahrzunehmen. Angstabwehr ist zunächst also ein psychophysiologischer Vorgang, der mit dem Erleben von Angst automatisch einsetzt und notwendig ist, um nicht ständig in Angst zu sein. Gleichzeitig stellt die Angstabwehr selbst oft auch ein Problem dar, weil sie die Realitätswahrnehmung und damit die Handlungsfreiheit einschränkt und uns die willentliche Steuerung unmöglich macht. Dies wird auch bei der Frau mit fortgeschrittenem Brustkrebs deutlich. Sie hat keine Möglichkeit, ihre letzten Dinge zu regeln und sich auf das Ende einzustellen. Irvin D. Yalom plädiert deshalb dafür, die Angst vor dem Tod zu bearbeiten und zu überwinden und gibt dazu konkrete Anregungen (Yalom, 2008). Ich schließe mich seiner Sichtweise mit Einschränkungen an: Angst kann sich tatsächlich lösen, wenn wir bereit sind, sie in vollem Umfang anzunehmen, sie auszuhalten, und wenn es uns gelingt, sie genau zu verstehen. Angst vor dem Tod und der Impuls, diese abzuwehren, wird für die meisten Menschen dennoch bleiben und bis zum Lebensende eine Herausforderung sein.

1.2.4 Endlichkeit leugnen ist nicht hilfreich

Weshalb macht nun der Tod eine solche nicht zu überbietende Angst? Ein tiefer Wunsch nach Leben ist dafür ein Grund. Gleichzeitig wissen wir Menschen rational, wahrscheinlich als einzige Lebewesen, ganz genau, dass unser eigenes Leben mit dem Tod endet. Wir können uns selbst immer nur als Seiende denken und vorstellen. Unser Selbstkonzept ist immer ein Konzept einer/eines Seienden. «Sein» ist das Fundament unserer Identität. Daher können wir, solange wir leben, die Endlichkeit unseres Seins nie vollständig in unser Selbstkonzept integrieren, obwohl sie uns gleichzeitig intellektuell klar ist.

Der Tod als narzisstische Kränkung

Bevor auf spezielle Themen in Zusammenhang mit Tod und Sterben eingegangen werden kann, sollen einige Überlegungen zur innerpsychischen Dynamik der Todesthematik vorgestellt werden. Seit den 70er-Jahren des 20. Jahrhunderts gewinnen innerhalb der psychoanalytischen Theoriebildung die Narzissmustheorien zunehmend an Bedeutung. Unter Narzissmus wird hierbei Unterschiedliches verstanden: von der gesunden Selbstliebe bis hin zu pathologischen Erlebens- und Verhaltensweisen in Zusammenhang mit der Absicherung eines brüchigen Selbst. Auch Scham ist ein an sich narzisstisches Thema. Scham, Kränkung, Angst vor Abhängigkeiten, all diese narzisstischen, also mit der Konsolidierung und Aufrechterhaltung eines positiven Selbst(wert)gefühls (Angst vor dem endgültigen Versagen; vgl. Petzold, 2006) verbundenen Themen werden durch die Konfrontation mit dem Tod angerührt.

Dabei ist die Sterblichkeit an sich, die Jasperssche «Bewusstheit der Zerbrechlichkeit des Seins» (Jaspers, 1919: 272f.), als die größte narzisstische Kränkung des Menschen anzusehen und enorme individuelle und gesellschaftliche Anstrengungen werden unternommen, diese Kränkung zu negieren. Im individuellen Leben dient dazu vor allem die Verdrängung der Tatsache der Sterblichkeit. Jedoch ist auch das Gegenteil zu bedenken: Grandiose Gefühle des Eingehens ins Nirwana oder das «All-Eine» durch einen Suizid gehören ebenfalls in die narzisstische Kategorie. Aber auch die narzisstisch motivierten Machbarkeitsphantasien ärztlicher und psychotherapeutischer Heiler sind hier zu nennen. Auch sie empfinden Scham und Kränkungserlebnisse, wenn sie einmal nicht helfen können, wenn den Bemühungen einmal kein Erfolg beschieden ist.

Ein *Momento Mori* ist immer auch ein Aufruf zur Bescheidenheit, ein notwendiges Hinterfragen narzisstischer Größenphantasien und Allmachtsideen. So meint denn auch der viel zitierte Sogyal Rinpoche (1999: 51): «[...] der Sinn des Nachdenkens über den Tod besteht in einer umfassenden Veränderung in der Tiefe unseres Herzens».

«Wie den römischen Feldherren, denen beim glorreichen Einzug nach Rom immer wieder ein ‹Bedenke, dass Du sterblich bist!› ins Ohr geflüstert wurde, mag also die Todesthematik auch einen Schutz davor darstellen, den Boden unter den Füßen zu verlieren und sich in narzisstische Höhenflüge zu versteigen.» (Vogel, 2007: 83 f.)

Vogel weist auf das fundamentale Ausmaß der Bedeutung hin, die die Endlichkeit für uns Menschen hat und die wir nicht spüren wollen, weil sie mit unseren narzisstischen Wünschen, dem Wunsch, als Wesen «wesentlich» zu sein, psychisch unvereinbar ist. Der Tod gefährdet uns also auf doppelte Weise existenziell: Erstens bedroht er unsere physische Existenz und zweitens unser Selbstkonzept. Der daraus resultierende tiefgreifende Verleugnungswunsch beeinflusst auch das Gesundheitssystem, wie ich an späterer Stelle ausführen werde. Er ist ein weitgehend unbeachteter mächtiger Steuerungsfaktor für seelische Prozesse, Haltungen und Verhaltensweisen Einzelner, Gruppen und der Gesellschaft. Vielleicht halten Sie als LeserIn diese Sichtweise für stark überzogen. Vielleicht denken Sie auch: «Ja das mit der generellen Verleugnung der Endlichkeit stimmt wohl, aber auf mich trifft das nicht zu.» Daher berichte ich an dieser Stelle von einer eigenen Erfahrung. Mit Mitte Zwanzig, damals junge Intensivfachschwester, hätte ich den vorangehenden Satz selbst so vermutlich nicht gesagt, aber doch auf jeden Fall gedacht. Ich meinte damals, mich «hinreichend» mit dem Thema Endlichkeit/Sterben/Tod zu beschäftigen und ziemlich «weit» und «reif» im Umgang mit dem Thema zu sein, also das Wissen um meine Endlichkeit nicht wegzuschieben.

Heute amüsiert mich meine damalige Haltung und ich kann sehen, dass ich diese «lockere» Einstellung vor allem meiner Jugend verdankte. Heute, ein paar Jahrzehnte näher am eigenen Tod, therapeutisch und supervisorisch ausgebildet und mit Tod und Sterben im Verwandten- und nahen Freundeskreis oft konfrontiert, kann ich meine Ängste vor Tod und Endlichkeit stärker spüren und manchmal nicht so leicht fortschieben. Warum schreibe ich das? Meine Erfahrungen mit mir, mit Mitmenschen, Patienten und Gesundheitspersonal haben mich zu der tiefen Überzeugung kommen lassen, dass wir alle eine ungeheure, in ihrem Ausmaß gar nicht zu überschätzende Verdrängungs-, Verleugnungsarbeit leisten, um die Zerbrechlichkeit unseres Seins und unsere Endlichkeit nicht bzw. nicht in vollem Umfang fühlen zu müssen (**Abb. 1-2**, S. 34).

Es geht mir nicht darum, das negativ zu bewerten, denn in ständiger vollständiger Bewusstheit unserer Endlichkeit könnten wir vermutlich nicht leben. So hilft auch die moralische Aufforderung nicht viel weiter, die Gesellschaft und der Einzelne müssten Endlichkeit und Tod stärker annehmen. Bei einem Seminar, das ich zu dem Thema durchführte, sprach mich in der Pause eine Krankenschwester an. Sie berichtete, sie habe früher ihren Krebspatienten gegenüber die Einstellung gehabt, sie müssten ihre Krankheit und das Sterben-Müssen «einfach nur» annehmen und es habe sie gestört, wenn die das meist nicht taten. Inzwischen sei sie selbst an Krebs erkrankt. Sie hadere extrem mit ihrer Situation, könne sie einfach nicht akzeptieren und das quäle sie sehr. Sie werfe sich auch vor, dass sie ihre Erkrankung nicht akzeptieren könne und leide daher unter starken Schuldgefühlen. Schuldgefühle habe sie auch, weil sie für das Hadern ihrer Patienten damals so wenig Verständnis gehabt habe. Dieses Beispiel verdeutlicht, wie belastend es sich auswirkt, wenn das Nicht-akzeptieren-Können des Todes negativ bewertet wird. Wir sollten davon ausgehen, dass wir uns als Menschen die Endlichkeit bis zu unserem Ende immer nur schrittweise und für kurze Momente anfühlen lassen können, weil sie zu starke Angst auslöst. Als Beispiel möchte ich eine Ärztin nennen, die offen über ihren Hirntumor und den bevorstehenden Tod

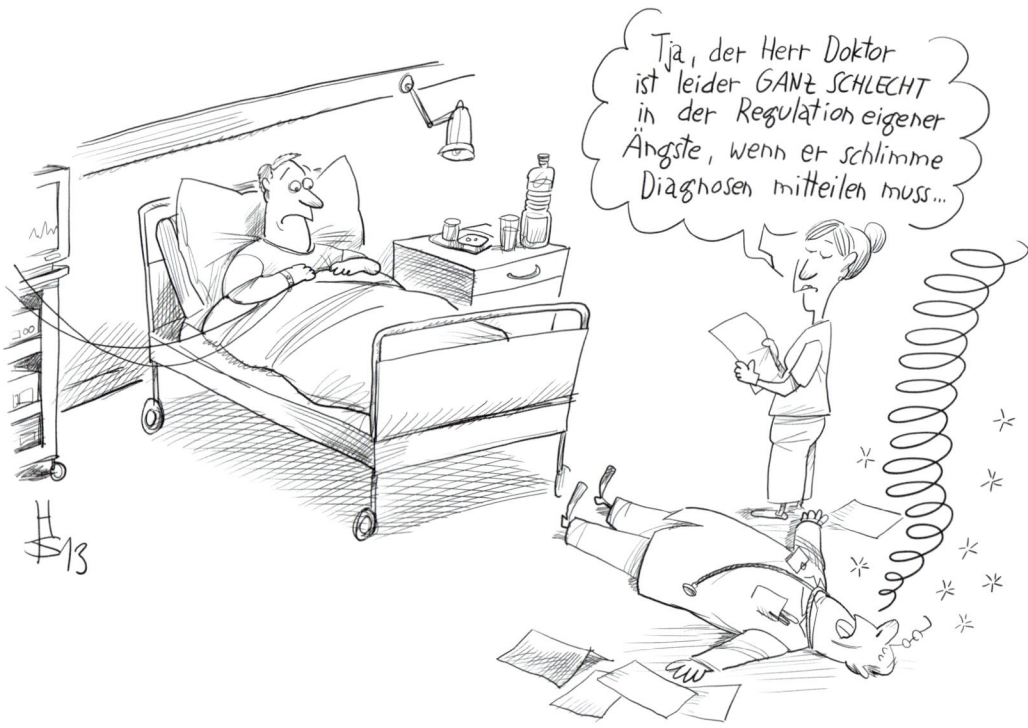

Abbildung 1-2: Der Mensch leistet eine ungeheure Verdrängungs- und Verleugnungsarbeit, um die Zerbrechlichkeit des Seins und dessen Endlichkeit nicht bzw. nicht in vollem Umfang fühlen zu müssen. (Quelle des Cartoons: © Heiko Sakurai)

sprach, ihr Erbe aufteilte und scheinbar ganz klar ihr Ende fühlte und akzeptierte. Als sie jedoch erstmals einen zerebral bedingten Krampfanfall erlitt und kollabierte, erzählte sie jedem, das habe nichts mit dem Tumor zu tun, es sei so heiß gewesen. Diese Reaktionsweise ist für Beobachter und Personal irritierend. Verstehen können wir sie nur so, dass die Nähe des Sterbens für die Patientin unerträglich war und es daher notwendig war, die Realität extrem verzerrt zu symbolisieren. Personal in Hospizen weiß Ähnliches zu berichten. Angehörige und Menschen, die bei ihnen sterben, verlangen öfters noch einmal dringend nach einer kurativen Therapie (z. B. einer intravenösen Infusion), obwohl sie sich bei ihrer Aufnahme ausdrücklich einverstanden erklärten, darauf zu verzichten. Solange wir leben wollen, versuchen wir unsere Endlichkeit auf Distanz zu halten und haben Angst, wenn sie spürbar wird. Dazu abschlie-ßend die Äußerung einer Patientin: «Ende. Alles endet. Das ist alles. Das Ende meines Hauses, all meiner Dinge, meiner Erinnerungen, meiner Bindungen an die Vergangenheit. Das Ende von allem. Das Ende von mir – das ist der Kern davon. Sie wollen wissen, wovor ich mich fürchte. Das ist ganz einfach: Es gibt mein Ich nicht mehr!» (Yalom, 2008: 125).

1.2.5 Krankheit konfrontiert uns mit unserer Endlichkeit

Die gewaltige Dimension der Endlichkeitsverleugnung wurde bereits dargestellt. In unserer Gesellschaft sind wir aktuell weder durch einen Krieg noch durch große soziale Missstände, Katastrophen oder Hungersnöte vom Tode bedroht. Somit sind Krankheiten, altersbedingte Einschränkungen, Unfälle und andere Gesundheitsbeeinträchtigung in den reichen Ländern die relevanten Punkte, die uns trotz aller Endlichkeitsverleugnung mit der Zerbrechlichkeit des Seins und der Endlichkeit konfrontieren.

Dazu muss man nicht einmal selbst betroffen sein. Es genügt, wenn Angehörige, Freunde oder Menschen aus dem näheren Umfeld erkranken, einen Unfall erleiden oder gar versterben, das löst nicht selten richtige Krisen aus. Viele Angehörige spüren plötzlich die Begrenztheit des eigenen Lebens, fragen sich: «Wie werde ich sterben? Wie lange habe ich noch?» Alle Fragen des Lebensendes rücken näher, sie bekommen oft Angst oder gehen zum Arzt, weil sie fürchten, selbst an etwas Schlimmem erkrankt zu sein. Viele Gesundheitsberufe arbeiten ständig mit dieser Konfrontation. Einige meiner Auszubildenden in der Pflege fürchteten in schöner Regelmäßigkeit, genau an dem erkrankt zu sein, was gerade im Unterricht behandelt wurde oder was sie gerade auf Station erlebt hatten. Eine ganze Menge unnötiger Gastroskopien, CTs und anderer Untersuchungen wurden vor diesem Hintergrund durchgeführt.

Noch stärker konfrontiert natürlich die eigene Erkrankung mit der Endlichkeit. Da genügen oft weniger bedrohliche Diagnosen. Am intensivsten ist die Konfrontation mit Endlichkeit für Menschen, die eine lebensgefährliche Erkrankung erleiden. Dazu die wörtliche Äußerung (Interview) einer jungen Leukämiepatientin:

Also ich hatte erst mal Mühe, das so zu fassen überhaupt und hab dann gemerkt, dass ich mich selber gar nicht in Zusammenhang brachte mit so etwas wie Krebs oder Leukämie. Also, dass mir das unvorstellbar war, dass mir so was zustößt und ich glaube, ich habe die ganzen ersten Wochen wie in so 'nem Wattebausch verbracht, wo ich immer versucht habe, das zu realisieren, dass ich das bin, die das jetzt hat [...] und dass ich so vom Tod bedroht bin! Und habe so gespürt, wie schwierig das war für mich, also, wie das vorher in meinem Leben überhaupt keine Rolle gespielt hat, ähm, ja, die Tatsache, dass wir sterblich sind, ne? Und dass mir so etwas wie Tod auch irgendwann mal begegnen wird.

Diese Frau geht erstaunlich offen mit ihrer Situation um. Erst durch die Mitteilung der Diagnose kommt die sehr reflektierende und emotional kompetente Patientin in einen plötzlich nahen Kontakt zur ihrer Endlichkeit. Wir ahnen, wie schwierig der Prozess ist, sich selbst als endliches Wesen zu begreifen und wie wenig wir das als Gesunde im Grunde tun. Wir sehen auch, wie sie erst mit der Erkrankung begreift, dass sie den Kontakt zu ihrer Endlichkeit zuvor im Leben nicht wirklich hatte. Ich bin sicher, die Patientin beschreibt etwas, das alle Menschen nach der Mitteilung einer schlechten Prognose sehr ähnlich empfinden. Gesundheitliche Beeinträchtigungen machen es uns also unmöglich, die Verleugnung der Endlichkeit und des Todes komplett aufrechtzuerhalten und konfrontieren uns ungewollt und unvermeidbar sehr direkt mit diesen Themen. Krankheit löst daher oft fundamentale Ängste aus, die sich nicht nur auf die konkrete, gegebenenfalls geringe Gesundheitseinschränkung beziehen, sondern macht eventuell sehr plötzlich die Jasperssche Zerbrechlichkeit des Seins spürbar.

1.2.6 Krankenhäuser sind Orte der Endlichkeitsbekämpfung

Was macht der Mensch nun mit diesem ungewollten Kontakt zur Endlichkeit und den daraus resultierenden Ängsten? Das Gesundheitswesen übernimmt in diesem Zusammenhang eine zentrale Funktion. Die Errungenschaften der Medizin kontrollieren und beeinflussen das Sterben, schieben es auf und suggerieren letztlich, dass es sich verhindern lasse. Medizin nutzt die aus der Endlichkeitsverleugnung resultierende gesellschaftliche Idealisierung des Kampfes gegen den Tod und nimmt sich diesen als Auftrag. Die Medizin steht damit psychologisch und gesellschaftlich im Dienste der Beruhigung der tiefsten narzisstischen Kränkung, die wir kennen, eben unserer Sterblichkeit. Sie soll die mit ihr verbundenen Ängste beseitigen, wegschieben oder wenigstens lindern. Nur so ist es zu erklären, dass wir als Individuen und als Gesellschaft bereit sind, so viel Geld – 287,3 Milliarden Euro im Jahre 2010 (Statistisches Bundesamt) – in unser Gesundheitswesen zu investieren. **Abbildung 1-3** zeigt, wie die gestiegenen Gesundheitskosten den Todeszeitpunkt in den OECD-Ländern nach hinten verschoben haben. Dafür sind größtenteils weiterentwickelte Therapien bei Herz-Kreislauf-Erkrankungen, die bei uns trotz-

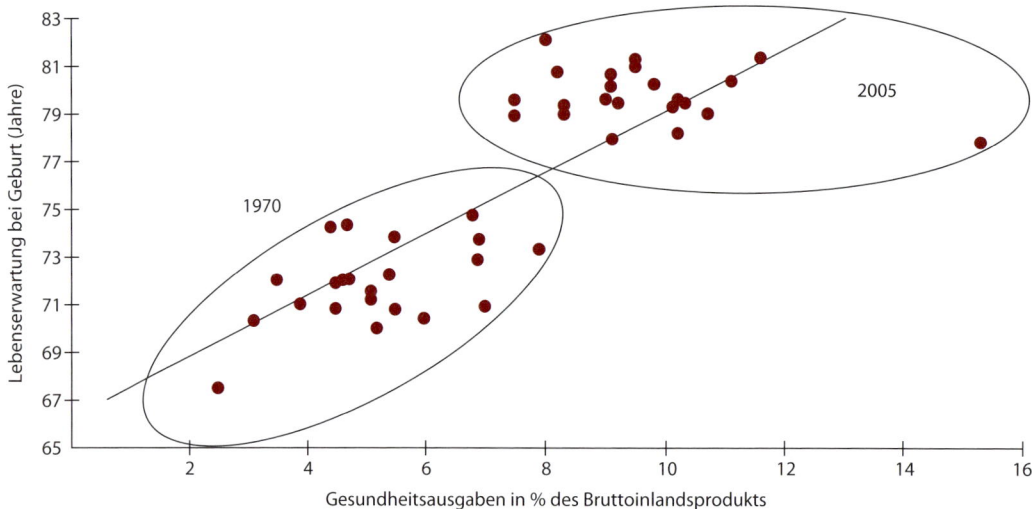

Abbildung 1-3: Anteil der Gesundheitsausgaben in den OECD-Ländern, gemessen am Bruttoinlandsprodukt und an der Lebenserwartung (Quelle: Felder, 2008: 24)

dem immer noch die häufigste Todesursache darstellen, verantwortlich.

Wir investieren aber nicht nur so viel Geld ins Gesundheitssystem, damit unser aller Lebenserwartung möglichst ständig weiter steigt. Vielmehr will auch der Einzelne nach Ablauf seiner, im Durchschnitt bereits sehr langen, Lebenszeit das Ende oft nicht annehmen.

In den letzten Lebensmonaten eines Menschen steigen die Ausgaben für medizinische Versorgung in der Regel stark an. Im Versuch, das Leben zu verlängern, wird im letzten Lebensjahr für Gesundheit im Durchschnitt mehr als das Zehnfache ausgegeben, als für überlebende Menschen in einem Jahr.

(Felder, 2008: 23)

Diese horrenden Kosten am Lebensende sind sicher nicht durch eine gute palliative Versorgung zu erklären. Sie lassen sich vielmehr nur als Kosten intensiver Diagnostik und Therapie interpretieren, die oft auch in aussichtsloser Lage offiziell mit kurativer Zielsetzung erfolgt und das Lebensende nur wenig hinauszögern kann. Dies ist ein Beleg dafür, dass das Gesundheitssystem den Tod nicht nur hinausschieben soll, sondern auch die Illusion bedient, Sterben sei, zumindest im Hier und Jetzt, immer vermeidbar. Zwar gibt es keine belastbaren Zahlen zu den Orten, wo in Deutschland gestorben wird. Wir wissen aber, dass am Lebensende viele Menschen aus Pflegeeinrichtungen und von zu Hause noch einmal ins Krankenhaus gebracht werden, wo etwa 50 % der Deutschen verscheiden, nicht inbegriffen ist dabei die unbekannte Zahl derer, die in Kranken- oder Notarztwagen auf dem Weg dorthin sterben. Grobe Schätzungen gehen davon aus, dass lediglich 10 % der Sterbefälle zu Hause stattfinden.

Medizin rechtfertigt intensive Therapien am Lebensende immer wieder mit ihrem Auftrag, Leben zu bewahren und daher auch eine noch so geringe Chance auf Lebensverlängerung nutzen zu müssen. Auf Seiten der Patienten gibt es eine übergroße Bereitschaft, sich auch in aussichtslosen Situationen harten, wenig wirkungsvollen und teuren diagnostischen sowie therapeutischen Maßnahmen zu unterziehen. Mediziner helfen im Kampf gegen den Tod oder übernehmen ihn stellvertretend für uns. Im Gegenzug zahlen wir Patienten riesige Summen ins Gesundheitssystem und akzeptieren das medizinische «Waffenarsenal», liefern uns ihm aus und nehmen für ein bisschen Hoffnung auf Überleben oft billigend alle noch so großen «Kollateralschäden» in Kauf.

Das Gesundheitswesen dient der Angstbewältigung, gleichzeitig gibt es paradoxerweise gerade im Gesundheitswesen unermesslich viel und große Angst. Angst haben nicht nur die Kranken selbst, sondern ihre Angehörigen oft ebenso sehr oder noch mehr. Das gehäufte Auftreten von Ängsten im Gesundheitswesen ist aber nur auf den ersten Blick ein Widerspruch zu dessen Funktion der Angstbewältigung. Schließlich erhofft sich, wer sich medizinisch behandeln lässt, Hilfe bei der Kontrolle der eigenen Ängste. Der Auftrag der Angstabwehr richtet sich an alle Berufe im Gesundheitswesen. Alle sind auf unterschiedliche Weise mit Ängsten der Patienten konfrontiert und das Pflegepersonal sicher am häufigsten, da es schlicht den intensivsten Patientenkontakt hat. Der größte Erwartungsdruck seitens der Patienten richtet sich an Ärzte: Sie sollen heilen und damit die Ängste nehmen. Da Heilung auch medizinisches Paradigma ist, verschränken sich die Bedürfnisse von Patienten und die Interessen der Ärzte miteinander. Dazu eine Einschätzung von Dr. Bianca Senf, Psychoonkologin an der Universitätsklinik Frankfurt am Main, mit der ich für diesen Beitrag ein Interview führte:

> *Ich beobachte sowohl bei den Tumorpatienten als auch bei den Ärzten, Pflegern und auch bei unserer Berufsgruppe, den Psychoonkologen, eine ganz immense Angst vor Sterben und Tod, wie ja überhaupt in unserer westlichen Gesellschaft diese Angst viel ausgeprägter ist als in anderen Kulturen. Dass Patienten sehr teure und unsinnige Therapien fordern, um sich nicht mit der Tatsache abfinden zu müssen, dass das Leben zu Ende geht, erlebe ich täglich in meiner Arbeit. Und ich kann noch nicht einmal sagen, wie ich selbst reagieren würde. Statt uns mit der Angst zu befassen, gehen wir zum Arzt, der uns mit entsprechenden Untersuchungen bestätigen soll, dass wir keine Angst zu haben brauchen. Das ist natürlich eine Milchmädchenrechnung. Ich glaube auch, die besonders ängstlichen Ärzte produzieren mehr Kosten im Gesundheitswesen, durch MRTs, CTs etc. Wenn ein Arzt mit einem angstvollen Patienten konfrontiert ist, der alle 4 Wochen von ihm eine CT will, verweigert er das oft nicht. Er sagt vielleicht schon, dass er das nicht für nötig hält, lässt es dann aber dennoch durchführen, weil er sich nicht traut, sich mit den Ängsten des Patienten auseinanderzusetzen. Für ihn ist es dann an der Stelle oft einfacher, sich mit all dem, was beim Patienten dahintersteckt, nicht auseinandersetzen zu müssen und stattdessen einfach eine CT anzuweisen. Die Todesangst des Patienten interagiert also mit eigenen Ängsten vor dem Thema und einer Versagensangst des Arztes, der dem Patienten helfen oder ihn retten will. Dann gehen beide einen Handel ein und dieser Handel heißt, wir sprechen das hier alles gar nicht an, wir tun so, als ob. Wir machen weiter Therapie etc., obwohl beide auch irgendwie wissen: Das Ende der Fahnenstange ist erreicht.*

Das Gesundheitssystem übernimmt von uns allen den Auftrag, Ängste vor dem Tod zu kontrollieren. Krankenhäuser werden damit zu Orten der Endlichkeitsbekämpfung und der Todesverleugnung. Sterben wird hier versucht zu verhindern – und wenn es doch geschieht, findet es möglichst in abgesonderten Bereichen wie Palliativstationen statt.

1.2.7 Das Gesundheitssystem ist sehr mächtig

Wer so mächtig ist, dass er die Ängste anderer kontrollieren kann, braucht selbst keine Angst mehr zu haben. Ivan Illich (1995: 16 ff.) kritisierte schon sehr früh die «Enteignung der Gesundheit» des Einzelnen und die damit verbundene Macht des Medizinsystems. In der Folge habe sich einerseits das einklagbare Recht des Einzelnen auf Lebensverlängerung entwickelt und andererseits die Pflicht des Einzelnen, sich allen lebenserhaltenden Therapien bis zum Schluss auszusetzen. Ich teile seine Einschätzung, dass das Medizinsystem ein sehr mächtiges ist, bin allerdings der Ansicht, dass dafür maßgeblich der heimliche gesellschaftliche Auftrag der Abwehr von Endlichkeit und Todesangst verantwortlich ist. Angstkontrolle stellt eine große und effektive Machtquelle dar – ein Faktum, das nicht nur auf die Medizin zutrifft, aber eben hier besonders ausgeprägt ist. Angstkontrolle und Macht korrelieren oft positiv miteinander. Angst zu haben dagegen korreliert häufig mit Gefühlen von Ohnmacht und Abhängigkeit. In diesem Sinne stimme ich mit Wolfgang Schmidtbauer (1997: 28 ff.) überein, der postulierte, dass Menschen in Gesundheitsberufen in der Arbeit Stärke und Macht empfinden und wohl auch suchen. Er sah das Motiv, in einem Gesundheitsberuf zu arbeiten, in einem ausgeprägten Mangel an Selbstwert seitens des Personals und in dessen übergroßem Wunsch, sich Zuwendung und Wertschätzung von Patienten zu holen. Im Unterschied zu Schmidtbauer vermute ich, dass der wahrscheinlichere Stimulus für die Wahl eines Gesundheitsberufs eher in dem Wunsch liegt, eigene Ängste vor der Endlichkeit beherrschen zu wollen. Wahrscheinlich wird das oft durch eine sehr frühe Konfrontation mit den Themen Krankheit und Sterben in der persönlichen Geschichte ausgelöst. Das trifft nach meiner Beobachtung auf viele Pflegende, Ärzte und Menschen in anderen Gesundheitsberufen zu, so auch auf mich selbst.

Zum Selbstkonzept von medizinisch, therapeutisch und pflegerisch Tätigen gehört es, sich Ängsten, anders als der Durchschnittsmensch, scheinbar «offensiv» zu stellen. Es entspricht der eigenen Rolle, denn mit Ängsten und dem Thema Sterben sind in medizinisch-pflegerischen Berufen schon Auszubildende und Berufsanfänger sofort, teils unvorbereitet, hart konfrontiert. Angst haben und Gesundheitsprofi sein schließt sich vermeintlich aus. Das schränkt zwar einerseits sehr ein, ist aber gleichzeitig eine starke Quelle der Bestätigung und der Stärkung des Selbstwerts. Patienten sagen oft zu Gesundheitspersonal: «Das könnte ich nie, was Sie da machen!» In diesen Worten liegt neben dem Eingeständnis der eigenen Angst und Hilflosigkeit vor allem die Anerkennung des überdurchschnittlichen Mutes des Personals und seiner Bereitschaft, sich mit dem Unbequemen, dem Existenziellen und dem Sterben zu befassen.

Sich den Ängsten der PatientInnen zu stellen, ist bei den Gesundheitsprofis mit einer ganz spezifischen Form des Umgangs mit der Angst verbunden. Sie erklären der Zerbrechlichkeit und Endlichkeit den Kampf. Sie verfügen mit Therapie und Pflege über Instrumente zur Beseitigung oder Beeinflussung angstauslösender Bedrohungen. Die Entfernung eines Tumors beispielsweise, die Ernährung über eine Sonde oder die Blutzuckereinstellung bei Diabetes nehmen dem Patienten Angst. Die Angst des Patienten zielgerichtet beeinflussen und reduzieren zu können, ist eine sprudelnde Quelle von Gefühlen der Stärke und mildert gleichzeitig eigene Lebensängste. Wer so mächtig ist, dass er anderen die Angst nehmen kann, muss selbst keine mehr haben. Zum Selbstkonzept von Gesundheitsprofis gehört es also, durch Professionalität und persönliche Stärke Ängste anderer zu steuern und zu reduzieren – sowie eigene Ängste in Schach zu halten. Ein Gesundheitsberuf hilft dabei und trainiert, eigene Ängste still zu machen. Nur scheinbar haben Gesundheitsprofis als Einzige im Gesundheitswesen keine Angst. Dr. Bianca Senf sagt dazu:

Ich habe oft das Gefühl, dass das Gesundheitspersonal viel stärker Angst abwehrt als der Durchschnittsmensch! Mein Eindruck ist, dass es bei den Beschäftigten im Gesundheitswesen viele Menschen gibt, die ein Thema mit Angst, um nicht zu sagen mit Todesangst haben, gerade auch im Bereich Onkologie! Ich glaube, dass es diese Menschen dorthin zieht und dass das eine Form ist, mit der eigenen Angst umzugehen. Wenn ich auf der Seite der Gesundheitsprofis stehe, kann ich die eigene Angst mit meiner Rolle kompensieren, indem ich mich nur indirekt über die Patientenängste mit ihnen befasse. Das wird etwa daran deutlich, dass das Personal immer wieder auf den Patienten fokussiert. Das erlebe ich selbst in meiner eigenen Berufsgruppe so. Die Frage: «Was hat denn diese Situation bei Ihnen ausgelöst?» wird von Kollegen, die wenig Selbsterfahrung oder eigene Psychotherapie in Anspruch genommen haben, überhäufig mit: «Ja, ich glaube, der Patient macht dies und jenes oder hat dies und jenes» beantwortet. Die Fähigkeit, über eigene Gefühle zu sprechen, ist in den Gesundheitsberufen extrem blockiert. Ich erinnere mich an eine Supervision, in der ich fünfmal auf verschiedene Arten nachfragen musste: «Wie haben Sie sich gefühlt, was hat der Patient in Ihnen ausgelöst?»

Das beschriebene Konzept des Umgangs mit Angst durch die Gesundheitsprofis kommt den Patienten im Prinzip entgegen. Sie werden im günstigen Fall geheilt und erhalten Linderung des medizinisch-pflegerischen bzw. therapeutisch beeinflussbaren Teils ihrer Ängste. Bei dem Teil ihrer Ängste aber, der mit medizinisch-pflegerischen Maßnahmen nicht kontrolliert werden kann, versagt das Konzept. Und das geschieht häufig, etwa weil Ängste von PatientInnen oft trotz der Maßnahmen effektiver Diagnostik, Therapie und Pflege oder gar vor diesen Maßnahmen bestehen oder weil die Bedrohungslage sich medizinisch bzw. pflegerisch nicht im Sinne von Heilung beeinflussen lässt. Solche unbeeinflussbaren, trotz Therapie vorhandenen Ängste der Patienten machen Gesundheitsprofis oft hilflos oder gar ohnmächtig. Eigene und fremde Erwartungen, Angst nehmen zu können, werden dabei enttäuscht. Überdies konfrontieren angstvolle Patienten das Personal mit einer Realität, in der Ängste eben nicht alle gelöst werden können, weil sie zum Beispiel sehr gute Gründe haben. Das Selbstkonzept kann dann nicht sicher aufrechterhalten werden, und eigene Ängste melden sich. Wenn auftauchende Ängste nicht ins Selbstkonzept passen, werden sie verzerrt symbolisiert. Sie werden also nicht als eindeutiges Angstgefühl wahrgenommen, sondern zum Beispiel als unangenehme, störende Missempfindung oder Spannung und schlechte Stimmung.

Typische Abwehrmechanismen des Personals im Umgang mit angstvollen Patienten sind:

- Über Krankheitsprognosen oder negative Folgen diagnostischer und therapeutischer Maßnahmen wird mangelhaft aufgeklärt.
- Pflegerische oder therapeutische Interventionen werden en passant und so selbstverständlich angeboten, dass der Patient den Nutzen nicht in Frage stellt.
- Heikle Themen, die mit Angst einhergehen könnten, werden vermieden.
- Verweilzeiten beim Patienten werden verkürzt; dies wurde schon in den 70er-Jahren des 20. Jahrhunderts für Visitenzeiten von Siegrist bei Schwerkranken untersucht und belegt und hat sich bis jetzt nicht grundsätzlich verändert (Siegrist, 1978).
- Blickkontakt wird vermieden, Personal wird wortkarg.
- Zeitmangel wird demonstriert.
- Am Patienten wird hektisch und kumuliert gearbeitet.
- Gefühle werden banalisiert, Ratschläge und «platte» Tröstungen erteilt, falsche Hoffnungen geweckt.
- Das Angebot an Diagnostik und Therapie wird erhöht, um Gesprächen über die Unmöglichkeit einer Heilung, Angst und Sterben aus dem Weg zu gehen.

Als ich in einem Seminar Pflegende unterschiedlicher Bereiche und Stationen mit meinen Beobachtungen zu den Abwehrmechanismen der Gesundheitsprofis konfrontierte, rechnete ich mit erheblichem Widerstand. Es wunderte mich, dass niemand widersprach und die TeilnehmerInnen meine Beobachtungen bestätigten. Der Stationsleiter einer Palliativstation berichtete, er habe seinen ärztlichen Kollegen darauf angesprochen, dass die Therapie bei einer sterbenden Patientin aus seiner Sicht sinnvollerweise eingestellt werden sollte. Darauf habe ihm dieser Stationsarzt gesagt: «Wenn wir hier nicht alles versuchen, um ihr Leben [Anm. d. Verf.: das Leben der Patientin] zu erhalten, dann müsste ich den Beruf wechseln.» Dieser Arzt drückt das oben beschriebene Selbstkonzept von Gesundheitsprofis prototypisch aus, obwohl er auf einer Palliativstation arbeitet. Er geht mit seiner Angst vor der Machtlosigkeit in Anbetracht der Endlichkeit und mit der Angst vor dem Tod so um, dass er weiter therapiert, um sein Selbstkonzept als Heilender erhalten zu können. Indem er die Therapie fortsetzt, hält er außerdem eigene Ängste still. Pflegende vertreten in solchen Zusammenhängen häufig eine kontroverse Position gegenüber Ärzten und setzen sich dafür ein, dass Patienten sterben dürfen. Sie sind viel dichter mit den quälenden Leiden konfrontiert, die aus dem Dogma der Lebenserhaltung resultieren, haben aber formal keinen Einfluss auf Therapieentscheidungen. Das löst bei ihnen oft Ohnmachts- und Wutgefühle aus. Die oben aufgeführten Abwehrmechanismen gegen Angst lassen sich bei Pflegepersonal und anderen Gesundheitsberufen aber genauso beobachten wie bei Ärzten. Die Gesundheitsberufe arbeiten schließlich gemeinsam in einem System, das dazu dient, Ängste zu bekämpfen, zu steuern oder wenigstens auf Abstand zu halten.

1.2.8 Der Auftrag der Angstabwehr bei strenger Hierarchie

Ein angstoffenes Klima würde mit einer Hierarchieverflachung korrelieren. Dazu eine Stellungnahme von Dr. Bianca Senf:

> *Im Gesundheitsbereich gibt es aus meiner Perspektive drei Lager: Das eine Lager umfasst die Professionellen, also die Starken, die Macher. Diametral gegenüber stehen die Patienten, das sind die Schwachen. Ein drittes Lager sind die Patienten, die sich in Selbsthilfeorganisationen als Leitung etablieren und mit den Behandlern an einem Tisch sitzen. Diese Gruppe, so meine Beobachtung, hat häufig besonders viel Angst vor dem Fortschreiten der Erkrankung und kompensiert diese mit den Leitungspositionen in den medizinischen Strukturen. Wenn ich in dem Lager oder auf der Seite der potenten, starken Behandlergruppe stehe, dann erlebe ich ein Gefühl von Selbstwirksamkeit in dem Moment, wo ich die Ängste der Patienten scheinbar beruhigen kann, indem ich etwas tue, was auf Heilung zielt. Das stärkt das Selbstwerterleben. In einem System, wo es Abhängige und Unabhängige gibt, ist es natürlich dann auch wichtig, alles zu tun, damit ich im Lager der Unabhängigen, der Starken bleibe. Dafür ist es nötig, selbst keine Angst zu haben. Ich projiziere also meine Ängste auf den Patienten, bin so viel mit den Ängsten der Patienten beschäftigt, dass ich mich mit meinen eigenen gar nicht befassen muss. Wenn ich es dennoch täte, dann würde ich merken, dass das Seil sehr dünn ist, auf dem ich balanciere und dass ich sehr schnell auch auf die andere Seite kippen könnte.*

Wir haben es in unserem Gesundheitswesen also mit einem System zu tun, das sehr große Macht aus der Kontrolle von Ängsten bezieht. Diese Machtfülle liegt beim Personal, wird jedoch im System sehr ungleichmäßig verteilt, nämlich strikt hierarchisch nach Berufsgruppe und Status. Auch wenn sich die Umgangsformen im Krankenhaus in den vergangenen Jahren vielerorts verändert haben, zählen Krankenhäuser nach wie vor zu den sehr stark hierarchisch gegliederten Organisationen. In solchen Systemen setzen sich die Themen Macht, Angst und Kontrolle auf der Personalseite fort, denn je steiler die Hierarchie, desto mehr Angst haben die MitarbeiterInnen. Und eine ausgeprägte Hierarchie erzeugt Angst ihrer Mitglieder vor Vorgesetzten. Diese Angst stabilisiert und fördert die ungleichmäßige Verteilung der Machtfülle im System. Ich behaupte, dass sich das unausweichlich auch auf das System Krankenhaus selbst auswirken würde, wenn dort ein wesentlich offenerer Umgang mit eigenen Ängsten und denen der Patienten gepflegt würde. Mitarbeiter würden mit der Zeit lernen, eigene Erlebensweisen, eigene Bedürfnisse und Interessen freier und klarer zu beschreiben und zu vertreten. Das bedeutet, die Hierarchie bei den Profis würde abflachen und zudem würde ein größerer Teil der Macht von den Profis auf die Patienten übergehen. In der Konsequenz rüttelt ein veränderter Umgang mit Angst auf struktureller und paradigmatischer Ebene an den Grundfesten des Gesundheitssystems: strukturell, weil es die Macht des Systems insgesamt stark reduzieren und die Machtverhältnisse fundamental verändern würde, paradigmatisch, weil das Dogma der Heilung und Lebenserhaltung um jeden Preis zugunsten eines noch zu entwickelnden neuen Werte-, Ziele- und Aufgabenverständnisses aufgegeben werden müsste. Gesundheitsprofis, die ihre Angst vor der Endlichkeit wahrnehmen können, sind mit dem Patienten auf Augenhöhe, spüren, dass dieser ihnen auf dem gemeinsamen Weg des Menschen an einem wesentlichen Punkt vorausgeht, den sie letztlich nur in Demut begleiten können. So ist es nur schlüssig, dass ein angstfreundlicher Umgang nicht zur Kultur im Gesundheitswesen gehört und Gesundheitsberufe frühzeitig dahin sozialisiert werden, keine Angst zu haben und schon gar keine zu zeigen. Die folgende Äußerung einer Gynäkologin, die in einem großen Krankenhaus tätig ist und lieber anonym bleiben wollte, macht das prototypisch deutlich:

Wir werden ja schon sehr früh von allen Kollegen und den Chefs darauf hingewiesen, sich auf gar keinen Fall die Angst anmerken zu lassen. «Volle Hosen sind kein guter Ratgeber», hat mir mal ein Chef gesagt, als ich bei einem Eingriff gezögert habe, da er mir riskant erschien. Wenn ich bei uns offen Angst zeigen würde, würde das herumgehen wie ein Feuerwerk, es würde über einen getratscht werden, und man ist schnell abgestempelt als unfähig.

1.2.9 Schlussfolgerungen

Unser aller Wunsch, mit der eigenen Endlichkeit möglichst spät bzw. nicht konfrontiert zu werden, führt zum Auftrag an das Medizinsystem, Ängste zu kontrollieren, Leben zu erhalten und alles zu tun, um den Tod zu verhindern. Die einen haben Angst und geben für die Hoffnung auf Genesung und Lebenserhaltung Kontrolle ab, die anderen übernehmen die Angst- und Endlichkeitskontrolle, legitimieren und stabilisieren damit die Macht des Gesundheitssystems. Dieses Übereinkommen zwischen Gesellschaft und Gesundheitssystem wird durch den medizinischen Fortschritt richtig brisant und problematisch. Je mehr medizinische Möglichkeiten es gibt, desto mehr Situationen entstehen, in denen eine unbedeutende Lebensverlängerung mit einer großen Qual für Patienten und immensen zusätzlichen Kosten verbunden ist. Das pervertiert das originäre Ziel des Gesundheitssystems, Leiden zu lindern. Für solche Qualen am Lebensende sind wir alle als Gesellschaft mit unserem Wunsch, Sterben immer weiter hinauszuschieben, verantwortlich, nicht alleine das Gesundheitssystem oder gar der einzelne Behandler, der oft nur aus Angst vor Beschwerden, einer Klage oder gar einer Strafanzeige eine Therapie durch- oder fortführt.

Was muss sich also ändern? Aus meinen Ausführungen ergibt sich, dass Veränderungen im Umgang mit Endlichkeit und Angst auf individueller, auf gesellschaftlicher und auf der Ebene des Gesundheitssystems erforderlich sind. Das verstärkte Aufgreifen des Themas Tod durch die Medien, die Diskussion um Sterbehilfe, Patientenvollmachten oder die Implementierung von Ethikkommissionen geben hierfür schon heute wichtige und Mut machende Impulse. Menschen am Lebensende entscheiden sich heute wohl immer öfter gegen kurative Medizin und für die Aufnahme in ein Hospiz.

Bezogen auf notwendige Veränderungen sei auf zwei bedeutsame Fragen eingegangen:

- Was brauchen Patienten bezogen auf Angst?
- Was braucht das Gesundheitspersonal bezogen auf Angst?

1.2.9.1 Was brauchen Patienten?

Wir haben gesehen, wie schwer es für Patienten ist, sich mit ihrer Endlichkeit auseinanderzusetzen. Dafür brauchen sie vom Personal Hilfe, oft viel und sehr kompetente Hilfe. Gleichzeitig

---

Der Rettungsmediziner Dr. de Ridder beschreibt:

Im Extremfall schockt man jemanden mit einem Tumor im Endstadium ins Leben zurück. [...] Tatsächlich sind unsere Intensivstationen aber voll mit Menschen, die ohne gute Indikation behandelt werden, die dort nicht hingehören. [...] Zum Beispiel die vielen Reanimierten, die im Wachkoma zurückbleiben. Mittlerweile bringt die Medizin jedes Jahr 3000 bis 5000 Menschen in die schreckliche Lage, in der sie dann hängen bleiben [...] Heute leben etwa 100 000 Menschen dauerhaft am Schlauch, obwohl zahlreiche Studien belegen, dass die PEG in der Endphase des Lebens weder das Leben verlängert noch die Lebensqualität verbessert, im Gegenteil. Das gilt besonders bei fortgeschrittenen Demenzen. Das sind teure Menschenrechtsverletzungen am Lebensende [...]. Darf ich 99 Menschen in eine schreckliche Lage bringen, nur weil meine Maßnahme einem nutzt? Was ist das für eine Ethik, in der 99 Entscheidungen, die Leid verursachen, nicht interessieren? [...] Und wer keine Verfügung hat, wird automatisch mit allem traktiert, was technisch machbar ist? Das ist doch eine verkehrte Welt, in der Leute mit Zetteln im Portemonnaie herum laufen: «Bitte keine Schläuche», weil Mediziner dem technologischen Imperativ folgen, anstatt nach dem Wohl des Patienten zu fragen und nach dem, was medizinisch angezeigt ist.

(Lakotta, 2010)

gibt es keine einfachen Rezepte für den «richtigen» Umgang mit Angst. Eine wesentliche konkrete Unterstützung besteht in der ehrlichen, authentischen und klaren Kommunikation mit Patienten und Angehörigen. Das ist für das Personal oft sehr schwierig und belastend, weil es dabei aushalten muss, dass von ihm kommunizierte Informationen beim Patienten Angst und andere starke Gefühle auslösen, mit denen man dann selbst umgehen muss. Eine der wesentlichsten Hilfen, gerade für schwerkranke und sterbende Patienten, ist es, wenn sich Ärzte, Pflegende und andere Therapeuten den Ängsten der Patienten aufrichtig stellen. Das bedeutet auch anzuerkennen, dass den Patienten ihre Ängste nicht immer zu nehmen sind und dass das Personal genau dafür nicht verantwortlich ist. Es bedeutet, dass das Personal sich für Begegnung und Gespräche über die Krankheitsbewältigung, über Angst und Sterben aktiv anbietet, Kontakt ermöglicht, ihn herstellt. Es bedeutet oft, einfach da zu sein und es dabei auszuhalten, auf Ratschläge oder platte Tröstungen zu verzichten, aktiv zuzuhören, sich gemeinsam mit dem Patienten den Ängsten auszusetzen und zu versuchen, sie ganz genau zu verstehen. Was sich simpel anhört, ist emotional für jeden Menschen eine große und kaum zu überschätzende Leistung. Wer sich dem anderen in seiner existenziellen Angst stellt, der stellt sich gleichzeitig der eigenen Zerbrechlichkeit des Seins, der eigenen Endlichkeit, der eigenen Angst. Es braucht die Bereitschaft, an der Seite des anderen durch die Angst zu gehen, sie zu sehen, ohne sie sofort beseitigen, klein zu machen, kontrollieren zu müssen. Das stellt für Angehörige Sterbender eine besonders heftige Herausforderung dar, weshalb sie vom Personal ebenfalls dringend Begleitung und Beratung brauchen. Kompetente Angehörigenarbeit wird vom Gesundheitspersonal zwar oft als zusätzliche Belastung erlebt, hat aber in Zusammenhang mit dem Thema Angst für das Wohl des Patienten eine herausragende Bedeutung.

1.2.9.2 Was braucht das Gesundheitspersonal?

In erster Linie braucht das Personal insgesamt eine deutlich andere Haltung zu Ängsten. Positive Einstellungen Einzelner, die es ja gibt, reichen nicht. Vielmehr ist ein tiefgreifender Kulturwechsel im gesamten System erforderlich. Der professionelle Umgang mit Ängsten, auch mit eigenen, ist für Gesundheitspersonal ein ebenso relevantes Handwerkszeug wie spezifische medizinisch-pflegerische Fachkompetenz. Das gilt es berufs- und hierarchieübergreifend anzuerkennen und in die Schaffung dafür notwendiger Bedingungen umzusetzen. Aber nicht nur für Patienten und Angehörige ist das wichtig, sondern auch für die Menschen in Gesundheitsberufen selbst. Ängste fernzuhalten und zu steuern, mag zunächst angenehme Gefühle von Stärke vermitteln, richtet aber auf Dauer gegebenenfalls erheblichen Schaden an. Das Vermeiden von Ängsten gelingt ja um den Preis eines reduzierten Kontaktes zu eigenen Gefühlen und Bedürfnissen, die dadurch natürlich nicht verschwinden. Burn-out-Phänomene werden so begünstigt, und das überdurchschnittliche Vorkommen von Suchterkrankungen in Gesundheitsberufen dürfte darin vermutlich eine Ursache haben.

Es braucht also in Gesundheitsinstitutionen letztlich eine Veränderung der Kultur im Umgang mit Gefühlen generell. Dem eigenen Erleben müssen mehr Beachtung und Achtsamkeit entgegengebracht werden. Sinnvoll wäre daher unter anderem ein fest verankerter Rahmen, in dem sich Personal professionell frei, unzensiert und neugierig dem Thema Endlichkeit und eigenen Ängsten zuwenden kann. Personal könnte dort lernen, eigene Gefühle wahr- und ernst zu nehmen und sie untereinander offen zu kommunizieren. Supervision oder kollegiale Intervisionsgruppen sind dazu konkrete Möglichkeiten. Professioneller Umgang mit Ängsten heißt auch anerkennen, dass nicht alle Ängste auflösbar sind, weder bei Patienten und Angehörigen noch beim Personal. Es bedeutet, eine angstfreundliche Haltung einzunehmen, sich Angst bei anderen und sich selbst neugierig zuzuwenden. Es ist nicht unprofessionell, Angst zu haben, sondern sie zu übersehen, nicht ernst zu nehmen oder wegzudrücken. Das heißt auch, das Ziel aufzugeben, Ängste um jeden Preis mit medizinischen Maßnahmen mindern zu wollen. Frau Dr. Senf berichtete mir über einen Fall, bei dem dies beispielhaft gelungen ist.

Fallbeispiel

Ein stationär liegender Tumorpatient im Endstadium litt unter starken Ängsten. Seine Familie wollte ihn unbedingt zum Sterben nach Hause holen, er aber wollte unter allen Umständen stationär bleiben und sich weiter behandeln lassen. Personal und Angehörige waren verzweifelt. Nachdem das Personal mit psychoonkologischer Unterstützung trotz eigener Ängste den Begriff Krebs gegenüber dem Patienten erstmals offen ausspricht und mit ihm klar und eindeutig über die verbleibende Lebenszeit redete, änderte sich die Situation. Der Patient hatte nach wie vor Angst. Er verstand aber, dass sein Leben sich nur unbedeutend und mit großen Leiden verlängern lassen würde und entschied sich daher, die Angst auszuhalten und nicht weiter dagegen zu kämpfen. Er ließ sich entlassen und starb kurze Zeit später friedlich im Kreis seiner Familie. Dieses Beispiel zeigt, wie Angst und Vermeidungsverhalten seitens des Patienten und des Personals zusammenwirken und die Not und Angst aller Beteiligten verschlimmern. Erst als das Personal mutig durch seine Angst geht, den Begriff Krebs und das nahe Lebensende gegenüber dem Patienten offen benennt, kommt der Patient aus seinem Vermeidungsverhalten heraus, das seine Angst vergrößert und die selbstbestimmte Gestaltung des Lebensendes verhindert hatte. Aber auch das Personal war anschließend gelöster, zufriedener und entlastet.

Abschließend will ich noch einmal auf das zum Einstieg dargestellte Fallbeispiel (s. Kap. 1.2) zurückkommen. Dr. de Ridder beschreibt den Fortgang der Situation:

Just, als sie [Anm. d. Verf.: die behandelnde Ärztin] ihn [Anm. d. Verf.: Herrn Boller, der Mann mit dem schweren Schlaganfall] mir in der Rettungsstelle übergab, bekam er einen Kreislaufstillstand. Und dann folgte der Reflex: Tubus, Sauerstoff, Intensivstation! Ich habe gesagt: «Langsam Frau Kollegin. Der Mann stirbt gerade…!»

(Lakotta, 2010)

Dr. de Ridder und das Personal im letzten Fallbeispiel stehen hier für all die Situationen, in denen Gesundheitspersonal heute schon authentisch und professionell mit Angst umgeht. Mit diesem Beitrag sei vor allem dazu ermutigt, die offene Auseinandersetzung mit den Themen Endlichkeit und Angst, auch der eigenen, wesentlich stärker zu suchen und in die Kultur der Gesundheitsinstitutionen hineinzutragen. Dies ist für Patienten, das Gesundheitspersonal selbst, für ein sinnvoll arbeitendes Gesundheitssystem, aber auch für die Gesellschaft unabdingbar notwendig.

Literatur

Dilling H., Mombour W., Schmidt, M.H. (2010). Internationale Klassifikation psychischer Störungen, ICD-10, Kapitel V (F). Bern: Verlag Hans Huber.

Elsbernd A., Glane A. (1996). Ich bin doch nicht aus Holz – Wie Patienten verletzende und schädigende Pflege erleben. Wiesbaden: Ullstein Mosby.

Felder, S. (2008). Im Alter krank und teuer? GGW, 4, 23–30. http://wido.de/fileadmin/wido/downloads/pdf_ggw/wido_ggw_aufs3_1008.pdf [22.12.2013].

Filmer W., Wingens E.M. (1991). Abschied vom Leben. WDR Fernsehfilm. Erstausstrahlung am 14.02.1991, 23.00 Uhr, ARD.

Gordon T. (1999). Patientenkonferenz – Ärzte und Kranke als Partner. Hamburg: Heyne.

Gronemeyer R. (2013). Teuflische Medizin. Welt am Sonntag, Nr. 22, 10.

Illich I. (1995). Die Nemesis der Medizin – Die Kritik der Medikalisierung des Lebens. München: Verlag C.H. Beck.

Jaspers K. (1919). Psychologie der Weltanschauungen. Berlin: Springer, 272–273.

Kürten M. (1987). Patientenwirklichkeit. Hannoversch Münden: CK-Verlag (Eigenverlag).

Lakotta B. (2010). Was ist so schlimm am Sterben. Interview mit Michael De Ridder. Spiegel online, http://www.spiegel.de/spiegel/a-684976.html [21.11.2013].

Lotz M. (2000). Zur Sprache der Angst. Frankfurt am Main: Mabuse-Verlag.

Möller H.-J., Laux G., Deister A. (2009). Psychiatrie und Psychotherapie. Stuttgart: Thieme.

Müller M., Pfister D. (2012). Wie viel Tod verträgt das Team. Göttingen: Vandenhoeck & Ruprecht.

Neller M. (2013). Das Geschäft mit der Hoffnung. Welt am Sonntag, Nr. 22, 15–16.

Petzold H.G. (2006). Der Mensch auf dem Wege. Altern als Wegerfahrung des menschlichen Lebens. Thema Pro Senectute, 1, 40–57.

Rinpoche S. (1999). Den Tod verstehen. München: O.W. Barth.

Schmidtbauer W. (1997). Die hilflosen Helfer. Über die seelische Problematik der helfenden Berufe. Reinbek bei Hamburg: Rowohlt.
Senf B. (2013). Interview zum Thema «Angst in Gesundheitsberufen». Frankfurt am Main (Tonbandmitschnitt).
Siegrist J. (1978). Interaktion im Krankenhaus. Stuttgart: Enke.
Statistisches Bundesamt https://www.destatis.de/DE/PresseService/Presse/Pressemitteilungen/2012/04/PD12_125_23611.html [15.12.2013].
Tausch A. (1997). Gespräche gegen die Angst. Reinbek bei Hamburg: Rowohlt.
Vogel R.T. (2007). Der Tod in der Psychotherapie. Münster: MV-Verlag.
Yalom I.D. (2008). In die Sonne schauen. Wie man die Angst vor dem Tod überwindet. München: btb.

Weiterführende Informationen im Internet

http://www.welt.de/welt_print/article1269089/Wo-und-wie-man-in-Europa-stirbt.html

http://www.dhpv.de/tl_files/public/Ueber %20Uns/Forschungsprojekte/2012-08_Bevoelkerungsumfrage_DHPV_Ergebnisse.pdf

http://www.bmg.bund.de/fileadmin/dateien/Publikationen/Gesundheit/Broschueren/Daten_des_Gesundheitswesens_2012.pdf

http://www.welt.de/welt_print/article1269089/Wo-und-wie-man-in-Europa-stirbt.html

1.3 Angst im Kontext Arbeit

Rainer Gross

1.3.1 Einleitung

Grundlage dieses Beitrags ist ein Vortrag, den der Verfasser auf einem Kongress in Österreich gehalten hat. Er wurde für diese Publikation im ursprünglichen Sinne übernommen, da es den Herausgebern besonders wichtig erschien, die unmittelbare Anrede zu erhalten. Lesende fühlen sich auf diese Weise eher angesprochen.

1.3.2 Vortrag

Im Januar 1998 wechselte ich Arbeitgeber und Arbeitsstelle – auf eigenen Wunsch und damals mit großer Freude: Ich sollte als Abteilungsleiter eine sozialpsychiatrische Abteilung am allgemeinen öffentlichen Krankenhaus in Hollabrunn aufbauen. Natürlich waren die ersten Arbeitstage das pure Chaos und dementsprechend verschwitzt und zerzaust muss ich wohl ausgesehen haben, als ich an einem dieser allerersten Tage zu Mittag im Lift eine ebenfalls schon erschöpfte Putzfrau traf. Nachdem ich im Spital immer mit Jeans und Polo unterwegs bin und daher nicht als «leitender Arzt» kenntlich war, hat mich diese Putzfrau etwas amüsiertmitleidig betrachtet und gefragt: «Bist du auch neu hier?» Auf mein Nicken fragte sie weiter: «Bist du auch schon kaputt?» Ich nickte wieder und fragte höflich zurück, ob auch sie neu sei: Ja, es sei ihr erster Arbeitstag. Ob ihr auch schon alles zuviel sei? Und darauf antwortete diese Frau mit einem resignierten Lächeln, das ich noch heute vor mir sehe: «Was heißt erschöpft – weißt eh, man muss flexibel sein …»

Wenige Monate später erschien 1998 Richard Sennetts Buch über den «flexiblen Menschen», das für so viele von uns eine erste warnende Zwischenbilanz zog bezüglich der drohenden psychischen Folgen der «Flexibilisierung der Arbeitswelt». Die Putzfrau in Hollabrunn hat Sennett mit ziemlicher Sicherheit nicht gelesen, hat aber die von ihm beschriebenen Phänomene wohl am eigenen Leib gespürt …

Wir sollten die wörtliche Übersetzung nicht vergessen: Flexibel bedeutet biegsam, verbiegbar. Angst um den Arbeitsplatz erhöht sicher die «Biegsamkeit».

Psychologen definieren Angst als eine primär überlebenswichtige biologische und körperlich spürbare Reaktion im Angesicht einer Gefahr = «fight or flight» (entspricht der physiologischen Stressreaktion).

Wenn aber weder Kampf noch Flucht möglich ist, zum Beispiel bei einem Konflikt am Arbeitsplatz, dann bleiben Anspannung und Angst aufrecht; dies bewirkt längerfristig eine hormonelle «Fehleinstellung» im Sinn erhöhter Glukokortikoidspiegel (Stresshormone). Wenn dieser Zustand chronifiziert, mündet die nicht bewältigbare Angst irgendwann in Erschöpfung und/oder Depression. (Dieser «Endzustand» wurde früher als Erschöpfungsdepression bezeichnet, heute kennen alle das aktuelle Etikett dafür: Burn-out).

Achtzig Prozent aller manifest depressiven Patienten leiden auch unter Angstsymptomatik, daneben gibt es Ängste auch noch bei fast allen Persönlichkeitsstörungen und bei sehr vielen Psychosen. Wir unterscheiden also Ängste von Angsterkrankungen, diese wiederum vom «Symptom Angst» bei anderen psychischen Erkrankungen.

Nicht jede Angst ist «schädlich»: Die Psychoanalytikerin Melanie Klein bemerkte schon vor 70 Jahren sinngemäß, dass Angst zwar entwicklungsfördernd sein könne, zu viel Angst aber entwicklungshemmend sei. (Klein, 1940)

Krankheitswertigkeit von Angst

Wann aber werden Ängste krankheitswertig? Nach klassischer Definition dann, wenn ein Leidensdruck vorliegt und wenn die Ursache der Angst keine äußere Bedrohung, sondern durch «Fehleinschätzung» der äußeren Realität bzw. verdrängte Triebwünsche etc. eine innere ist. In solchen Fällen wird eine Angstreaktion, die früher einmal (z. B. in der Kindheit) sinnvoll war, aktuell aber nicht mehr sinnvoll ist und Leidensdruck bewirkt, dann zur Angsterkrankung.

Psychiater unterscheiden noch zwischen diffusen Ängsten (generalisierte Angsterkrankung,

Panikattacken) und konkreten Ängsten (Phobien).

In der alltäglichen Realität unserer PatientInnen – und wohl auch bei uns TherapeutInnen selbst – erleben wir fast nie «realistische» Angst in Reinkultur, meist eine Vermischung von «vernünftigen» real begründbaren Ängsten und neurotischem «Eigenanteil».

Da Arbeit für fast alle von uns einen unverzichtbaren Bestandteil sowohl unserer Identitätskonstruktion als auch unseres Selbstwertes darstellt, kennt dementsprechend auch fast jeder/jede Ängste *an* der Arbeitsstelle, immer mehr berichten auch Ängste *um* den Arbeitsplatz, immer mehr PatientInnen der Psychiatrie erzählen von ihrer Angst vor dem Wiedereinstieg in eine Arbeitssituation, also von Angst «*vor* der Arbeit».

Auch diejenigen von uns, die keine konkrete Angst vor dem Verlust des Arbeitsplatzes haben müssten, beschreiben meist das Gefühl, dass die Situation in der Arbeit «immer enger» wird. Etymologisch kommt Angst ja von Enge (lat.: «angustia») – es wird also für fast alle von uns immer enger am Arbeitsplatz.

Als Psychiater überlege ich viel öfter als zum Beispiel vor 20 Jahren, ob man einem Patienten bzw. einer Patientin eigentlich guten Gewissens zur Rückkehr an den Arbeitsplatz, zur berühmten «Reintegration in den Arbeitsmarkt» raten soll? Oder ob man ihn/sie damit nicht massiv überfordert? Fast immer aber *wollen* die Betroffenen zurück an ihre Arbeitsstelle.

Was können wir als HelferInnen, TherapeutInnen, psychosozial Tätige für unsere PatientInnen und für uns selbst tun? Weder können wir das Rad der Zeit zurückdrehen bzw. die angstfreie Vollbeschäftigung für alle einführen, noch scheint es sinnvoll, möglichst viele KlientInnen aus Verständnis für ihr Arbeitsleid möglichst schnell in die Frühpension «abzuwickeln».

Wenn wir aber Psychotherapie, Beratung, Behandlung nicht nur im Sinne eines Reparaturbetriebs für diejenigen verstehen, die im Karrierewettlauf nicht mehr mitkommen (denn das Wort «Karriere» ist ja etymologisch verwandt mit Straße, Rennbahn), dann sollten wir für KlientInnen und für uns selbst versuchen, die «Angstanteile» auseinanderzuhalten: Nachdem die überwiegende Mehrzahl der Betroffenen (mehr oder weniger bewusst) davon überzeugt ist, selbst zumindest Mitschuld an ihrer Arbeitslosigkeit bzw. Belastungssituation am Arbeitsplatz zu tragen, kann schon die Unterscheidung zwischen dem «Eigenanteil» und dem «Außenanteil» bzw. der strukturellen Komponente (z. B. bei einer unerwarteten Kündigung) extrem hilfreich sein – und oft eine gute Vorbeugung gegen die Re-Inszenierung am nächsten Arbeitsplatz oder in der nächsten Abteilung nach Versetzung darstellen.

Erlauben Sie mir als Psychoanalytiker an dieser Stelle ein Zitat meines berühmtesten Kollegen: Auch Sigmund Freud kannte sichtlich die resignierte Frage von PatientInnen, wie er ihnen denn helfen wolle, wenn er doch an ihren Verhältnissen und Schicksalen nichts ändern könne? Seine Antwort (in den allerletzten Zeilen der *Studien über Hysterie*, 1895):

Darauf habe ich antworten können: Ich zweifle ja nicht, dass es dem Schicksale leichter fallen müsse als mir, Ihr Leiden zu beheben: Aber Sie werden sich überzeugen, dass viel damit gewonnen ist, wenn es uns gelingt, Ihr hysterisches Elend in gemeines Unglück zu verwandeln. Gegen das Letztere werden Sie sich mit einem wieder genesenen Seelenleben besser zu Wehre setzen können.

(Freud, GW I, 311 f.)

Wir müssen in diesem Zitat nur das «hysterische Elend» durch «Panikattacke» oder «lähmende Angst» ersetzen – schon sind wir wieder bei unserem Thema.

Sie bemerken in obigem Zitat: «Sich zu Wehre setzen können!» Was für mich bedeutet, sowohl exogene als auch innerpsychische Forderungen und Überforderungen als manchmal unangemessen zu erkennen und dementsprechend nicht befolgen zu müssen! Idealerweise würde das heißen: Beim nächsten Mal vielleicht die Wahlmöglichkeit zu haben zwischen verschiedenen Reaktionsweisen wie etwa Resignation, vermehrte Anstrengung, Widerstand etc. Dafür aber braucht es Abstand und primär einmal Entängstigung. Denn die Angst macht uns fast alle ein bisschen dumm oder (moderner formuliert): Angst beeinträchtigt unsere Mentalisierungsfähigkeit.

Das Ziel einer Psychotherapie kann nicht das angstfreie Leben für unsere PatientInnen sein – das gibt es nicht, für niemanden von uns. Sehr wohl aber kann es einen weniger resigniert-verzweifelten Umgang mit unseren Ängsten geben, kann man KlientInnen dazu ermutigen, einen Schritt zurückzutreten und genauer anzuschauen, was die Angst mit ihnen macht und was sie zur Bewältigung der Ängste tun können.

Über die Bedeutung der Arbeit

Versuchen wir also, diesen Schritt zurückzugehen und erst einmal zu überlegen, warum für uns alle Arbeit nicht nur finanziell, sondern auch psychisch so extrem wichtig war und ist: Spätestens in Phasen der Arbeitslosigkeit oder nach der Pensionierung spüren wir ja, dass wir durch unsere Arbeit (gemeint ist hier immer: Lohnarbeit!) nicht nur Gehalt, sondern auch viele soziale Beziehungen, Selbstwert und einen wichtigen Baustein für unsere Identitätsbildung geliefert bekamen bzw. uns im Job «nebenbei» holen konnten.

Stavros Mentzos hat ein einfaches, für mich aber ziemlich überzeugendes Drei-Säulen-Modell zur Erklärung von Selbstwertproblemen bzw. zur narzisstischen Homöostase entwickelt.

Laut Mentzos (1993) beruht unser Selbstwert, wie er in seinem Buch ausführlich beschreibt, unsere Identität im Wesentlichen auf drei «Säulen». Wir beziehen narzisstische Zufuhr:

1. aus der Beziehung zu uns selbst (intrapsychische Komponente)
2. aus unseren Liebesbeziehungen (interpersonell-dyadische Komponente, zum Beispiel auch zu Eltern oder Kindern) und
3. aus unserer Zugehörigkeit zu Gruppen (für fast alle von uns: am Arbeitsplatz).

Natürlich sind diese drei Komponenten hochgradig interdependent: Eine gute Beziehung zu mir selbst wird es mir erleichtern, auch einen Partner für eine befriedigende Beziehung zu finden und wird auch meine Situation am Arbeitsplatz erleichtern. Umgekehrt kann auch narzisstische Zufuhr durch das Gefühl, geliebt zu werden, aber auch durch Anerkennung und Wertschätzung am Arbeitsplatz dazu beitragen, ein labiles Selbstwertgefühl zu stabilisieren.

Fast alle von uns haben diese Stabilisierung bitter nötig, weil die wenigsten PatientInnen – und wohl auch ziemlich wenige TherapeutInnen – aus ihrer eigenen Kindheit ein hinreichend verlässliches Gefühl ihres eigenen Wertes als Person (unabhängig von äußerer Zufuhr) mitbekommen haben, internalisiert haben (Stichwort: Urvertrauen). Verinnerlicht haben wir hingegen die Gebote, Verbote aus unserer Kindheit, verbunden leider oft mit dem Grundgefühl einer prinzipiellen Insuffizienz («Du schaffst das nicht», «Du bist zu faul», «Du bist zu dumm» etc.). In psychodynamischen Konzepten entspricht dies der Formierung des Über-Ich bzw. des Ich-Ideals.

Dadurch aber bleiben wir hungrig nach narzisstischer Zufuhr, nach Lob, nach dem Gefühl, für andere wichtig zu sein und gebraucht zu werden. Und so bleiben wir hochgradig verführbar in Richtung «Selbstausbeutung» auch und vor allem am Arbeitsplatz – wohl aber auch in Beziehungen. Vor allem in Beziehungen, aber auch im Job leben wir ja fast immer in asymmetrischen Beziehungen. Asymmetrie bedeutet: Es gibt in der jeweiligen Beziehung einen stärkeren und einen schwächeren Partner. Dies aber widerspricht sowohl unserem demokratischen Ideal als auch dem neoliberalen Denken, das ja fast nur mehr gleichwertige Beziehungen zwischen Verkäufer und Käufer anerkennt bzw. postuliert.

Speziell an unseren ersten Arbeitsplätzen nach Beendigung einer Ausbildung neigen wir dazu, die Arbeitssituation als Familiensituation zu erleben und dadurch fehlzuinterpretieren: Was tun wir nicht alles, um ein beliebtes und geschätztes Mitglied der «Geschwisterhorde» in unserer Abteilung zu sein, wie sehr freuen wir uns über die Anerkennung eines Chefs als Imago des «guten Vaters», wie abhängig sind wir von der Sicherheit gebenden Institution als «versorgende Mutter».

Diese Grundsituation ist statistisch höchstwahrscheinlich die Norm und sollte daher nicht vorschnell pathologisiert werden. Wir sollten sie aber als TherapeutInnen immer im Hinterkopf behalten bei der so schwierigen Aufgabe, für uns und auch für unsere PatientInnen die eigenen

Bedürfnisse und die berechtigten (oder eben unberechtigten) Anforderungen der Institution an uns auseinanderzuhalten! Schon die Anerkennung der schlichten Tatsache, dass weder wir noch unsere Chefs sich ausschließlich oder primär «vernünftig» bzw. rational verhalten, dass es in keiner Auseinandersetzung am Arbeitsplatz nur um die «Sachebene» geht, ist hier ein wichtiger erster Schritt.

Oft ist ja die Ansage: «Also, *ich* sehe das nur sachlich ...» bereits ein Herrschaftsinstrument. Dieser Satz impliziert ja, dass der/die andere es eben nicht sachlich, sondern emotional sieht und daher nicht auf gleicher Ebene steht! Das soll wohlgemerkt kein Plädoyer für die «Stimme des Bauches» sein: Unsere innerpsychische subjektive Realität der Ängste, Wünsche und Bedürfnisse kann und darf genauso wenig absolut gesetzt werden wie die objektive «äußere» Realität der Strukturen und «Sachzwänge». Der Versuch der Reduktion von Konflikten auf die «reine Sachebene» bedeutet aber immer auch das Herauskürzen einer Beziehungsebene und geht daher sehr oft am Kern der Ängste, der Wut und des Leidens vorbei. Dazu passt auch die Umbenennung von Patienten vorerst in Klienten und heute vor allem in «Kunden» oder gar «Produzenten der eigenen Gesundheit». Das lateinische Wort «patiens» bedeutete ursprünglich ja leidend, geduldig – wer aber will heute schon leidend und dadurch potenziell schwach und abhängig erscheinen?

Interessanterweise kontrastiert diese «Versachlichung» jeglicher Beziehung mit einer Rhetorik in Werbung und Public Relations, die das Gegenteil behauptet: Da stehen in diversen Leitbildern, Visionen und «Mission Statements» immer die Menschen und die Beziehungen im Mittelpunkt, nicht etwa der angeblich unwichtige finanzielle Gewinn.

Dieser edlen Rhetorik steht meist eine weniger strahlende Realität des Umgangs mit Mitarbeitern gegenüber: Sie können dies ganz leicht testen. Lesen Sie sich das Leitbild Ihrer Institution durch und überprüfen Sie, ob Ihre Arbeitsrealität den Leitbildbeschreibungen bezüglich Führungsverhalten, Umgang mit MitarbeiterInnen etc. entspricht. Wenn ja, dann müssten Sie sich durchgehend gefördert und nicht überfordert, wertgeschätzt und nicht ausgepresst fühlen. Falls Sie aber eine gewisse Differenz zwischen der Rhetorik des Leitbilds und der Realität ihrer Arbeitssituation feststellen sollten: «Welcome to the club!»

Ein wunderschönes Beispiel dafür war die Anzeigenkampagne einer großen österreichischen Bank mit dem Kernsatz: «In jeder Beziehung zählen die Menschen.»

Wenn wir einmal die Unschuldsvermutung gelten lassen: Sichtlich soll hier gemeint sein, dass nicht irgendwelche Kreditraten oder sonstige Bankgeschäfte zählen, nein, die Beziehung, der menschliche Kontakt am Bankschalter zählt, der Sachbearbeiter wird zum Beziehungsarbeiter!

Eine weniger «unschuldige» Lesart dieses schönen Satzes wäre: O ja, in den letzten Jahren zählen die Menschen immer mehr – und sie zählen in jeder Beziehung, auch in ihren privaten Beziehungen: Sie zählen ihre emotionalen Gewinne und Verluste, sie bilanzieren:

Wie viel habe ich schon investiert? Wie viel bringt mir die Beziehung? Kostet das nicht zu viel Energie? Ist diese Freundschaft noch eine sinnvolle Investition?

Der Philosoph Jürgen Habermas hat dies sehr schön auf den Begriff gebracht: Das ökonomische Denken habe bereits jede Pore des sozialen Körpers infiltriert (Habermas 2001: 23).

Ökonomistisches Denken

Aber nicht nur die bösen Banker, wir alle denken zunehmend ökonomistisch! Nochmals zum Text der Bankenwerbung: In jeder Beziehung zählen die Menschen. Und dann weiter im Text: «Deshalb hören wir Ihnen zuerst zu. Um Ihre Wünsche und Vorstellungen richtig zu verstehen und dann das Richtige für Sie zu tun. Kommen Sie in Ihre Bank ...»

Hören wir also unseren PatientInnen zu, um ein klareres Bild davon zu bekommen, woran sie denn am Arbeitsplatz leiden?

Wovor haben sie, wovor haben wir Angst am Arbeitsplatz? Wohl fast immer vor dem lähmenden Gefühl der Überforderung, vor dem beschämenden Eindruck, inkompetent und daher der Wertschätzung nicht würdig zu sein, diesen Job eigentlich nicht mehr zu verdienen! Hier geht es immer um Verunsicherung, meist um Angst vor Beschämung und auf eben dieser Ebene hat sich die Situation für sehr viele Arbeitskräfte in den vergangenen Jahren entscheidend verschlechtert, hat der Druck zugenommen: Die derzeitige ökonomische Logik führt zu einer Verunsicherung praktisch aller Beteiligten. Auch diejenigen von uns, die keine Angst *um* ihren Arbeitsplatz haben müssen, haben *am* Arbeitsplatz sehr oft Angst davor, dass ihre Arbeitsleistung als fast schon überflüssig betrachtet wird, dass sie (z. B. in unkündbarer Stellung) eigentlich nur mehr ein Gnadenbrot essen und nicht mehr wirklich gebraucht werden!

Ein Beispiel aus meinem Arbeitsgebiet: Die Herrschenden in den Spitälern sind heute nicht mehr die ärztlichen Direktoren oder die Chefärzte, sondern die Verwaltungsdirektoren. Diese Ökonomen wiederum geben uns das Gefühl, dass wir in den öffentlichen Spitälern in einer «geschützten Werkstätte» leben. Wenn sie könnten, wie sie wollten (und wie es auch nach der ökonomischen Logik «vernünftig» wäre), dann wären viele von uns schon längst wegrationalisiert, der Gesundheitsbereich weitgehend privatisiert und eine schlanke Institution würde strahlend und kundenorientiert die «Dienstleistung Gesundheit» wettbewerbskonform und billiger liefern! Welcher Arbeitnehmer möchte in einem solchen Klima noch auf seine Rechte pochen? Wer denkt noch an Solidarität, wer erhofft sich noch etwas von gewerkschaftlichem Handeln? Es geht doch hier nicht um Rechte oder Konflikte, sind wir doch alle eine große Unternehmensfamilie mit dem Ziel, immer produktiver zusammenzuarbeiten …

Während das Modell «Firma = Familie» aber zumindest noch Kontinuität signalisierte (Mitglieder einer Familie sind zumindest theoretisch ein Leben lang füreinander da), haben innovative Ökonomen bereits zeitgemäßere Modelle bzw. Parallelen erdacht: Jetzt geht es nicht mehr um eine Parallele Arbeitsleben/Familienleben, sondern um immer kürzere Lebensabschnitte: Der Ökonom Niels Akerstrom (von der Copenhagen Business School) lehrt, dass das Verhältnis zwischen Arbeitnehmer und Firma heute dem zwischen zwei Lebensabschnittspartnern in einer modernen Beziehung entspricht: In beiden Fällen muss ständig rationale und emotionale Hochleistung erbracht werden. Oder wie Zygmunt Bauman bemerkt: «In beiden Fällen ist der Notstand die Regel, nicht die Ausnahme.» (Bauman, 2010: 200).

Laut Akerstrom gilt in Partnerschaft und am Arbeitsplatz:

Man kann nie genau wissen, ob man wirklich geliebt wird oder nicht. […]
Wie in einer Ehe sehnt sich der Arbeitnehmer nach Anerkennung und Bestätigung. Sein ganzes Verhalten wird von der Ungewissheit seiner Zugehörigkeit bestimmt. Der Organisationstyp der New Economy orientiert sich strategisch an den «Regeln der Liebe».

Dieser Aufsatz heißt ausgerechnet *The loving organisation* (zit. n. Bauman, 2010). Also privat und beruflich ein lebenslanges Prekariat ohne schriftlich fixierte Vertragsbedingungen (auch frisch Verliebte verfassen ja nicht gleich einen Ehevertrag), ständiger Anfang in der Partnerschaft, ungewisse Zukunft, sodass wir immer neu und noch überzeugender nachweisen müssen, dass wir die Zuneigung und Loyalität des Chefs bzw. der Geliebten wirklich «verdienen». Denn die Liebe, die uns entgegengebracht wird, ist nie hinreichend gefestigt, unablässig müssen wir uns ihrer würdig erweisen. Daher Achtung: Sich nur nicht auf den Lorbeeren von gestern ausruhen, immer aktiv und dynamisch, lebenslang lernen, lebenslang Angst vor Kündigung seitens des Arbeitgebers oder auch der Partnerin …

Das neoliberale Prinzip

Das neoliberale Prinzip der vergangenen Jahre, nämlich ökonomische Gewinne zu privatisieren, Verluste aber zu sozialisieren, spiegelt sich hier auch im psychologischen Bereich. Der Gewinn für die Institution ist klar: Die Arbeitnehmer haben entweder eine sehr realistische Angst um ihren Arbeitsplatz (im privatwirtschaftlichen Bereich) oder das Gefühl, dass nur überkommene Regelungen ihren Arbeitsplatz noch sichern (im öffentlichen Bereich). Daher sind sie ausbeutbarer – oder anders formuliert «leistungsbereiter» …

Die Verluste (durchaus auch volkswirtschaftlich gesehen) kennen Sie alle aus den zunehmenden Zahlen von Krankenständen oder Frühpensionierungen aufgrund psychischer Erkrankungen – wobei uns ja implizit ständig vermittelt wird, dass wahrhaft starke und autonome Individuen jeden Tag freudig nach Leistungssteigerung streben, die paar armen kranken oder schwächlichen KollegInnen müsste man halt möglichst schonend aus der Institution entfernen, im heutigen Sprachgebrauch «freisetzen».

Hätten wir diese Entwicklung früher erkennen können, um damals eventuell noch gegenzusteuern? Wahrscheinlich schon! Diese hier ausgeführte Kritik hat der leider zu früh verstorbene Soziologe und Philosoph Pierre Bourdieu bereits 1997 präzise formuliert – in einem Buch mit dem schönen Titel *Gegenfeuer. Wortmeldungen im Dienste des Widerstandes gegen die neoliberale Invasion*:

> *Die objektive Unsicherheit bewirkt eine allgemeine subjektive Unsicherheit, welche heutzutage mitten in einer hochentwickelten Volkswirtschaft sämtliche Arbeitnehmer in Mitleidenschaft zieht, einschließlich derjenigen, die gar nicht oder noch nicht direkt von ihr betroffen sind. [...] Die Prekarität ist Teil einer neuartigen Herrschaftsform, die auf der Errichtung einer zum allgemeinen Dauerzustand gewordenen Unsicherheit fußt und das Ziel hat, die Arbeitnehmer zur Unterwerfung, zur Hinnahme ihrer Ausbeutung zu zwingen.*
> (Bourdieu, 1997: 97–100)

Ein schönes Beispiel dafür, dass wir als Angehörige der helfenden oder beratenden Berufe politisch interessiert und auch informiert sein sollten, um rechtzeitig abschätzen zu können, welches Schicksal in der nahen Zukunft zuerst unseren KlientInnen und dann uns selbst blühen kann!

Hochglanz-Rhetorik

Nicht unerheblich mitbeteiligt an diesem Klima der allgemeinen Verunsicherung ist eine Druck erzeugende Hochglanz-Rhetorik, die uns ständig das Gefühl gibt, nicht zu genügen: Wer von uns kann denn guten Gewissens behaupten, sich ständig persönlich weiterzuentwickeln, immer lebenslang lernen zu wollen, genug für seine körperliche Fitness zu tun etc. Übrigens: «Fit» bedeutet übersetzt schlicht und einfach «angepasst». Das sozialdarwinistische Schlagwort «Survival of the fittest» bedeutet also nicht das Überleben der Stärksten, sondern der am besten an die Umgebungsbedingungen Angepassten. Und für diese geforderte Anpassung an die neue Arbeitswelt gibt es sehr viele Bezeichnungen, die kaum jemand von uns ohne Überforderung – und damit ohne Angst – durchgehend leisten kann.

Eine dieser «Anpassungsvokabeln» ist die «kundenorientierte Persönlichkeit». Dazu ein Beispiel aus dem öffentlichen Bereich. Die englische Labour-Regierung unter Tony Blair erließ 2007 für die Krankenschwestern des National Health Service (NHS) einen «Lächel-Erlass»: Sie sollten während ihrer Arbeit mehr lächeln, um die Zufriedenheit ihrer «KundInnen» zu fördern. Auch eine Überprüfung bzw. «Qualitätssicherung» dieser Maßnahme war schon angedacht: Ein Lächel-Index sollte die «Smileyness» zwischen verschiedenen Individuen und Abteilungen vergleichbar machen, dementsprechend werde es dann Förderungen oder Sanktionen geben (Phillips, 2009: 104 ff.). Die KollegInnen waren begreiflicherweise empört.

Aber auch dieses Beispiel der verordneten «Kundenorientierung durch Lächeln» ist im Kontext betrachtet komplexer: Wahrscheinlich werden dieselben englischen Krankenschwestern, die sich zurecht gegen diesen «Lächel-Erlass» wehrten, ihrerseits nach Dienstschluss auch einkaufen gehen und dann als Kundinnen erwarten, dass auch eine erschöpfte Kassiererin an der Supermarktkasse sie freundlich bedient ...

Wir alle neigen ja dazu, eben jene Zumutungen, gegen die wir uns als Arbeitnehmer wehren, umgekehrt als Konsumenten sehr wohl einzufordern! Und natürlich kann auch niemand wirklich gegen «Kundenorientierung» im Sinne von Freundlichkeit argumentieren – es bleibt allerdings immer die Frage, mit welchen Mitteln die Service-Orientierung «hergestellt» wird. Die Frage aber, ob all diese Maßnahmen zur Produktionssteigerung, zur Expansion, insgesamt zum Wirtschaftswachstum immer notwendig und sinnvoll sind – diese Frage zu stellen ist heute schon ketzerisch. Das Wort «ketzerisch» verwende ich bewusst deshalb, weil «Ketzer» bis vor wenigen Jahrhunderten die Bezeichnung für jemand war, der die herrschenden Glaubensgrundsätze von der Allmacht und Allgüte Gottes nicht unterschreiben wollte oder konnte. Wahrscheinlich war es im Mittelalter kaum möglich, nicht an Gott zu glauben – ebenso schwer aber scheint es heute, die Überzeugung von der überragenden Wichtigkeit des Wirtschaftswachstums in Frage zu stellen. Die kürzeste Bezeichnung dafür hat schon 1921 Walter Benjamin (1991, VI: 100 f.) geliefert: «Kapitalismus als Religion»: Wie früher der liebe Gott allmächtig und weise die Schicksale der Menschen bestimmte, so entscheidet heute der Markt und immer mehr die Börse über unser Schicksal. So wie früher Gott der Schöpfer des Himmels und der Erden war, so ist heute der Unternehmer schöpferisch tätig: Er und nur er (wie uns so oft versichert wird) schafft nämlich Arbeitsplätze – und daher gebührt ihm auch die größte Verehrung. Übrigens können die alte christliche Religion und die neue Anbetung des Wirtschaftswachstums sehr gut miteinander existieren: Ein verblüffendes Beispiel können sie jeden Sonntag in der österreichischen Kronen-Zeitung (vergleichbar etwa der deutschen BILD) lesen: Seit vielen Jahren gibt es dort von Kardinal Schönborn immer das «Wort zum Sonntag», seit einigen Jahren auch eine Sonntagskolumne des Unternehmers und Milliardärs Frank Stronach. Und dieser Herr hat ja vor einigen Jahren das Credo der neuen Religion unnachahmlich formuliert: «Wer das Geld hat, macht die Regeln!» Kein Politiker hat – meines Wissens – widersprochen. Wir durften vielmehr von einem damaligen sozialdemokratischen österreichischen Kanzler noch ergänzend den Begriff der «solidarischen Hochleistungsgesellschaft» lernen. «Solidarisch» war hier nur mehr ein abfederndes Adjektiv vor der Hauptsache der geforderten Hochleistung. Wer aber an solchen Aussagen Kritik übt, wer vielleicht sogar bezweifelt, dass die ökonomischen Leitlinien unveränderbar wie Naturgesetze seien – der wird zwar Gott sei Dank nicht mehr als Ketzer verbrannt, aber er wird marginalisiert: Die Kritik wird vielleicht noch freundlich angehört, aber mit einem leisen Lächeln: Noch so ein übrig gebliebener 68er, irgendwie fast rührend – hat die Zeichen der Zeit nicht erkannt – naja, in ein paar Jahren geht er eh in Pension ...

Sehr gut passt hierzu auch die «Umfärbung» vieler früher positiv besetzter Begriffe wie Unabhängigkeit, Freiheit und Autonomie. Aus dem psychosozialen Bereich kommen als Beispiele für solche «Umwertungen» die ebenfalls primär positiv besetzten Vokabeln von Reform, Ressourcenorientierung, Autonomieförderung etc. hinzu.

Die Beispiele für eine Bedeutungsveränderung von Begriffen werden in letzter Zeit immer kühner. Ein «Highlight» bot eine aktuelle, knappe Neudefinition des Begriffs des «Sozialen»: «Sozial ist, was Arbeit schafft!» (so die Journalistin Johanna Zugmann in der Tageszeitung *Die Presse* am 05.06.2010, S. K1).

Man kann über eine so brachiale Umwertung von Begriffen lächeln, aber dennoch ist diese Glanzleistung der neoliberalen Sozialphilosophie ein weiterer Baustein zur Verunsicherung: Falls Sie in einem so genannten Sozialberuf arbeiten: Haben Sie heute schon «Arbeit geschaffen»? Niemals werden wir als ÄrztInnen oder TherapeutInnen nach dieser neoliberalen Definition so sozial sein können wie ein Unternehmer: Denn er und nur er schafft Arbeitsplätze ...

Seines Glückes Schmied?
Im sozialtherapeutischen Bereich waren für uns noch vor wenigen Jahren die Schlagworte des Empowerment, der Hilfe zur Selbsthilfe, der Autonomieförderung handlungsleitend. Vielleicht haben wir schon damals etwas zu einseitig die Autonomie idealisiert und bei dieser Förderung der Freiheit die Sicherheitsbedürfnisse unserer PatientInnen unterschätzt. Im neoliberal-ökonomistischen Diskurs dienen diese «Keywords» nun zur Beschreibung einer angeblich immer größeren Freiheit (und damit auch Selbstverantwortung), unter anderem mit dem Ziel, soziale und auch gesundheitliche Probleme zu individualisieren: Jeder ist seines Glückes Schmied, nur auf den Standpunkt komme es ja angeblich an, ob wir verzweifeln oder aber «die Krise als Chance» sehen ...

Für philosophisch Interessierte: Auf der Suche nach Glück und Selbstverantwortung war ja jahrhundertelang die Balance zwischen Sicherheit und Freiheit wichtig. Der Soziologe Zygmunt Bauman sprach in diesem Zusammenhang von der «Hassliebe» zwischen beiden diametral entgegengesetzten Leitwerten (Bauman, 1999). Jetzt wird uns die Abnahme an

Sicherheit als eindeutiger Zugewinn an Freiheit verkauft – was zumindest diskutierenswert scheint (Stichwort «Freisetzung»). Der heute dominante Freiheitsbegriff ist ein fast ausschließlich konsumistischer: Als Produzenten unseres eigenen Glücks oder Unglücks sollen wir das Geld erwerben, das wir als Konsumenten möglichst schnell wieder zwecks Ankurbelung der Wirtschaft ausgeben sollten – zum Erwerb mehr oder weniger sinnvoller Konsumgüter in überwältigend freier Auswahl.

Auch im Sprachgebrauch der helfenden und beratenden Berufe hat diese Rhetorik der Freiheit, der unbedingten Autonomie und der «Optimierung der Persönlichkeit durch Beratung» Einzug gehalten: Sehr viele TherapeutInnen bieten auch Coaching an, am liebsten (weil am besten vermarktbar) natürlich Beratung und Coaching für Führungskräfte. Ein fast schon amüsantes Beispiel: Ein Therapeutenkollege bewarb sich in unserer Abteilung als Supervisor. Auf seiner Visitenkarte bezeichnete er sich als «Experte für die Führung von Führungskräften»!

Aber solche Wortblasen bedienen sichtlich auch ein Bedürfnis auf Seiten der KlientInnen: Viele Menschen würden auch heute noch nicht in Psychotherapie gehen, weil sie «ja nicht krank oder deppert» seien. Sie lassen sich jedoch gern «coachen»: Dabei geht es ja angeblich um die Beratung von prinzipiell starken und gesunden Persönlichkeiten in schwierigen Situationen. Auch Supervision ist eventuell noch tolerierbar, aber Therapie: Nein danke! Das gilt speziell für die Psychoanalyse. Sie ist aufwändig, lang und führt im Erfolgsfall zu der Erkenntnis, dass wir nicht einmal gegenüber unserem eigenen Unbewussten wirklich autonom sind – geschweige denn unabhängig von anderen geliebten, gehassten oder gefürchteten Personen. Dazu passt auch die Beliebtheit des Begriffs «Burn-out». Ich bestreite keineswegs die Realität des Leides vieler Burn-out-Opfer. Dieses krankheitswertige Zustandsbild wurde früher mit dem Begriff «Erschöpfungsdepression» beschrieben – mit fast identen Vokabeln wie jetzt eben «Burn-out». Worin besteht der Unterschied? Burn-out impliziert die vorangegangene intensive oder eben schon übergroße Anstrengung – impliziert auch das Leiden an einer objektiven Überforderung – Depression hingegen klingt für sehr viele Betroffene immer noch ein bisschen nach «Schwäche» bzw. «selber Schuld». Selber Schuld deshalb, weil wir ja bekanntlich immer selbst dafür verantwortlich sind, uns stark und leistungsfähig zu erhalten ...

Wahrscheinlich haben auch die PsychotherapeutInnen das ihre zu dieser Idealisierung des völlig unabhängigen Selbst, der «autonomen Ich-AG» beigetragen. Die Synthese einer «gebundenen Autonomie», also einer Balance zwischen Bindung und Unabhängigkeit – das riecht uns fast schon zu sehr nach Abhängigkeit. Abhängigkeit aber bedeutet Schwäche und ist daher zu vermeiden. Vielleicht auch deshalb zu vermeiden, weil es uns alle zu sehr an unsere ganz frühe Abhängigkeit von der Mutter erinnert?

Was gilt es zu tun?

Meine bisherigen Ausführungen waren eine zugegebenermaßen ungeordnete und polemisch gefärbte Diagnostik der derzeitigen Arbeitswelt und unserer Ängste in der Arbeit und um die Arbeit. Zur Vermeidung einer resignativen Haltung versuche ich aber im Folgenden zumindest ansatzweise eine Antwort auf die Frage: Was sollen wir tun? Was können wir «HelferInnen» angesichts dieser Problematik für unsere KlientInnen und sehr wohl auch für uns selbst leisten?

Zumindest können wir versuchen, gemeinsam mit unseren PatientInnen nicht zu resignieren, vielmehr zumindest versuchsweise die Situation distanziert zu betrachten: Die erste Bedingung dafür wäre für mich ein Versuch, die unselige Spaltung zwischen psychischer Innenwelt und realer Außenwelt zu problematisieren: Ängste am Arbeitsplatz sind fast nie nur ein persönliches intrapsychisches Problem, sehr selten aber auch ausschließlich ein strukturelles Problem ohne «Eigenanteil». Daher ist für mich Beratung und speziell Psychotherapie immer auch eine soziale, ja eine sozialpolitische Tätigkeit. Sie ist dies leider auch und gerade dann, wenn in einer Therapie soziale und politische Fragen völlig ausgeblendet werden. Dann nämlich dient die Therapie der Verfestigung der herrschenden Machtverhältnisse und wird dadurch zur Legitimationsagentur. Natürlich ist auch die gegensätzliche Extremposition keine therapeutische: Ein Therapeut ist nicht dann besonders «politisch», wenn er seine Klienten nur zum Widerstand gegen unzumutbare Arbeitsbedingungen aufhetzt. Das Ziel wäre also nicht, in der Therapie politisch zu agitieren, sehr wohl aber politische und soziale Verhältnisse im Hinterkopf zu behalten als Hilfe beim «Sortieren» der Ursachen und Anlässe für Arbeitsleid und Ängste. Je größer nämlich die Angst, desto stärker die Tendenz zur Regression (auch bei TherapeutInnen!). Regression aber ist ganz allgemein definiert ein Rückschritt in Richtung früherer Verhaltensweisen und Problemlösungsstrategien. Ein beliebtes Modell der «Regression und Spaltung» wäre die Polarisierung zwischen «wir da unten» und «ihr da oben».

In meiner Tätigkeit als Supervisor in den vergangenen 20 Jahren habe ich diese Zweiteilung sehr oft erlebt. In der Eigenwahrnehmung der «BasismitarbeiterInnen» steht eine machtlose, aber moralisch gute Basis einer allmächtigen, aber bösen oder gleichgültigen Chefetage gegenüber. (Prinzip: Wir da unten sind ohnmächtig, aber moralisch ausschließlich gut. Wenn wir nur könnten, wie wir wollten – alle Probleme wären gelöst.) Dem steht oft die diametrale Position der Chefetage gegenüber. (Prinzip: Nur wir wissen, wie's lang geht, wir leiden ja selbst unter der Last der Verantwortung, sind ja selbst den Sachzwängen ausgeliefert.) Bei einer solchen Konstellation kommt «von unten» kaum mehr Aktion, schlimmstenfalls nur mehr dumpfe Resignation, verbunden mit dem Räsonieren am Stammtisch und in der Kaffeepause. Auf beiden Seiten aber dominiert die gegenseitige Entwertung: Die Basis verachtet die Leitenden als kaltherzig und böse, die Chefs verachten die MitarbeiterInnen als dumm und passiv.

Die Einschätzung des Supervisors schwankt hier zwischen Idealisierung (wenn er die Position der Gruppe teilt) oder Entwertung (wenn er es wagt, auf den «Eigenanteil» der trotzig-murrenden Gruppe hinzuweisen). Der Wechsel zwischen Idealisierung und Entwertung eines Objekts aber ist wiederum typisch für Spaltungsprozesse in Gruppen und Individuen!

Spaltung ist ein sehr früher und mächtiger Abwehrmechanismus, der nach dem Prinzip «Alles Gute zu mir, alles Böse ausspucken bzw. projizieren» funktioniert. Schlimmstenfalls bleibt dann das Selbstbild eines zwar moralisch untadeligen, aber völlig ohnmächtigen Opfers zurück, dem ein übermächtiger, ausschließlich böser Täter gegenübersteht. Solange diese Konstellation in Gruppen oder auch Individuen vorherrscht, ist das Änderungspotenzial minimal.

Diese «Opferrolle» kann von den Betroffenen noch in zwei verschiedene Richtungen «ausgestaltet» werden: Bei einer depressiven Grundeinstellung überwiegt das Gefühl: «Mit mir kann man ja alles machen, ich kann mich ja nicht wehren, weil ich schwach – oder auch zu sensibel – bin.»

Bei einer paranoiden Haltung erleben wir uns als Opfer böser Machenschaften in der Abteilung oder am Arbeitsplatz mit dem Ziel, uns persönlich zu kränken, zu quälen oder zu vernichten. Beide Positionen sind wohl auch immer vorgeprägt durch unsere Erfahrungen in der Kindheit und der Familie.

Dieser paranoiden oder depressiven Haltung entsprechen auch zwei «Blockaden» gegenüber Veränderung: Wenn Angst und Depression zu stark werden, wird oft jede Anstrengung zur Änderung der Außenbedingungen «vertagt», weil man zuerst die eigenen Fehler oder Schwächen überwinden oder «wegtherapiert» haben will. Im Gegensatz dazu beharren viele verbitterte und misstrauische Opfer der Arbeitswelt darauf, dass zuerst die KollegInnen, der Chef, die Institution einsehen müssten, wie unrecht sie an ihnen gehandelt hätten. Erst nach Entschuldigung und Wiedergutmachung könnten sie selbst daran denken, ihren subjektiven Eigenanteil zu bearbeiten, erst dann könnten sie ihre Opferrolle eventuell relativieren.

Beide Verweigerungshaltungen zementieren die Ängste und das Leid in der Arbeit. Die ersten Schritte müssen wohl wir setzen, solange der Leidensdruck bei uns und nicht bei der Institution liegt. Einen solchen wichtigen ersten Schritt kann neben dem Auseinanderdifferenzieren von äußerer und innerer Ätiologie der Angst oft schon der Versuch einer analytischen Zerlegung der Gesamtproblematik darstellen. Solange wir an *einem* großen, allumfassenden und übermächtigen Problem oder Gegner leiden, bleiben wir oft gelähmt. Wenn wir aber die Situation in einzelne Komponenten zerlegen können, im Idealfall verschiedene Ängste oder Anlässe zur

Empörung auch nach Prioritäten «reihen» können, wird die Situation zumindest ansatzweise begreifbar, überschaubar und damit oft auch leichter veränderbar.

Wie in so vielen Bereichen unseres Lebens gilt auch hier die Grundregel der Salutogenese: Bekanntlich hat Aaron Antonovsky sein Prinzip der Salutogenese (also der Herstellung oder Wiederherstellung von Gesundheit) am Zentralbegriff der Kohärenz festgemacht. Der wichtigste Faktor, um psychisch gesund zu bleiben oder es wieder zu werden, ist ein Gefühl von Kohärenz. Als kohärent empfinden wir unser Leben aber dann, wenn wir es als:

1. verstehbar/erklärbar (kognitive Komponente)
2. bewältigbar (emotionelle Komponente) und
3. im Idealfall auch noch sinnvoll empfinden (spirituelle Komponente) (vgl. Antonovsky, 1997: 14 ff.).

Das bedeutet im Umkehrschluss: Wenn wir unsere Situation am Arbeitsplatz als nicht mehr verstehbar, von uns auch nicht bewältigbar und die gesamte Arbeit als vollkommen sinnlos empfinden, wirkt dies nicht salutogenetisch, sondern pathogen, also Krankheit verursachend!

Aber – so wird uns doch immer suggeriert – es kommt doch primär auf uns an, ob wir eine Arbeit als sinnlose Belastung oder eher als «kreative Herausforderung» sehen? Wie ist das also mit der allseits geforderten «Kreativität am Arbeitsplatz»?

In fast allen Leitbildern und Annoncen werden «kreative» MitarbeiterInnen gesucht und gefordert. Kreativität allerdings ist nicht auf Knopfdruck und schon gar nicht durch Überforderung herstellbar. Speziell Einladungen à la: «Ich möchte jetzt von jedem von Ihnen in der nächsten Stunde zumindest eine kreative Idee hören …» führen eher zur Lähmung als zu originellen Ideen.

In vielen Arbeitsverhältnissen werden gerade durch Rationalisierungsdruck und quantitative Überforderung die Grundbedingungen jeglicher Kreativität zerstört. (Stichworte: Erhöhung der Fallzahlen, vermehrte Auslastung, gleiche Arbeit nach Personalreduktion). Um kreativ zu sein, brauchen wir ausreichend Raum und Zeit, brauchen Denkräume zum Fantasieren, zum Entwickeln von Modellen ohne sofortige Verpflichtung auf Nützlichkeit und Zielgerichtetheit.

In einer bekannten Arbeit dachte Nancy Andreasen (Andreasen/Black, 2001) über die Bedingungen für Kreativität nach.

Andreasen ist keine naive Psychotherapeutin, vielmehr eine der bekanntesten biologischen Psychiaterinnen Amerikas. Ihr Konzept beruht auf neurobiologischen Erkenntnissen. Sie fasste es kurz zusammen: Um kreativ zu werden, benötigen wir Räume und Zeit für «random elective silent thought». Das Akronym der Anfangsbuchstaben: REST. Frei übersetzt: zufälliges und zielloses, stilles Denken oder Fantasieren.

Sie alle kennen wohl das Phänomen, dass sie ein paar Sekunden zum Fenster hinausschauen und die Wolken oder die Bewegung von Blättern im Wind beobachten und Ihnen gerade dabei ein guter Gedanke kommt – den sie durch konzentriertes, fokussiertes Nachdenken davor eben nicht herbeizwingen konnten … Dies wäre ein Mikrobeispiel für Kreativität. Eben dies aber wird durch eine bürokratische Engführung im Sinne von Administration, Dokumentation, Evaluation und schließlich Resignation oft verhindert.

Bereits vor 100 Jahren forderte Sigmund Freud seine PatientInnen zur «freien Assoziation» auf – und meinte etwas sehr Ähnliches: Auch in der Psychoanalyse ein primär zielloses Denken und Phantasieren des Patienten – wobei die Phantasien aber in Gegenwart eines anderen, eben eines Analytikers ausgesprochen werden.

Die dem neoliberalen System inhärente Logik des «Immer-mehr» tendiert zur Zerstörung der eigenen «personellen Ressourcen» durch Erschöpfung. Ich möchte dies an einem eingängigen Beispiel verdeutlichen, nämlich am so beliebten Event eines Marathonlaufs. (Persönlicher Bezug: Ich laufe jährlich einen Marathon und kann daher den Trainingsaufwand, aber auch die emotionalen «Kosten» eines solchen Unternehmens einigermaßen beurteilen.)

Wahrscheinlich können wir uns darauf einigen, dass zum Bewältigen einer Marathondistanz ein gewisser Fleiß bzw. Trainingsaufwand und eine nicht unbeträchtliche Motivation erforderlich ist. Der Marathonläufer würde also in meinem Bild nicht dem faulen und «schwachen» Mitarbeiter entsprechen, eher der hochmotivierten «Wunsch-Arbeitskraft». Daher hat sich ja auch der Marathon als gängige Metapher für Leistung, Durchhaltevermögen und Willensstärke etabliert.

Wenn ich einen Marathon gelaufen bin und erschöpft und auch ein bisschen stolz im Ziel ankomme und mir dann jemand sagen würde: «Gut gemacht, aber im nächsten Jahr brauchen wir eine Steigerung um zehn Prozent! Das heißt, du musst nicht zweiundvierzig, sondern sechsundvierzig Kilometer in derselben Zeit laufen! Streng dich an!», dann würde ich reflektorisch erwidern: «Das geht nicht und kann nicht gehen.» Außerdem würde ich wahrscheinlich etwas hämisch fragen, ob der Betreffende selbst schon einen Marathon gelaufen sei …

Im Arbeitsleben aber mussten die meisten von uns lernen, mit ähnlich absurden «Plus-10%-Anforderungen» umzugehen. Wenn wir ein Projekt zufriedenstellend absolviert haben, dann heißt das meist, dass wir im nächsten Projekt noch etwas mehr «liefern» müssen …

Trotz aller rationalen Einsicht fällt es uns verblüffend schwer, solche Anforderungen zurückzuweisen, uns dagegen zu wehren.

Es ist immens wichtig, die immer neue Anforderung von «plus 10 %» als nicht gerechtfertigt, nicht zumutbar zu empfinden – und dies im Idealfall auch zu sagen. Zumindest sollte man das Scheitern an solchen unerfüllbaren Überforderungen nicht primär als individuelles Versagen begreifen. Fast niemand von uns kann durchgehend immer mehr leisten. Fast alle von uns haben genügend Schwächen, um durch solche «Aufträge» bei Bedarf leicht verunsichert zu werden.

Noch ein letzter Hinweis auf eine alte politische Tugend, die derzeit fast nur mehr belächelt wird: Solidarität (lat. «solidus» bedeutet fest, verlässlich). Wenn wir uns in einem ersten Schritt «solidarisch» auch zu unseren eigenen schwachen Anteilen, unseren Abhängigkeiten und Mängeln bekennen können und diese nicht nur beseitigen und optimieren wollen – dann wird uns durch diese «intrapsychische Solidarität mit den eigenen Schwächen» auch die Solidarität mit anderen, als weniger leistungsfähig empfundenen KollegInnen leichter fallen: Allein gerät man schneller in Panik, hat Angst vor Arbeitsplatzverlust etc. Gemeinsames Handeln,

Solidarität mit den heute Schwächeren ist auch – durchaus ökonomisch gedacht – eine gute Investition in unsere eigene psychische Gesundheit. Dies gilt meiner Ansicht nach für unsere PatientInnen ebenso wie für uns.

Wie fast immer hat ein kluger Mensch das alles schon viel schöner gesagt: Sie erlauben mir ein letztes Zitat:

Die fast unlösbare Aufgabe besteht darin, weder von der Macht der anderen, noch von der eigenen Ohnmacht sich dumm machen zu lassen.

(Adorno, 1951: 67)

Literatur

Adorno T. (1951). Minima moralia. Frankfurt: Suhrkamp.

Andreasen N., Black D. (2001). Introductory Textbook of Psychiatry, 3rd Edition. Washington: American Psychiatric Publishing.

Antonovsky A. (1997). Salutogenese. Zur Entmystifizierung der Gesundheit. Tübingen: dgvt-Verlag.

Baumann Z. (1999). Culture as Praxis. London, Thousand Oaks, New Dehli: Sage Publications Ltd.

Bauman Z. (2010). Wir Lebenskünstler. Frankfurt: Suhrkamp.

Benjamin W. (1921). Kapitalismus als Religion. In: Benjamin W. (1991). Gesammelte Schriften, Band VI. Frankfurt/Main: Suhrkamp, 100–113.

Bourdieu P. (1997). Gegenfeuer. Wortmeldungen im Dienste des Widerstandes gegen die neoliberale Invasion. Konstanz: KUV-Verlag.

Freud S. (1999): Studien zur Hysterie. GW I. Frankfurt: Fischer, 1–312.

Habermas J. (2001). Glauben und Wissen. Rede zum Friedenspreis des Deutschen Buchhandels 2001. Frankfurt: Suhrkamp.

Holzinger A., Beck M., Munk I., Weithass S., Angermeyer M.C. (2003). Das Stigma psychischer Krankheit aus der Sicht schizophren und depressiv Erkrankter. Psychiat Prax, 30, 395–401.

Klein M. (1940). Mourning and its relation to manic-depressive states. International Journal of Psychoanalysis, 21, 251.

Mentzos S. (1993). Psychodynamische Modelle in der Psychiatrie, 3. Auflage. Göttingen: Vandenhoeck & Ruprecht.

Phillips A., Taylor B. (2009). On kindness. London: Penguin.

Sennett R. (1998). Der flexible Mensch. Frankfurt: Fischer.

1.4 Stigmatisierungsängste
Anja Kusserow

1.4.1 Einleitung

Menschen, die von psychischer Krankheit betroffen sind, haben nicht nur mit der Bewältigung der Symptome ihrer Erkrankung, wie Ängsten oder Halluzinationen, zu kämpfen, sie sind zudem Stigmatisierung ausgesetzt. Stigmatisierungserfahrungen sind vielfältig und schwerwiegend und führen zu Benachteiligung und Ausgrenzung in vielen sozialen und strukturellen Bereichen des Lebens. Stigmatisierung und die daraus resultierende Selbststigmatisierung erschüttern Selbstwert und Selbstwirksamkeit schwer und nachhaltig und machen es für den Betroffenen äußerst problematisch, sich mit einer psychischen Erkrankung anzunehmen. Begleitend ist die schmerzhafte Erfahrung, aufgrund einer seelischen Erkrankung als Mensch abgelehnt und nur noch über die Krankheit definiert zu werden.

Unterstützt durch die Berichterstattung der Medien sind Vorurteile und negative Stereotype gegenüber psychisch Kranken in der Bevölkerung weit verbreitet, schüren Angst und Verunsicherung und tragen nicht dazu bei, dass Identifikation oder die Suche nach Gemeinsamkeiten zwischen den vermeintlich Gesunden und Kranken stattfindet. Die Kenntnis dessen und die Angst vor Ablehnung und Diskriminierung führen dazu, dass Betroffene unterschiedliche Strategien im Umgang mit ihrer psychischen Erkrankung anwenden. Das Dilemma, die eigene Erkrankung zu verschweigen oder zu offenbaren, wird in jeder neuen Situation zur Gewissens- und Belastungsprobe und unabhängig von der Wahl der Strategie gibt es kein «Richtig» oder «Falsch». Verheimlichen und Verschweigen als Strategie fördern jedoch den sozialen Rückzug und damit Einsamkeit und führen schließlich zu Isolation und Verzweiflung. Wie Betroffene mit dem Makel der psychischen Erkrankung umgehen, welche Dimensionen Stigmatisierung und in Folge Selbststigmatisierung für den Einzelnen haben, beschreibt ein Fallbeispiel (s. Kap. 1.4.12).

Die Angst, stigmatisiert zu werden, entscheidet auch darüber, ob und in welcher Form sich Betroffene Hilfe suchen. Die psychiatrischen Kliniken haben eine besondere Rolle im Kampf gegen die Stigmatisierung ihrer eigenen Institution, im Wesentlichen jedoch gegenüber den Betroffenen, die Hilfe suchen. Pflegende in der Psychiatrie stehen im engsten Kontakt zu den Betroffenen und leisten, indem sie ein entstigmatisierendes Milieu schaffen und die Hoffnung auf Genesung bewahren, einen wesentlichen Beitrag zur Entstigmatisierung.

1.4.2 Stigma

Stigma ist das griechische Wort für Stich, Zeichen, Wund- oder Brandmal. Der Begriff des Stigmas ist im allgemeinen Wortsinn ein Zeichen der Schande. Dieses «Zeichen» ermöglicht es der Gesellschaft, bestimmte Einzelpersonen Gruppierungen zuzuordnen.

Im Mittelalter verwies der Begriff auf körperliche Merkmale, die dazu bestimmt waren, etwas Ungewöhnliches oder Schlechtes über den Zustand des Trägers zu offenbaren.

Das Brandmarken hinterließ ein unauslöschliches körperliches Mal, das Stigma. So wurde ersichtlich, dass es sich bei dieser Person um einen Verbrecher, Verräter oder einer aus anderen Gründen unreinen Person handelte. In jedem Fall ging es aber um einen Mensch, der gemieden werden musste (Rave-Schwank, 2006).

1.4.3 Stigmatisierung und Stigmatisierungsprozess

Stigmatisierung ist ein gesellschaftliches Phänomen, welches sich durch die Angst vor dem Unbekannten und Fremden auszeichnet. Klassische Stigmaziele sind zum Beispiel ethisch-rassische Merkmale, homosexuell orientierte Menschen, Arbeitslose/Sozialhilfeempfänger und eben auch Menschen, die von psychischer Krankheit betroffen sind (Rüsch et al., 2004).

In jeder sozialen Situation entwickeln wir eine Vorstellung davon, wie sich unsere Mitmenschen verhalten, wie sie leben sollten. Bewusst und unbewusst suchen wir nach Unterschieden und Gemeinsamkeiten anhand angenommener Eigenschaften und der Zugehörigkeit einer Person und entwickeln eine Erwartungshaltung. Wir versuchen unser Gegenüber über die Wahrnehmung und Benennung von Unterschieden einzuordnen, «in eine Schublade zu stecken» (Hoffmann, 2005).

Stellen wir zum Beispiel über eine Verhaltensweise oder das Bekanntwerden einer psychiatrischen Behandlung einen Unterschied fest, weicht der Betreffende von unserer Norm ab und wir versehen ihn mit einem negativen Etikett. Unser kultureller Hintergrund und die durch Sozialisation geprägten Vorstellungen über seelische Erkrankungen aktivieren negative Stereotype wie «unberechenbar» oder «unheilbar» und geben dem Betroffenen das Label «psychisch krank». Dies wiederum wird in unserer Wahrnehmung mit Chronizität und Gefährlichkeit assoziiert. Der Stigmatisierende versagt dem Träger des Stigmas dessen vollständige soziale Akzeptanz und geht auf Distanz. Im Weiteren kommt es zur Ab- und Ausgrenzung. Im Gegensatz zu Stigmata anderer Erkrankungen charakterisiert sich das Stigma der psychischen Krankheit jedoch durch seine Tendenz zur Ausbreitung auf andere Eigenschaften des Betroffenen. Man spricht vom Schizophrenen oder vom Alkoholiker und impliziert somit, dass der Betroffene Verantwortung für seine Erkrankung trägt.

1.4.4 Vorurteile, Stereotype und Diskriminierung

Schon Albert Einstein erkannte, dass es leichter ist, ein Atom zu zerstören als ein Vorurteil.

Niemand ist frei von Vorurteilen. Wir brauchen sie, um uns von anderen zu unterscheiden, uns einer bestimmten Gruppe zugehörig zu fühlen oder um uns überhaupt eine Meinung zu bilden. Vorurteile haben insgesamt die Funktion der Abgrenzung, über sie lässt sich die eigene «Normalität» in der Begegnung mit einer Person, die mit Vorurteilen behaftet ist, herausstellen.

Es gibt zahlreiche negative Stereotype in Form abwertender Äußerungen über Menschen, die von psychischer Krankheit betroffen sind. Sie sind Teil des allgemeinen Sprachgebrauchs und halten sich hartnäckig. Vorurteile wie psychisch Kranke seien charakterschwach und faul, gefährlich und unberechenbar, fallen bei Menschen, die diesen zustimmen, auf fruchtbaren Boden, lösen Angst oder auch Ärger aus und führen in Folge zu Diskriminierung als Reaktion auf das bestehende Vorurteil. Die Konsequenzen, die sich für die Betroffenen daraus ergeben, sind vielfältig und schwerwiegend und resultieren unter anderem in Benachteiligungen bei der Vergabe von Arbeitsplätzen, der Wohnungssuche oder grundsätzlich im Vorenthalt von Hilfe (Rüsch et al., 2004).

1.4.5 Stigmatisierung psychisch Kranker

Menschen, die von psychischer Krankheit betroffen sind, haben häufig mit einem doppelten Problem zu kämpfen. Erstens müssen sie die Symptome der Erkrankung, wie Angstzustände, Wahnvorstellungen oder Stimmungsschwankungen, selbst bewältigen. Diese Symptome erschweren es den Betroffenen, zu arbeiten, ein unabhängiges Leben zu führen oder eine befriedigende Lebensqualität zu erreichen. Zweitens führen Vorurteile der Gesellschaft über psychisch Kranke dazu, dass Betroffenen Diskriminierung widerfährt. Beispielsweise haben Betroffene, die ihre psychische Erkrankung gut bewältigen und arbeiten können, dennoch erhebliche Probleme, eine Arbeitsstelle zu finden (Rüsch et al., 2005).

Die Symptomatik psychischer Erkrankungen variiert erheblich. Davon hängt ab, inwieweit die Betroffenen stigmatisierenden Einstellungen ausgesetzt sind und wie sie darauf reagieren. Das Krankheitsbild der Depression erfährt dabei mehr soziale Akzeptanz als zum Beispiel die Schizophrenie, möglicherweise aufgrund der Präsenz der Erkrankung in den Medien, über Berichterstattungen prominenter Betroffener und der damit einhergehenden Einsicht.

1.4.6 Auswirkungen von Stigmatisierung

Betroffene berichten, dass die Erfahrung, aufgrund einer psychischen Erkrankung von anderen abgelehnt zu werden, zu den schlimmsten Stigmaerfahrungen gehört. Besonders schlimm sei es, über die Krankheit definiert zu werden und zu merken, dass die eigenen Kompetenzen, Leistungen und Erfolge in der Wahrnehmung ihrer Person keine Rolle mehr spielen. Die Krankheit werde in Auseinandersetzungen von den Anderen nach Belieben als Vorwand benutzt, um die Betroffenen zu disqualifizieren: «Du bist ja derjenige, der krank ist.»

Betroffene machen häufig die Erfahrung, dass die Symptome der Krankheit und das damit verbundene Leid als solches nicht ernst genommen werden. Es werde ihnen unterstellt, «sie seien nur zu faul zum Arbeiten», «sollten sich nicht so gehen lassen», «sich mehr anstrengen», oder sie würden sich in der Klinik eine schöne Zeit machen.

1.4.7 Die Rolle der Medien

In der Vermittlung von Informationen über psychisch Kranke kommt den Massenmedien eine Schlüsselfunktion zu. Da der Großteil der Bevölkerung sein Wissen über die Medien bezieht und in den wenigsten Fällen auf persönliche Erfahrungen zurückgreifen kann, besteht die soziale Verantwortung der Medien darin, sachlich und inhaltlich richtig über psychische Erkrankungen aufzuklären und zu informieren (Möller-Leimkühler, 2004).

Unerfreulicherweise leisten die Print- und Filmmedien einen entscheidenden Beitrag, negative Stereotype und Vorurteile gegenüber psychisch Kranken zu verbreiten und aufrechtzuerhalten. Entweder werden Betroffene als gefährliche, unberechenbare Irre dargestellt, zu denen man auf Distanz gehen sollte, oder rührend und kindlich, so dass man sie wie Kinder wohltätig umsorgen muss (Rüsch et al., 2004). Die wenigsten Beiträge in den Medien befassen sich mit Heilungs- und Rehabilitationserfolgen psychisch Kranker, sondern konzentrieren sich auf Gewalt und Delinquenz und schüren damit Angst und Ablehnung. Berichterstattungen sehen psychisch Kranke als potenzielle Gefahr für die Gesellschaft, die vor selbigen geschützt werden muss (Holzinger et al., 2003). Dadurch, dass in zahlreichen psychiatrischen Institutionen Einrichtungen des Maßregelvollzugs installiert wurden, entsteht der Eindruck, dass es in psychiatrischen Kliniken primär um die Kontrolle aggressiver und gefährlicher Menschen geht. Im Spiel mit der Angst im Umgang mit psychischen Erkrankungen dürfte der Laie überfordert sein, wenn er zwischen «normalen» Patienten und solchen, die straffällig geworden sind, unterscheiden soll (Hoffmann, 2005). Gemeinsamkeiten zwischen Gesunden und Kranken scheinen in der Darstellung der Medien nicht vorzukommen. Identifikation oder Suche nach Gemeinsamkeiten findet nicht statt (Holzinger et al., 2003).

1.4.8 Bewältigungsstrategien

Stigmaerfahrungen sind schmerzlich. Betroffene leben in andauernder Angst, Anspannung und Ungewissheit, entdeckt und herabgesetzt zu werden. Die Angst, abgelehnt zu werden oder Nachteile zu erfahren, führt verständlicherweise dazu, die Erkrankung und die damit verbundenen Sorgen zu verschweigen oder, wenn nötig, zu lügen (Hoffmann, 2005):

Eröffnen oder nicht eröffnen; sagen oder nicht sagen; raus lassen oder nicht raus lassen; lügen oder nicht lügen; und in jedem Fall, wem, wie, wann und wo.

(Ebd.: 216)

Der Soziologe Erving Goffman beschreibt eindrücklich, in welchem Dilemma Betroffene sich befinden. Die Entscheidung, in welcher Form, zu welchem Zeitpunkt und gegenüber welcher Person eine Offenlegung der eigenen psychischen Erkrankung erfolgen sollte, muss sorgfältig und vorsichtig abgewogen werden (Rüsch et al., 2004).

Betroffene haben oft ein gutes Gespür dafür, ob sie sich Freunden und Familie, Kollegen oder ihrem Arbeitgeber anvertrauen. Welche Strategie Betroffene auch wählen: Es zeigt sich immer erst hinterher, wenn offensichtlich ist, wie die Umgebung darauf reagiert, welche die beste ist.

1.4.9 Offenbaren oder Verbergen?

Die Wahl der Strategien im Umgang mit der Angst, stigmatisiert und damit ausgegrenzt zu werden, hängt nicht davon ab, ob der Betroffene Stigmatisierung «nur» erwartet oder auch erfahren hat. Allein die Erwartung, abgelehnt oder benachteiligt zu werden, veranlasst Betroffene, ihre Krankheit zu verheimlichen. In jeder neuen Situation stehen sie vor der Entscheidung, die Krankheit zu offenbaren oder doch besser zu verbergen. Dabei liegt die Bandbreite möglicher Interventionen zwischen totaler Enthüllung oder konsequentem Verschweigen, zwischen offensivem und defensivem Vorgehen. Selten wählen Betroffene nur eine Strategie.

Im Gespräch mit Betroffenen zeigt sich, dass eine stationäre psychiatrische Behandlung häufig verschwiegen wird. Eine längere Abwesenheit wird mit einer Kur oder Rehabilitationsbehandlung oder einem Praktikum erklärt. Oft genannt wird auch eine Behandlung in einer psychosomatischen Klinik, begründet durch die Annahme, dass eine Behandlung dort mehr Akzeptanz erfährt (Rave-Schwank, 2006).

1.4.10 Verheimlichen, Verstecken, Verschweigen

Unter dem Makel der psychischen Krankheit leiden Selbstwertgefühl und Selbstbild. Angst und Scham, psychisch erkrankt zu sein, verhindern lange, dass Betroffene offen über ihre Erkrankung sprechen (Rave-Schwank, 2006). Betroffene würden am liebsten im Boden versinken, sich den Blicken der anderen entziehen, quasi unsichtbar sein (Knuf, 2005).

Die Verheimlichung und das Verbergen der Krankheit schützen zwar den bereits erschütterten Selbstwert vor weiteren Kränkungen, fördern jedoch die Einsamkeit durch sozialen Rückzug. Eine Verringerung der Sozialkontakte ist die Folge, führt in die Isolation und endet schließlich in Verzweiflung. Verheimlichen und Verstecken kosten Kraft, weil der Betroffene versucht, Schwächen zu verdrängen und ein normales Leben zu führen. Das Lügen und Verschweigen werden zur Qual (Rüsch et al., 2005).

Aus Angst, stigmatisiert zu werden und um mögliche Beeinträchtigungen zu verringern, suchen Betroffene den Kontakt zu Personen, die über die psychische Krankheit Bescheid wissen oder ihr stigmatisierendes Merkmal teilen. Leider legen Forschungsergebnisse nahe, dass sich diese Bewältigungsmechanismen nachteilig auswirken, dass sozialer Rückzug soziale Isolation fördert und mit geringerer Unterstützung außerhalb der Familie einhergeht (Rüsch et al., 2005).

1.4.11 Der Makel psychischer Krankheit – Selbststigmatisierung

Als «ehemals Gesunde» sind Menschen, die von psychischer Krankheit betroffen sind, mit den Vorurteilen gegenüber psychischer Krankheit aufgewachsen. Im Zuge ihrer Sozialisation haben sie gelernt, was es heißt, psychisch krank zu sein, und tragen fortan die entsprechenden Annahmen von «Normalen» gegenüber «Unnormalen» in sich (Holzinger, 2003).

Selbststigmatisierung entsteht, wenn sich der Betroffene mit der stigmatisierten Gruppe identifiziert und gleichzeitig die stigmatisierenden Einschätzungen (Vorurteile) für berechtigt hält, das heißt, er muss selber vom Wahrheitsgehalt überzeugt sein («Das stimmt, ich bin schwach und unfähig für mich zu sorgen» oder: «Ich bin ein hoffnungsloser Fall»). Die Zustimmung zu einem negativen Stereotyp und die daraus resultierende negative emotionale Reaktion führen zu einem niedrigen Selbstwertgefühl. Die Orientierung an den eigenen Defiziten stärkt die Tendenz des Betroffenen zur Selbststigmatisierung und untergräbt den Glauben und das Zutrauen an die eigenen Fähigkeiten und gesunden Anteile. Die Zuversicht in die eigene Selbstwirksamkeit schwindet, so dass der Betroffene aufgibt, sich zum Beispiel um eine Wohnung, eine Beziehung oder eine Arbeit zu bemühen (Rüsch et al., 2004).

1.4.12 Stigmatisierung und Selbststigmatisierung – Fallbeispiel

Die sozialen und strukturellen Folgen von Stigmatisierung sind einschneidend und vielfältig. Die Auswirkungen von Selbststigmatisierung sind bei Menschen, die an einer Zwangsstörung leiden, jedoch besonders eindrücklich. Von einer Zwangsstörung betroffen zu sein bedeutet oft, sich aufgrund einer erhöhten Selbstaufmerksamkeit selbst zu verurteilen. Der Betroffene beobachtet und überprüft sein Denken, Fühlen und Handeln unaufhörlich und intensiv. Die Folge ist nicht das In-Frage-Stellen der aversiv erlebten Symptome, sondern der Zweifel an sich als Mensch. Eine solche Selbstbeobachtung unter dem Aspekt der Selbstablehnung macht unfrei, schürt Ängste und Verunsicherung und entscheidet darüber, wie der Betroffene sich in seiner Umwelt bewegt.

> ■ **Fallbeispiel**
>
> Frau L. ist 55 Jahre alt und leidet seit über 20 Jahren an einer Zwangsstörung mit vorwiegend aggressiven Zwangsgedanken. Die massiv angst-, scham- und schuldhaft erlebten Zwangsgedanken traten erstmals auf, als ihr jüngster Sohn 3 Jahre alt war. Sie habe sich zunehmend mit der Erziehung der drei Kinder («Ich habe alles gut machen wollen») und dem gleichzeitigen Hausbau überfordert und alleingelassen gefühlt. Infolge eines psychischen Zusammenbruchs habe sich ihr der Gedanke aufgedrängt, sie könne ihrem Sohn mit einem Messer den Penis abschneiden. Im Laufe der Zeit habe sie jedoch auch aggressive Zwangsgedanken gegenüber den beiden älteren Kindern und ihrem Ehemann entwickelt.
>
> Aktuell wisse einzig ihr Ehemann von den Zwängen. Die mittlerweile erwachsenen Kinder wüssten nichts davon, aus diesem Grund würde sie sich teilweise auch von ihnen zurückziehen. Den Kontakt zu ihrem ersten, wenige Wochen alten Enkelkind meide sie aus Angst vor dem Auftreten aggressiver Zwangsgedanken fast gänzlich. Die Familie glaube, sie leide an einer rezidivierenden Depression.
>
> In ihrer Kindheit habe sie körperliche Gewalt durch ihren Vater sowie verletzende Äußerungen ihrer Eltern erfahren. Diese hätten häufig zu ihr gesagt, «sie sei so verrückt wie ein Onkel väterlicherseits». Dieser sei aufgrund seiner Homosexualität von der Familie verstoßen worden. Von ihrer Familie sei ihr immer vermittelt worden, schlecht zu sein, was sich auch in ihren Zwangsgedanken niederschlage und sie müsse sich immer wieder bei ihrem Partner rückversichern, nicht schlecht oder auch verrückt zu sein. Der Kontakt zu ihrer Ursprungsfamilie sei belastet, «man habe sie ausgestoßen», und Kontakt bestehe nur noch zum älteren Bruder. Sie verspüre Schuld und schäme sich sehr für ihre aggressiven Zwangsgedanken, daher habe sie sich zunehmend aus sozialen Kontakten zurückgezogen.
>
> Bereits im Alter von 18 Jahren hätten Ängste bestanden, sie könne eine psychische Krankheit haben. Ein Freund habe zu ihr wohl im Spaß gesagt, sie sei psychisch krank.
>
> Seit 17 Jahren befindet sich Frau L. in ambulanter psychiatrischer und psychotherapeutischer Behandlung. Ein stationärer Aufenthalt in einer psychosomatischen Klinik liegt 14 Jahre zurück, dort ist sie jedoch nicht störungsspezifisch behandelt worden. Bis auf ihren Mann wissen weder die Familie noch Freunde, dass sie sich in stationärer psychiatrischer Behandlung befindet. Ihre Familie glaubt, sie halte sich aktuell aufgrund einer Depression in einer psychosomatischen Klinik auf.
>
> Besonders in den ersten Wochen zeigt sich Frau L. sehr belastet darüber, in stationärer psychiatrischer Behandlung zu sein. Beinahe täglich äußert sie Gedanken, die Behandlung abzubrechen. Der Konflikt, die stationäre Behandlung und psychische Erkrankung anzunehmen und die damit einhergehende Angst, sich selbst zu bestätigen «verrückt zu sein», scheint unlösbar. Beunruhigt und verzweifelt sucht Frau L. mehrfach täglich den Kontakt und holt sich Rückversicherungen zur Ungewissheit und Sorge ein, vielleicht doch verrückt und gefährlich zu sein. ■

1.4.13 Selbststigmatisierung und Verheimlichung als Folge einer Zwangsstörung

Eine Zwangsstörung besteht aus Zwangsgedanken, Zwangshandlungen oder einer Mischung von beidem.

Zwangsgedanken sind Bilder, Gedanken oder Impulse, die sich gegen den Willen des Betroffenen immer wieder aufdrängen und die er weder unterdrücken noch ignorieren kann, obwohl er sie in der Regel als unsinnig, persönlichkeitsfremd, abscheulich oder auch abstoßend erlebt. Insbesondere Zwangsgedanken mit aggressiven, sexuellen oder religiösen Inhalten werden von den Betroffenen selbst abgelehnt bzw. als ablehnungswürdig empfunden. Die Betroffenen denken katastrophisierend über ihre Zwänge und bewerten diese in ihren möglichen Konsequenzen. Gleichermaßen befürchten sie eine entsprechende Verurteilung durch die Umwelt. Dies ist umso mehr von Bedeutung, als sich Zwangspatienten doch zumeist sicher sind, für ihr Denken verantwortlich zu sein. Bei keiner anderen psychischen Störung ist die der Erkrankung innewohnende Ablehnung ihrer selbst so deutlich. Dies erklärt, warum Betroffene im Durchschnitt erst 10–12 Jahre nach Beginn der Erkrankung professionelle Hilfe in Anspruch nehmen und bis dahin oft nicht einmal die nächsten Angehörigen von der massiv ausgeprägten Zwangssymptomatik wissen. Die Erwartung, selbst innerhalb der Familie auf Ablehnung zu stoßen, erklärt die extreme Tendenz, die Erkrankung zu verheimlichen. Bewusst oder unbewusst zeigen Betroffene damit eine ihrer wichtigsten Bewältigungsstrategien.

Menschen, die an Zwängen leiden, können ihre Symptome über Jahre hinweg weitgehend geheim halten und überspielen. Betroffene, die im Arbeitsprozess stehen, leisten einen unaufhörlichen Spagat, versuchen sie doch ihr pathologisches Zwangssystem durch ein angepasstes, «normales» Verhalten zu verbergen. Dieses Aufeinandertreffen von Norm und Abweichung, von skurrilen, bizarren Zwangssymptomen und existenziell notwendiger Leugnung derselben scheint für die Betroffenen besonders spürbar zu sein. Sich selbst zu verleugnen führt zu einer ungefilterten Auseinandersetzung mit den Vorurteilen gegenüber psychischer Krankheit, das heißt, die Betroffenen teilen die Sichtweisen der Umwelt auf sie selbst («Die haben recht, ich bin verrückt»). Es leuchtet ein, dass die noch im Arbeitsprozess stehenden Betroffenen damit rechnen, bei Bekanntwerden ihrer psychischen Krankheit bei der Bewerbung um einen Arbeitsplatz abgewiesen zu werden. Hier wird deutlich, warum Verheimlichung der Zwangssymptomatik als «Überlebensstrategie» gewählt wird, langfristig aber zu einer Verschärfung der Problematik führt (Stengler-Wenzke et al., 2004).

1.4.14 Stigmatisierung und ihre Folgen für hilfesuchendes Verhalten

Menschen, die von psychischer Krankheit betroffen sind, kennen die Vorurteile gegenüber Menschen mit psychischen Erkrankungen. Sie versuchen, öffentliche Stigmatisierung zu vermeiden, indem sie psychiatrische Behandlung und damit einhergehend eine Diagnosestellung, von der üblicherweise die Etikettierung «psychisch krank» stammt, nicht in Anspruch nehmen.

Eine psychiatrische Diagnose gestellt zu bekommen oder eine psychiatrische Behandlung in Anspruch nehmen zu müssen, stellt den eigenen Selbstwert in Frage. Der Zweifel an sich selbst hindert daran, den Umgang mit der Erkrankung zu bewältigen und verzögert in Folge eine adäquate Therapie (Holzinger et al., 2003; Corrigan/Rüsch, 2002). Gelingt es dem Betroffenen, sich selbst mit einer psychiatrischen Erkrankung anzunehmen, diese in sein Selbstbild zu integrieren und ein positives Selbstwertgefühl zu bewahren, entscheidet dies darüber, ob er sich Hilfe holen kann (Dieckbreder, 2012).

Entscheidet sich der Betroffene dennoch für eine stationäre psychiatrische Behandlung, sieht er sich mit vielen Situationen konfrontiert, die dies aufdecken könnten. Der Gang zum nächsten Supermarkt kann zur Folge haben, von Arbeitskollegen, Freunden, Bekannten gesehen zu werden. Ein falsch gewählter Klinikstempel oder die stufenweise Wiedereingliederung am Arbeitsplatz könnte ebenfalls einen stationären Aufenthalt offenbaren.

1.4.15 Das Stigma psychiatrischer Kliniken

Das Stigma der psychischen Erkrankung beschränkt sich nicht nur auf den Betroffenen selbst, sondern haftet allem an, was irgendwie mit der Erkrankung zu tun hat. So auch der Psychiatrie als Institution, den Therapeuten, Ärzten, Pflegenden und den Therapiemethoden. Beihilfe leistet die Bevölkerung, indem psychiatrische Kliniken noch immer als Irrenanstalten oder Klapsmühlen bezeichnet werden, was nachvollziehbar wiederum zu einer starken Ablehnung Betroffener gegenüber einer stationären Behandlung führt. Auch die Separierung der psychiatrischen Abteilungen an Unikliniken oder die Ortsrandlagen der großen psychiatrischen Landeskrankenhäuser macht die Trennung «normaler Kranker» von «psychisch Kranken» deutlich.

1.4.16 Der Beitrag psychiatrischer Kliniken zur Entstigmatisierung

Die Stigmatisierung eines von einer psychischen Krankheit Betroffenen wird in den meisten Fällen erst durch die Aufnahme in eine Psychiatrische Klinik deutlich. Es besteht die Angst, bei Bekanntwerden einer psychiatrischen Behandlung auf negative Reaktionen, wie Unverständnis, Ablehnung oder zumindest betretenes Schweigen, zu stoßen. Die Konsequenz daraus ist, dass Betroffene gar nicht oder spät eine psychiatrische Behandlung aufsuchen.

Die Kliniken selbst haben einen wesentlichen Beitrag zur Entstigmatisierung ihrer Patienten zu leisten. Leider tragen sie jedoch nicht selten durch einen weitgehend defizit- und symptomorientierten Blick zur Stigmatisierung und Selbststigmatisierung der Betroffenen bei. Werden Betroffene auf eine Diagnose reduziert, sehen sie sich häufig mit einer negativen Prognose konfrontiert. Aussagen wie «die Krankheit nehme einen chronischen Verlauf und werde weitere Klinikaufenthalte nach sich ziehen» fördern Perspektiv- und Hoffnungslosigkeit (Schulze et al., 2009).

Das multiprofessionelle Team hat zur Aufgabe, seine falsche und entmutigende Haltung zu verändern. Denn mangelndes Zutrauen in die gesunden Anteile und Fähigkeiten der Betroffenen reduziert die Therapiebereitschaft. Eine Mitbeteiligung und Mitentscheidung bei den einzelnen Behandlungsschritten fördern ein positives Selbstbild. Das schließt die Wahl alternativer Behandlungsmöglichkeiten oder spiritueller Unterstützung ein. Möchte man den Patienten zum Experten seiner Erkrankung machen und ihn «mit ins Boot holen», so geht dies nur auf der Grundlage einer vertrauens- und respektvollen Zusammenarbeit. Dies beinhaltet, die Betroffenen mit ihren Sorgen, Ängsten und Nöten ernst zu nehmen, aber auch ehrlich und transparent zu sein in der Vermittlung, welche Hilfen zur Verfügung stehen und notwendig sind. Hilfen in Form finanzieller Unterstützung, bei der Wohnsituation, Zusammenführung der Familie, Jobfindung und Ausbildung, aber auch Hilfe durch die Zusammenarbeit mit Gleichgesinnten, zum Beispiel Vermittlung von Selbsthilfegruppen oder durch Interessenvertretungen, sollten in jedem Fall vorgehalten werden.

Bedeutend ist die Rolle der Kliniken nicht zuletzt auch in der Unterstützung der Betroffenen, die Krankheit in das eigene Selbstbild zu integrieren und eine Neudefinition des Selbst zu schaffen. Gelingt dies, so ist dies ein wesentlicher Schritt zur Überwindung des Stigmas «psychisch krank».

1.4.17 Soziale und strukturelle Folgen

Die sozialen Folgen von Stigmatisierung sind schwerwiegend und weitreichend. An einer psychischen Krankheit zu leiden und zudem Stigmatisierung erfahren zu müssen, führt zu einer Verminderung des Selbstbewusstseins. Kann der Betroffene die Krankheit nicht in sein Selbstbild integrieren, wird die Stigmatisierung zur zweiten Krankheit. Das verminderte Selbstwertgefühl und fehlendes Selbstvertrauen führen dazu, dass die Betroffenen sich als wertlos und Menschen zweiter Klasse erleben. Verunsicherung, Verlegenheit und Ängstlichkeit torpedieren die Selbstverständlichkeit im Umgang mit den «Normalen». Rückzug und Vermeidung von Sozialkontakten sind die Folge. Davon sind auch die Familien betroffen. Das Grundvertrauen in die Verlässlichkeit sozialer Erwartungen, das man üblicherweise im Umgang mit anderen Menschen hat, ist erschüttert (Hoffmann, 2005).

Unter dem Verlust der Selbstwirksamkeit und des Selbstwerts schrauben die Betroffenen ihre Erwartungen an das Leben und ihre persönlichen Ziele herunter (Rüsch et al., 2005). Die Annahme, dass alle Versuche, ein normales Leben zu führen, scheitern, wird begünstigt, so dass der Betroffene aufgibt, sich zum Beispiel um eine Arbeit oder eine Wohnung zu bemühen. Die Erwartung, stigmatisiert zu werden, bewirkt auch, dass bestimmte soziale Rollen, zum Beispiel als Partner in einer Beziehung, nicht wahrgenommen werden (Amering/Schmolke, 2007).

Der Zweifel an den eigenen Kompetenzen spiegelt sich in dem Umstand wider, dass Menschen, die eine psychiatrische Diagnose haben oder in Behandlung sind, als weniger kompetent behandelt werden als sie sind.

Die Erfahrungen, aufgrund einer psychischen Erkrankung von anderen zurückgewiesen zu werden, sind schmerzhaft. Eigene Kompetenzen, Leistungen und Erfolge spielen in der Wahrnehmung ihrer Person keine Rolle mehr. Viele Betroffene schildern, dass ihnen dadurch wichtige Lebenschancen in Ausbildung und Beruf verbaut worden seien. Die Ablehnung der engsten Bezugspersonen führt zu den tiefsten und leidvollsten Verletzungen.

1.4.18 Der Beitrag psychiatrisch Pflegender

Psychiatrisch Pflegende leisten einen wesentlichen Beitrag zur Entstigmatisierung Betroffener, wenn es ihnen gelingt ein nichtstigmatisierendes Milieu zu schaffen, das Andreas Knuf (2005) so beschreibt:

«Wenn andere mich so annehmen wie ich bin, dann ist es für mich viel leichter, mich selber so anzunehmen wie ich bin.» Und umgekehrt gilt: «Wenn andere mich nicht annehmen wie ich bin, dann kann ich mich selber auch schwerer annehmen.»
(Ebd.: 42)

Pflegende benötigen Sensibilität und Einfühlungsvermögen, um zu erfassen, wie schambesetzt eine psychische Erkrankung für die Betroffenen ist. Betroffene wiederum bedürfen der Unterstützung, sich positiv mit der Erkrankung auseinanderzusetzen, diese anzunehmen bzw. sich nicht dafür zu verurteilen, psychisch erkrankt zu sein. Andernfalls laufen sie Gefahr, sich ständig mit sich selbst vor der Erkrankung oder mit den scheinbar «Gesunden» zu vergleichen. Betroffene benötigen auch Raum und Zeit zum Trauern über vergangene Möglichkeiten und aktuelle Einschränkungen. Denn: Von psychischer Krankheit Betroffene sind nicht nur die Experten ihrer Krankheit, sondern in erster Linie auch ihrer Gesundheit. Wohlbefinden und damit Gesundheit zu fördern, indem Betroffene in ihrer realistischen Hoffnung auf eine positive Veränderung und in persönlichen Zielen Unterstützung finden, sollte grundsätzliche Haltung und elementares Handeln psychiatrisch Pflegender sein (Knuf, 2005).

Die Hoffnung auf Veränderung ermöglicht, den gegenwärtigen Zustand so anzunehmen, wie er ist und den Blick weg von Einschränkungen und Defiziten hin zu den Stärken und Fähigkeiten der Betroffenen zu richten. Betroffene sollten sich gerade nicht über ihre Einschränkungen und Symptome, sondern über den Aufbau und die Beteiligung an sinnvollen Aktivitäten und über soziale Rollen und Beziehungen definieren können. Es ist der Zugewinn von Lebensqualität, der Genesung möglich macht, und weniger die Abwesenheit von Symptomen. Die Erfahrung, über das eigene Leben und die Erkrankung Kontrolle zu bekommen, mitbestimmen und teilhaben zu können, generiert Hoffnung auf Besserung und Genesung und mobilisiert psychische Widerstandskräfte. Es ist die wichtigste Aufgabe psychiatrisch Pflegender überhaupt, die Hoffnung auf Besserung und Genesung zu erhalten, denn Menschen können sich von psychischen Einschränkungen erholen. Genesung bedeutet dabei viel mehr als die Abwesenheit von Symptomen, sie beinhaltet, dass Betroffene trotz Verlusterfahrungen wie Vereinsamung und Diskriminierung als Folge von Stigmatisierung gut leben können.

1.4.19 Ausblick

Das Konzept «Recovery», welches in der psychiatrischen Pflegelandschaft zunehmend an Bedeutung gewinnt, beinhaltet die Chance, dass Genesung möglich ist. William Anthony (1993) definierte den Begriff folgendermaßen:

Recovery ist ein zutiefst persönlicher, einzigartiger Veränderungsprozess der Haltung, Werte, Gefühle, Ziele, Fertigkeiten und Rollen. Es ist ein Weg, um ein befriedigendes, hoffnungsvolles und konstruktives Leben, trotz der durch psychische Krankheit verursachten Einschränkungen zu leben. Recovery beinhaltet die Entwicklung eines neuen Sinns und einer neuen Aufgabe im Leben, während man gleichzeitig über die katastrophalen Auswirkungen von psychischer Krankheit hinauswächst.
(Ebd.: 17)

Recovery ist somit ein Konzept, das durch Schlüsselelemente wie den Aufbau und Erhalt von Beziehungen, den uneingeschränkten Zugang zu Dienstleistungen und Ressourcen oder auch dem Mitspracherecht in der Behandlung, die Auswirkungen von Stigmatisierung aufgreift und diesen sinnvolle Forderungen und Unterstützungsmöglichkeiten für jeden einzelnen Betroffenen entgegensetzt.

Literatur

Amering M., Schmolke M. (2007). Recovery. Das Ende der Unheilbarkeit. Bonn: Psychiatrie-Verlag.

Anthony W. A. (1993). Recovery from Mental Illness: The Guiding Vision of the Mental Health Service System in the 1990s. Psychological Rehabilitation Journal, 16, 11–23.

Corrigan P. W., Rüsch N. (2002). Mental illness stereotypes and clinical care: Do people avoid treatment because of stigma? Psychiatric Rehabilitation Skills, 6(3), 312–334.

Dieckbreder F. (2012). Inklusion als Handungsfeld heilender Berufe. Teilhabe – Dimensionen einer Idee. Psych Pflege, 18, 268–274.

Hoffmann S. (2005). Schizophrenie und Stigma. Psych Pflege, 11, 212–219.

Holzinger A., Beck M., Munk I., Weithass S., Angermeyer M. C. (2003). Das Stigma psychischer Krankheit aus der Sicht schizophren und depressiv Erkrankter. Psychiat Prax, 30, 395–401.

Knuf, A. (2005). Das Stigma auf der Innenseite der Stirn. Soziale Psychiatrie, 4, 41–44.

Möller-Leimkühler A. M. (2004). Stigmatisierung psychisch Kranker aus der Perspektive sozialpsychologischer Stereotypenforschung. Fortschr Neurol Psychiat, 72, 36–44.

Rave-Schwank M. (2006). Geheimhalten und Offenbaren – Umgang mit dem Makel seelischer Krankheit. Psychiat Prax, 33, 245–247.

Rüsch N., Berger M., Finzen A. (2004). Das Stigma psychischer Erkrankungen – Ursachen, Formen und therapeutische Konsequenzen. In: Berger M. (Hrsg.) (2003). Psychische Erkrankungen. Klinik und Therapie. München: Urban & Fischer (elektronisches Zusatzmaterial).

Rüsch N., Angermeyer M. C., Corrigan P. W. (2005). Das Stigma psychischer Erkrankung. Konzepte, Formen und Folgen. Psychiat Prax, 32, 221–232.

Stengler-Wenzke K. (2004). Stigmatisierungserfahrungen von Patienten mit Zwangserkrankungen. Fortschr Neurol Psychiat, 72, 7–13.

Schulze B., Stuart H., Riedel-Heller S. G. (2009). Das Inventar Subjektiver Stigmaerfahrungen (ISE). Ein neues Instrument zur quantitativen Erfassung subjektiven Stigmas. Psychiat Prax, 36, e19–e27.

Sauter D., Abderhalden C., Needham I., Wolff S. (2006). Lehrbuch psychiatrische Pflege. Bern: Verlag Hans Huber.

2 Perspektivisches

2.1 Angststörungen im klinischen Alltag – Ein Überblick
Tanja Veselinović, Frank Schneider

2.1.1 Einführung

Angst ist eine natürliche Dimension des menschlichen Erlebens. Durch dieses Gefühl werden die Wachsamkeit und die Bereitschaft des Menschen, potenzielle Gefahren zu erkennen und zu umgehen, erhöht. In einer Umwelt, die seit Beginn des menschlichen Daseins voll von offensichtlichen und verborgenen Gefahren ist, stellt Angst grundsätzlich einen überlebensnotwendigen Mechanismus dar. In nicht so seltenen Fällen artet Angst allerdings aus und dominiert das Denken und Handeln der Betroffenen zu lange und zu intensiv, obwohl keine objektive Gefahr droht. In diesem Fall sprechen wir von einer «krankhaften» Angst bzw. von einer Angststörung. Diese kann für die Betroffenen vielerlei Einschränkungen im Alltag verursachen, angefangen mit konsequenter Vermeidung gewisser Situationen bis hin zur völligen Unterbrechung jeglicher sozialer und beruflicher Aktivitäten und sogar bis zu einer dauerhaften Unfähigkeit, die eigene Wohnung zu verlassen. Da sich Angststörungen aus der Sicht der modernen Psychiatrie und Psychotherapie jedoch in der Regel gut und erfolgversprechend behandeln lassen, ist es sehr wichtig, diese rechtzeitig zu erkennen und den Betroffenen adäquate Hilfe zukommen zu lassen.

Epidemiologische Erhebungen zeigen, dass die Angststörungen eine führende Rolle unter den psychischen Erkrankungen haben. So berichten Wittchen und Kollegen (2011), basierend auf einer über drei Jahre durchgeführten internationalen Studie, in der die 27 EU-Staaten sowie die Schweiz, Island und Norwegen mit insgesamt 514 Millionen Einwohnern einbezogen wurden, dass 38,2 % aller Einwohner der EU (ca. 164,8 Millionen Menschen) unter einer klinisch bedeutsamen psychischen Störung leiden. Dabei stehen Angststörungen mit einer Zwölfmonatsprävalenz (Anteil der Bevölkerung, der in den vergangenen zwölf Monaten von einer bestimmten Störung betroffen war/ist) von insgesamt 14 % der Gesamtbevölkerung (ca. 61,5 Millionen Menschen) an erster Stelle. Vergleichsweise lag diese für Schlafstörungen bei 7 %, für unipolare Depressionen bei 6,9 %, und für Alkohol- und Drogenabhängigkeit bei ca. 4 %. Führend unter den Angststörungen waren spezifische Phobien mit einer Zwölfmonatsprävalenz von 6,4 %, gefolgt von sozialer Phobie (2,3 %), Agoraphobie (2 %), Panikstörung (1,8 %) und generalisierter Angststörung (1,7–3,4 %). Die ermittelten Prävalenzen weichen nur geringfügig von den vorausgegangenen Berichten in den Jahren 2004 und 2005 ab, was für eine konstante Rate der genannten Störungen spricht.

Die neueste Untersuchung der psychischen Gesundheit der deutschen Bevölkerung führten Wissenschaftler des Robert Koch-Instituts (RKI) von 2008 bis 2011 im Rahmen der «Studie zur Gesundheit Erwachsener in Deutschland» (DEGS) durch. Die Untersuchungsergebnisse wurden bis jetzt nur in geringem Umfang veröffentlicht. Von den 5318 Befragten waren 33,3 % in den vergangenen zwölf Monaten von mindestens einer psychischen Störung betroffen. Führend dabei waren Angststörungen mit einer Zwölfmonatsprävalenz von 16,2 %, wobei diese bei den Frauen mit 22,6 % deutlich höher lag als bei den Männern (9,7 %) (Wittchen/Jacobi, 2012).

Ähnliche Zahlen ergab auch der amerikanische National Comorbidity Survey (Kessler et al., 2005b), bei dem unter den 9200 Befragten die Angststörungen mit einer Zwölfmonatsprävalenz von 18,2 % die numerisch führenden psychischen Erkrankungen waren. Allerdings fand sich bei den Betroffenen mit einer Angststörung ein niedrigerer Anteil von Personen mit einer schweren Ausprägung der Störung als bei anderen psychischen Erkrankungen, was auch ein Grund dafür sein könnte, dass Patienten mit Angststörungen seltener ärztliche Hilfe aufsuchen als dies bei anderen psychischen Erkrankungen der Fall ist. Dieselbe Erhebung zeigte ferner, dass Angststörungen mit 28,8 % die höchste Lebenszeitprävalenz unter den psychischen Störungen aufweisen. Diese lag zum Beispiel für affektive Störungen bei 20,8 %, für Störungen aufgrund von Substanzabhängigkeit/-missbrauch bei 14,6 % und für irgendeine psychische Störung bei 46,4 % (Kessler et al., 2005a).

2.1.2 Klassifikationen, klinische Bilder

Die ersten wissenschaftlichen Texte zu Angststörungen stammen aus dem 18. Jahrhundert, unter anderem unter der Nutzung von Begriffen wie «panophobia» (Angst vor Allem), «übernatürliche Angst» («praeternatural anxiety»), «nervöse Störung» und «Neurose». Im 19. Jahrhundert führte Beard den Begriff «Neurasthenie» als Bezeichnung für «Schwäche der Nerven» ein. Dieser Begriff wurde für eine Reihe unterschiedlicher psychischer Störungen, darunter auch die Angststörungen, im heutigen Sinne genutzt (Bienvenu et al., 2010).

In der ersten Ausgabe des *Diagnostic and Statistical Manual of Mental Disorders* der American Psychiatric Assotiation (DSM-I) wurden 1952 «Phobische Reaktionen» und «Angstreaktionen» als gesonderte Kategorien unterschieden, während im DSM-III (1980) erstmalig von Angststörungen, mit einer Einteilung in unterschiedliche Subgruppen ähnlich wie auch heute gebräuchlich, die Rede war.

Die ICD-9 (1976), die Vorversion des in Deutschland aktuell geltenden Klassifikationssystems ICD-10 (Revision der *International Classification of Diseases* der Weltgesundheitsorganisation), unterschied, zunächst im Hinblick auf das Vorliegen oder Fehlen situativer Auslöser für die Ängste, zwischen «Angstneurosen» (anfallsartig oder in Form eines ängstlich-angespannten Dauerzustandes auftretende Ängste ohne situative Auslöser) und Phobien (durch Objekte oder Situationen ausgelöste Ängste). Im ICD-10-Klassifikationssystem (gültig seit 1992) werden die Angststörungen dem Kapitel 4 (Neurotische-, Belastungs- und somatoforme Störungen) zugeordnet. Dabei wird zwischen den objekt- und situationsgebundenen phobischen Störungen (F40) und anderen Angststörungen (F41) unterschieden.

Die Einteilung im amerikanischen Klassifikationssystem DSM-IV ist mit der ICD-10 weitgehend kompatibel, allerdings finden sich hier auch einige Unterschiede. So werden im DSM-IV neben den Angststörungen im engeren Sinne auch posttraumatische Belastungsstörungen (PTSD), akute Stresserkrankung, Angststörung aufgrund des medizinischen Allgemeinzustandes sowie substanzinduzierte Angststörung im gleichen Kapitel subsumiert. Eine Übersicht der Unterformen der Angststörungen entsprechend der Einteilung in den beiden Systemen findet sich in **Tabelle 2-1**.

Im Allgemeinen werden in den diagnostischen Kriterien unterschiedliche Angstsymptome beschrieben. Für die Diagnosen einzelner Angststörungen müssen diese in einer Mindestzahl über einen bestimmten Zeitraum und in für die verschieden Formen unterschiedlichen Situationen auftreten. Die Angstsymptome beinhalten dabei sowohl eine psychische wie auch eine körperliche Manifestationsebene und werden in mehrere Symptomkomplexe eingeteilt, die in **Tabelle 2-2** (S. 68) dargestellt werden.

Als zentrale Elemente der Angststörung gelten heute die phobischen Ängste und die Panikattacken. Dabei umfassen die phobischen Störungen eine Gruppe von Störungen, bei denen die Angst ausschließlich oder überwiegend durch eindeutig definierte, im Allgemeinen ungefährliche Situationen oder Objekte – außerhalb der betreffenden Person – hervorgerufen wird. Diese Situationen und Objekte werden typischerweise gemieden oder voller Angst ertragen.

Im Folgenden werden die klinischen Bilder einzelner Angststörungen beschrieben.

2.1.2.1 Agoraphobie

Agoraphobie ist mit 50 % der in klinischen Institutionen behandelten Angststörungen die wichtigste Form der phobischen Störungen.

Tabelle 2-1: Klassifikation der Angststörungen gemäß ICD-10 und DSM-IV

ICD-10		DSM-IV	
F40 phobische Störungen			
F40.0	Agoraphobie		
.00	ohne Panikstörung	300.22	Agoraphobie ohne Panikstörung in der Vorgeschichte
	mit Panikstörung	300.21	Panikstörung mit Agoraphobie
F40.1	Soziale Phobien	300.23	Soziale Phobie
F40.2	Spezifische (isolierte) Phobien	300.29	Spezifische Phobie
F40.8	Sonstige phobische Störungen		
F40.9	Nicht näher bezeichnete phobische Störungen		
F41 andere Angststörungen			
F41.0	Panikstörung (episodische paroxysmale Angst)	300.1	Panikstörung ohne Agoraphobie
F41.1	Generalisierte Angststörung	300.02	Generalisierte Angststörung
F41.2	Angst- und Depressive Störung, gemischt		
F41.3	Andere gemischte Angststörung		
F41.8	Sonstige näher bezeichnete Angststörungen		
F41.9	Nicht näher bezeichnete Angststörungen	300.00	Angststörung, nicht näher bezeichnet
		300.3	Zwangsstörung
		309.81	Posttraumatische Belastungsstörung
		308.3	Akute Stresserkrankung
		293.89	Angststörung aufgrund des medizinischen Allgemeinzustandes
		291.x1	Substanzinduzierte Angststörung

Unter dem Begriff Agoraphobie (griech.: *agorá* = Marktplatz, *phóbos* = Furcht) versteht man die Angst vor oder ein starkes Unwohlsein an bestimmten Orten oder in bestimmten Situationen, die aus diesem Grunde gemieden werden. Die ursprüngliche Bezeichnung (dt. Version: «Platzangst») wurde 1872 von dem deutschen Psychiater Carl Westphal eingeführt. Die heutige Definition des Störungsbildes beinhaltet nicht nur die Angst der Betroffenen, öffentliche Plätze zu betreten, sondern auch die Furcht von einer Reihe anderer öffentlicher Situationen außerhalb des eigenen Hauses. Am häufigsten beschriebene Auslösesituationen sind zum Beispiel sich in Menschenmengen zu begeben, Kaufhäuser zu betreten, etliche Wartesituationen, Kino-, Theater-, Restaurantbesuche, die Nutzung öffentlicher Verkehrsmittel (Bus, Zug, Straßenbahn) oder auch ganz bestimmter anderer Verkehrsmittel (Flugzeug, Schiff, Seilbahn), Autofahren (besonders häufig auf der Autobahn).

Ein wichtiges Merkmal der Agoraphobie ist die *Erwartungsangst*. Häufig löst allein der Ge-

Tabelle 2-2: Angstsymptome entsprechend den diagnostischen Kriterien für Forschung und Praxis der ICD-10

Vegetative Symptome	Allgemeine Symptome
• Palpitationen, Herzklopfen oder erhöhte Herzfrequenz • Schweißausbrüche • fein- oder grobschlägiger Tremor • Mundtrockenheit (nicht infolge Medikation oder Exsikkose)	• Hitzewallungen oder Kälteschauer • Gefühllosigkeit oder Kribbelgefühle
Symptome, die Thorax und Abdomen betreffen	**Symptome der Anspannung (besonders bei der generalisierten Angststörung)**
• Atembeschwerden • Beklemmungsgefühl • Thoraxschmerzen oder Missempfindungen • Nausea oder abdominelle Missempfindungen	• Muskelverspannung, akute oder chronische Schmerzen • Ruhelosigkeit und Unfähigkeit zum Entspannen • Gefühle von Aufgedrehtsein, Nervosität und psychischer Anspannung • Kloßgefühl im Hals oder Schluckbeschwerden
Psychische Symptome	**Unspezifische Symptome (besonders bei der generalisierten Angststörung)**
• Gefühl von Schwindel, Unsicherheit, Schwäche oder Benommenheit • Derealisation oder Depersonalisation • Angst vor Kontrollverlust, verrückt zu werden oder «auszuflippen» • Angst zu sterben	• übertriebene Reaktion auf kleine Überraschungen oder Erschreckt-Werden • Konzentrationsschwierigkeiten, Leeregefühl im Kopf wegen Sorgen oder Angst • anhaltende Reizbarkeit • Einschlafstörungen wegen Besorgnis, Beklemmungsgefühl

danke an kritische Situationen Ängste aus. Dies spielt eine besonders wichtige Rolle bei absehbaren und verbindlich geregelten Terminen, die aus diesem Grund dann häufig nicht wahrgenommen werden. Inhaltlich dominieren dabei Ängste vor ernsthaften körperlichen Konsequenzen der verspürten Symptome (einen Herzinfarkt oder einen Hirnschlag zu bekommen, in Ohnmacht zu fallen, schlimmstenfalls auch zu sterben) sowie Befürchtungen, im Ernstfall nicht rechtzeitig Hilfe zu bekommen. Weiterhin imponiert die Furcht, die Kontrolle zu verlieren («verrückt zu werden», «durchzudrehen») und auf diese Weise peinlich aufzufallen. Ein gemeinsames Attribut der gefürchteten Situationen ist häufig das Fehlen eines erkennbaren «Fluchtweges», der im Falle des Auftretens von Panik sofort genutzt werden könnte. Ein weiteres Kernmerkmal der Agoraphobie ist die Entwicklung eines *Vermeidungsverhaltens* in Zusammenhang mit den angstauslösenden Situationen. Die Vermeidung kann sich selektiv auf ganz konkrete, einzelne Orte/Situationen beziehen, kann aber auch unterschiedlich breit ausgeweitet werden bis hin zu schwersten Formen, in denen sich die Betroffenen gar nicht mehr in der Lage sehen, das Haus zu verlassen. Manche Patienten mit Agoraphobie entwickeln kompensatorisches *«Sicherheitsverhalten»*, wodurch ein gewisser Handlungs- und Bewegungsumfang erhalten bleibt, jedoch unter Einbeziehung unterschiedlicher «Sicherheitsmaßnahmen» (Begleitung von Familienmitgliedern oder Freunden, Mitführen bestimmter Gegenstände, wie zum Beispiel Schirm, Kinderwagen oder Fahrrad, Tragen einer Sonnenbrille, Verlassen des Hauses nur bei Dunkelheit, Bewegung nur auf Strecken, bei denen das Aufsuchen von Ärzten oder anderen sicherheitsvermittelnden Personen leicht möglich ist).

Dennoch führt das Vermeidungsverhalten im Verlauf zu Einschränkungen in der Lebensführung, die unterschiedliche Ausprägungen annehmen können. Die Betroffenen richten sich allerdings mit der Zeit darauf ein, so dass diese manchmal gar nicht mehr als Einschränkungen, sondern als etwas «Normales» wahrgenommen werden. Dadurch wird die Chronifizierung gefestigt und die Aussicht auf spätere Therapieerfolge gesenkt.

Die ICD-10 unterscheidet zwischen Agoraphobie mit oder ohne Panikstörung. Agoraphobie ohne Panikstörung ist durch das Fehlen eindeutiger Panikattacken im Längs- und Querschnitt gekennzeichnet. Im klinischen Alltag entwickeln solche Patienten im Verlauf häufig eine Panikstörung (Bienvenu et al., 2006).

2.1.2.2 Soziale Phobie

Das zentrale Element der sozialen Phobie ist die Furcht, im Zentrum der Aufmerksamkeit zu stehen oder sich peinlich oder erniedrigend zu verhalten. Die Betroffenen befürchten prüfende Betrachtung durch andere Menschen, auch in verhältnismäßig kleinen Gruppen. Dies resultiert in entsprechender Vermeidung möglicher Auslösesituationen. So werden typischer Weise folgende Situationen vermieden:

- sich in Gegenwart anderer zu äußern
- vor anderen zu sprechen, zu essen, zu schreiben
- an Veranstaltungen, an geselligen Kontakten oder Prüfungen teilzunehmen
- anderen Menschen zu begegnen.

Das klinische Bild ist in der Regel neben dem Auftreten allgemeiner Angstsymptome auch durch körperliche Begleiterscheinungen, wie zum Beispiel Herzrasen, Erröten, Zittern, Schwitzen, Kurzatmigkeit, Angst zu erbrechen sowie Miktions- bzw. Defäkationsdrang bzw. Angst davor, gekennzeichnet. Manche Patienten nehmen vorrangig diese körperlichen Symptome wahr, unter bewusster oder unbewusster Ausblendung der psychischen Angstkomponenten. Viele Betroffene geben als Hauptproblem die Befürchtungen an, ihre Angst bzw. die damit verbundenen körperlichen Symptome könnten von anderen bemerkt werden, wodurch man sie als «schwach» oder «unzulänglich» abstempeln würde. Meist besteht die Einsicht, dass die Symptome oder das Vermeidungsverhalten übertrieben und unvernünftig sind. Dennoch bestehen eine deutliche emotionale Belastung und ein starker Leidensdruck. Im Verlauf trauen sich die Patienten viele Dinge nicht mehr zu oder agieren in entsprechenden Situationen selbstunsicher und unter ihren eigentlichen Möglichkeiten. Infolgedessen entstehen häufig Beeinträchtigungen sowohl im beruflichen Vorankommen wie auch im Ausbau sozialer Beziehungen. Nicht selten entwickelt sich dadurch eine unfreiwillige soziale Isolation. Das Vermeidungsverhalten ist zwar meist ein wichtiges Element der Symptomatik, allerdings darf die Diagnose auch dann gestellt werden, wenn die Betroffenen die entsprechenden Situationen unter Hinnahme intensiver Angstgefühle auch ohne «deutliche Vermeidung» leidvoll ertragen.

Das Alter des ersten Auftretens einer sozialen Phobie liegt in der Regel in der Adoleszenz oder im frühen Erwachsenenalter, zu einem Großteil im dritten Lebensjahrzehnt (Kessler et al., 2007). Unbehandelte soziale Phobie dauert häufig lebenslang an und kann im schlimmsten Fall zur vollständigen Isolierung führen. Das Ausmaß der assoziierten Beeinträchtigung und der Leidensdruck sind höchst variabel und können mit den Belastungsfaktoren und Lebensveränderungen schwanken. Dabei spielt die hohe Komorbiditätsrate eine bedeutsame Rolle. So fand sich in einer Längsschnittuntersuchung (Keller et al., 2006) bei ca. 44 % der eingeschlossenen Patienten mindestens eine weitere Angststörung, während bei 56 % eine depressive Störung vorlag und bei 44 % eine Persönlichkeitsstörung diagnostiziert werden konnte. Nach 10 Jahren waren lediglich 34 % der initial eingeschlossenen Patienten symptomfrei, womit die Remissionsrate niedriger war als bei anderen Angststörungen (Panikstörung, Agoraphobie) oder bei depressiven Störungen. In einer weiteren Verlaufsuntersuchung über 12 Jahre konnte für soziale Phobie ebenfalls die höchste Chronifizierungsrate unter den Angststörungen sowie ein klarer Zusammenhang der negativen Prognose mit dem Vorliegen weiterer komorbider Erkrankungen bestätig werden (Bruce et al., 2005).

2.1.2.3 Spezifische Phobien

Spezifische Phobien sind durch eine anhaltende Angst vor einem umschriebenen Objekt oder einer umgrenzten Situation gekennzeichnet. Die konkreten Auslöser können vielfältig sein. Am weitesten verbreitet sind phobische Ängste vor:

- Tieren (Hunde, Schlangen, Spinnen, Vögel, Insekte, Katzen etc.)
- spezifischen Situationen der natürlichen Umwelt (z. B. Höhen, Sturm, Wasser, Blitze, Gewitter)
- Blut, Injektionen, Verletzungen, Krankheiten, Ärzten, Zahnärzten, Krankenhausbesuchen
- weiteren spezifischen Situationen (geschlossene Räumlichkeiten wie Aufzüge, Tunnel, Flugzeuge, Züge etc.).

Die Leitlinien nennen ergänzend noch:

- Besuch öffentlicher Toiletten
- Verzehr bestimmter Speisen
- bestimmten Erkrankungen ausgesetzt zu sein (häufig: Strahlenkrankheit, Geschlechtskrankheiten, AIDS).

Isolierte Phobien sind auf einzelne Situationen begrenzt und richten sich in der Regel primär auf die von der Situation bzw. dem Objekt ausgehenden möglichen Gefahren und Bedrohungen (Flugzeugabsturz, Hundebiss, Autounfall). Die Konfrontation damit kann, ähnlich wie bei Agoraphobie und sozialer Phobie, Panikattacken auslösen. Isolierte Phobien entstehen bei den meisten Betroffenen deutlich vor dem 20. Lebensjahr (Kessler et al., 2007) und können unbehandelt jahrzehntelang bestehen, wobei das phobische Objekt bzw. die Situation für gewöhnlich nicht wechseln. Das Beeinträchtigungsausmaß kann sehr unterschiedlich sein, abhängig davon, wie gut die gefürchteten Situationen/Objekte vermieden werden können. Isolierte Phobien sind in der Regel mit konsequentem Vermeidungsverhalten verbunden. Meistens können die Betroffenen ihr Leben so einrichten, dass daraus keine großen Beeinträchtigungen und somit auch kein übermäßiger Leidensdruck entstehen. Dementsprechend suchen diese Patienten, obwohl spezifische Phobien zu den häufigsten Angststörungen gehören, wegen dieser Störung seltener einen Psychiater oder Psychotherapeuten auf. Die Behandlungen werden in der Regel im ambulanten Setting abgewickelt, während man diesen Patienten im stationären klinischen Alltag selten begegnet. Hier werden spezifische Phobien meistens als komorbide Störung einer anderen Erkrankung diagnostiziert.

Eine problematische Konstellation kann sich bei Personen ergeben, die unter Phobien leiden, welche mit Krankenhäusern oder medizinischen Maßnahmen assoziiert sind. Sie können diese in der Regel über viele Jahre (manchmal Jahrzehnte) gut vermeiden, geraten jedoch in Bedrängnis, wenn sie aufgrund akut behandlungsbedürftiger Zustände zur stationären Behandlung aufgenommen werden müssen. Der Umgang mit solchen Patienten kann zu Problemen führen, angefangen von scheinbar irrationaler Ablehnung der stationären Aufnahme und unterschiedlicher diagnostischer und therapeutischer Maßnahmen bis hin zu abrupten Abbrüchen der Behandlung, was gelegentlich mit erheblicher Eigengefährdung verbunden sein kann. Bei solchen Patienten ist es wichtig, die spezifische Phobie als solche zu erkennen, die Situation mit den Betroffenen zu besprechen und ihnen adäquate fachärztliche Hilfe zu vermitteln.

2.1.2.4 Panikstörung

Die Panikstörung ist im Wesentlichen durch wiederkehrende, unerwartete und für die Betroffenen nicht erklärbare Panikattacken charakterisiert. Dabei stehen im Vordergrund kurzzeitige, abrupt auftretende überwältigend starke Episoden von intensiver Angst und Unbehagen, die nicht auf eine spezifische Situation oder ein spezifisches Objekt bezogen sind und in der Regel spontan und unvorhersehbar auftreten. Die klassischen Panikattacken sind nicht mit besonderer Anstrengung, gefährlichen oder lebensbedrohlichen Situationen verbunden. Sie setzen in der Regel unvermittelt ein und steigern sich in wenigen Minuten zu ihrem Höhepunkt. Dabei treten körperliche Symptome, meist in Form von Herzklopfen oder Herzrasen, Atemnot oder Kurzatmigkeit, Brustschmerzen, Erstickungsgefühlen, Schwindel auf. Verbunden damit ist häufig ein Entfremdungsgefühl (Depersonalisation, Derealisation) sowie die Angst, «verrückt» zu werden, die Kontrolle zu verlieren, einen körperlichen Zusammenbruch zu erleiden, in

Ohnmacht zu fallen, zu ersticken, bis hin zu Todesangst. Die einzelnen Anfälle dauern meist nur einige Minuten, wobei auch eine längere Dauer (bis zu ein bis zwei Stunden) möglich ist. Systematische Untersuchungen haben eine durchschnittliche Dauer von 30–45 Minuten ergeben (Craske et al., 2010).

Die Betroffenen vermeiden häufig Situationen und Orte, in/an denen eine Panikattacke aufgetreten ist. In der Regel finden sich zwischen den Attacken symptomfreie Intervalle unterschiedlicher Dauer. Diese können aber auch von anhaltenden Sorgen und Erwartungsangst vor dem Auftreten weiterer Attacken sowie vor den möglichen Begleiterscheinungen oder Konsequenzen der Panikattacken geprägt sein, was sich ebenfalls einschränkend auf die Lebensqualität auswirkt. Manche Patienten entwickeln dabei weitere vermeidende Verhaltensweisen, um die möglichen Auslöser der Panikattacken (z. B. körperliche Anstrengung) auszuschließen. Nicht selten nehmen Patienten während einer akuten Angstattacke ärztliche Hilfe in Anspruch, gelegentlich mit der Konsequenz einer Vorstellung in einer Notaufnahme. In diesen Fällen bewirkt die Erhebung unauffälliger somatischer Befunde häufig nur eine kurzfristige Deeskalation. Viele Patienten intensivieren im Verlauf ihre Forderungen nach immer komplexeren diagnostischen Maßnahmen zur Identifizierung einer vermeintlichen körperlichen Ursache der Beschwerden.

Das Ersterkrankungsalter variiert beträchtlich, liegt aber typischerweise in der Jugend und im frühen Erwachsenenalter. Ein Beginn in der Kindheit oder jenseits des 45. Lebensjahres ist selten, allerdings sind auch Fälle mit spätem Beginn («late onset») beschrieben (Segui et al., 2000). Der typische Verlauf ist chronisch, aber fluktuierend. Einige Patienten mit einer Panikstörung entwickeln sekundär auch eine Agoraphobie. Epidemiologische Untersuchungen weisen auf eine hohe Komorbiditätsrate hin. Zu den häufigsten komorbiden Erkrankungen gehören dabei andere Angststörungen (insgesamt bei ca. 45 % der Betroffenen), insbesondere spezifische Phobien (21 %) und soziale Phobien (18 %). Außerdem werden häufig depressive Episoden (bis zu 36 %) sowie Substanzmissbrauch bzw. -abhängigkeit (bis zu 21 %) beobachtet (Kessler et al., 2006).

2.1.2.5 Generalisierte Angststörung

Die Diagnose «generalisierte Angststörung» (GAS) wurde 1980 erstmalig als eigenständige Störungskategorie durch das DSM-III eingeführt. Es handelt sich dabei um eine häufige und schwerwiegende Erkrankung, deren zentrales Element Sorgen sind, die sich auf reale Gefahren beziehen (z. B. die Möglichkeit, man könnte einen Autounfall haben), wobei deren Eintrittsrisiko stark überschätzt wird und die negativen Konsequenzen katastrophal ausgemalt werden. Diese Besorgnisse können sich rasch auf zahlreiche Bereiche, wie auf die gesundheitliche, partnerschaftliche, berufliche oder finanzielle Situation des Betroffenen oder nahestehender Personen, ausbreiten (Bandelow et al., 2013).

Entsprechend den ICD-10-Kriterien umfassen die Voraussetzungen für eine GAS einen Zeitraum von mindestens 6 Monaten mit vorherrschender Anspannung, Besorgnis und Befürchtungen in Bezug auf alltägliche Ereignisse und Probleme. Dabei müssen mindestens vier Symptome der Symptomliste für Agoraphobie vorliegen, ergänzt durch Symptome der Anspannung (Muskelverspannungen, akute und chronische Schmerzen, Ruhelosigkeit und Unfähigkeit zu entspannen, Gefühle von Aufgedrehtsein, Nervosität und psychischer Anspannung, Kloßgefühl im Hals oder Schluckbeschwerden) oder andere unspezifische Symptome (z. B. übertriebene Reaktion auf kleine Überraschungen oder Erschreckt-Werden, Konzentrationsschwierigkeiten, Leeregefühl im Kopf wegen Sorgen oder Angst, anhaltende Reizbarkeit, Einschlafstörungen wegen der Besorgnis). In der Summe handelt es sich um eine «Sorgen»-Krankheit, wobei sich diese Sorgen und Befürchtungen nicht auf konkrete Situationen oder Objekte beziehen und nicht in Form attackeartiger Angstanfälle auftreten. Für die Betroffenen erscheint die Welt bedrohlich und voller Risiken, sie sind den überwiegenden Teil des Tages mit bedrohlichen, meist zukünftigen Ereignissen beschäftigt und können aus diesem Grunde kaum noch etwas wirklich genießen. Ohne akute Bedrohung werden konkrete katastrophale Ereignisse, Unfälle, Krankheiten und Schicksalsschläge für die eigene Person oder das engere soziale Umfeld befürchtet, wobei der Fokus der Sorgen ständig wechseln kann. Der Umfang der Beschäftigung mit den Sorgen kann nicht kontrolliert werden, es besteht eine ausgeprägte Grübelneigung und infolgedessen nicht selten eine soziale Isolation.

Die GAS ist bei Frauen doppelt so häufig wie bei Männern. Eine Häufung findet sich in der Altersgruppe zwischen 45 und 59 Jahren, gefolgt von der Gruppe zwischen 30 und 44 Jahren (Kessler et al., 2005a). Patienten mit generalisierter Angststörung suchen generell nur selten wegen ihrer Symptomatik psychiatrische oder psychotherapeutische Hilfe auf. Der Verlauf ist in der Regel chronisch, mit starker Fluktuation der Symptomatik. Die Spontanremissionsrate liegt bei ca. 33 % (Wittchen et al., 2002). Häufig werden komorbide psychische Störungen, insbesondere Depression und andere Angststörungen, beobachtet.

2.1.2.6 Angst und Depression, gemischt (F41.2)

Diese Unterform der Angststörungen darf diagnostiziert werden bei gleichzeitigem Bestehen von Angst und Depression, wobei weder die eine noch die andere Diagnose eindeutig vorherrschen darf. Sollten die Kriterien einer der beiden Störungen erfüllt und zusätzlich «unterschwellige» Symptome der anderen Störung vorhanden sein, muss zugunsten der dominierenden Störung entschieden werden. Zusätzlich sind in jedem Fall vegetative Symptome, wie Tremor, Herzklopfen, Mundtrockenheit, Magenbeschwerden etc., gefordert. Die Fachliteratur empfiehlt, in der Zusammenschau der recht undifferenzierten Kriterien, diese Diagnose eher zu vermeiden. Leider ist dies in der Praxis nicht der Fall, die Diagnose wird sogar relativ häufig gestellt.

2.1.3 Differenzialdiagnostische Besonderheiten und Komorbidität

Bei Patienten mit Angststörungen findet sich eine hohe Komorbiditätsrate, sowohl mit somatischen wie auch mit anderen psychischen Erkrankungen. Außerdem besteht eine hohe Komorbidität unter den einzelnen Angststörungen. Der National Comorbidity Survey (Kessler et al., 2005b) ergab, dass zwischen 30 % und 80 % der Personen mit einer Angststörung unter mindestens einer weiteren Angststörung leiden oder gelitten haben. Des Weiteren besteht eine hohe Komorbidität für weitere Erkrankungen aus dem Bereich der affektiven, somatoformen oder der Suchtstörungen.

Eine weitere diagnostische Schwierigkeit stellt die Tatsache dar, dass die Symptome, die von den Patienten mit Angststörungen angegeben werden, nicht spezifisch für diese Krankheitsbilder sind. Es findet sich eine große Überschneidung, sowohl mit somatischen wie auch mit anderen psychischen Erkrankungen, was wiederum die eindeutige diagnostische Einordnung erschwert. Dies birgt in sich die Gefahr, dass bei voreiliger Diagnosestellung einer Angststörung andere relevante Erkrankungen übersehen werden, von denen einige zusammen mit Symptomen, die zur Verwechslung Anlass geben könnten, in **Tabelle 2-3** aufgeführt werden. Andererseits ist es auch möglich, dass die Angstsymptomatik als Teil anderer Krankheitsbilder interpretiert wird und somit die Angststörungen als solche nicht erkannt werden. Daher ist eine breite Sensibilisierung für die Symptomatik der Angststörungen bei allen Gesundheitsberufen von erheblicher Bedeutung. Dies ist besonders wichtig, wenn man berücksichtigt, dass die meisten Patienten, die an einer Angststörung leiden, wegen ihrer Beschwerden zunächst einen Arzt einer anderen Fachdisziplin und nicht einen Psychiater und Psychotherapeuten aufsuchen. Häufig sind dies Allgemeinmediziner, aber auch HNO-Spezialisten, Gastroenterologen, Gynäkologen, Neurologen und Urologen.

Zum Ausschluss körperlicher Ursachen der Angststörung ist im Rahmen der diagnostischen Einschätzung eine umfassende somatische Diagnostik erforderlich. Gemäß den Leitlinien für Angsterkrankungen soll eine ausführliche allgemein-körperliche, internistische und neurologische Untersuchung durchgeführt werden. Ferner soll ein EKG abgeleitet werden. Die empfohlene Labordiagnostik umfasst: Blutbild, Elektrolyte, Blutzucker, Transaminasen und Gamma-GT, TSH, FT_3 und FT_4. Weitere somatische Zusatzdiagnostik und gegebenenfalls eine Vorstellung des Patienten bei entsprechenden Fachärzten wird nur bei begründetem Verdacht auf eine Funktionsstörung bestimmter Organsysteme oder bei Überprüfung der Diagnose im

Tabelle 2-3: Mögliche somatische Differenzialdiagnosen und deren Symptome, die zu einer Verwechslung mit einer Angststörung Anlass geben können

Differenzialdiagnose	Symptome, die zu einer Verwechslung Anlass geben können
Kardiale Erkrankungen	
Myokardinfarkt, Angina pectoris, Herzinsuffizienz, kardiale Arrhythmien	retrosternale Schmerzen/Druckgefühl, Vernichtungsgefühl, Unruhe, Angst, Atemnot, Übelkeit, Erbrechen, Schwächegefühl, Schwitzen, unregelmäßiger Herzschlag, Beklemmungsgefühl in der Brust, Atemnot
Metabolische Störungen	
Hypoglykämie	Tachykardie, Tremor, Angst, Schwitzen, Schwindel, Magenbeschwerden
Hyperkaliämie	unregelmäßiger Herzschlag, Parästhesien
Hypokalziämie	periorale Parästhesien, Karpopedalspasmen, gastrointestinale Störungen, Laryngospasmus
akute intermittierende Porphyrie	gastrointestinale Störungen, Parästhesien, Tachykardie, Erregungszustände, Depression
Endokrinologische Erkrankungen	
Hyperthyreose	Angst, Tachykardie, Herzklopfen, Schwitzen, Atemnot
Cushing-Syndrom	verstärkte Ängstlichkeit, depressive Gedanken, Stimmungsschwankungen
Insulinom	Zittern, Schwitzen, Synkopen, Verwirrtheit
Karzinoid	Durchfall, asthmaartige Anfälle
Phäochromozytom	Tachykardie, Hypertonie, Tremor, Kopfschmerz, Schwitzen, Hitzewallungen
Lungenerkrankungen	
Lungenembolie, Pneumothorax, Lungenödem, Asthma bronchiale, COPD	Atemnot, Erstickungsgefühl, Schmerzen, Druck oder Enge in der Brust
Gastrointestinale Erkrankungen	
Colitis ulcerosa, Colon irritabile, Morbus Crohn	Durchfälle, Nausea oder abdominelle Missempfindungen, allgemeines Unwohlsein, sozialer Rückzug.
Andere Erkrankungen	
Synkope	Schwindel, Ohnmachtsgefühl, Übelkeit
System. Lupus erythematodes, andere Autoimmunerkrankungen	allgemeines Unwohlsein, Nausea, abdominelle Missempfindungen, Atembeschwerden, Beklemmungsgefühl, Atemnot, Palpitationen, Herzklopfen, Mundtrockenheit, Muskelverspannung, akute oder chronische Schmerzen
innere Blutungen, akutes Fieber	allgemeines Unwohlsein, Nausea, abdominelle Missempfindungen, Atembeschwerden, Beklemmungsgefühl, Palpitationen, Herzklopfen, erhöhte Herzfrequenz, Schweißausbrüche, Mundtrockenheit, Tremor

Tabelle 2-3: Mögliche somatische Differenzialdiagnosen und deren Symptome, die zu einer Verwechslung mit einer Angststörung Anlass geben können *(Fortsetzung)*

Differenzialdiagnose	Symptome, die zu einer Verwechslung Anlass geben können
Neurologische Erkrankungen	
benigner paroxysmaler Lagerungsschwindel	Schwindel
periphere Vestibularisstörung	Schwindel, Benommenheit, Übelkeit, Erbrechen, Angst
komplex-partielle Anfälle	Angst, Derealisation, Depersonalisation, Schwitzen, Erröten, Dyspnoe, Hyperventilation, Tachykardie
Migraine (accompagnée)	Kopfdruck, Sehstörungen, Parästhesien, Übelkeit
Multiple Sklerose	Schwindel, Parästhesien
Hirntumore, Hirnkontusion, Enzephalitis, Multiinfarktdemenz, transitorische ischämische Attacke (TIA), zerebrale Manifestation von AIDS	diffuse, unspezifische psychische Symptome, Panikattacken, unspezifische Angst, übertriebene Reaktion auf kleine Überraschungen oder Erschreckt-Werden, Konzentrationsstörungen, Leeregefühl im Kopf wegen Sorgen oder Angst, anhaltende Reizbarkeit
Toxisch bedingte Angstzustände	
Intoxikation mit Amphetaminen, Designer-Drogen, Kokain, Alkohol Überdosierung mit Coffein, Nikotin, Schilddrüsenhormonen, Appetitzüglern, Natriumglutamat («China-Restaurant-Syndrom»), Kortikosteroiden, Bronchodilatatoren	Zittrigkeit, Herzrasen, Angstzustände, Panikattacken, Derealisation oder Depersonalisation, anhaltende Reizbarkeit
Entzug von Alkohol, Benzodiazepinen oder Opiaten	Zittrigkeit, Herzrasen, Angstzustände, Panikattacken, anhaltende Reizbarkeit, Nausea oder abdominelle Missempfindungen

Rahmen von Therapie-Non-Response und Therapieresistenz empfohlen.

Im Rahmen der oben beschriebenen somatischen Diagnostik wird zunächst eine sekundäre bzw. *organische Angststörung* (ICD-10: F06.4) ausgeschlossen.

Zum Ausschluss toxisch bedingter Angstzustände ist eine sorgfältige Erhebung der Sucht- und Medikamentenanamnese erforderlich. Bei Verdacht auf eine Intoxikation sollten auch entsprechende toxikologische Urin- bzw. Blutuntersuchungen vorgenommen werden.

Bei Patienten mit *Substanzmissbrauch/-abhängigkeit* (ICD-10: F1X.X) kann eine komorbide Angststörung, von der möglicherweise auch die ursprüngliche Motivation zum übermäßigen Konsum psychotroper Substanzen ausgeht, leicht übersehen werden. Dabei kann eine genaue retrospektive Anamneseerhebung nicht selten Informationen über initiale Angstsymptomatik oder häufig Panikattacken ergeben, die im Sinne einer «Selbstmedikation» mit Alkohol oder Benzodiazepinen behandelt wurden. Besonders häufig ist eine Assoziation zwischen Alkoholproblematik und sozialer Phobie anzutreffen. Einige Autoren ordnen die soziale Phobie den relevanten Risikofaktoren für eine mögliche Entwicklung einer Alkoholerkrankung zu. So fanden Schneier et al. (2010), dass ca. 80 % der Patienten, die gleichzeitig unter einer Sozialphobie und einer Alkoholerkrankung leiden, bereits vor Beginn des Alkoholmissbrauchs an pathologischen sozialen Ängsten gelitten haben.

Die Angstsymptomatik kann ferner auch im Rahmen von Störungen aus dem *schizophrenen Formenkreis* (ICD-10: F2X.X) vorkommen. Dabei ist eine rein psychotisch motivierte Angstsymptomatik (z. B. bei paranoidem Verfolgungserleben), unter Einbeziehung des Gesamterlebens und der konkreten Gedanken in den gefürchteten Situationen, in der Regel gut als solche zu identifizieren. Dies wird umso schwieriger, je subtiler die Symptomatik ist. Ängste und übermäßige Sorgen können zum Beispiel auch im Rahmen einer coenästhetischen Schizophrenie in Zusammenhang mit körperlichen Missempfindungen bestehen, für deren Abklärung häufige Arztkontakte unternommen werden. Ebenso wahnhaft motiviert sind Ängste und Sorgen, die im Rahmen wahnhafter Störungen geschildert werden, bei denen das Denken und Handeln von einer oder mehreren aufeinander bezogenen Wahnideen dominiert wird. Insbesondere bei hypochondrischem Wahn können die übermäßigen Sorgen um die Gesundheit fälschlicherweise sowohl als eine isolierte Phobie (bezogen auf eine bestimmte Erkrankung) wie auch als eine generalisierte Angststörung interpretiert werden.

Eine weitere Abgrenzungsschwierigkeit kann sich bei Sozialphobikern ergeben, da diese häufig dazu neigen, Handlungen anderer Personen (Lachen, Blicke, Unterhaltungen mit Dritten) auf sich zu beziehen. Wahn oder Wahnwahrnehmungen müssen hier ausgeschlossen werden. Es ist dennoch möglich, dass die Vorstellungen, beobachtet und gegebenenfalls ausgelacht zu werden, bei Sozialphobikern den Charakter grenzwertiger Beziehungsideen annehmen können (Konermann/Zaudig, 2003).

Eine große Symptomüberschneidung gibt es auch mit dem Bereich der *depressiven Störungen* (ICD-10: F 3X.X), wobei auch hier eine hohe Komorbiditätsrate besteht. Hier ist es sinnvoll, die genaue Reihenfolge der Symptommanifestation zu erfragen, um sich mehr diagnostische Klarheit zu verschaffen. So wird teilweise über depressive Symptome infolge einer länger bestehenden Angststörung berichtet. Andererseits ist auch eine Entwicklung der Angstsymptomatik, häufig mit Vermeidungsverhalten und sozialem Rückzug, im Verlauf einer depressiven Episode zu beobachten. Zur genaueren Bewertung derartiger Symptome kann es hilfreich sein, die genaue Motivation zum Rückzug und zur Vermeidung zu erfragen. Bei Depressionen ist die soziale Vermeidung üblicherweise eine Folgeerscheinung von Interessenverlust und Antriebsproblemen. Die Anwesenheit mehrerer Menschen wird von vielen manifest depressiven Patienten als anstrengend erlebt. Sozialphobiker hingegen stellen Befürchtungen vor negativen Bewertungen durch die anderen Anwesenden oder die Angst vor peinlichen eigenen Handlungen in den Vordergrund.

Auch andere, unter dem Begriff «Neurotische, Belastungs- und somatoforme Störungen» subsumierte psychiatrische Erkrankungen müssen differenzialdiagnostisch in Erwägung gezogen werden. Dazu gehören zum Beispiel *Zwangsstörungen* (ICD-10: F 42.X), bei denen mit Angst überlagerte Zwangsgedanken auftreten können (z. B. dass etwas Schlimmes passiert sein könnte oder dass der Betroffene selber etwas Schlimmes gemacht haben könnte). Andererseits ist hier das Verrichten von Zwangshandlungen in der Regel an eine damit verbundene Reduktion verschiedener Ängste verbunden. Anlass zur Verwechslung kann auch das so genannte «Sicherheitsverhalten» bei Patienten, die an einer Agoraphobie leiden, geben.

Die *posttraumatische Belastungsstörung* (ICD-10: F 43.1) ist primär von abermaligem Wiedererleben bedrohlicher Ereignisse, die das Trauma ausgelöst haben, geprägt. Zudem werden belastende Albträume sowie ein ausgeprägtes Vermeidungsverhalten bezogen auf unterschiedlichste Assoziationen mit dem ursprünglichem Trauma angegeben. Gelegentlich werden auch akute Ausbrüche von Angst, Panik oder Aggression, ausgelöst durch plötzliche Erinnerungen und/oder Wiederholung des Traumas oder der ursprünglichen Reaktion darauf beobachtet. Ein weiteres Merkmal dieser Störung, welche differenzialdiagnostisch von den Angststörungen abgegrenzt werden muss, ist ein Zustand vegetativer Übererregtheit mit Vigilanzsteigerung, einer übermäßigen Schreckhaftigkeit und Schlaflosigkeit.

Unterschiedliche Angstsymptome können ferner im Rahmen von *Anpassungsstörungen* (ICD-10: F43.2), die definitionsgemäß während des Anpassungsprozesses nach entscheidenden Lebensveränderungen oder belastenden Lebensereignissen wie auch schweren körperlichen Erkrankungen auftreten, beobachtet werden.

Eine weitere wichtige Differenzialdiagnose ist die Gruppe der *somatoformen Störungen* (ICD-10: F45), bei denen die Patienten, geleitet von wiederholter Darbietung körperlicher Symptome sowie fehlender Fähigkeit, negative Ergebnisse medizinischer Untersuchungen anzunehmen, wiederholt Ärzte aufsuchen und ihre Ängste vor körperlichen Erkrankungen präsentieren. Es finden sich insbesondere fließende Übergänge zwischen spezifischen Phobien, die sich auf körperliche Erkrankungen beziehen, und hypochondrischen Erkrankungen. Auch die Abgrenzung zwischen einer Panikstörung gegenüber autonomen somatoformen Funktionsstörungen ist schwierig. Dabei besteht insbesondere eine große Symptomüberschneidung mit den Krankheitsbildern einer «autonomen somatoformen Funktionsstörung des kardiovaskulären Systems» (F45.30) (früher als «Herzneurose» bezeichnet) und der «autonomen somatoformen Funktionsstörung des respiratorischen Systems» (F45.33) (früher «Hyperventilationssyndrom»). Ein mögliches Unterscheidungskriterium kann das Ausmaß der Erregungszustände bei der Beschäftigung mit der vermeintlichen körperlichen Schädigung (z. B. Herzinfarkt) sein. Patienten mit somatoformen Störungen haben keine Panikattacken mit Vernichtungsgefühlen. Ein weiterer Unterschied ist die Beobachtung, dass Menschen mit einer somatofomen Störung Krankheitsbefürchtungen haben, während Panikpatienten über Erwartungsängste vor der nächsten Attacke mit befürchtetem letalem Ausgang berichten (Konermann/Zaudig, 2003).

Deutliche differenzialdiagnostische Überschneidungen finden sich ferner zwischen sozialer Phobie sowie einer generalisierten Angststörung und der Diagnose einer *ängstlichen (vermeidenden) Persönlichkeitsstörung* (ICD-10: F60.6). Andererseits weisen manche Sozialphobiker, die ausgeprägte Beziehungsideen äußern, gelegentlich auch Merkmale einer *paranoiden Persönlichkeitsstörung* (ICD-10: F60.0) auf.

2.1.4 Verlauf und Prognose

Der Beginn von Angststörungen liegt eher im jüngeren Alter. In bisherigen Erhebungen konnte ermittelt werden, dass Angststörungen, mit einem Median des Erstmanifestationsalters bereits im 11. Lebensjahr, in einem wesentlich jüngerem Alter als zum Beispiel Substanzmissbrauch/-abhängigkeit (Median: 20. Lebensjahr) oder affektive Störungen (ermitteltes Median-Alter: 30. Lebensjahr) auftreten (Kessler et al., 2005a). Dabei können einige Unterschiede zwischen den verschiedenen Unterformen der Angststörungen beobachtet werden. So liegt das Erstmanifestationsalter für spezifische Phobien in der Regel in der Kindheit und frühen Jugend. Es folgen die soziale Phobie (Median für Erstmanifestationsalter: 13. Lebensjahr), die Agoraphobie (Median für Erstmanifestationsalter: 20. Lebensjahr) und die Panikstörung (Median für Erstmanifestationsalter: 24. Lebensjahr). Generalisierte Angststörungen zeigen einen etwas späteren Beginn (um das 31. Lebensjahr) sowie eine größere Streuung beim Erstmanifestationsalter.

Insgesamt nehmen Angststörungen unbehandelt einen oft *chronischen Verlauf* mit bisweilen gravierenden psychosozialen Beeinträchtigungen, sind aber durch eine frühzeitige und zielgerichtete Therapie durchaus gut behandelbar. Die Spontanremissionsrate liegt bei unter 20 %. Eine ungünstige Auswirkung auf den Verlauf hat dabei auch die hohe Komorbiditätsrate. Die Panikstörung verläuft besonders zu Beginn eher schubförmig, es wechseln sich Phasen intensiverer Symptomatik mit symptomfreien Intervallen ab.

Bei der Betreuung von Patienten mit einer Angststörung muss immer auf das Vorliegen akuter *Suizidalität* geachtet werden. In einer studienübergreifenden Datenanalyse aus einer FDA-Datenbank, die Informationen von 20 076 Patienten mit einer Angststörung umfasste, wurde eine jährliche Suizidrate von 193/100 000 und eine Suizidversuchsrate von 1350/100 000 ermittelt (Khan et al., 2002). Im Vergleich zur Allgemeinbevölkerung bedeutet dies ein zehnfach erhöhtes Suizidrisiko. Diese Untersuchung hat keine Unterschiede zwischen den einzelnen Untergruppen der Angststörungen ergeben.

2.1.5 Behandlung

Für die Therapie von Angsterkrankungen stehen sowohl psychotherapeutische als auch pharmakologische Behandlungsmöglichkeiten zur Verfügung. Die Entscheidung, welches Behandlungsverfahren im Einzelfall angewendet wird, wird immer gemeinschaftlich vom Arzt und dem Patienten getroffen werden, unter Einbeziehung des Schweregrades der Störung, der psychiatrischen und somatischen Komorbiditäten, der Introspektionsfähigkeit und der Vorerfahrungen des Patienten sowie der verfügbaren Ressourcen. Bei einer leichten bis mittelgradigen Ausprägung der Symptome erscheint es sinnvoll, sich ausschließlich auf psychotherapeutische Methoden zu begrenzen, allerdings sollten bei stärker ausgeprägten Symptomen bzw. einer Chronifizierung des Krankheitsbildes auf jeden Fall auch Psychopharmaka zum Einsatz kommen. Anhand der aktuellen Studienlage finden sich auch zunehmend Empfehlungen zugunsten einer initial kombinierten Behandlung, die sowohl den Einsatz eines Antidepressivums wie auch eine Psychotherapie beinhaltet.

Unabhängig von dem favorisierten Behandlungsverfahren und der Art der Angststörung hat eine psychotherapeutische Basisbehandlung einen hohen Stellenwert in der Therapie. Dabei spielt der Aufbau einer vertrauensvollen Beziehung zum Patienten eine entscheidende Rolle. Der Behandler sollte dem Patienten ausreichend Raum geben, über seine Beschwerden zu sprechen und ihm das Gefühl vermitteln, in seinem Leid, dass er selber häufig als irrational und beschämend erlebt, ernst genommen zu werden. Es sollte eine ausführliche Aufklärung des Patienten über Angst und Angststörungen, ihre Verbreitung in der Allgemeinbevölkerung, typische Entstehungs- und Aufrechterhaltungsmechanismen, Verläufe und Behandlungsmethoden erfolgen (CPA, 2006). Weitere Aufgaben der psychotherapeutischen Basisbehandlung beinhalten die gemeinsame Entscheidungsfindung bezüglich der bevorzugten Behandlungsmethode sowie, im Verlauf, die Motivationsförderung.

2.1.5.1 Psychotherapie

Die am besten bewährte und breit akzeptierte psychotherapeutische Behandlungsmethode bei Patienten mit einer Angststörung ist die kognitive Verhaltenstherapie (KVT) (Huppert et al., 2003). Sie beinhaltet unterschiedliche Behandlungselemente, je nach Form der Angststörung. Dazu gehören in erster Linie psychoedukative, krankheitsaufklärende Maßnahmen (Vermittlung eines Erklärungsmodells) sowie das Erlernen eines besseren Umgangs mit der Angst. Wichtige Therapieelemente stellen auch Reizexpositionsverfahren, In-vivo-Exposition mit Reaktionsmanagement, kognitive Umstrukturierung, Korrektur der Fehlinterpretation der körperlichen Symptome, soziales Kompetenztraining sowie Selbstsicherheitstraining dar (Margraf/Schneider, 2008). Die kognitive Verhaltenstherapie kann in unterschiedlichen Modalitäten angewendet werden, als individuelle Therapie, Gruppentherapie, Anleitung zur Selbsthilfe oder «Minimal-Intervention-Therapie» (z. B. in Form weniger Therapiesitzungen oder therapeutischer Kontakte mittels Telefon oder Internet) (CPA, 2006).

Im Hinblick auf die langfristigen Effekte der Psychotherapie bei Angststörungen heben neuere Erkenntnisse zunehmend die Bedeutung der so genannten «Booster Sessions» hervor (Gearing et al., 2013). Dabei handelt es sich um erneute Therapietermine längere Zeit nach Abschluss der Behandlung, um die wichtigsten Inhalte der Therapie «aufzufrischen» und möglicherweise erneut aufgetretene bzw. neue Probleme zu bewältigen. Besonders im Rahmen von belastenden Lebensumständen können mehrere Sitzungen im Sinne einer «Erhaltungstherapie» sinnvoll sein.

Als hilfreich haben sich auch Entspannungsverfahren erwiesen und hier insbesondere die Progressive Muskelrelaxation nach Jacobson. Von der Anwendung des Autogenen Trainings wird eher abgeraten, da dieses die Wahrnehmung von körperlichen Symptomen noch verschärfen kann. Eine psychodynamische Therapie kann in Einzelfällen, abhängig von der Persönlichkeitsstruktur und der Introspektionsfähigkeit, hilfreich sein, vor allem, wenn die Angststörung in Zusammenhang mit Beziehungs- und Entwicklungskonflikten steht. Einige Untersuchungen haben gezeigt, dass eine regelmäßige Ausdauersportaktivität das Angstniveau reduzieren kann. Besonders gute Effekte konnten bei Patienten mit einer komorbiden chronischen körperlichen Erkrankung gezeigt werden (Herring et al., 2010).

Eine Zusammenfassung der vorrangigen Therapieelemente bei unterschiedlichen Formen von Angststörungen wird in **Tabelle 2-4** dargestellt. Im Folgenden wird näher auf die Psychotherapie von Panikstörungen, Agoraphobie und generalisierter Angststörung eingegangen.

Der Ausgangspunkt der Behandlung von *Panikstörungen* ist die Vermittlung eines glaubwürdigen Erklärungsmodells für die Panikanfälle. Ein bewährtes Modell, dass von vielen Therapeuten häufig als Grundlage für die Erklärung genutzt wird, ist der «Teufelskreis» der Angst (**Abb. 2-1**), der einen gut verständlichen Zusammenhang zwischen äußeren Reizen, körperlichen Wahrnehmungen, Gedanken, Angstsymptomen und dem daraus resultierenden Verhalten darstellt (z. B. Schneider/Margraf, 1998). Bei der Vermittlung des Erklärungsmodells müssen die individuellen Symptome, Verhaltensweisen und Befürchtungen des Patienten berücksichtigt werden. Das Teufelskreismodell wird dann sowohl auf die «spontan» auftretenden Angstanfälle als auch auf übermäßige Angstreaktionen in angstauslösenden Situationen angewendet. Die Patienten werden darauf hingewiesen, dass der gemeinsame Nenner für ihre Probleme die «Angst vor der Angst» ist. Im Weiteren wird ein Verständnis für die Fehlinterpretationen der körperlichen Symptome (z. B. Schwindel, Herzrasen) erarbeitet, die während eines Angstanfalls auftreten und von den Betroffenen meist als Zeichen einer drohenden Gefahr bewertet werden (z. B.: «Ich werde in Ohnmacht fallen», «Ich bekomme einen Herzinfarkt»). Anschließend wird ausführlich besprochen, welche Gründe aus der Sicht des Patienten für diese Interpretation sprechen, bevor alternative Erklärungen für die Symptome besprochen werden.

Ein wichtiges Hilfsmittel zur Korrektur von Fehlinterpretationen sind «Verhaltensexperimente», durch die der Patient die befürchteten Symptome bewusst herbeiführt (z. B. Herzrasen durch körperliche Belastung, Atemnot durch Hyperventilation oder willentlichen Atemstopp). Vorstellungsübungen eignen sich zur Konfrontation mit den erwarteten katastrophalen Konsequenzen von Angstanfällen (z. B. verrückt werden, von allen Umstehenden angestarrt werden) und Symptomen oder Situationen, die nicht beliebig willkürlich herstellbar oder kontrollierbar sind. Ergänzend oder alternativ zur kognitiven Therapie und den Konfrontationsmethoden können den Patienten Bewältigungsstrategien (Entspannungsübungen oder Techniken zur Kontrolle der Herzfrequenz) vermittelt werden, mit deren Hilfe sie Einfluss auf die Angstsymptome nehmen können.

Das Grundprinzip der heute üblichen Behandlung von *Agoraphobie* ist die Konfrontation mit angstauslösenden Situationen (Reizkonfrontation, Exposition). Die Methode der Wahl ist eine Konfrontation in vivo: Hierbei werden die Patienten aufgefordert, sich in angstauslösende Situationen zu begeben und darin zu verharren, bis die Angstreaktion abnimmt. Der

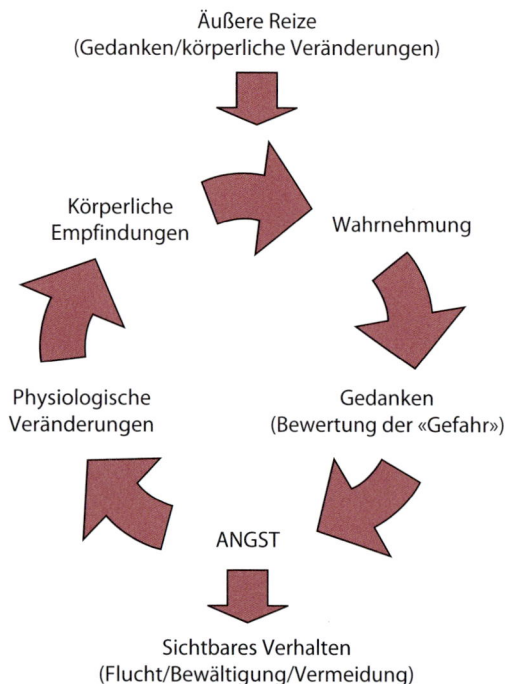

Abbildung 2-1: Teufelskreismodell der Angst (mod. n. Schneider/Margraf, 1998) – Entwicklung von Panikattacken durch Aufschaukeln körperlicher Empfindungen und kognitiver Fehlinterpretationen

Tabelle 2-4: Kognitive Verhaltenstherapie bei Angststörungen (mod. n. Zwanzger/Schneider, 2008)

Angststörung	Vorrangige Therapieelemente
Panikstörung und Agoraphobie	• Vermittlung eines Störungskonzepts zur Erklärung von Angst und Panikattacken, z. B. Teufelskreismodell der Angst • *Reaktionsexposition:* Der Patient wird angehalten, den Panikzustand mit den körperlichen Sensationen (interozeptive Exposition) gezielt herbeizuführen (= *paradoxe Intervention*) und zu beschreiben. Dabei soll der Patient auf automatische Gedanken achten und beobachten, wie dadurch vegetative Reaktionen ausgelöst werden. • *kognitive Umstrukturierung* zur Veränderung der dysfunktionalen automatischen Gedanken bzw. der Fehlinterpretation körperlicher Empfindungen • Einüben von Kompetenzen zur Beeinflussung körperlicher Symptome (z. B. Entspannungsverfahren, Atemtechniken) • *In-vivo-Exposition mit Reaktionsmanagement* zur Therapie des agoraphobischen Vermeidungsverhaltens: Konfrontation mit den Angst auslösenden Situationen zur Habituation an die Angst. Hier ist es hilfreich, den Patienten im Vorfeld eine Angstkurve zeichnen zu lassen (der Patient erwartet in der Regel, dass die Angst in der angstauslösenden Situation immer weiter zunimmt). Im Therapieverlauf werden die Erwartungen überprüft und revidiert. Wichtig dafür ist, dass der Patient so lange in der Angst auslösenden Situation bleibt, bis die Angst von alleine abnimmt (der Patient sollte die Angst dabei nicht unterdrücken oder sich nicht ablenken).
Soziale Phobie	• Vermittlung eines Störungsmodells • *Soziales Kompetenztraining,* Selbstsicherheitstraining • *kognitive Umstrukturierung:* Identifikation und Modifikation dysfunktionaler Denkschemata wie „Alles-oder-Nichts-Denken", Übergeneralisationen, selektive Abstraktionen (s. Kap. 13) oder negativer Selbstinstruktionen und unrealistischer Anforderungen an die eigene Person • *In-vivo-Exposition* • zusätzlich zur Einzeltherapie kann ein *gruppentherapeutisches Setting* sinnvoll sein. • Rollenspiele (mit Video)
Spezifische Phobie	• vorrangig sind *Reiz-Expositionsverfahren.*
Generalisierte Angststörung	• Vermittlung eines Störungsmodells • Selbstbeobachtung anhand eines Sorgentagebuchs • zentral ist die *kognitive Umstrukturierung:* Modifikation der ängstlich-dysfunktionalen Kognitionen und der andauernden Katastrophenantizipation, z. B. durch Realitätsüberprüfung und Entkatastrophisierung • *Entspannungsverfahren* und *Biofeedback* zur Beeinflussung der ständigen Anspannung, der häufigen muskuloskelettalen Verspannungen und der Hypervigilanz • Sorgen-Exposition • Soziales Selbstsicherheitstraining

Exposition geht eine ausführliche Vorbereitung voraus, in der mit dem Patienten zunächst ein individuelles Krankheitsmodell erarbeitet wird. Des Weiteren werden die angstauslösenden Situationen besprochen und es wird eine Art Angsthierarchie (Reihenfolge der unterschiedlichen angstauslösenden Situationen mit den dazugehörigen Angstausprägungen) aufgestellt. Als sinnvoll hat sich auch das Aufzeichnen einer Angstkurve, d. h. des vom Patienten erwartete Verlaufs der Angstsymptomatik erwiesen. Diese wird dann im Rahmen der Therapie weiter bearbeitet und angepasst. Die Situationen für die Konfrontation in vivo werden zusammen mit den Patienten sehr konkret und detailliert geplant. Die Patienten werden instruiert, so lange in den einzelnen Situationen zu bleiben, bis die Angst «von selbst» geringer wird, ohne zu versuchen, sie zu unterdrücken oder sich abzulenken. Anfänglich kann die Exposition durch unmittelbare Anwesenheit des Therapeuten begleitet werden. In dem praktischen Vorgehen bei der Konfrontation können zunächst Situationen gewählt werden, die mit einer Erwartung eines niedrigeren Angstniveaus verbunden sind. Der Schweregrad der Exposition wird im Verlauf gesteigert. Eine andere, früher häufiger eingesetzte Vorgehensweise ist die «Reizüberflutung», bei der die Therapie gleich mit Situationen beginnt, die mit hoher Wahrscheinlichkeit starke Angst auslösen werden.

Gemäß den Empfehlungen der neusten NICE-Leitlinien (2011) zur Behandlung der *generalisierten Angststörung* sollte bei diesem Krankheitsbild in erster Linie eine kognitive Verhaltenstherapie oder ein Entspannungsverfahren angeboten werden. Ziel der Therapie ist es, Fertigkeiten zu entwickeln, um dysfunktionale (fehlerhafte, einseitige) Annahmen und Gedanken selbstständig zu erkennen, zu unterbrechen und zu korrigieren und sich so situationsangepasster verhalten zu können (Bandelow et al., 2013). Der erste Schritt besteht dabei im Aufbau einer tragfähigen therapeutischen Beziehung und in einer Erörterung der Probleme des Patienten und seiner Lebensgeschichte, ohne sich dabei auf das reine Symptombild zu beschränken, sowie in der Erarbeitung eines individuellen Krankheitskonzepts. Weitere wichtige kognitive Behandlungsstrategien beinhalten folgende Elemente:

- Neubeurteilung unrealistischer Annahmen bezüglich des Nutzens und der Nachteile von Sorgen
- Erarbeitung einer realistischen Einschätzung der Wahrscheinlichkeit, dass Probleme zu negativen Konsequenzen führen und wie viel Leiden hierdurch verursacht wird
- Relativierung der Art und Häufigkeit von Sorgen durch Vergleich mit anderen («Was machen andere in dieser Situation?»)
- Überprüfung katastrophisierender Erwartungen durch Hausaufgaben mit Vorhersagen über das, was kommt (Identifikation von «Sorgenketten»)
- Sorgendistanzierung und -kontrolle (Einüben der Fähigkeit zu positiven Antizipationen)
- Umgang mit Problemen, die durch die Intoleranz gegenüber dem Gefühl der Unsicherheit und durch Perfektionismus entstehen
- Bearbeitung von Metasorgen («Ich mache mir Sorgen, dass ich wegen meiner ständigen Sorgen ein Magengeschwür bekomme.»)
- Ressourcenaufbau («Gibt es Lebensbereiche, in denen ich mir keine Sorgen mache?») (Bandelow et al., 2013).

Des Weiteren werden unterschiedliche Expositionstechniken angewandt. Patienten werden zum Beispiel angehalten, von Sicherheitsverhalten Abstand zu nehmen (z. B. Rückversicherungsanrufe einer Mutter, ob ihre Kinder auch gesund sind). Eine bewährte Technik ist auch die In-sensu-Exposition, bei der die Patienten aufgefordert werden, sich gedanklich mit ihren Sorgen auseinanderzusetzen. Weitere wichtige Therapieelemente sind Entspannungsverfahren, Emotionsregulation und Einüben von Problemlösungsstrategien, um inadäquate Lösungsansätze («Sich-Sorgen-Machen») zu reduzieren.

2.1.5.2 Psychopharmakotherapie

Den aktuellen Empfehlungen (NICE-Leitlinien sowie Leitlinien der World Federation of Biological Psychiatry [WFSBP]) zufolge werden als Substanzen der ersten Wahl für die medikamentöse Therapie der Angststörungen selektive Serotoninwiederaufnahmehemmer (SSRIs), selektive Serotonin-Noradrenalin-Wiederaufnahmehemmer (SNRIs) und Pregabalin angegeben.

Die aktuell verfügbaren *selektiven Serotoninwiederaufnahmehemmer (SSRIs)* (Citalopram, Escitalopram, Fluoxetin, Fluvoxamin, Paroxetin und Sertralin) werden in der Regel gut vertragen. Dennoch können in den ersten Behandlungswochen häufig Nebenwirkungen (z. B. Appetitminderung, Übelkeit, Diarrhö, Kopfschmerzen, Schlafstörungen, Schwitzen, Ängstlichkeit, Agitiertheit, sexuelle Funktionsstörungen, Tremor, Tachykardie, Unruhe) auftreten. Obwohl es sich hier um vorübergehende Nebenwirkungen handelt, wirken sich diese gelegentlich negativ auf die Compliance aus. Durch einen Einstieg mit niedrigen Anfangsdosen, die langsam gesteigert werden, kann diese anfängliche Überaktivierung vermieden werden. Ein anxiolytischer Effekt setzt in der Regel nach zwei bis vier Wochen ein. Citalopram und Escitalopram wurden kürzlich anhand der Ergebnisse einer eingehenden Prüfung mit der Beeinflussung des QT-Intervalls mit einer dosisabhängigen Verlängerung der QTc-Zeit in Verbindung gebracht. Die Maximaldosis von Citalopram wurde daraufhin auf 40 mg/d begrenzt; für ältere Patienten über 60 Jahre sollte eine Tageshöchstdosis von 20 mg/d Citalopram bzw. 10 mg/d Escitalopram nicht überschritten werden. Eine Gabe bei Patienten mit bekannter QTc-Zeit-Verlängerung oder angeborenem Long-QT-Syndrom ist kontraindiziert.

Selektive Serotonin-Noradrenalin-Wiederaufnahmehemmer (SNRIs) (Venlafaxin, Duloxetin) zeigen ein ähnliches Nebenwirkungsprofil wie SSRIs. Außerdem werden manchmal Tremor, Tachykardie, Miktionsstörungen, Schwitzen und Mundtrockenheit beobachtet. Beide Substanzgruppen (SSRIs und SNRIs) können, meist in den ersten drei bis vier Wochen nach Therapiebeginn, ein Syndrom der inadäquaten ADH-Sekretion (SIADH) auslösen, das sich laborchemisch in Form einer Hyponatriämie äußert.

Pregabalin, ursprünglich als Antikonvulsivum zugelassen, bindet selektiv und mit hoher Affinität an eine Untereinheit (α2-δ-Protein) von spannungsabhängigen Kalziumkanälen im ZNS und reduziert dadurch den Kalziumeinstrom in die Nervenzelle. Das führt wiederum zu einer reduzierten Freisetzung exzitatorischer Transmitter (z. B. Glutamat, Noradrenalin und Substanz P). Im klinischen Einsatz zeigt Pregabalin eine gute anxiolytische Wirkung, die sich allerdings nicht so rasch entfaltet wie bei Benzodiazepinen. An Nebenwirkungen werden häufig Benommenheit, Schläfrigkeit, Schwindel und Gedächtnisstörungen beobachtet.

Zu den weiteren Substanzen, die bei Angststörungen früher häufiger mit gutem Ergebnis eingesetzt werden, gehören *trizyklische Antidepressiva (TZA)* (Amitriptylin, Clomipramin, Imipramin). Trotz guter Wirksamkeit sollte von ihnen in der Regel abgesehen werden, da sie im Vergleich zu den oben genannten Substanzen ein wesentlich ungünstigeres Nebenwirkungs- und Interaktionsprofil zeigen.

Bei der Entscheidung für ein bestimmtes Präparat ist es wichtig, dies individuell mit dem Patienten abzusprechen. Dabei sollten einerseits der Schweregrad der Symptomatik, das Alter und die psychischen und somatischen Begleiterkrankungen wie auch die Vorerfahrungen des Patienten mit einzelnen Substanzen sowie Befürchtungen bezüglich der unerwünschten Begleiterscheinungen berücksichtigt werden. Wichtig ist eine ausreichende Aufklärung über die tatsächlich möglichen Medikamentennebenwirkungen (u. a. die Möglichkeit sexueller Funktionsstörungen). Der Patient sollte ermutigt werden, offen darüber zu berichten. Ferner ist es wichtig, dem Patienten zu vermitteln, dass keine sofortige Besserung erwartet werden darf und dass auch eine Teilreduktion der Symptome als Therapieerfolg zu werten ist.

Wenn sich nach acht Wochen keine Besserung einstellt, sollten zunächst die Diagnose und die Compliance überprüft werden. Dabei kann eine Blutspiegelbestimmung des Medikaments hilfreich sein. Eine begleitende Psychotherapie sollte aufgenommen oder intensiviert werden. Ferner kann eine Dosisanpassung vorgenommen werden. Im nächsten Schritt sollte über einen Präparatewechsel nachgedacht werden, wobei sowohl die Möglichkeit besteht, auf ein anderes Präparat innerhalb der bereits gewählten Substanzklasse umzusteigen oder einen Klassenwechsel vorzunehmen. Gemäß dem bestehenden Konsens wird als Ansprechen auf die Behandlung eine Reduktion der Angstsymptomatik um mehr als 50 % (beurteilt durch eine störungsspezifische Psychometrie wie zum Beispiel die Hamilton-Angstskala) definiert (Bandelow et al., 2008). Nachdem eine (Teil-)Remission erreicht wurde, sollte die entsprechende Medikation in unveränderter Dosis über einen Zeitraum von mindestens 12 Monaten fortgeführt werden, bevor schrittweise ein Absetzversuch begonnen wird (Allgulander, 2010).

Da ein Großteil der Patienten, die an einer Angststörung leiden, mit ihren Beschwerden nicht in erster Linie einen Facharzt für Psychiatrie und Psychiatrie aufsucht, weicht die initial eingeleitete Behandlung von den hier geschilderten Empfehlungen oft ab. Nicht selten werden dabei Medikamente aus der Gruppe der Anxiolytika (Tranquilizer) verordnet. Dazu werden folgende Substanzen gezählt: Benzodiazepine, Buspiron, Hydroxyzin, Opipramol, Pregabalin sowie einige Phytopharmaka (Benkert/Hippius, 2013).

Besonders problematisch ist dabei die Verordnung von *Benzodiazepinen*. Durch ihre Bindung an einer spezifischen Benzodiazepin-Bindungsstelle am $GABA_A$-Rezeptor entfalten sie eine sedierende, schlafanregende, amnestische, muskelrelaxierende und anxiolytische Wirkung. Der relativ rasche Eintritt der Anxiolyse macht sie zu idealen Helfern in Situationen, in denen der Patient die starke Angst nicht mehr aushalten zu können glaubt. Leider trägt gerade diese Eigenschaft maßgeblich zur Entwicklung einer Abhängigkeit bei, die später nur mit großer Anstrengung und professioneller Hilfe überwunden werden kann. Daher sollte der Einsatz von Benzodiazepinen in der Behandlung von Angststörungen so restriktiv wie möglich sein. Idealerweise sollten diese gar nicht eingesetzt werden. Die Patienten müssen auf jeden Fall immer über das hohe Abhängigkeitspotenzial aufgeklärt werden.

Erfreulicherweise scheint das Bewusstsein über die Schädlichkeit einer unkritischen Verordnung von Benzodiazepinen in den letzten Jahren deutlich gewachsen zu sein. Dem Arzneiverordnungsreport 2012 (Schwabe/Paffrath, 2012) ist zu entnehmen, dass die Verordnung von Tranquillanzien (vornehmlich Benzodiazepinen) seit 1992, dem Jahr mit dem Maximum an Verordnungen (333 Mio. definierte Tagesdosen [DDD]), kontinuierlich abnimmt. Sie betrug 178 Mio. DDD im Jahre 2002 und 119 Mio. DDD im Jahre 2011. Das heißt, heute wird nur noch etwa ein Drittel der Menge an Benzodiazepinen verordnet wie vor 20 Jahren.

Ferner erwähnenswert ist *Opipramol*, da eine Verordnung bei Angststörungen besonders häufig in den Hausarztpraxen üblich ist. Opipramol ist ein starker Ligand an 1- und 2-Rezeptoren, in seiner Struktur eine trizyklische Substanz mit dem Kern von Carbamazepin. Zudem hat Opipramol eine H1-antihistaminerge Wirkkomponente, die am ehesten für seine sedierende Effekte verantwortlich ist. Aufgrund der trizyklischen Struktur kann mit vielen Nebenwirkungen (Müdigkeit, Mundtrockenheit, orthostatische Dysregulation, Schwindel, Benommenheit, Obstipation, Blutbildveränderungen, QTc-Zeit-Verlängerung) gerechnet werden, so dass vom Einsatz dieser Substanz eher abzuraten ist.

2.1.6 Besonderheiten in der Behandlung

Die allgemeinen Behandlungsempfehlungen unterscheiden sich je nach der Art der Angststörung.

Bei einer *Panikstörung mit oder ohne Agoraphobie* kann bei erstmaligem Auftreten und unkompliziertem Verlauf ohne Komobiditäten prinzipiell mit einer kognitiven Verhaltenstherapie (KVT) allein, einem Antidepressivum allein oder mit einer Kombination aus beiden behandelt werden. Dabei mehren sich Studien, die für eine Präferenz des Einsatzes einer Kombination von KVT und Antidepressiva in der akuten Behandlungsphase sprechen (Bandelow et al., 2012). Eine schwere oder chronische Panikstörung, besonders mit begleitender Depression, sollte möglichst immer kombiniert behandelt werden.

Zugelassen für die Behandlung von Panikstörungen sind unter den SSRI Citalopram, Escitalopram, Paroxetin und Sertralin sowie der SSNRI Venlafaxin und unter den trizyklischen Antidepressiva (TZA) Clomipramin. Die Dosierung sollte langsam einschleichend erfolgen, da die initialen Nebenwirkungen (Unruhe, Zittrigkeit) die Angstsymptomatik verstärken können. Mit dem gewünschten Therapieeffekt ist nach 2–4 Wochen zu rechnen. Bei schwerer Panikstörung kann in der Anfangsphase der Behandlung eine überschneidende Behandlung mit Benzodiazepinen indiziert sein, wobei die Patienten gut über die Gefahren einer Abhängigkeitsentwicklung aufgeklärt werden müssen.

Bei begleitender *Agoraphobie* sollte immer eine KVT – allein oder in Kombination mit Antidepressiva – angestrebt werden.

Zur Behandlung einer *generalisierten Angststörung* sind folgende Antidepressiva zugelassen: Duloxetin, Escitalopram, Paroxetin und Venlafaxin. Der Wirkungseintritt erfolgt meist innerhalb von zwei bis vier Wochen. Seit 2008 ist Pregabalin eine weitere zugelassene Therapieoption der ersten Wahl. In einigen Studien konnte außerdem die Wirksamkeit von Buspiron, Hydroxyzin und Opipramol nachgewiesen werden. Auch für das Antipsychotikum Quetiapin konnten gute Effekte gezeigt werden, allerdings ist bis jetzt keine der genannten Substanzen für die Behandlung der generalisierten Angststörung zugelassen.

Bei der *sozialen Phobie* ist die KVT, sowohl als Einzeltherapie wie als Gruppentherapie, die am besten bewährte und untersuchte Methode. Unter den Psychopharmaka werden SSRI oder SNRI als Mittel der ersten Wahl empfohlen (Bandelow et al., 2012). Zugelassen in dieser Indikation sind Paroxetin, Sertralin, Escitalopram und Venlafaxin. Ferner besteht eine Zulassung für den Monoaminooxidase-Hemmer Moclobemid. Gute Wirksamkeit zeigen auch Gabapentin und Pregabalin, obwohl für diese Substanzen bis jetzt keine Zulassung besteht.

Bei den *spezifischen (isolierten) Phobien* stehen psychotherapeutische Verfahren im Vordergrund, eine psychopharmakologische Behandlung erfolgt nur selten. Im Falle einer psychopharmakologischen Behandlung sollten die neuen Antidepressiva (z. B. SSRI) eingesetzt werden.

Literatur

Allgulander C. (2010). Novel approaches to treatment of generalized anxiety disorder. Curr Opin Psychiatry, 23(1), 37–42.

APA (American Psychiatric Association) (2003). Diagnostisches und Statistisches Manual Psychischer Störungen – Textrevision – DSM-IV-TR. Dt. Bearb. Saß H., Wittchen H.-U., Zaudig M. & Houben I. Göttingen: Hogrefe.

Bandelow B., Boerner R. J., Kasper S., Linden M., Wittchen H.-U., Möller H.-J. (2013). Generalisierte Angststörung: Diagnostik und Therapie. Dtsch Arztebl Int, 110(17), 300–310.

Bandelow B, Zohar J, Hollander E, Kasper S, Möller HJ; WFSBP Task Force on Treatment Guidelines for Anxiety, Obsessive-Compulsive and Post-Traumatic Stress Disoders, Zohar J, Hollander E, Kasper S, Möller HJ, Bandelow B, Allgulander C, Ayuso-Gutierrez J, Baldwin DS, Buenvicius R, Cassano G, Fineberg N, Gabriels L, Hindmarch I, Kaiya H, Klein DF, Lader M, Lecrubier Y, Lépine JP, Liebowitz MR, Lopez-Ibor JJ, Marazziti D, Miguel EC, Oh KS, Preter M, Rupprecht R, Sato M, Starcevic V, Stein DJ, van Ameringen M, Vega J. (2008). World Federation of Societies of Biological Psychiatry (WFSBP) guidelines for the pharmacological treatment of anxiety, obsessive-compulsive and post-traumatic stress disorders – first revision. World J Biol Psychiatry, 9(4): 248–312. doi: 10.1080/15622970802465807.

Bandelow B., Sher L., Bunevicius R., Hollander E., Kasper S., Zohar J., Möller H.J.; WFSBP Task Force on Mental Disorders in Primary Care; WFSBP Task Force on Anxiety Disorders, OCD and PTSD (2012). Guidelines for the pharmacological treatment of anxiety disorders, obsessive-compulsive disorder and posttraumatic stress disorder in primary care. Int J Psychiatry Clin Pract, 16(2): 77–84.

Benkert O., Hippius H. (Hrsg.) (2013). Kompendium der Psychiatrischen Pharmakotherapie. Berlin, Heidelberg: Springer.

Bienvenu O. J., Onyike C. U., Stein M. B. et al. (2006). Agoraphobia in adults: Incidence and longitudinal relationship with panic. Br J Psychiatry, 188: 432–438.

Bienvenu J. O., Wuyek L. A., Stein M. B. (2010). Anxiety Disorders Diagnosis: Some History and Controversies. In: Stein M. B., Steckler T. (Eds.). Behavioral Neurobiology of Anxiety and its Treatment. Heidelberg: Springer.

Bruce S. E., Yonkers K. A., Otto M. W., Eisen J. L., Weisberg R. B., Pagano M., Shea M. T., Keller M. B. (2005). Influence of psychiatric comorbidity on recovery and recurrence in generalized anxiety disorder, social phobia, and panic disorder: A 12-year prospective study. Am J Psychiatry, 162(6): 1179–1187.

Canadian Psychiatric Association (CPA) (2006). Clinical practice guidelines. Management of anxiety disorders. Can J Psychiatry, 51(8 Suppl 2), 9S–91S.

Craske M. G., Kircanski K., Epstein A., Wittchen H. U., Pine D. S., Lewis-Fernández R., Hinton D.; DSM V Anxiety; OC Spectrum; Posttraumatic and Dissociative Disorder Work Group (2010). Panic disorder: a review of DSM-IV panic disorder and proposals for DSM-V. Depress Anxiety, 27(2): 93–112.

Gearing R. E., Schwalbe C. S., Lee R., Hoagwood K. E. (2013). The effectiveness of booster sessions in cbt treatment for child and adolescent mood and anxiety disorders. Depress Anxiety, 30(9): 800–808.

Herring M. P., O'Connor P. J., Dishman R. K. (2010). The Effect of Exercise Training on Anxiety Symptoms Among Patients. A Systematic Review. Arch Intern Med, 170(4), 321–331.

Huppert J. D., Franklin M. E., Foa E. B., Davidson J. R. (2003). Study refusal and exclusion from a randomized treatment study of generalized social phobia. J Anxiety Disord, 17, 683–693.

Keller M. B. (2006). Social anxiety disorder clinical course and outcome: Review of Harvard/Brown Anxiety Research Project (HARP) findings. J Clin Psychiatry, 67(Suppl 12): 14–19.

Kessler R. C., Berglund P., Demler O., Jin R., Merikangas K. R., Walters E. E. (2005a). Lifetime prevalence and age-of-onset distributions of DSM-IV disorders in the National Comorbidity Survey Replication. Arch Gen Psychiatry, 62(6), 593–602.

Kessler R. C., Chiu W. T., Demler O., Merikangas K. R., Walters E. E. (2005b). Prevalence, severity, and comorbidity of 12-month DSM-IV disorders in the National Comorbidity Survey Replication. Arch Gen Psychiatry, 62(6), 617–627.

Kessler R. C., Chiu W. T., Jin R., Ruscio A. M., Shear K., Walters E. E. (2006). The epidemiology of panic attacks, panic disorder, and agoraphobia in the National Comorbidity Survey Replication. Arch Gen Psychiatry, 63: 415–424.

Kessler R. C., Angermeyer M., Anthony J. C., De Graf R., Demyttenaere K., Gasquet I., De Girolamo G., Gluzman S., Gureje O., Haro J. M., Kawakami N., Karam A., Levinson D., Medina Mora M. E., Oakley Browne M. A., Posada-Villa J., Stein D. J., Adley Tsang C. H., Aguilar-Gaxiola S., Alonso J., Lee S., Heeringa S., Pennell B. E., Berglund P., Gruber M. J., Petukhova M., Chatterji S., Ustuün T. B. (2007). Lifetime prevalence and age-of-onset distributions of mental disorders in the World Health Organization's World Mental Health Survey Initiative. World Psychiatry, 6: 168–176.

Khan A., Leventhal R. M., Khan S., Brown W. A. (2002). Suicide risk in patients with anxiety disorders: a meta-analysis of the FDA database. J Affect Disord, 68(2–3), 183–190.

Konermann J., Zaudig M. (2003). Diagnostik und Differenzialdiagnostik der Angststörungen nach ICD-10. Psychotherapie, 8(1), 72–85.

Margraf J., Schneider S. (2008). Panikstörung und Agoraphobie. In: Margraf J. (Hrsg.) (2008). Lehrbuch der Verhaltenstherapie, Bd. 2. Heidelberg: Springer, 3–29.

Seguí J., Salvador-Carulla L., Márquez M., Garcìa L., Canet J., Ortiz M. (2000). Differential clinical features of late-onset panic disorder. J Affect Disord, 57(1–3), 115–24.

Schneider S., Margraf J. (1998). Agoraphobie und Panikstörung. Fortschritte der Psychotherapie. Band 3. Göttingen: Hogrefe.

Schneier F. R., Foose T. E., Hasin D. S., Heimberg R. G., Liu S. M., Grant B. F., Blanco C. (2010). Social anxiety disorder and alcohol use disorder co-morbidity in the National Epidemiologic Survey on alcohol and related conditions. Psychol Med J Res Psychiatry All Sci, 40(6), 977–988.

Schwabe U., Paffrath D. (Hrsg.) (2012). Arzneiverordnungs-Report 2012. Aktuelle Daten, Kosten, Trends und Kommentare 2012. Berlin: Springer.

Weltgesundheitsorganisation, Dilling H., Mombour W., Schmidt M. H., Schulte-Markwort E. (Hrsg.) (2011). Internationale Klassifikation psychischer Störungen. ICD-10 Kapitel V (F). Diagnostische Kriterien für Forschung und Praxis, 5. Auflage. Bern: Verlag Hans Huber.

Wittchen H. U., Kessler R. C., Beesdo K., Krause P., Hofler M., Hoyer J. (2002). Generalized anxiety and depression in primary care: prevalence, recognition, and management. J Clin Psychiatry, 63(Suppl 8), 24–34.

Wittchen H.-U., Jacobi F. (2012). Was sind die häufigsten psychischen Störungen in Deutschland? Zusatzuntersuchung psychische Gesundheit im Rahmen der DEGS Studie zur Gesundheit Erwachsener in Deutschland. DEGS-Symposium, Berlin, 14.06.2012.

Wittchen H.-U., Jacobi F., Rehm J., Gustavsson A., Svensson M., Jönsson B., Olesen J., Allgulander C., Alonso J., Faravelli C., Fratiglioni L., Jennum P., Lieb R., Maercker A., van Os J., Preisig M., Salvador-Carulla L., Simon R., Steinhausen H. C. (2011). The size and burden of mental disorders and other disorders of the brain in Europe 2010. Eur Neuropsychopharmacol, 21(9): 655–679.

Zwanzger P., Schneider F. (2008). Angststörungen. In: Schneider F. (Hrsg.) Facharztwissen Psychiatrie und Psychotherapie. Springer: Heidelberg, 321–334.

2.2 Das Phänomen der Angst im Krankenhaus

Miriam Tariba Richter

2.2.1 Einleitung

> Patientin:
>
> *Mir ist es ganz wichtig, dass ich nach der Entlassung aus dem Krankenhaus wieder in eine Atmosphäre komme, in der ich mich geborgen fühlen kann. Ich werde mich wahrscheinlich gegen Bestrahlung entscheiden, schon weil mir furchtbar davor graut, in der Krankenhausumgebung bleiben zu müssen und mit diesen Maschinen alleingelassen zu werden.*
>
> (Tausch, 1982: 67)

> Arzt:
>
> *Irgendwo habe ich gemerkt, daß es für mich schwer war, diesen krebskranken Menschen ganz frei zu begegnen, weil ich spürte, in mir kamen Ängste hoch.*
>
> (Tausch, 1982: 162)

Angst ist eine der stärksten und häufigsten Emotionen, die unser tägliches Leben beeinflusst. Sie ist daher, abgesehen von pathologischen Ängsten, natürlicher Bestandteil unserer Existenz. Ängste im Krankenhaus entstehen aufgrund einer existenziellen, die Integrität der PatientInnen bedrohenden Lebenssituation und erschüttern die Betroffenen in erheblicher Weise in ihrem Selbst. Die Bedingungen im Krankenhaus können die Ängste noch verstärken. Insbesondere die räumlichen Gegebenheiten, ein hohes Maß an Technik, das Erleben von Leid, mangelnde Kommunikationsmöglichkeiten und soziale Distanz wirken sich angstmaximierend aus. Ängste und Unsicherheiten betreffen nicht nur die PatientInnen, sondern beeinflussen auch in vielfältiger Weise die im Krankenhaus arbeitenden Professionen. Insbesondere bestehen Ängste im Umgang mit dem Leid der PatientInnen. Ängste im Krankenhaus werden in heftiger und zermürbender Weise erfahren, beeinträchtigen die physische und psychische Gesundheit und wirken auf das Handeln der Betroffenen ein.

Im Folgenden findet eine allgemeine Darstellung des Phänomens der Angst in seiner psychologischen, philosophischen und gesellschaftlichen Relevanz statt. Anknüpfend daran wird die Angst von PatientInnen und Pflegenden im Krankenhaus thematisiert.

2.2.2 Was ist Angst und ist sie normal?

Angst ist ein zeit- und kulturunabhängiges Phänomen, das allerdings hinsichtlich der Auslöser, des Empfindens und der Bewältigung variiert. Angst gründet sich in unserer Existenz und ist ein Signal der Warnung vor Bedrohung, mit dem Aufforderungscharakter, diese zu überwinden. Jeder Entwicklungsschritt, alles Neue ist mit Angst verbunden. Es gibt demnach völlig normale alters- und entwicklungsbedingte Ängste, die der gesunde Mensch zu bewältigen hat. Ängste können sich ganz individuell unterscheiden, so haben die einen Angst vor der Einsamkeit, die anderen haben Angst vor sozialen Kontakten (Riemann, 2003: 7–12).

Angst wird überwiegend unter psychologischen, philosophischen und gesellschaftlichen Gesichtspunkten betrachtet, die im weiteren Verlauf ausgeführt werden (s.a. Kap. 2.1, 2.3 und 6.1).

In der *Psychologie* wird Angst durch verschiedene Begrifflichkeiten gefasst.

2.2.2.1 Definitionen von Angst

Angst im Allgemeinen geht auf den lateinischen Begriff «angustus» zurück, der eng oder beengend bedeutet (Sörensen, 1996: 2).

Die *aktuelle Angst (State-Angst)* ist ein mit bestimmten Situationsveränderungen variierender Zustand des Organismus, der durch spezifische Ausprägungen von psychologischen, verhaltensexpressiven und subjektiven Parametern gekennzeichnet wird (Krohne, 1996: 5).

Für das Persönlichkeitsmerkmal der Angst wird der Begriff der *Ängstlichkeit (Trait-Angst)* verwendet. Diese bezeichnet die individuell variierende Tendenz, Situationen als bedrohlich wahrzunehmen und hierauf mit einem erhöhten Angstzustand zu reagieren (Krohne, 1996: 7).

Generell werden zwei Angstbegriffe unterschieden:

- *Angst* ist durch eine angespannte Erwartung eines bedrohlichen, aber unbestimmten Ereignisses und als ein Gefühl unangenehmer Beunruhigung charakterisiert. Bei diesem durchdringenden und diffusen Gefühl der Angst können die Betroffenen nicht ohne weiteres angeben, worin der Grund für die Anspannung liegt oder welche Gefahren befürchtet werden, da der Fokus der Bedrohung nicht eindeutig ist.
- *Furcht* ist eine emotionale Reaktion auf eine spezifisch wahrgenommene Gefahr oder Bedrohung. Sie ist ein sehr intensiver psychischer Ausnahmezustand, der zu einem eingeschränkten Fokus führt und mit einem deutlichen Erregungsanstieg verbunden ist. Sie tritt in der Regel phasenweise auf und endet, wenn die wahrgenommene Gefahr nicht mehr besteht. Das Erkennen und Bewerten einer Gefahr kann sich dabei sowohl rational als auch irrational vollziehen.

Bei sehr intensiver, andauernder und von außen als irrational bewerteter Furcht wird von einer *Phobie* gesprochen. Die Zusammenhänge zwischen Angst und Furcht sind komplex und beeinflussen sich gegenseitig. So kann beispielsweise die diffuse Angst in eine konkrete Furcht münden, die Angst könne wiederkehren. Die Begriffe Angst und Furcht werden in der Praxis häufig nicht unterschieden und Angst wird, wie auch in diesem Beitrag, als Oberbegriff verwendet (Rachman, 2000: 9–14).

2.2.2.2 Angstauslöser
Es können verschiedene Angstauslöser aufgezeigt werden. Jedes reale oder fiktive Objekt kann prinzipiell Angst hervorrufen. Es existieren entwicklungsbedingte Angstformen. Zum Beispiel haben Kinder eher Angst vor der Dunkelheit, Jugendliche vor der Missbilligung ihrer MitschülerInnen, Erwachsene ängstigen sich mit größerer Wahrscheinlichkeit vor lebensbedrohlichen Krankheiten, PartnerInnenverlust und dem Älterwerden, wohingegen ältere Menschen eher Angst vor der Pflegebedürftigkeit, der Einsamkeit und dem Sterben haben. Darüber hinaus bestehen geschlechtsabhängige Ängste. Frauen haben beispielsweise eher vor altersbedingten Veränderungen ihres Aussehens Angst, Männer vor beruflichem oder sexuellem Versagen. Zudem variieren Ängste auch epochal und interkulturell, das heißt, sie wandeln sich mit dem Zeitverlauf und sind abhängig von gesellschaftlichen Bedingungen (Kasten, 2004: 16 f.).

2.2.2.3 Angstkategorien
In der Psychologie werden fünf verschiedene Angstkategorien benannt. In der Reihenfolge der Häufigkeit des Vorkommens stehen an erster Stelle soziale Ängste (z. B. Verlegenheit, Scham, Leistungsangst), gefolgt von Krankheits- und Verletzungsängsten. Im Anschluss sind agoraphobische Ängste (z. B. Angst vor fremden Orten) und die Angst vor sexuellen und aggressiven Szenen zu nennen. An letzter Stelle ist die Angst vor harmlosen Tieren anzugeben. Zwischen der Angst und einem realen Objekt existiert nicht immer ein direkter rationaler Zusammenhang. So ist die Angst vor Krankheiten rational begründet, die vor harmlosen Mäusen eher irrational. Zwar besteht meist ein Zusammenhang zwischen dem Ausmaß der Gefahr und dem der erlebten Angst, dennoch ist die Stärke der Gefahr nicht alleine ausschlaggebend für die Intensität des Erlebens. Wenn dieser Zusammenhang ausbleibt, wird von irrationalen Ängsten gesprochen. Oft sind sich Menschen ihrer irrationalen Ängste bewusst und bewerten ihre Reaktion als peinlich oder beängstigend (Rachman, 2000: 27–30).

2.2.2.4 Aktivierung von Angst
In dem kognitionspsychologischen Modell der Aktivierung von Angst nach Rachman wird davon ausgegangen, dass an der Aktivierung und dem Erleben von Angst eine Reihe von Faktoren beteiligt ist, die in einem prozesshaften Geschehen auftreten. Bei der Konfrontation mit einer neuen Situation führen die beiden Faktoren, Anfälligkeit für das Erleben von Angst (Vulnerabilität) und erhöhte Aufmerksamkeit (Hypervigilanz), zu einer Einschätzung der Situation als

gefährlich oder ungefährlich. Hier können allerdings auch Gefahren unter- bzw. überschätzt werden. Die Aufmerksamkeit unterliegt einem unbewussten Wahrnehmungsprozess, in dem die Person in einer potenziell bedrohlichen Situation die Aufmerksamkeit selektiv und unwillkürlich auf den Reiz richtet. Da die Kapazität von Aufmerksamkeitsprozessen begrenzt ist, geht die Einengung der Aufmerksamkeit bei wahrgenommenen Gefahrenquellen mit der Vernachlässigung anderer Reize einher. Dadurch zeigen ängstliche Menschen oft ein mangelndes Interesse anderen Menschen gegenüber und haben Konzentrationseinbußen. Die Entdeckung einer Bedrohung kann eine Hemmung des ablaufenden Verhaltens bewirken, was sich unter anderem in einer Erstarrung (Freezing) oder einer starken Erregung äußern kann. Droht Gefahr, dann treten Angst und in der Folge Flucht-, Vermeidungs- oder Bewältigungsverhalten auf. Das rechtzeitige Registrieren einer Bedrohung sichert als Schutzfunktion das Überleben, daher ist eine angemessene ängstliche Aufmerksamkeit fraglos funktional. Angst erfordert ein beträchtliches Maß an Energie und stellt einen unangenehmen Zustand dar, gegen den die Geängstigten «etwas» unternehmen möchten. Welche Bewältigungsversuche dabei angewandt werden, hängt von früheren Angsterfahrungen und deren Erfolgen ab. Eine der häufigsten Reaktionen auf Angst ist die Flucht aus der Angstsituation und der Versuch, solchen Situationen künftig aus dem Weg zu gehen. Flucht- und Vermeidungstaktiken sind allerdings nur kurzfristig wirksam, weil damit die Angst nicht ursächlich bewältigt wird. Für die Angstbewältigung sind daher langfristige Strategien zu bevorzugen (Rachman, 2000: 27–30).

2.2.2.5 Angsttheorien

In der Psychologie finden verschiedene Angsttheorien Verwendung. Während der lerntheoretische Ansatz sich mit dem Erlernen von Angstverhalten, zum Beispiel durch Konditionierungsprozesse, oder dem Lernen am Modell beschäftigt (Rachman, 2000: 89–94), stehen bei den kognitiven Theorien kognitive Denkstrukturen und Faktoren im Vordergrund, die als Vermittler zwischen Person, Situation, Umweltveränderung und Verhalten fungieren und bestimmte furchtsame Einstellungen ausbilden (Krohne, 1996: 229). Die neuropsychologischen Ansätze gehen von spezifischen Störungen im neuronalen System aus, wie zum Beispiel in dem Gehirnareal der Amygdala, das für die emotionale Bewertung von Angstsignalen zuständig ist und in dem eine Störung zu veränderten Angstreaktionen führen kann (Pinel, 2001: 490–504). Psychoanalytische Theorien beziehen sich im Sinne Freuds auf einen innerpsychischen Konflikt als Angstauslöser. Angst ist demnach eine Reaktion auf eine Gefahrensituation der psychischen Instanz des «Ichs», der bewussten Instanz des Realitätsprinzips (Krohne, 1996: 157 f.). Die psychoanalytischen Ansätze stellen darüber hinaus auch das Gesunde und Fördernde der Angst heraus. Nach Riemann ist jeder Entwicklungsschritt mit Angst verbunden, denn er führt den Menschen in etwas Neues und Unbekanntes. Durch die Überwindung dieser angstbesetzten Entwicklungsaufgabe kann der Mensch in seiner Persönlichkeit reifen (Riemann, 2003: 7 ff.).

2.2.2.6 Einflussfaktoren von Angst

Die Einflussfaktoren von Angst werden unterteilt in:

- *proximale Faktoren*, die in zeitlicher Nähe zur auslösenden Angstreaktion stehen, und
- *distale Faktoren*, die sich in zeitlicher Entfernung zur Angstreaktion befinden.

Als proximale Einflüsse gelten situative Bedingungen und Persönlichkeitseigenschaften (z. B. Ängstlichkeit) (Krohne, 1996: 271–290). Distale Einflussfaktoren begründen sich in biologischen (Kasten, 2004: 138 f.), demographischen und geschlechtsspezifischen Merkmalen (Lazarus-Mainka/Siebeneick, 2000: 107–146), sozioökonomischen und kulturellen Aspekten (Bandelow, 2004: 103–106; Krohne, 1996: 303–309) und Sozialisationsfaktoren (Kasten, 2004: 147–149). Diese Einflüsse können sowohl als Risiko, als auch als Schutzfaktoren bezeichnet werden. Beispielsweise führen ein niedriger sozialer Status und die Zugehörigkeit zu einer kulturellen Minderheit zu einem erhöhten Angstpotenzial, während ein höherer sozialer Status und die Zugehörigkeit zur Mehrheitskultur ein niedrigeres Angstpotenzial bewirken. Zusammenfassend betrachtet sind maßgebliche *Schutzfaktoren* vor Angst das Vorhandensein tragender sozialer Unterstützungsressourcen, ein förderliches berufliches und privates Umfeld und eine ausgeglichene psychische Konstitution (Kasten, 2004: 147–149).

2.2.2.7 Auswirkungen der Angst

Angst hat *unmittelbare Auswirkungen* (*proximale Konsequenzen*) auf das Vermeidungsverhalten in Bezug auf den angstauslösenden Stimulus, die subjektive Einschätzung der Angst (das subjektive Gefühl, bedroht zu sein) und das daraus resultierende Verhalten (Rachman, 2000: 15–199). Zusätzlich hat Angst meist negative Auswirkungen, zum Beispiel auf die Aufmerksamkeitsprozesse und damit auf die Angstbewältigung (Krohne, 1996: 319–328), auf das Sozial- und Leistungsverhalten, den Stress (Krohne, 1996: 349–353) und das Schmerzerleben (Denecke, 1998: 1 ff.). Die Auswirkungen der Angst können allerdings auch *chronifizieren (distale Konsequenzen)* und sich beispielsweise langfristig in einer erhöhten Ängstlichkeit äußern, vor allem bei erfolgloser Angstbewältigung. Darüber hinaus kann sich eine Chronifizierung der Angst in psychopathischen Anpassungsproblemen, wie zum Beispiel Angstphobien und Feindseligkeit, und Kompetenzdefiziten in Bezug auf kognitive Leistungen zeigen (Rachman, 2000: 63–68; Krohne, 1996: 361–364).

2.2.2.8 Angstausprägung

Die Angstausprägung erfolgt in einer Einteilung von schwachen bis intensiven Angstreaktionen bis hin zu Phobien. Zur schwachen Angst gehören Unsicherheit und Sorge, zum mittleren Einteilungsgrad wird die Angst als Zustand und Eigenschaft (State- und Trait-Angst) gezählt und als intensive Angstreaktion wird die Panik angesehen (Rachman, 2000: 27–30).

2.2.2.9 Angstmessung

Die Angstmessung kann über subjektive Daten (z. B. die Aussage der von Angst Betroffenen), über verhaltensexpressive Daten (z. B. Gestik, Mimik und motorische Reaktionen) und über physiologische Daten (z. B. muskuläre, neuroendokrinologische und immunologische Indikatoren) erfolgen. Anzumerken ist hierbei, dass meist die Angstintensität und nicht das Angsterleben, also das individuelle und qualitative Erleben der Angst, gemessen wird (Lazarus-Mainka/Siebeneick, 2000: 33–39; Krohne, 1996: 19–57). Während physiologische Aspekte und Verhaltensänderungen gut operationalisierbar und damit messbar sind, ist die Erschließung des Angsterlebens erschwert, da es sich individuell äußert und nur bedingt verbalisierbar ist. Angst zu haben und Angst anzugeben stellt nicht das Gleiche dar, weshalb bei der Messung des Angsterlebens Verzerrungen auftreten können (Steinmayr/Reuschenbach, 2011: 442–455). Daher wird unter anderem vorgeschlagen, für die Angstmessung der subjektiven Daten einen fallrekonstruktiven Zugang in Form einer biographisch-narrativen Anamnese (einer Anamnese, die auf offenen Gesprächen beruht) zu wählen (Richter, 2011: 83–112; Richter, 2007: 93 f.). Angst wird oft, wenn überhaupt, erst sehr spät angegeben. Die Bereitschaft, im Assessment Angst zu äußern, ist von dem Geschlecht, der Kultur, aber auch der Qualität der pflegerischen Beziehung abhängig.

Da die Abgrenzung zwischen der «normalen» kontextbezogenen Angst und den Angststörungen häufig Schwierigkeiten bereitet, können diagnostische Leitlinien hinzugezogen werden. Für die Angstmessung im Krankenhaus empfiehlt sich die frühzeitige Durchführung eines niedrigschwelligen Assessments. Ein routinemäßiges Instrument zur Erfassung von Angst in der Pflege gibt es derzeit in Deutschland nicht. Häufig finden die in anderen Ländern verwendeten Instrumente, zum Beispiel die Hamilton-Angstskala, das State-Trait-Anxiety Inventory oder die Hospital Anxiety and Depression Scale, Anwendung. Zudem ist der Mehrwert von strukturierten Assessmentinstrumenten gegenüber anderen Einschätzungsformen, wie dem klinischen Urteil der PflegeexpertInnen oder einer biographisch-narrativen Anamnese, zunächst empirisch zu prüfen (Steinmayr/Reuschenbach, 2011: 442–455).

2.2.2.10 Angstbewältigung

Aufgrund empirischer Befunde sind für die Angstbewältigung therapeutische Maßnahmen den medikamentösen Therapien vorzuziehen

(Pinel, 2001: 521). In der Psychologie werden überwiegend kognitive Angstbewältigungsstrategien angewendet. In dem Konzept der *erlernten Hilflosigkeit* wird beispielsweise davon ausgegangen, dass ein bedrohliches Ereignis als unkontrollierbar wahrgenommen wird. Das Individuum steht hilflos der Angst gegenüber, welche unabhängig von der willentlichen Reaktion auftritt, und lernt auf Dauer, dass es das bedrohliche Ereignis nicht kontrollieren kann. Im Gegensatz dazu führt die Vorhersehbarkeit und Kontrollierbarkeit von Ereignissen, kombiniert mit so genannten Sicherheitssignalen, wie zum Beispiel der sozialen Unterstützung, zur Angstreduktion (Seligmann, 2004: 47–52). Bei den *kognitiven Coping-Strategien* sollen kognitive Prozesse zur Bewältigung von Bedrohungssituationen genutzt werden, indem entweder eine unangenehm erlebte Angst durch Coping beseitigt oder die auslösende Situation durch kognitive Umstrukturierung nicht mehr als bedrohlich erlebt wird. Ziel des Copings ist die Aufhebung des erlebten Ungleichgewichts zwischen Angstanforderung und eigenen Kompetenzen, diese zu bewältigen. Wirksame Coping-Strategien sind beispielsweise Problemlösung, Konfrontation, Distanzierung, Selbstkontrolle und Neuinterpretation (Rachman, 2000: 63–68). Die beiden vorangestellten Ansätze kommen zum Beispiel bei präoperativen Ängsten im Krankenhaus zum Einsatz. Krohne et al. (2003) entwickelten hierfür eine Kombination aus Informationsverfahren zum Abbau von Unsicherheiten, Coping-Verfahren hinsichtlich einer Neubewertung der Situation und positiver Selbstinstruktion, Kontrollverfahren für eine höhere Mitbestimmung, wie Atem- und Schmerzkontrolle, und der Präsentation gelungener Operationsbeispiele (Modeling-Verfahren). Zudem wird der Einbezug sozialer Unterstützungsressourcen gefordert (Krohne et al., 2003: 132–142). Die zwei beschriebenen Bewältigungsstrategien zielen auf eine kognitive Verarbeitung ab. Allerdings ist Angst vordergründig eine Emotion, zu deren Bewältigung auch der emotionalen Ebene entsprochen werden muss. Studien belegen, dass kognitive Prozesse und emotionales Erleben miteinander verschränkt sind, sich aber dennoch widersprechen können. Ein Patient mit starker Angst, einen Herzinfarkt zu erleiden, obwohl der Arzt ihm ein gesundes Herz attestierte, bringt beide Ebenen nicht in Übereinstimmung. Das emotionale Erleben ist stärker als das kognitive Wissen und von diesem oft relativ unabhängig. Angstbewältigung muss daher auf kognitive *und* emotionale Strategien zurückgreifen (Rachman, 2000: 63–68). Hierfür eignen sich für die Pflege beispielsweise Methoden der verbalen (z. B. fürsorgende Gespräche) und nonverbalen (z. B. Berührung) Kommunikation (Richter, 2007: 90 ff.).

2.2.3 Angst aus der Sicht der Philosophie

In der Philosophie wird Angst vor allem unter existenzphilosophischen und leibphänomenologischen Gesichtspunkten erörtert. Angst ist unter dieser Perspektive etwas völlig Normales und zur Existenz des menschlichen Lebens Dazugehöriges.

2.2.3.1 Existenzphilosophie

Die Existenzphilosophie geht davon aus, dass jeder Mensch, der existiert, auch notwendigerweise Angst hat. Durch die Angst ist der Mensch direkt angesprochen, denn in der Angst kann er sich nicht vertreten lassen. Beispielsweise beschreibt der Existenzphilosoph Søren Kierkegaard Angst in zweifacher Weise. Zum einen besteht Angst vor dem Nichts und zum anderen Angst vor der Freiheit, sich zu entscheiden. Daher birgt Angst eine doppelte Herausforderung, eine Last und Bedrohung, aber auch die Möglichkeit der Selbstwerdung. Die Relevanz von Angst ist zweideutig. Einerseits möchte der Mensch sich von ihr befreien, andererseits sollte er auch lernen, sich zu ängstigen. Verliert man den Bezug zur Angst, verliert man auch sich selbst. Wird die Angst aber überwunden, lässt sie den Menschen erleben, dass er aus dieser mit einem sicheren Lebensgefühl herausgeht und über seine Angst hinauswachsen kann. Das ist nur möglich, wenn der Mensch die Angstbewältigung als eine Aufgabe an die Existenz begreift (Grøn, 1999: 9–65). Dies ist für die Angst im Krankenhaus dahingehend von Bedeutung, dass Angst in ihrer ursprünglichen Form eine existenzielle Legitimation hat und nicht als pathologisch zu bewerten ist.

2.2.3.2 Leibphänomenologie

Die Leibphänomenologie konzentriert sich weniger auf die Aufgabe der Angstbewältigung für die Selbstwerdung, sondern auf die leiblichen Empfindungen bei der Angst. Der Begriff des Leibes steht dabei dem des Körpers entgegen. Die deutlichste Unterscheidung beider Begriffe ist die Differenz von Selbst- und Fremderfahrung. Dabei soll der Ausdruck Körper das bezeichnen, was wir lebensweltlich als unseren Körper kennen, jedoch aus der Perspektive der Fremderfahrung. Das heißt, wie er naturwissenschaftlich erforscht, von außen betrachtet oder durch Eingriffe manipuliert wird. Dem gegenüber steht der Ausdruck Leib als dasjenige, was wir als unseren Körper in der Selbsterfahrung kennen. Der Unterschied liegt in der Erfahrung der Betroffenheit, d. h. in der Tatsache, dass der Mensch unausweichlich mit dem, was dem Leib widerfährt, wie zum Beispiel Angst, verbunden ist. Der Begriff Leib ist somit eine Kritik an dem entfremdeten, instrumentalisierten und manipulierten Körper des Menschen. Leibsein wird als Aufgabe angesehen, welche die Integration der naturwissenschaftlichen Betrachtung des Menschen mit dem leiblichen Spüren beinhaltet (Böhme, 2003: 11–14). Der Leib vereint den Körper mit seinem Empfinden und ermöglicht somit eine umfassendere und ganzheitlichere Sicht auf den Menschen.

Insbesondere der Leibphilosoph Schmitz stellt heraus, dass Angst eine Erfahrung ist, die leiblich gespürt wird. Er entwickelte für das leibliche Spüren ein «Alphabet der Leiblichkeit», dessen grundlegendes Kategorienpaar den Gegensatz von Enge und Weite darstellt. Jede spürbar leibliche Erfahrung bewegt sich zwischen diesen beiden Polen (Schmitz, 1985: 98 f.). Eine der radikalsten Erschütterungen und existenziellsten Erfahrungen des Lebens stellt nach Schmitz die Angst dar. Diese treibt einen in die Enge seiner selbst, lässt den Bezug zur Welt abreißen und stellt dennoch eine wichtige Selbsterfahrung dar. Angst lässt sich einerseits konkret leiblich spürbar lokalisieren, zum Beispiel, wenn es einem um die Brust herum eng wird. Andererseits kann sie als eine bedrückende und uferlos ausgebreitete Atmosphäre erfahren werden. Die bei der Angst als unangenehm empfundene leibliche Regung entsteht überwiegend aus dem gehinderten Impuls des «Weg» aus der Enge, in die man sich aufgrund der Angst getrieben fühlt. Dies kann beispielsweise an der vokalen Erleichterung gesehen werden. Der Schrei ist dabei eine Ersatzbefriedigung des gehemmten Fluchtdrangs. Die Betroffenen möchten eigentlich fliehen («weg»), können aber nicht aus der Enge heraus. Das «Weg» ist dabei leiblich und nicht körperlich zu sehen. Es geht hierbei nicht um einen räumlichen Ortswechsel, sondern um eine Flucht aus der leiblichen Enge heraus. Die Konkurrenz der entgegengesetzten Impulse tritt in einer sich dramatisch steigernden Rhythmik auf und wird daher als so ausweglos empfunden. Immer wieder versuchen die Geängstigten gegen die Angst anzurennen und werden erneut in die Enge zurückgeworfen (Schmitz, 1992: 135–146). Das gehinderte «Weg» der Angst wird im Krankenhaus verstärkt, da viele PatientInnen durch Bettlägerigkeit, Hilflosigkeit und Ungewissheit zusätzlich eingeschränkt sind. Als Möglichkeiten zur Durchbrechung dieser Rhythmik schlägt Schmitz Methoden der «Weitung» vor, wie beispielsweise eine beruhigende Atmosphäre (z. B. durch eine beruhigende Stimme), eine vorsichtige Berührung oder andere unterstützende Handlungen, die eine Engung vermeiden. Darüber hinaus können Rückzugsmöglichkeiten und eine private Atmosphäre helfen, inneren Schutz zu finden, Bedrohliches auszuschließen und innere Ruhe einzulassen (Uzarewicz/Uzarewicz, 2005: 128–133; Schmitz, 1998: 84–89).

Angst ist nicht allein im Individuum begründet. Da Menschen nicht als Einzelwesen, sondern als soziale Wesen existieren, tangieren *gesellschaftliche Bedingungen* das Angsterleben (s. Kap. 1.1). Dazu ist anzumerken, dass Ohnmacht und Angst in einem dialektischen Verhältnis stehen und damit Machtverteilung und Machtausübung eine bedeutende Rolle bei der Angstentwicklung spielen (Geyer, 1998: 347–357). Darüber hinaus wirken sich gesellschaftliche Zusammenhänge auf kollektive Verdrängungsprozesse aus und bestimmen, welche Ängste in einer Gesellschaft zugelassen werden:

Wenn Angst nicht verdrängt wird, wenn man sich gestattet, real so viel Angst zu haben, wie diese Realität Angst verdient, dann wird gerade dadurch wahrscheinlich doch manches von dem zerstörerischen Effekt der unbewussten und verschobenen Angst verschwinden.

(Adorno, 1971: 97)

Pflegende sollten sich bewusst machen, dass aufgrund einer institutionell bedingten und unauflösbaren asymmetrischen Beziehung zwischen HilfeempfängerIn und Hilfeleistenden eine Machtungleichverteilung besteht (Hilfeleistende verfügen immer über das größere Machtpotenzial). Diese gilt es, für die Gestaltung der Beziehung mit den PatientInnen im Krankenhaus zu reflektieren und auszugleichen. Zusätzlich ist es empfehlenswert, gesellschaftliche Tabuisierungen oder Negierungen von Ängsten innerhalb des Krankenhauses aufzudecken und Ängste, ganz gleich, wie rational oder irrational sie erscheinen, zuzulassen.

2.2.4 Angst im Krankenhaus

Angst im Leben ist primär etwas ganz Natürliches und in der Regel auch gut zu bewältigen. Sie kann aber in besonderen Situationen eine außerordentliche Herausforderung darstellen. Gerade im Krankenhaus existieren aufgrund der Leidenssituation der PatientInnen viele verschiedene Ängste. Diese werden durch das Umfeld Krankenhaus und die Art des Umgangs mit den Ängsten zusätzlich verstärkt. Aber nicht nur PatientInnen leiden unter Ängsten, auch die verschiedenen Professionen, hier am Beispiel der Pflegenden, sind vor allem Ängsten im Umgang mit der Angst der PatientInnen ausgesetzt.

Angst ist ein beständiger Begleiter der PatientInnen im Krankenhaus und zählt zu den häufigsten Pflegediagnosen. Zusammenfassend finden sich im Krankenhaus präoperative Ängste, Angst vor der Mitteilung einer schwerwiegenden Diagnosen (z. B. einer Herz-Kreislauf-Erkrankung), Todesangst bei und nach der Konfrontation mit einer lebensbedrohlichen Diagnose (z. B. einer Krebserkrankung), Angst vor Nebenwirkungen von Behandlungsverfahren (z. B. Übelkeit oder Schmerzen) und Angst vor der Gefährdung von Angehörigen durch eine ansteckende Erkrankung (Steinmayr/Reuschenbach, 2011: 441). Ursachen der Angst sind häufig Unsicherheiten infolge unzureichender Informationen und unbekannter Abläufe, Kontrollverlust, reduzierte Selbstwirksamkeit (z. B. Ausgeliefertsein) und die Befürchtung unangenehmer Folgen (Pritchard, 2009: 416–419).

Über die Häufigkeit des Aufkommens (Prävalenz) von Angst im Krankenhaus gibt es für Deutschland bislang keine allgemein verlässliche Statistik. Aufgrund der bereits genannten Erhebungsprobleme wird von einer hohen Dunkelziffer ausgegangen. Als kennzeichnend für eine hohe Prävalenz können die unzähligen Beiträge um Hilfesuchen aus den Internetforen gelten (Steinmayr/Reuschenbach, 2011: 442). In einer Schweizer Studie konnten bei 44 % der untersuchten PatientInnen Unsicherheiten und Ängste und bei 38 % große Ängste verzeichnet werden. Von den Pflegenden wurden diese Zustände nur eingeschränkt wahrgenommen (**Abb. 2-2**, S. 92) und viele der durchgeführten Pflegemaßnahmen als nicht wirksam bezeichnet (Müller-Staub et al., 2008: 180–188). Nicht allein die PatientInnen, sondern auch deren Angehörige sind von gravierenden Ängsten, wie zum Beispiel der Angst vor dem Verlust des geliebten Menschen, betroffen (Schlechtriemen-Koß, 2011: 29). Im Folgenden werden zwei Beispiele für Ängste im Krankenhaus dargestellt.

2.2.4.1 Akute Angst im Krankenhaus

Eine Angstbesonderheit im Krankenhaus ist die Angst vor akuten Eingriffen, die für die Betroffenen meist ein kritisches Lebensereignis darstellen, das tiefgreifende und existenzielle Auswirkungen auf das Individuum haben kann. Die PatientInnen fühlen sich zum Beispiel durch die Anästhesie ausgeliefert und leiden unter der Vorstellung des Verlustes der Kontrollfähigkeit oder des Nicht-mehr-Aufwachens (Pritchard, 2009: 416–419). Umfassende Aussagen über die Erscheinungsformen und die Intensität von Ängsten vor chirurgischen Eingriffen können nicht getroffen werden, da darüber hinaus noch andere Faktoren, wie die Art der Erkrankung, die Dringlichkeit der Operation, die Erfolgschancen und die Schwere der Operation, für das Angsterleben von Bedeutung sind. Die Angstinhalte können beispielsweise von der Angst vor dauerhaften Verletzungen oder Verstümmelungen, vor intraoperativ festgestellten und bislang unbekannten Befunden, die eventuell zu einer

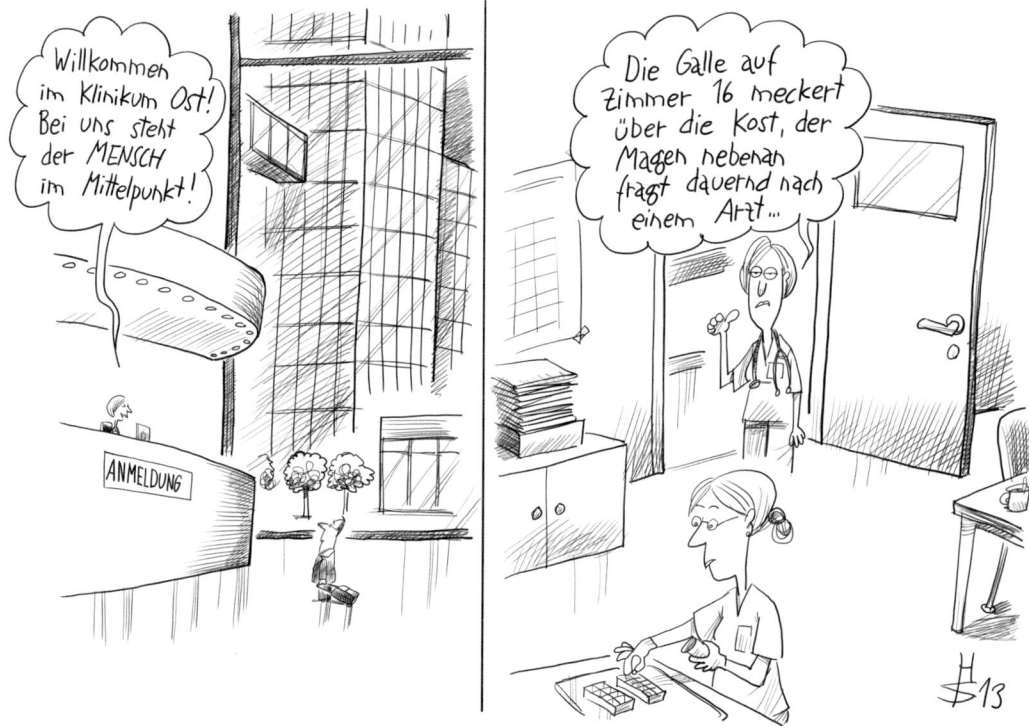

Abbildung 2-2: Ängste von Patienten werden von Pflegenden oft nur eingeschränkt wahrgenommen. (Quelle des Cartoons: © Heiko Sakurai)

Erweiterung des Eingriffs führen könnten, von der Angst vor totaler Abhängigkeit und Hilflosigkeit, vor Verzögerungen und Wartezeiten, vor Narkosekomplikationen und vor unangenehmen postoperativen Nachbehandlungen bis hin zur Angst vor Schmerzzuständen reichen. Des Weiteren können Angst durch unbekannte Personen, Räumlichkeiten und Geräte, Todesängste sowie Angst vor Bewusstseinsverlust, Angst vor dem eigenen Sprechen während der Narkose und Angst vor schamauslösenden Situationen bestehen (Reuschenbach, 2004: 113–116; Lotz, 2000: 20–26). Insbesondere die State-Angst (aktuelle Angst) kann ein bis zwei Tage präoperativ als sehr hoch verzeichnet werden, nimmt aber nach dem Eingriff kontinuierlich ab. Eine besondere Schwierigkeit bei Operationsängsten ist, dass diese gerade wegen der vielen unbewussten Anteile der präoperativen Angst oft nicht verbalisiert werden können und sich dann ausdrücken in:

- veränderten Gefühlen (z. B. erhöhte Reizbarkeit, Nervosität, Verletzbarkeit, Stimmungslabilität, pessimistische Gedanken)
- einer Veränderung der Wahrnehmungsfähigkeit (z. B. erhöhte Anspannung, Einengung der Aufmerksamkeit, Konzentration und Orientierung)
- der Entwicklung körperlicher Symptome (z. B. psychovegetative und psychomotorische Reaktionen) und
- der Veränderung des Kontakts zur Umwelt (z. B. innerer Rückzug, Anlehnungsbedürfnis, starke Schwankung von Rückzugs- und Anlehnungswünschen) (Huse-Kleinstoll et al., 1984: 76–87).

Zudem stellt die Angst vor einer Operation für die PatientInnen eine außerordentliche Stresssituation dar. Eine präoperative Zustandsangst führt generell zu einer Verschlechterung der intra- und postoperativen Anpassung und es können durch die starke autonome Erregung intraoperativ instabile Blutdruckwerte auftreten. Zusätzlich werden postoperativ ein höherer Schmerzmittelverbrauch, eine längere Verweildauer und eine labilere Verfassung registriert. Dies tritt vor allem dann auf, wenn weder Bewältigungsstrategien noch soziale Unterstützung zum Tragen kommen. Allgemein lässt sich daraus ableiten, dass ein geringerer Angstzustand auch einen komplikationsärmeren Operationsverlauf und Krankenhausaufenthalt begünstigt (Steinmayr/Reuschenbach, 2011: 444; Krohne, 1996: 353–361). Es wird angenommen, dass die wesentlichen Ursachen der präoperativen Angst die physische Bedrohung durch den Eingriff, die deutlich reduzierte Kontrolle über die Bedrohung und die Unvorhersehbarkeit der Ereignisse sind. Welches Ausmaß die Angst im Einzelnen annimmt, ist nicht zuletzt abhängig von der situativen Unterstützung, den Hindernissen in der Angstbewältigung und den individuellen Bedingungen der PatientInnen (Krohne et al., 2005: 209–211).

2.2.4.2 Chronische Angst im Krankenhaus

Eine Operation ist ein umrissenes Ereignis, dessen Angsterleben in absehbarer Zeit nachlässt. Eine chronische Erkrankung ist eher ein schleichender und rhythmisch wechselnder Prozess, der den Menschen anhaltender in seiner Existenz angreift und längerfristige Bewältigungsstrategien erfordert. Chronische Erkrankungen werden durch eine gewisse Dauerhaftigkeit und Unabsehbarkeit, durch die Langfristigkeit von Bedrohung und Belastung der PatientInnen, durch das Wissen um Nichtheilbarkeit einer Erkrankung, durch Ausbilden von Dauerschäden, die mit einem Verzicht bestimmter Tätigkeiten einhergehen, und durch die andauernde Notwendigkeit der Behandlung und Pflege sowie die damit verbundene Abhängigkeit gekennzeichnet (Geisler, 1992: 204). Benner und Wrubel (1997) bezeichnen chronische Erkrankungen als eine tiefgreifende und existenzialistische Erfahrung des Menschen. Sie wirken sich auf die Körperintegrität und das Wohlbefinden aus, etwa durch irreversible körperliche Veränderungen und Schmerz oder negative Krankheits- und Behandlungssymptome. Chronische Krankheiten verändern auch das Selbstkonzept, da der Krankheitsverlauf und die Zukunftsperspektiven unvorhersehbar, Lebensziele und Wertvorstellungen gefährdet sind und sie mit einem Verlust von Kontrolle und Selbstständigkeit einhergehen können (Benner/Wrubel, 1997). Auf der emotionalen Ebene kann die psychische Balance aufgrund der Wahrnehmung potenzieller Bedrohung gestört sein. Die soziale Ebene wird in Bezug auf den Erhalt sozialer Rollen und Beziehungen, die Notwendigkeit der situativen Anpassung, etwa an die Umgebung des Krankenhauses, und den Zwang zur Entscheidungsfindung in belastenden Situationen beeinträchtigt sein. Chronische Erkrankungen verändern den so genannten «Normalzustand» des menschlichen Lebens und den vermeintlich gesellschaftlichen Wert sowie das Ansehen. Sie bringen ein großes Maß an Herausforderungen mit sich und gehen meist mit dem Erleben von Angst einher (Lotz, 2000: 14–20). Bei chronisch herzkranken PatientInnen in England zeigen sich zum Beispiel 5 Jahre nach einem Herzinfarkt ansteigende Angst- und Depressionswerte (29 % bzw. 33 %) (Lincoln et al., 2013: 140–145). Anzumerken ist dabei, dass chronische Ängste im Laufe des Lebens zunehmen. Ab dem Alter von 54 Jahren weisen Menschen doppelt so hohe Angstwerte wie die Durchschnittsbevölkerung auf (Thalmann et al., 2012: 29–33).

2.2.4.3 Angstverstärkende Faktoren im Krankenhaus

Die Belastungsfaktoren im Krankenhaus verstärken zusätzlich die Ängste, welche die PatientInnen aufgrund ihrer Erkrankung haben (Lotz, 2000: 14–17). Die Belastungen beziehen sich auf die *Rahmenbedingungen*, wie räumliche Gegebenheiten, diagnostisch-therapeutische Eingriffe, das Miterleben von Krankheit und Tod und eine krankheitszentrierte, verobjektivierende Behandlung. Beispielsweise zeigen Studien im Hinblick auf die räumliche Umgebung, dass sich Untersuchungen in Mehrbettzimmern und räumliche Enge angstauslösend und hospitalisierend auswirken (Geisler, 1992: 150). Krankenhausängste können obendrein durch ein hohes Maß an Technik induziert werden. Das Klima der Unpersönlichkeit und Hektik schafft im Krankenhaus atmosphärische Angst, da sich die PatientInnen vor einem undurchschaubaren, als nicht mehr beeinflussbar wahrgenommenen Medizinapparat fürchten. Sie verspüren aber auch Angst aufgrund bereits bestehender negativer Vorerfahrungen während früherer Krankenhausaufenthalte.

Gleichwohl verstärken *personelle Gegebenheiten*, wie Machtasymmetrien, mangelnde Kommunikation (z. B. Gesprächsdefizite), unzureichende Informationen und unverstandene Visiten oder soziale Distanz seitens der Professionellen das Angsterleben (Geisler, 1992: 150; Tausch, 1982: 66–72). Darüber hinaus wird durch die Trennung von Angehörigen und die damit verbundene Desintegration aus dem sozialen Netz das emotionale Empfinden belastet. Die Pflegenden bemerken diese Problematik oft nicht, da das Krankenhaus für sie eine gewohnte Umgebung darstellt und sie orientierend an der Logik der Institution arbeiten. Daher werden Handlungsabläufe und tradierte Beziehungsgeflechte zu den PatientInnen weiter fortgesetzt. Aus fehlenden und häufig wechselnden Bezugspersonen und dem Zeitdruck resultiert Anonymität. PatientInnen werden verunsichert und Ängste verstärkt (Roper et al., 2002). Der Umgang mit Angst wird oft als zu unpersönlich und zu wenig einfühlsam oder zuwendend beschrieben (Geisler, 1992: 150; Tausch, 1982: 66–72). In diesem Zusammenhang wird der Aufnahmesituation und dem dort beginnenden Beziehungsaufbau in Bezug auf die Angstreduktion eine besondere Rolle zugeschrieben. Das Verhalten der in der Institution tätigen Personen während der initialen Kontaktaufnahme prägt maßgeblich das Angstbewältigungsverhalten der PatientInnen (Lotz, 2000: 14–17). Aber auch die während des Krankenhausaufenthalts durchgeführten professionellen Gespräche wirken sich angstreduzierend aus. Daher soll insbesondere auf die Notwendigkeit der Ausbildung kommunikativer Kompetenzen hingewiesen werden (Deffner/Bell, 2005: 19–25).

2.2.5 Die Angst der Pflegenden vor PatientInnenängsten

Wie im anfangs dargestellten Zitat müssen Pflegende im Krankenhaus lernen, auch mit ihren eigenen Ängsten umzugehen, die durch den engen Kontakt mit Krankheit, Behinderung und Tod ausgelöst werden, um PatientInnen adäquat zu betreuen. Die Ängste der PatientInnen mit Reaktionen wie Verzweiflung, Resignation oder depressiver Verstimmung sind für Pflegende oft schwer auszuhalten. Sie können in der Pflegesituation mit Hilfserwartungen, Enttäuschungen, Vorwürfen der Angehörigen und innerfamiliären Krisen konfrontiert werden. Dies kann in Verbindung mit den alltäglichen Anforderungen, wie zum Beispiel dem Zeitdruck, zu einer Belastung werden und mit Hilflosigkeit, Ärger, Abneigungs- und Schuldgefühlen einhergehen (Henze, 1994: 59). Pflegende haben oft Angst, sich den PatientInnen gegenüber falsch zu verhalten, nicht die richtigen Worte zu finden oder fürchten sich vor der eigenen Sterblichkeit oder dem Leid. Sie haben Angst davor, eigene Gefühle zu zeigen und damit als unprofessionell zu gelten (Kohröde-Warnken, 2011: 38). Daher reagieren Pflegende im Umgang mit ängstlichen PatientInnen häufig mit Abwehrmechanismen, wie mangelnder Aufklärung, Umgehen «heikler» Themen, Vermeiden des Blickkontakts, demonstrierter Zeitmangel oder Banalisierung von Gefühlen (Schlechtriemen-Koß, 2011: 30). Damit können die Ängste verstärkt und die PatientInnen nur bedingt bei der Angstbewältigung unterstützt werden. Pflegende sind sich nicht immer bewusst, dass der Umgang mit der Angst der PatientInnen von verschiedenen Aspekten beeinflusst wird. Beispielsweise tangieren eigene Vorstellungen von Angst sowie herrschende gesellschaftliche Einstellungen den Umgang mit Angst und wirken sich auf das Handeln der Pflegenden aus. Um PatientInnen bei der Angstbewältigung empathisch zu unterstützen, müssen Pflegende sich mit ihren eigenen Ängsten auseinandersetzen, damit diese nicht in die Pflegesituation übernommen werden (Tausch, 1982: 66–72; 162–176). Dies kann methodisch beispielsweise in Form biographischen Lernens oder erfahrungsbezogener Reflexion erfolgen (Darmann-Finck, 2011: 67–81; Oelke et al., 2000).

2.2.6 Zusammenfassung

Angst ist ein wichtiges und mehrdimensionales Phänomen, das erhebliche Auswirkungen auf den Menschen hat und ihn in seiner ganzen

Leiblichkeit ergreift. Die Angst gehört zur menschlichen Existenz und ist nicht etwas Krankhaftes, mag sie auch noch so irrational und unbewusst erscheinen. Gerade das Krankenhaus ist als Auslöser von Angst prädestiniert. Das Ereignis einer Erkrankung und die damit verbundenen Unannehmlichkeiten, die anstehenden Behandlungen und das Neue der Situation sind hochgradig angstbesetzt. Zudem herrscht im Krankenhaus eine angstverstärkende Atmosphäre. Das liegt zum einen an der technischen und unpersönlichen Umgebung, zum anderen aber auch an der mangelnden Berücksichtigung der Angst und der fehlenden Unterstützung durch die Pflegenden. Damit wird die Angstbewältigung der PatientInnen erschwert und das Nützliche und Fördernde dieser Erfahrung geht verloren. Wenn Angst nicht verarbeitet wird, stellt sie eine Bedrohung für das Selbst des Menschen wie auch für dessen physische und psychische Gesundheit dar.

- Pflegende sollten ihre eigenen Ängste kennen, reflektieren und überprüfen, damit sie diese nicht in die pflegerische Interaktion hineinnehmen und dadurch Bewältigungsstrategien verhindern.
- Bei der Angstbewältigung kann auf verbale (z. B. Informationen, Gespräche) und nonverbale Kommunikation (z. B. Berührung) sowie auf Musik- und Kunsttherapie oder Entspannungstechniken zurückgegriffen werden.
- Den nonverbalen Angstbewältigungshilfen kommt eine übergeordnete Rolle zu, denn nicht alle PatientInnen im Krankenhaus können verbal kommunizieren, da sie zum Beispiel durch Krankheitsprozesse beeinträchtig sind. Obendrein haben nonverbale Methoden das Potenzial, das Gefühl der Angst auch auf emotionaler Ebene zu bewältigen.

Hinweise für Pflegende

- Den Pflegenden sollte das Phänomen der Angst im Krankenhaus, seine Auswirkungen und Bedingungsfaktoren bekannt sein.
- Grundlage für die Angstbewältigung ist die pflegerische Beziehung zwischen PatientInnen und Pflegenden.
- Der erste Schritt der Angstbewältigung ist die Aufdeckung des Angsterlebens durch eine Pflegeanamnese oder durch Assessmentinstrumente.
- Angstbewältigung als professionelle und komplexe Aufgabe sollte nicht alleine von den Pflegenden, sondern auch im Sinne des interdisziplinären Teams von anderen Berufsgruppen im Krankenhaus bewältigt werden.
- Pflegende sollten die PatientInnen stärker am Pflegeprozess beteiligen und sie dazu befragen, welche Angstbewältigungsstrategien sie benötigen oder was sie sich dahingehend von Pflegenden wünschen.
- Angehörige können als wertvolle Unterstützungsressource bei der Angstbewältigung einbezogen werden.

Literatur

Adorno T. W. (1971). Erziehung zur Mündigkeit. Frankfurt am Main: Suhrkamp Taschenbuch Verlag.

Bandelow B. (2004). Das Angstbuch. Woher Ängste kommen und wie man sie bekämpfen kann. Reinbek bei Hamburg: Rowohlt.

Benner P., Wrubel, J. (1997). Pflege, Streß und Bewältigung. Gelebte Erfahrung von Gesundheit und Krankheit. Bern: Verlag Hans Huber.

Böhme G. (2003). Leibsein als Aufgabe. Leibphilosophie in pragmatischer Hinsicht. Zug: Prof. Dr. Alfred Schmid-Stiftung.

Darmann-Finck I. (2011). Fachdidaktische und methodische Aspekte biographischen Lernens im Pflegeunterricht. In: Darmann-Finck I., Richter M. T. (Hrsg.) Biographieorientierung in der Pflegebildung. Frankfurt am Main: Peter Lang Verlag, 67–81.

Deffner J. M., Bell S. K. (2005). Nurse's death anxiety, comfort level during communication with patients and families regarding death, and exposure to communication education: a quantitative study. Journal of Nurses in Staff Development, 21, 1, 19–25.

Denecke H. (1998). Komponenten der Angst und ihre Wirkung auf das Schmerzerleben und Schmerzverhalten. Dissertation zur Erlangung des Doktorgrades der Mathematisch-Naturwissenschaftlichen Fakultäten der Georg-August-Universität zu Göttingen. Göttingen: Verlag der Universität Göttingen.

Dutke S., Schoenpflug W., Wischer R. (1992). Angst im Krankenhaus. Ein interdiziplinäres Forschungsprojekt. In: Pawlik K., Stapf K. H. (Hrsg.) Umwelt und Verhalten. Perspektiven und Ergebnisse oekopsychologischer Forschung. Bern: Verlag Hans Huber, 329–355.

Geisler L. (1992). Arzt und Patient – Begegnungen im Gespräch. Gespräche gegen die Angst. Frankfurt am Main: Pharma Verlag.

Geyer T. (1998). Angst als psychische und soziale Realität: eine Untersuchung über die Angsttheorie Freuds und in der Nachfolge von Freud. Frankfurt am Main: Peter Lang Verlag.

Grøn, A. (1999). Angst bei Søren Kierkegaard. Eine Einführung in sein Denken. Stuttgart: Klett-Cotta.

Henze K.-H. (1994). Angst, Abwehr und Bewältigung bei bzw. von Krankheit. In: Oelke U., Flohr H.-J., Ruwe G., Reuter J. (Hrsg.) Lernen in der Pflege. Gesundsein – Kranksein: Psychosoziale und kulturelle Aspekte. Baunatal: Baunataler Verlag, 50–111.

Huse-Kleinstoll G., Boll A., Götze P. (1984). Angst und Angstbewältigung vor und nach operativen Eingriffen. In: Götze, P. (Hrsg.) Leitsymptom Angst. Berlin/Heidelberg: Springer-Verlag, 76–87.

Kasten H. (2004). Keine Angst vor der Angst. Ängste im Lauf unseres Lebens. Darmstadt: Wissenschaftliche Buchgesellschaft Primus Verlag.

Kohröde-Warnken C. (2011). Gestatten Sie Ihrem Körper, dass er zittert. Wie Pflegende Krebspatienten besser begleiten können. Dr. med. Mabuse, 7, 192, 38–42.

Krohne H. W., Schmuckle, S. C., de Bruin, J. (2005). Das Inventar «State-Trait-Operations-Angst» (STOA): Konstruktion und empirische Befunde. Psychotherapie, Psychosomatik, Medizinische Psychologie, 55, 209–220.

Krohne H.-W., El-Giamal M., Volz, C. (2003). Der Einfluss sozialer Unterstützung auf die prä- und postoperative Anpassung chirurgischer Patienten. Zeitschrift für Gesundheitspsychologie, 11, 4, 132–142.

Krohne H.-W. (1996). Angst und Angstbewältigung. Stuttgart/Berlin/Köln: Kohlhammer Verlag.

Lazarus-Mainka G., Siebeneick S. (2000). Angst und Ängstlichkeit. Göttingen/Bern/Toronto/Seattle: Hogrefe.

Lotz M. (2000). Zur Sprache der Angst. Eine Studie zur Interaktion im pflegerischen Aufnahmegespräch. Frankfurt am Main: Mabuse-Verlag.

Lincoln N. B., Brinkmann N., Cunningham S., Dejaeger E., De Weerdt W., Jenni W., Mahdzir A., Putman K., Schupp W., Schuback B., De Wit L. (2013). Anxiety and depression after stroke: a 5 year follow-up. Disability & Rehabilitation, 35, 2, 140–145.

Müller-Staub M., Meer R., Briner G, Probst M.-T., Needham I. (2008). Erhebung der Patientenzufriedenheit im Notfallzentrum eines Schweizer Universitätsspitals: Vorkommen von Angst, Unsicherheit, Belastung, Schmerz, Atemnot, Übelkeit, Durst und Hunger sowie Zusammenhänge zur Patientenzufriedenheit (Teil 2). Pflege, 21, 180–188.

Oelke U., Scheller I., Ruwe G. (2000). Tabuthemen als Gegenstand szenischen Lernens in der Pflege. Theorie und Praxis eines neuen pflegedidaktischen Ansatzes. Bern: Verlag Hans Huber.

Pinel J. P. J. (2001). Biopsychologie. Heidelberg/Berlin: Spektrum Akademischer Verlag.

Pritchard M. J. (2009). Managing anxiety in the elective surgical patient. British Journal of Nursing, 18, 7, 416–419.

Rachman S. (2000). Angst. Diagnose, Klassifikation und Therapie. Bern: Verlag Hans Huber.

Reuschenbach B. (2004). Manchmal fehlen die Worte … Pflegezeitschrift, 2, 113–116.

Riemann F. (2003). Grundformen der Angst. Eine tiefenpsychologische Studie. München: Ernst Reinhardt Verlag.

Richter M. T. (2011). Die Bedeutung der Biographie in der pflegerischen Diagnostik. Theoretische Grundlagen für die Pflegepraxis und -bildung. In: Darmann-Finck I., Richter M. T. (Hrsg.) Biographieorientierung in der Pflegebildung. Frankfurt am Main: Peter Lang Verlag, 83–112.

Richter M. T. (2007). Angst im Krankenhaus. Angst in ihrer individuellen Erlebnisqualität und Möglichkeiten der Bewältigung. Saarbrücken: VDM Verlag Dr. Müller.

Roper N., Logan W. W., Tierney A. J. (2002). Das Roper-Logan-Tierney-Modell. Basierend auf Lebensaktivitäten (LA). Bern: Verlag Hans Huber.

Schlechtriemen-Koß A. (2011). Die stille Angst der Gesundheitsprofis oder: Angstkontrolle, der heimliche Auftrag der Medizin. Dr. med. Mabuse, 7, 192, 28–30.

Schmitz H. (1998). Der Leib, der Raum und die Gefühle. Ostfildern vor Stuttgart: Ed. Tertium.

Schmitz H. (1992). Leib und Gefühl. Materialien zu einer philosophischen Therapeutik. Paderborn: Junfermann-Verlag.

Schmitz H. (1985). Phänomenologie der Leiblichkeit. In: Petzold H. (Hrsg.) Leiblichkeit. Philosophische, gesellschaftliche und therapeutische Perspektiven. Paderborn: Junfermann-Verlag, 71–106.

Seligman M. E. P. (2004). Erlernte Hilflosigkeit. Weinheim/Basel: Beltz Verlag.

Sörensen M. (1996). Einführung in die Angstpsychologie. Weinheim: Deutscher Studien Verlag.

Steinmayr R., Reuschenbach B. (2011). Erfassung von Angst im Krankenhaus. In: Reuschenbach, B.: Mahler, C. (Hrsg.) Pflegebezogene Assessmentinstrumente. Internationales Handbuch für Pflegeforschung und -praxis. Bern: Verlag Hans Huber, 441–457.

Tausch A.-M. (1982). Gespräche gegen die Angst. Krankheit – ein Weg zum Leben. Reinbek bei Hamburg: Rowohlt.

Thalmann A., Morfeld M., Bentheim A. (2012). Angst und Depression bei Älteren – Ergebnisse einer regionalen Untersuchung. Das Gesundheitswesen, 74, 1, 29–33.

Uzarewicz C., Uzarewicz M. (2005). Das Weite suchen. Einführung in eine phänomenologische Anthropologie für Pflege. Stuttgart: Lucius & Lucius Verlag.

2.3 Pflegephänomen Angst – Hilfen und Handlungsstrategien

Hilde Schädle-Deininger

Ich war großen Qualen preisgegeben: Einige niemals abreißende und sehr intensive Gedanken verdarben mir mein ganzes übriges Denken und die gesamte restliche Welt.
(Paul Valéry: Die fixe Idee oder zwei Männer am Meer, 1988)

2.3.1 Einleitung

Um Angst professionell begegnen zu können, ist die Auseinandersetzung mit der eigenen Angst erforderlich und Voraussetzung für eine Zusammenarbeit mit dem Betroffenen. Zudem sind Kenntnisse, wissenschaftliche Grundlagen, aber auch theoretische Erklärungsansätze hinsichtlich des Phänomens Angst und Wissen um die Ausprägung bei einzelnen Erkrankungen sowie deren Auswirkung auf den Alltag, die Beziehungsgestaltung und eine konstruktive Arbeitsbeziehung Basis des alltäglichen Handelns erforderlich.

Wenn also Angst zur normalen Reaktion eines Menschen gehört, gilt dies auch für professionell Pflegende selbst, denn der Umgang mit der Angst beim Patienten ist von den eigenen Erfahrungen geprägt.

Angst, Furcht oder Befürchtungen haben im menschlichen Leben unterschiedliche Funktionen und betreffen daher sowohl den gesunden als auch den kranken Menschen. Befürchtungen gehören zum «normalen» Befinden eines Menschen, man kann sie auch als «Ängstlichkeit vor» bezeichnen, etwa sich unwohl zu fühlen vor einer Klausur, einem Bewerbungsgespräch oder einer unbekannten Situation. Wenn Befürchtungen einen überdimensionalen Raum einnehmen und das Leben, das Verhalten bzw. das Umfeld wesentlich bestimmen, sind sie als störend oder krankhaft anzusehen. Krankhafte Befürchtungen gehen mit großem Misstrauen einher, so kann etwa ein unerwartetes Klingeln des Telefons zunächst ein unangenehmes Gefühl aufkommen lassen. Wenn jedoch bei jedem Klingeln Katastrophen angenommen werden, mit entsprechenden Beeinträchtigungen wie Angst und Misstrauen, den Hörer überhaupt abzunehmen, oder wenn der Betroffene in Panik gerät, wird das Leben enorm belastet und behindert.

Die lange und bis heute verbreitete Meinung in psychiatrischen Einrichtungen, dass ein Mitarbeiter oder eine Mitarbeiterin die eigene Angst nicht zeigen darf, ist ein Klischee und erschwert den Kontakt, beeinträchtigt die Kommunikation sowie den Beziehungsaufbau zu einem ängstlichen, insbesondere auch zu einem psychisch erkrankten Menschen. Der Umgang mit Angst erfordert eine Haltung, dass jeder Mensch seine Angst anders wahrnimmt, spürt und erlebt.

Oft begegnet uns Angst in Phänomenen wie Desorientiertheit, in Aggressivität oder auch als Wahngebilde und Verfolgungsideen. Selten können Menschen mit diesen Symptomen ihre Angst direkt äußern und auch ihre Emotionen nicht zuordnen. Aber auch die körperlichen Zeichen der Angst sind Bestandteil des alltäglichen Miteinanders und diesen Beschwerden muss gleichfalls begegnet und Erleichterung verschafft werden, wenn der Betroffene sich von uns ernst genommen fühlen soll.

Professionelle, so auch pflegerische Mitarbeiter in der psychiatrisch-psychosozialen Arbeit, haben es bei vielen Begegnungen und im Umgang mit psychiatrisch erkrankten Menschen im Alltag in der Regel mit dem Phänomen Angst in unterschiedlicher Stärke und verschiedenartiger Qualität zu tun. Sie kann sich in mannigfachen Zusammenhängen zeigen, etwa von der Befürchtung, etwas zu versäumen und überall mitreden und dabei sein zu müssen bei einem Menschen mit manischer Symptomatik, über Angst bei auftretenden Zwängen oder Alkoholabhängigkeit bis hin zu extremer und andauernder Angst bei Personen mit depressiven und schizophrenen Erkrankungen.

Diese Angst kann sich bis zur Todesangst steigern. In den folgenden Ausführungen werden einige Anregungen gegeben, wie pflegerisch-professionell theoretische Ansätze miteinander verknüpft werden können und somit den Blick für das pflegerische Handeln erleichtern.

2.3.2 Beobachtbare und erkennbare Symptome des Phänomens Angst

Angst bezeichnet ein seelisches und körperliches Phänomen, sie führt zu einem intensiven Gefühl der Bedrohung und des Ausgeliefert-Seins sowie zu vegetativen Symptomen wie:

- Herzklopfen
- Zittern, Schweißausbrüchen
- Schwindel
- trockene Kehle
- Übelkeit oder Durchfall.

2.3.3 Ausdruck von Angst

In der Beobachtung stellen wir fest, dass die Angst die Wahrnehmung und Konzentration beeinflusst und dass sie sich in unterschiedlichen Ebenen zeigt, auf der subjektiven Gefühlsebene, im Ausdruck (Gestik und Mimik), in körperlichen Reaktionen (z. B. Schwitzen), auf der Handlungsebene (z. B. Bewältigungs- oder Vermeidungsstrategien) und auf der kognitiven interpretativen Ebene.

Angst hat viele Gesichter (s. a. Kap. 2.1, 6.1 und 7.1) und zeigt sich subjektiv in vielen Kombinationen, zum Beispiel in erhöhter Anspannung, Verängstigung, Zittern, Schlaflosigkeit, Hoffnungslosigkeit, Besorgnis, Unsicherheit oder Unzulänglichkeit. Beispielsweise lassen sich objektiv eine zitternde Stimme, angespannte Gesichtszüge, Tremor oder erweiterte Pupillen beobachten.

Angst nimmt unterschiedliche Stufen ein und wird in der Intensität daher unterschiedlich eingestuft und erfordert unterschiedliche Zu- und Umgehensweisen (**Tab. 2-5**).

2.3.4 Pflegerische Ansätze und Hilfsmittel

In der alltäglichen professionellen Beziehung spielt das Phänomen der Angst eine gewichtige Rolle, da es den Alltag und den gesamten Behandlungs- und Pflegeprozess beeinträchtigt. Beziehungsgestaltung und -kontinuität sind in diesem Zusammenhang ein ständiges Ausbalancieren zwischen Nähe und Distanz, Ansprechen und Schweigen, Sich-Auseinandersetzen und

Tabelle 2-5: Stufen der Angst (Quelle: in Anlehnung an Käppeli, 1998: 46)

- **Erste Stufe: Sorge, Vorsorge, Unsicherheit**
  Sich Sorgen machen, Unsicherheit, Aufgeregt-Sein, und dies führt zu einer übertriebenen Wahrnehmung der eigenen Körperempfindungen

- **Zweite Stufe: Angst**
  Die Angst kann sowohl als Eigenschaft wie auch als Zustand in Erscheinung treten und real oder unreal sein.
  - *Angst als Eigenschaft* kann als erworbene, zeitstabile Verhaltensdisposition bezeichnet werden, die beim Einzelnen zu Erlebens- und Verhaltensweisen führt, beispielsweise dass eine Vielzahl von objektiv wenig gefährlichen Situationen als bedrohlicher wahrgenommen wird (auch wenn eine gewisse Bedrohung oder Unsicherheit besteht).
  - *Angst als Zustand* ist als emotionaler Grundzustand zu verstehen, der vor allem durch Nervosität, Anspannung und innere Unruhe sowie Furcht vor zukünftigen Ereignissen gekennzeichnet ist und bewusst erlebt wird.
  - *Reale Angst* signalisiert Gefahren und stellt Energie bereit, so dass der gesunde Mensch in der Regel das Erlebnis ohne Schaden überwindet.
  - *Unreale Angst* ist eine pathologische Form und beruht auf einer Phantasiewelt, ist also ein Produkt der Innenwelt des Menschen und kann krank machen (z. B. Phobien, psychotische Angst).

- **Dritte Stufe: Panik**
  Panik wird durch ein Übermaß an Angst ausgelöst und ist eine extrem zerstörerische Reaktion und ein destruktives Erlebnis. Dabei ist kein gezieltes Handeln mehr möglich.

In-Ruhe-Lassen. Daher sind die theoretischen Grundlagen und der Umgang mit der Angst wichtiger Bestandteil im Beziehungsprozess; sie sind ebenso bedeutend für die Tragfähigkeit der professionellen Beziehung und gelten als Grundlage für eine konstruktive Zusammenarbeit.

Dabei liegen unter anderem folgende *grobe Ziele* im Blick:

- Aufklärung und Information über die Erkrankung, Stellenwert und Integration in das eigene Leben, Möglichkeiten Symptome zu beeinflussen
- Übernahme von Eigenverantwortung und sich bewusst werden, der Erkrankung nicht ausgeliefert zu sein
- Selbsthilfeförderung, eine positive Identität anstreben, Hoffnung vermitteln
- ein erfülltes Leben ohne Angst
- Sinn und Bedeutung im Leben
- Gesundung von der Erkrankung.

2.3.5 Pflegephänomene

Definition

Allgemein bezeichnet man als Pflegephänomene pflegerelevante Begriffe und Aspekte des Menschseins, des menschlichen Lebens in Zusammenhang mit Gesund-Sein und Krank-Sein und der menschlichen Entwicklung.

Das bedeutet im Alltag, systematisch und gezielt Pflegehandlungen bei verschieden wahrnehmbaren Pflegephänomenen einzusetzen. Das Erkennen und Herausfinden einzelner Pflegephänomene und daraus abzuleitende Pflegekonzepte bzw. pflegerische Interventionen sind unter anderem Gegenstand der Pflegediagnostik und somit notwendig für die Planung, den pflegerischen Prozess und das pflegerische Handeln.

Gründe für das Phänomen Angst könnten aus pflegerischer Sicht beispielsweise eine veränderte Umgebung oder ein verändertes Selbstkonzept sein, aber auch der Verlust wichtiger Bezugspersonen oder eine Verletzung der körperlichen Identität und Existenzängste (**Tab. 2-6**).

2.3.6 Bedeutung von Pflegediagnosen

Definition

Eine Pflegediagnose ist eine Aussage, die ein aktuelles oder potenzielles gesundheitliches Problem beschreibt, das von professionell Pflegenden behandelt werden kann. Eine Pflegediagnose benennt also ein Gesundheitsproblem, das mit Hilfe pflegerischer Interventionen verändert und/oder gelöst werden kann.

Künftig werden Pflegediagnosen sicher mehr von entsprechenden Kontrollorganen oder auch als Nachweis für die professionelle Arbeit, herangezogen werden. Zur Begründung und zum Nachweis pflegerischer Arbeit können diese Hilfsinstrumente gezielt eingesetzt werden. Dies soll in diesem Kapitel am Beispiel der Angst deutlich gemacht werden.

In Zusammenhang mit Angst kommen schwerpunktmäßig folgende Pflegediagnosen zum Tragen:

- Machtlosigkeit
- situationsbedingt geringes Selbstwertgefühl
- Vereinsamungsgefahr
- Selbstverletzungsgefahr
- gestörte Denkprozesse
- unwirksames Coping
- Suizidgefahr.

Nachfolgend wird die Pflegediagnose «Situationsbedingt geringes Selbstwertgefühl» beispielhaft herausgegriffen (**Tab. 2-7**, S. 102).

Die Ziele mit dem einzelnen von Angst betroffenen Menschen müssen sich an seiner individuellen Lebenssituation, seinen Ressourcen, Möglichkeiten und Grenzen orientieren, Unter- und Überforderung berücksichtigen und für den Betroffenen überschaubar und bewältigbar sein. Dabei geht es auch darum, Situationen zu identifizieren, in denen die Angst abnimmt oder in welchem Zusammenhang sie zunimmt.

Ressourcenorientiertes Arbeiten braucht ein unterstützendes Milieu, das eine Atmosphäre schafft, in dem Fehlerfreundlichkeit herrscht und das Wachstum jedes Einzelnen gefördert wird: eine Grundhaltung, die an die Fähigkeiten

Tabelle 2-6: Pflegephänomen: Angst[1]. Angst ist verwandt mit dem lateinischen Begriff «angustus», d. h. eng. Angst wird bezeichnet als ein mit Beengung, Erregung, Verzweiflung verknüpftes Lebensgefühl, dessen besonderes Kennzeichen die Aufhebung der willens- und verstandesmäßigen Steuerung ist. Angst wird auch als qualvolle Unruhe wegen eines drohenden oder befürchteten Unheils bezeichnet.

Merkmale und Umgang	Beispiele
Auftreten	bei fast allen psychiatrischen Diagnosen
Zeichen und Hinweise	verbale Äußerungen, Unruhe und Getriebenheit oder Erstarrung, ausgeprägtes Distanzverhalten, konzentrierte Beobachtung der Umgebung und Anspannung
Schweregrade	reicht von Furcht bis Todesangst
Ziele	Beziehung aufrechterhalten Entspannung
Maßnahmen	Erleichterungsmöglichkeiten Ablenkungsangebote Beschäftigung Dabei-Sein und Kontakthalten, dabei die vom Patienten benötigte Distanz halten angstlösende Medikamente
Beispiele für Pflegediagnosen nach NANDA-I[2]	Machtlosigkeit Situationsbedingt geringes Selbstwertgefühl Vereinsamungsgefahr Gefahr einer selbstgefährdenden Gewalttätigkeit Gestörte Denkprozesse Unwirksames Coping Suizidgefahr

[1] In Anlehnung an: Schädle-Deininger, H. (2008): Basiswissen: Psychiatrische Pflege. Bonn: Psychiatrie-Verlag.
[2] NANDA International (2013): Pflegediagnosen. Definitionen und Klassifikation 2012–2014. Kassel: Recom.

des Einzelnen glaubt und Hoffnung vermittelt, ein Verhalten, das die Fähigkeiten und Fertigkeiten des Einzelnen wahrnimmt, würdigt und im entsprechenden Einsetzen unterstützt.

2.3.7 Einschätzung der Angst

Um mit der Angst als Betroffener umgehen zu können, ist es erforderlich, dass sowohl er selbst als auch der/die professionelle HelferIn differenziert die physiologischen, emotionalen, motorischen und kognitiven Reaktionen einschätzen und überlegen, wo und wie unterstützt und Erleichterung verschafft werden kann. **Abbildung 2-3** soll zur Anregung dienen.

Trotz der Wichtigkeit der Einschätzung und Systematisierung ist im Gesamtzusammenhang ein empathisches Verhalten in der Begegnung mit einem Menschen, den Angst plagt, zentral. Gleichzeitig ist es wichtig, dass der Helfer oder die Helferin den Blick für die Realität behält und sich nicht in der ihm oder ihr dargebotenen Angst verliert. Dabei hilft es, um die eigenen Anteile in der Situation zu wissen, diese zu reflektierten und sich gegebenenfalls Hilfe zu holen, etwa durch Supervision, Fallbesprechungen, Balint-Gruppen oder kollegiale Beratung bzw. andere Entlastung.

Nähe zuzulassen, Angst auszuhalten und sprichwörtlich die Hand halten zu können, dabei zu bleiben, die Situation zu erleichtern und sich gleichzeitig von der Angst distanzieren zu können, Gefahren wahrzunehmen und einzuschätzen – all dies in einem ausgewogen

Tabelle 2-7: Beispiel für eine Pflegediagnose in Zusammenhang mit Angst (Quelle: NANDA-International, 2013: 304)

Situationsbedingt geringes Selbstwertgefühl	
Definition	Entwicklung einer negativen Wahrnehmung des Selbstwerts als Reaktion auf eine aktuelle Situation (näher zu bestimmen)
Bestimmende Merkmale oder Kennzeichen	• schätzt sich selbst als unfähig ein, mit Ereignissen umzugehen • schätzt sich selbst als unfähig ein, mit Situationen umzugehen • unentschlossenes Verhalten • kann sich nicht durchsetzen • berichtet, dass die gegenwärtige Situation das Selbstwertgefühl in Frage stellt • berichtet über Hilflosigkeit • berichtet über Nutzlosigkeit • selbstverneinende Äußerungen
Beeinflussende Faktoren	• Verhalten stimmt nicht mit den eigenen Werten überein • entwicklungsbedingte Veränderungen • Körperbildstörung • Misserfolge • funktionale Beeinträchtigung • fehlende Anerkennung • Verlust • Zurückweisungen • soziale Rollenveränderungen

Verhältnis – zeichnet eine gute professionelle und menschlich-zugewandte pflegerische Arbeit aus. Diese ist nicht evidenzbasiert quantitativ nachzuweisen, in ihren Auswirkungen jedoch durch Beobachtung, also qualitativ durchaus messbar.

Die Angst in ihrer Stärke und Bedrohung zu erfassen, etwa indem der Betroffene seine Angst in regelmäßigen Abständen auf einer Skala einstuft (z. B. keine Angst, leichte Angst, starke Angst, sehr starke Angst, unerträgliche Angst, Panik; vielleicht noch mit einer Zahlenskala), kann für beide Seiten hilfreich sein und Orientierung geben.

Dazu gehört in der Regel ein pflegerisches Gespräch, in dem genauer erfragt wird, wie, wann, wo, wie lange und in welcher Intensität die Angst auftritt, ob es eine Erklärung gibt und welche körperlichen Anzeichen bestehen oder auch, was der Betroffene bei Auftreten dagegen tut. Hilfreich können in diesem Zusammenhang auch ein «Angsttagebuch» (**Abb. 2-4**), das Aufschreiben von Erlebnissen oder Malen sein. Dies kann den Betroffenen darin unterstützen, seine Angst besser wahrzunehmen und einzuschätzen, sich die angstmachenden Situationen zu verdeutlichen, die bisherigen Reaktionen festzuhalten und weitere Bewältigungsstrategien mit der Bezugsperson zu entwickeln.

2.3.8 Pflegerisches Handeln bei Angst

Im Vordergrund pflegerischen Handelns steht, den Teufelskreis der Angst (**Abb. 2-5**) zu durchbrechen und mit dem Betroffenen herauszufinden, wie sich seine Angst nicht weiter steigert und wie er am schnellsten zur Entspannung kommt.

Hilfreich ist dabei, diese Angstspirale zu kennen, zu überprüfen, wo die persönlichen Ansatzpunkte sind und entsprechende Frühwarnzeichen zu erkennen, um dann entsprechend handeln zu können und Coping-Strategien zu entwickeln.

Phänomen Angst

Reaktion				Bemerkungen zur Pflege- bzw. Behandlungsplanung
physiologisch (z.B. Schwitzen, Zittern, Schlaflosigkeit, Herzklopfen)	**motorisch** (z.B. erhöhte Anspannung, Ruhelosigkeit, Übererregung)	**kognitiv** (z.B. Befürchtungen sind beherrschend, ist in sich gefangen)	**emotional** (z.B. Gefühle der Unzulänglichkeit, Ängstlichkeit)	
Beschwerden des Betroffenen:	Beschwerden des Betroffenen:	Beschwerden des Betroffenen:	Beschwerden des Betroffenen:	
Selbsteinschätzung mäßig bis stark 1 2 3 4 5 6	Selbsteinschätzung mäßig bis stark 1 2 3 4 5 6	Selbsteinschätzung mäßig bis stark 1 2 3 4 5 6	Selbsteinschätzung mäßig bis stark 1 2 3 4 5 6	

Patient benötigt nach seiner Einschätzung Unterstützung hinsichtlich:

☐ Sicherheit und Schutz	☐ Unterstützung bei der Identifikation von Angstsituationen	☐ Bei der Kontrolle der Angst	☐ Methoden zur Ablenkung
☐ Skills zur Bewältigung einer kritischen Situation	☐ Anregung zu Bewegung	☐ Hilfe bei Entspannung	☐ Entspannung durch Bäder, Einreibungen usw.

Abbildung 2-3: Pflegerischer Beobachtungs- und Einschätzungsbogen

Notizen zu meiner Angst	Aktuelle Situation	Gedanken, Gefühle, Reaktionen, Handlungen	Ergebnis/Wirkung
	Ich war alleine im Tagesraum, dachte an das Alleinsein zuhause.	Unruhe, Schweißausbruch, Druck im Kopf, habe mich verlassen gefühlt	Ich bin schnell auf den Flur gegangen, dann habe ich mich ins Bett zurückgezogen.

Abbildung 2-4: Anregungen zu einem Angsttagebuch. Durch das Niederschreiben der Angsterfahrung werden die Situationen, in denen die Angst auftritt, wie der/die einzelnen Patient/in darauf reagiert und was daraus folgt festgehalten. So können dysfunktionale Verhaltensweisen erkannt und Alternativen erarbeitet werden. Weiterhin können dadurch die Situationen, in denen die Angst vorhanden und in denen sie weniger gravierend ist und wann sich die Betroffenen sicher fühlen, besser identifiziert werden. Allerdings ist bei Menschen mit existenziellen Ängsten das Tagebuch nicht zu empfehlen, denn sie benötigen individuelle Begleitung.

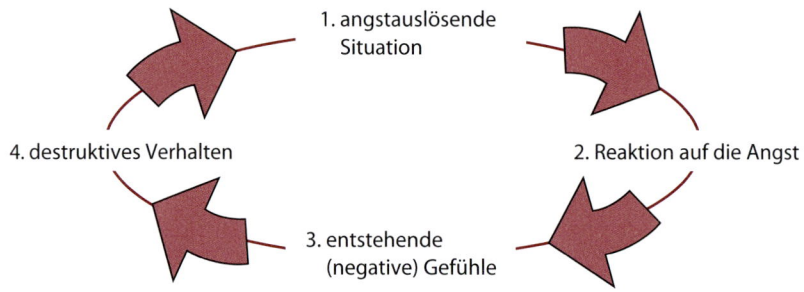

Abbildung 2-5: Kreislauf der Angst (s. a. Abb. 2-1)

Der Angstkreislauf umfasst die folgenden Elemente:

1. *Die angstauslösende Situation* kann sehr unterschiedlich sein und verschiedene Ursachen haben, zum Beispiel in der Kindheit begründet, von der Persönlichkeit abhängig sowie durch Erfahrungen erworben sein oder es kann einfach eine psychische Erkrankung vorliegen, bei der ein Merkmal die Angst ist.
2. *Die Reaktion auf die Angst* ist entsprechend vielfältig und reicht zum Beispiel (unbewusst) von Vermeidungsverhalten, Flucht vor solchen Situationen bis hin zur «Angst vor der Angst» und dem Gelähmtsein vor Angst.
3. *Die entstehenden Gefühle* sind im Resultat negativ, zum Beispiel versagt zu haben, nichts richtig zu machen, unzulänglich zu sein bis hin zum Selbsthass und zur Selbstverachtung.
4. *Das destruktive, selbstschädigende Verhalten* zur Betäubung des emotionalen Schmerzes zeigt sich beispielsweise durch übermäßigen Alkoholgenuss, durch Isolation und in einer gefühlsmäßigen Distanz zu Menschen, die unterstützen könnten, oder auch in Selbstbestrafung.

Eine akzeptierende Grundhaltung und einfühlsame Gesprächsführung sind ebenso wichtig wie das Vermitteln einer haltenden und Sicherheit gebenden Zuwendung und entsprechendes individuell auf den Einzelnen abgestimmtes pflegerisches Handeln.

In Zusammenhang mit Angst und Angstgefühlen spielt Ablenkung eine große Rolle. Ob beispielsweise durch Spielen, Fernsehen, Musikhören, Sport, Spazierengehen, Basteln oder Handarbeiten, gemeinsames Abwaschen, Sich-Auspowern: Was immer dem Angst-Patienten guttut, ist richtig. Aber auch beruhigende und entlastende Maßnahmen, wie Entspannungsbäder, Beruhigungstees oder atemstimulierende Einreibungen, können dem Betroffenen Entlastung bringen.

Ob in der akuten Situation Entspannungsübungen eingesetzt werden können, ist im Einzelfall zu entscheiden, meist gelingt es allerdings nicht.

Es können auch *Leitsätze*, sozusagen als Skills helfen, die oft auch als Postkarten zu finden sind und entsprechend eingesetzt werden können, wie:

- «Es ist nie zu spät, etwas zu verändern.»
- «Loslassen führt zu Gelassenheit.»
- «Ich darf auch ‹Nein› sagen.»
- «Ich entscheide mich nur für gute Augenblicke.»
- «Heute ist ein guter Tag, um nicht perfekt zu sein.»

2.3.9 Einige Übungen, die Erleichterung verschaffen

Ein Hilfsmittel für den Alltag im Umgang mit Angstpatienten ist es sicher, wenn sich im Arbeitsbereich eine Sammlung von Hilfsmitteln zur Reduktion der Angst befindet, auf die zurückgegriffen werden kann. So können häufig ein Entspannungsbad oder ein Beruhigungstee, aber auch Körperwahrnehmungsübungen Wunder wirken.

Viele Übungen können dem Betroffenen an die Hand gegeben werden, aber auch in der akuten Situation mithilfe einer Pflege- oder Bezugsperson umgesetzt werden. Im Folgenden ein paar Beispiele.

Zehn Goldene Regeln zur Angstbewältigung
(Wittchen et al., 1995: 56 ff.)

1. Angstgefühle und die dabei auftretenden körperlichen Symptome sind nichts anderes als eine Übersteigerung der normalen Körperreaktion in einer Stresssituation.
2. Solche Gefühle und Körperreaktionen sind zwar unangenehm, aber weder gefährlich, noch in irgendeiner Weise schädlich. Nichts Schlimmes wird geschehen.
3. Patienten mit Angst sollten sich in Angstsituationen nicht durch Gedanken wie: «Was wird geschehen?» und: «Wohin kann das führen?» in noch größere Ängste hineinsteigern.
4. Betroffene sollen sich nur auf das konzentrieren, was um sie herum und mit ihrem Körper geschieht – nicht auf das, was in ihrer Vorstellung noch alles geschehen könnte.
5. Die Angst sollte nicht bekämpft, sondern akzeptiert werden. Es ist ratsam, abzuwarten und der Angst Zeit zu geben, vorüberzugehen.
6. Betroffene sollten beobachten, wie die Angst von selbst wieder abnimmt, wenn sie aufhören, sich in ihre Gedanken («Angst vor der Angst») weiter hineinzusteigern.
7. Beim Üben kommt es nur darauf an, zu lernen, mit der Angst umzugehen – nicht sie zu vermeiden. Nur so gibt man sich die Chance, Fortschritte zu machen.
8. Es ist wichtig, dass sich Menschen mit Angststörungen innere Ziele vor Augen halten und beobachten, welche Fortschritte sie schon – trotz aller Schwierigkeiten – gemacht haben. Sie sollten daran denken, wie zufrieden sie sein werden, wenn sie auch dieses Mal Erfolg haben.
9. Wenn man sich besser fühlt, sollte man sich umschauen und den nächsten Schritt planen.
10. Wenn man sich in der Lage fühlt, weiterzumachen, dann sollte man versuchen, ruhig und gelassen in die nächste Übung zu gehen.

Kontrollierte Bauchatmung
(s. Berg/Mattenklotz, o. J.)
Die kontrollierte Bauchatmung wirkt beruhigend, entspannend und vorbeugend:

- Legen Sie Ihre Hand flach 2 Zentimeter unterhalb des Nabels auf die Bauchdecke.
- Atmen Sie tief ein und stellen sich vor, wie der Atem langsam bis hinunter zu Ihrer Hand fließt und schließlich Ihre Hand hochatmet.
- Stellen Sie sich vor, wie der Atem langsam wieder über den Brustraum zurück über die Nase nach außen entweicht, und konzentrieren Sie sich darauf, wie die Hand wieder nach unten sinkt.

Richtig atmen während einer Panikattacke
(s. Berg/Mattenklotz, o. J.)
Setzen Sie sich hin, lehnen Sie sich bei Bedarf an:

- Halten Sie ihren Atem an, ohne vorher tief einzuatmen, und zählen Sie bis fünf.
- Wenn Sie bei fünf angekommen sind, atmen Sie aus, sagen Sie zu sich selbst ganz ruhig und beruhigend: «Entspanne Dich.»
- Atmen Sie langsam durch die Nase ein und aus, atmen Sie 3 Sekunden ein, dann 3 Sekunden aus – sagen Sie sich bei jedem Ausatmen: «Ganz ruhig.»
- Am Ende jeder Minute (also nach zehn Atemzügen) halten Sie ihren Atem wieder für 5 Sekunden an und machen Sie dann im Sechs-Sekunden-Zyklus weiter wie zuvor.
- Führen Sie diese Atmung so lange durch, bis alle Ihre Hyperventilationssymptome verschwunden sind.

Entspannungsübungen
Neben den bekannten Entspannungstechniken nach Jacobson oder auch dem Autogenen Training gibt es auch zahlreiche kleine Übungen, die hilfreich eingesetzt werden können, beispielsweise:

- *Die Luft anhalten:* Beginnt mit einem langsamen Einatmen über ca. 15 Sekunden, dann 15 Sekunden die Luft anhalten und langsam wieder 15 Sekunden ausatmen. Das Ganze drei bis vier Mal hintereinander, danach ist die Atmung wieder ruhiger und tritt Entspannung ein.
- *Kurzentspannung:* Einige Male tief durchatmen, dann den Körper anspannen, alle Körperteile, alle Muskeln, die beeinflusst werden können, die Spannung so weit wie irgend möglich ausdehnen und 30 Sekunden halten. Dann wieder loslassen und entspannen. Ein bis zwei Mal wiederholen und am Ende mehrmals tief durchatmen.

Reflexionsfragen, die dem Betroffenen helfen können (Beispiele):

- Wann haben Sie in letzter Zeit keine oder eine geringe Angst verspürt?
- Was müsste geschehen, damit dies häufiger vorkommt?
- Woran merken Sie, dass die Angst in den Hintergrund gedrängt wird?
- Woran würde es Ihr Umfeld merken?
- Gibt es eine Tageszeit, zur der es Ihnen am besten geht?
- Was würden Sie gerne mal wieder ohne Angst machen?
- Was glauben Sie, wie Sie sich vor der Angst schützen können?

Um der Angst präventiv begegnen zu können, muss ganz individuell mit dem Einzelnen erprobt werden, was ihm hilft. Dabei gilt es im Blick zu behalten, wie die vorhandenen Ressourcen eingesetzt werden, wo es gilt, weitere zu erarbeiten und wie ein Selbstwirksamkeitsgefühl erreicht werden kann. Eine wichtige Voraussetzung dafür ist, dass der Betroffene über seine Störung und Erkrankung aufgeklärt und informiert ist.

2.3.10 Rahmenbedingungen und weitere Aspekte

Wenn diese Interventionen wirksam werden sollen, müssen die Rahmenbedingungen entsprechend ausgerichtet sein.

Milieugestaltung
Das Klima und die Atmosphäre der Station spielen ebenso eine Rolle wie die Gestaltung eines förderlichen Milieus. Nach Edgar Heim (1984)

sollte beides die in **Tabelle 2-8** wiedergegebenen Merkmale aufweisen.

Eine positive Milieugestaltung kann zum Beispiel anhand folgender Merkmale überprüft werden:

- Besteht ein Klima, in dem Probleme offen angesprochen werden können?
- Kann ein Betroffener durch eine kontaktstiftende Atmosphäre soziale Bezüge herstellen?
- Werden Selbstständigkeit und Eigenverantwortung unterstützt?
- Werden Ziele in einem Gesamtbehandlungsplan abgesprochen?
- Findet Begegnung auf Augenhöhe statt?
- Wie ist die zwischenmenschliche Kultur im Hinblick auf Rechte und Pflichten beiderseits sowie auf Nähe und Distanz?
- Werden Angehörige, Freunde, Bezugspersonen, das soziale Umfeld einbezogen?
- Wie ist die Vernetzung zwischen den Bereichen stationär, teilstationär, komplementär und ambulant?

Gruppenarbeit

Neben der individuellen Arbeit mit dem an einer Angst leidenden Menschen können Gruppen eine große Hilfe sein, im Erleben, dass auch andere von Angst betroffen sind. In der Regel sind Menschen auf Gruppen angewiesen und für den einzelnen ist das Zusammensein mit anderen lebensnotwendig. Menschen mit Angst meiden häufig Gesellschaft und Gruppen.

Pflegeexperten bieten daher soziale Gruppen an, damit Betroffene ihren Handlungsradius ausbauen und ihren Alltag wieder gut bewältigen und/oder in ihrem Alltag wieder besser kommunizieren und ihre Selbstwahrnehmung erweitern können.

Organisation, Inhalte und Ziele pflegerischer Gruppen zeigt **Abbildung 2-6** (S. 108).

Ziele einer angeleiteten Gruppe zur Selbsthilfe (Beispiel)

Pflegerisch angeleitete Gruppen zur Förderung der Selbsthilfe sind offene Gesprächsgruppen zum Austausch über das Erleben von Angst und können beispielsweise folgende Ziele verfolgen:

- Die Teilnehmenden tauschen sich über ihre Ängste und Befürchtungen aus.
- Die Teilnehmenden machen sich gegenseitig Mut.
- Die Teilnehmenden unterstützen sich gegenseitig.
- Die Teilnehmenden werden ermutigt, neue Wege beim Abbau von Ängsten zu gehen.
- Die Teilnehmenden werden in dem Bestreben, selbstverantwortlich und aktiv zu handeln, bestärkt.

Tabelle 2-8: Optimale Milieugestaltung (Quelle: Heim, 1984: 56)

Merkmal	Bemerkung
Partizipation	• Mitentscheid • Mitverantwortung und Autonomie fördernd • voneinander lernen
Offene Kommunikation	• Informationsaustausch und Informationsklarheit, eine individuelle emotionale Begegnung als Grundlage einer guten Arbeitsbeziehung.
Soziales Lernen	• Aktivierung • Reflexion • gemeinsam Zeit teilen • Anregungen, die Erkrankung im Rahmen der Möglichkeiten zu bewältigen und in das eigene Leben zu integrieren.
Leben in der Gemeinschaft	• ein soziales Aktionsfeld im Sinne von neuen Erfahrungen machen • soziale Kompetenzen und konstruktive Kommunikation fördern

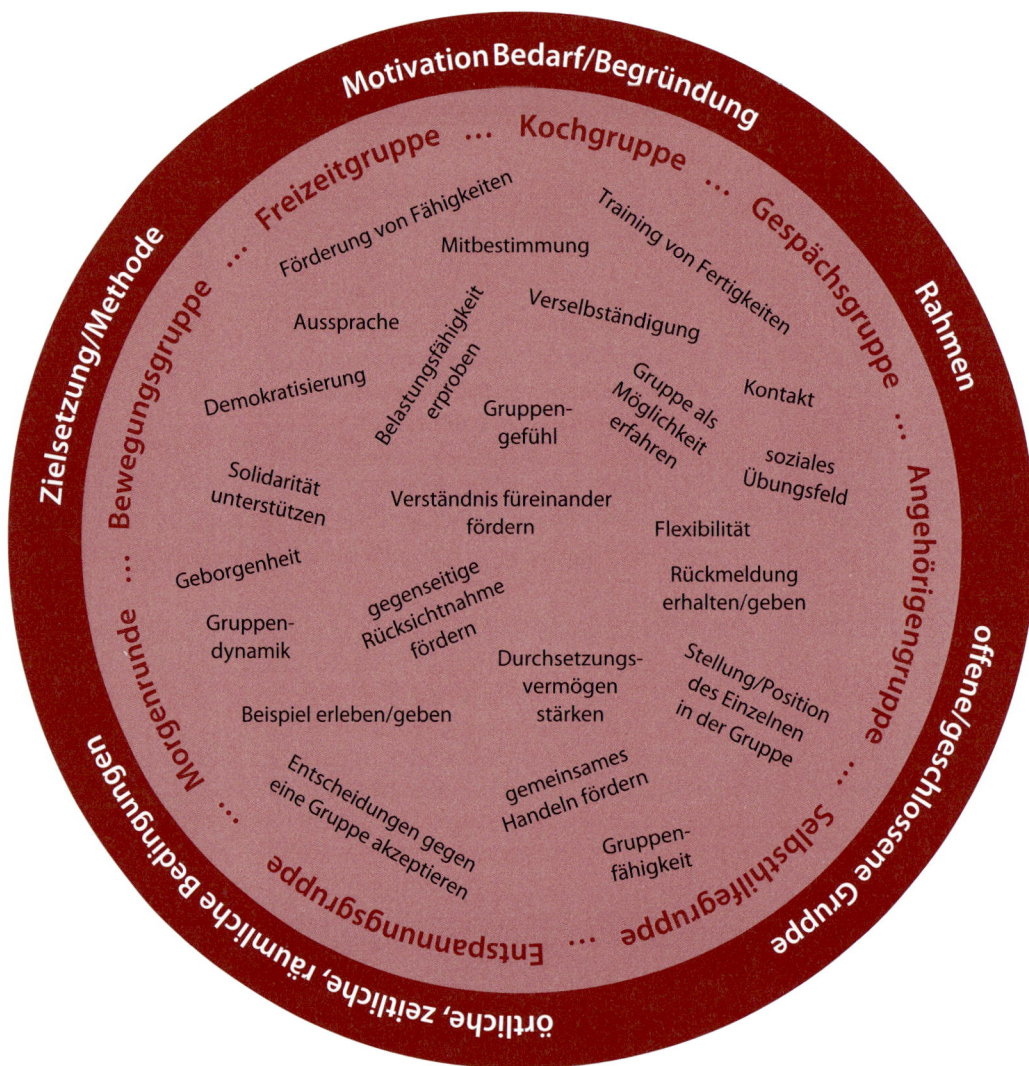

Abbildung 2-6: Pflegeprofil (Quelle: Arbeitskreis Pflege in der DGSP, Broschüre «Pflegeprofil – Grundriss psychiatrische Pflege»)

Der Gruppenleiter ist Koordinator oder Moderator und hat die Fähigkeit, die Stärken der Gruppenmitglieder zu erkennen und zu motivieren, dass diese im Sinne der Gruppenziele eingesetzt werden. Dabei werden beispielsweise eine effektive Kommunikation unterstützt, gegenseitig Rückmeldungen gegeben und ein Klima von gegenseitigem Vertrauen, Respekt und Wärme geschaffen. Dies kann mit dazu beitragen, dass der Einzelne sich in kleinen Schritten von seiner Angst lösen kann.

2.3.11 Entlassungsvorbereitung

Im Entlassungsmanagement zeigt sich in der Reflexion und Evaluation des Aufenthalts, inwieweit der Einzelne von der Pflege profitiert hat und ob er in der Zusammenarbeit mit seiner Angstsymptomatik besser zurechtkommt, welche Anregungen er mitnimmt und ob er sich mit seiner Angst angenommen gefühlt hat. Dabei kann sicher der nationale Standard «Entlassungsmanagement» Hilfestellung geben.

2.3.12 Zusammenfassung

Weil Angst alltäglich ist, begegnet sie uns überall in der psychosozialen Versorgung, auch je nach Persönlichkeit und Ausprägung in unterschiedlichen Formen. Daher ist ein individuelles, kreatives und vielfältiges Umgehen in ständigem Kontakt mit dem betroffenen Menschen Basis des professionellen Handelns.

Systematisierung und Hilfsmittel, wie Pflegephänomene und Pflegediagnosen, erleichtern eine planvolle Arbeit, ersetzen jedoch nicht die Kontaktaufnahme und die Gestaltung der Beziehung zum einzelnen Menschen.

Die Inhalte der Pflegehandlungen und die Maßnahmen werden sich im Einzelnen immer an der individuellen Situation und am Individuum orientieren und ausrichten müssen. Die angeführten Teilaspekte sollen als Anregung dienen, die eigenen Handlungskompetenzen zu erweitern und regelmäßig zu reflektieren. Dazu müssen sich psychiatrisch Pflegende immer wieder mit ihrer eigenen Angst konfrontieren, ihr auf den Grund gehen, sich dieser Anteile in ihrem Handeln bewusst sein und sie reflektieren.

Literatur

Berg H., Mattenklotz J. (o. J.) Konzept Psychoedukation Angst, Psychiatrisch-psychotherapeutische Tagesklinik Soest.
Borwin B. (2006). Das Angstbuch – Woher Ängste kommen und wie man sie bekämpfen kann. Reinbek bei Hamburg: Rowohlt Taschenbuch.
Christophe A. (2009). Alles über Angst – Wie Ängste entstehen und wie man sie überwinden kann. Stuttgart: Kreuz Verlag.
Deutsche Gesellschaft für Soziale Psychiatrie (DGSP) e.V./Arbeitskreis Pflege (1994). Pflegeprofil – Grundriss psychiatrischer Pflege. Reader. Köln: DGSP.
Deutsches Netzwerk für Qualitätsentwicklung in der Pflege (DNQP) (2009). Entlassungsmanagement in der Pflege. http://www.wiso.hs-osnabrueck.de/38088.html [23.11.2013].
Freyerer G. (2001). Auf den Spuren der Angst – Panikattacken und Phobien natürlich behandeln. Berlin: Orlanda Frauenverlag.
Heim, E. (1984). Praxis der Milieutherapie. Berlin, Heidelberg, New York, Tokio: Springer.
Käppeli, S. (Hrsg.) (1998). Pflegekonzepte – Phänomene im Erleben von Krankheit und Umfeld. Band 1. Bern: Verlag Hans Huber.
NANDA International (2013). Pflegediagnosen. Definitionen und Klassifikation 2012–2014. Kassel: Recom.
Renggli F. (1976). Angst und Geborgenheit – Soziokulturelle Folgen der Mutter-Kind-Beziehung im ersten Lebensjahr – Ergebnisse aus der Verhaltensforschung, Psychoanalyse und Ethnologie. Reinbek bei Hamburg: Rowohlt.
Rhonda B. (2002). Keine Angst vor der Angst! Das Fearless Living-Programm. Verlag Kreuzlingen/München: Ariston/Heinrich Hugendubel.
Riemann F. (2003). Grundformen der Angst – Eine tiefenpsychologische Studie. 36. Auflage. München: Reinhardt.
Schädle-Deininger, H. (2006). Fachpflege Psychiatrie. München: Elsevier Urban & Fischer Verlag.
Schädle-Deininger, H. (2008). Basiswissen Psychiatrische Pflege. Bonn: Psychiatrie-Verlag.
Schädle-Deininger, H. (2010). Pflegen: psychosozial – Zeitschrift für die professionelle psychiatrische Pflege, 1, 10–15. (Auf diesem Artikel baut dieser Buchbeitrag auf.)
Staemmler F.-M., Merten, R. (Hrsg.) (2003). Angst als Ressource und Störung. Paderborn: Junfermann-Verlag.
Valery P. (1988). Die fixe Idee oder zwei Männer am Meer. Frankfurt am Main: Suhrkamp.
Wittchen U., Bullinger-Naber M., Dorfmüller M. (1995). Angst, Angsterkrankungen, Behandlungsmöglichkeiten. Basel: S. Karger.

2.4 Versagensangst und Lernen

Juliane Falk

2.4.1 Einleitung

Selbstvertrauen in die eigenen Kräfte und Fähigkeiten ist die Basis für einen wertschätzenden und sicheren Umgang mit sich selbst und anderen Personen. Selbstvertrauen hängt eng mit dem Selbstwertgefühl einer Persönlichkeit zusammen. Der Selbstwert bezieht sich auf die Bewertung, die man von sich selbst hat.

Das Selbstwertgefühl ist ein emotionaler Dauerbegleiter in Lernsituationen – vor allem bei Prüfungen, aber auch bei Präsentationen und Vorträgen vor Publikum. Vom Selbstvertrauen hängt es ab, ob Lernende zuversichtlich neue Aufgaben und Probleme anpacken oder ob sie eher verzagen und auszuweichen versuchen.

Was können Lehrende tun, um Selbstvertrauen zu stärken? Hartmut von Hentig (1985) formuliert diesen Auftrag lapidar: «*Die Menschen stärken*, die Sachen klären» (kurs. Hervorhebung d. Verf.).

Versagensangst ist der Gegenspieler des Selbstvertrauens. Versagensangst liegt nahe an der Angst vor Kritik und der Angst vor Ablehnung. Es ist nicht die Prüfungssituation oder das zuhörende Publikum selbst, die Versagensangst hervorrufen, vielmehr die Angst vor den Folgen einer nicht bestandenen Prüfung oder einer nicht gelungenen Präsentation, vor der Blamage, die mit der vermeintlichen Niederlage verbunden ist.

Fast alle Teilnehmer/Schüler spüren vor einer Präsentation, einem Vortrag oder einer Prüfung eine innere Anspannung. Sie spüren Nervosität oder innere Unruhe, Herzklopfen, haben feuchte Hände, spüren den Drang zur Toilette. Während der Präsentation lässt die Aufregung allmählich nach. Die Teilnehmer machen ihre Sache so gut es geht – abhängig davon, wie sie sich vorbereitet haben. Nachträglich ist jedem klar, dass die innere Anspannung die Konzentration erhöht und zum Erfolg beigetragen hat.

Vorträge und Referate zu halten, im Mittelpunkt zu stehen und etwas vor Publikum sagen zu müssen bedeutet für viele Schüler oder Seminarteilnehmer eine Überwindung. Wer diese Angst nicht zu überwinden wagt, wird jede Situation, in der er vor anderen Menschen vorträgt, berichtet und/oder erläutert, angstbesetzt erleben.

In diesem Beitrag geht es darum zu ergründen, woher die Angst kommt und was man tun kann, wenn die Aufregung und Anspannung über das «normale» Maß hinausgehen, wenn eine Person vor Angst zu versagen droht, blockiert ist, wenn sie zum Beispiel eine Prüfung nicht als Herausforderung, sondern als schwere psychische Belastung empfindet.

2.4.2 Wie zeigt sich Versagensangst?

Versagensangst hat viele Gesichter. Lernende gehen unterschiedlich mit ihrer Versagensangst um. Folgende Seminarsituationen sollen typisches Verhalten veranschaulichen.

Fallbeispiel 1 – Vermeiden von Situationen

Es gibt Teilnehmer, die dem Seminarprogramm aufmerksam folgen, sich aber mit Meinungsäußerungen oder Fragen zum Thema zurückhalten. Schriftliche Leistungsnachweise, die zu Hause zu erledigen sind, beantworten sie korrekt. Steht allerdings die mündliche Präsentation einer Gruppenarbeit bevor, lassen sie anderen den Vortritt. Sie vermeiden die Situation, in denen sie alle Augenpaare auf sich gerichtet fühlen.

Auf die Zurückhaltung angesprochen, erzählen die Teilnehmer von ihrer Angst, vor Publikum zu sprechen, möglicherweise etwas Falsches oder Banales zu sagen.

Sprechangst ist eigentlich eine verständliche Angst, wenn man sich vergegenwärtigt, dass das Gesprochene jederzeit der Kritik der Zuhörenden ausgesetzt ist.

Fallbeispiel 2 – Psychische Blockade

Es gibt Teilnehmer, deren Versagensangst so stark ist, dass sie in Prüfungen wirklich versagen. Obwohl sie sich vorbereitet haben, bekommen sie kein Wort heraus. Der Mund ist wie zugeschnürt. Die Betroffenen können ihr Wissen und das Gelernte nicht abrufen und fühlen sich wie gelähmt. Die Versagensangst hemmt sie total. Sie erleben Prüfungssituationen als existenzielle Bedrohung.

Im Vorfeld kreisen die Gedanken darum, dass sie die Erwartungen der anderen nicht erfüllen können, sie durch mangelnde Leistung enttäuschen und bei einem Misserfolg als Versager dastehen werden.

Im Gespräch berichten sie von Situationen aus der Schulzeit, in denen sie sich durch Mitschüler bzw. Lehrer bloßgestellt fühlten. Oder sie erzählen von Eltern, die ihre Anerkennung und Liebe an Leistung und Wohlverhalten koppelten. Diese Erfahrungen bleiben mitunter bis ins hohe Erwachsenenalter gegenwärtig. Konfrontiert mit Prüfungssituationen werden alte Erinnerungen und Ängste wieder wachgerufen.

Fallbeispiel 3 – Perfekt sein wollen
Die Angst zu versagen, kann dazu führen, dass Teilnehmerinnen einen besonders großen Ehrgeiz entwickeln, alles richtig zu machen. Der Teilnehmer kniet sich in das Thema hinein, neben dem vorgeschriebenen Material erschließt er sich weitere Quellen, erarbeitet das Thema detailliert und kenntnisreich. Die Präsentation erfolgt nahezu perfekt. Vielleicht gibt es nur eine kleine Korrektur oder Verbesserung anzumerken – nach Feststellung des sehr guten Gelingens. Aber dieser kleine Mangel wird so aufgenommen, als habe der Teilnehmer versagt – und zwar auf ganzer Linie.

Am Umgang mit Fehlern und Misserfolgen zeigt sich, ob mit dem Perfekt-sein-Wollen eine Gefahr für die psychische Gesundheit verbunden ist.

Im Gespräch weiß der Perfektionist um sein Bedürfnis, «vollkommen» zu sein, er kennt auch die damit verbundene Gefahr des Burn-outs, selten aber lässt er sich zu Bewusstsein kommen, dass Perfekt-sein-Wollen mit seinem tief verwurzelten mangelnden Selbstwertgefühl zu tun hat.

Fallbeispiel 4 – Abwehr von Leistungszumutungen
Manche Seminarteilnehmer wenden ihre Versagensangst in die Richtung desjenigen, der Leistung einfordert. Nicht die Selbstzweifel geraten ins Bewusstsein, die es zu überwinden gilt, vielmehr die unglaublichen Zumutungen des Dozenten, auf die man nur mit Abwehr reagieren kann. Der Teilnehmer habe es nicht nötig, sein Wissen vor den anderen darzulegen; er beherrsche das Thema, das brauche er niemandem zu beweisen. Außerdem sei die Aufgabenstellung unklar, an der Realität vorbeigestellt, treffe nicht den Kern des Anliegens des Seminarteilnehmers usw.

Das typische Erleben und Verhalten einer Person mit Versagensangst lässt sich auf unterschiedlichen Ebenen beschreiben (s. a. Kap. 2.1) (**Tab. 2-9**).

Tabelle 2-9: Ebenen des Erlebens und Verhaltens einer Person mit Versagensangst

Gefühle	Denken	Körperliche Reaktionen	Verhalten
• Druckgefühl • Gefühl des Ausgeliefertseins an die Situation • Angst vor Kritik • geringes Selbstwertgefühl	• Gedanke, sich zu blamieren • Gedanke, die Situation nicht aushalten zu können • Grübeleien über negative Konsequenzen • Gedanke, den Anforderungen nicht zu genügen, als Versager dazustehen • Denkblockaden	• aufgeregt • angespannt • verkrampft • innere Unruhe/Erregung • Herzklopfen • Kopfschmerzen • Magen-Darm-Beschwerden • Appetitlosigkeit usw.	• Vermeidung der vermeintlich angstbesetzten Situation

2.4.3 Erklärungsansätze

Vorgestellt werden der Erklärungsansatz der Verhaltenstherapie sowie der Tiefenpsychologie. Beide Erklärungsansätze verdeutlichen auf unterschiedliche Weise, wie Angst entsteht, das heißt, welche Ursachen zugrunde liegen und welche Auswirkungen sie auf die Behandlung und Bewältigung haben (**Abb. 2-7**) (Falk, 2007: 167).

2.4.3.1 Tiefenpsychologie

In der Tiefenpsychologie gelten Ängste als Ausdruck ungelöster und unbewältigter Probleme in der eigenen Lebensgeschichte. Freud spricht in diesem Zusammenhang von «neurotischen Ängsten». Neurosen sind Entwicklungsstörungen infolge unangepasster Konfliktverarbeitung in frühen Kindheitsjahren.

Perfektionisten kommen häufig aus einem leistungsorientierten Elternhaus, in dem das Kind früh mit hohen Standards konfrontiert wurde. Kommen emotionale Kälte und geringe Wertschätzung hinzu, steigt die Anfälligkeit für psychische Störungen (s. Kap. 2.4.2, Fallbeispiel 3).

Alfred Adler (1983), ein Schüler Siegmund Freuds und Begründer der Individualpsychologie, stellte die Begriffe «Minderwertigkeitsgefühl» und «Minderwertigkeitskomplex» in den Mittelpunkt seines therapeutischen Konzepts. Das Minderwertigkeitsgefühl bzw. der -komplex drückt das Erleben der Unvollkommenheit aus. Das Minderwertigkeitsgefühl zeigt sich in der Kindheit als ein verständliches Phänomen, nämlich als Resultat des Vergleichs des kleinen, noch in der Entwicklung befindenden Kindes mit den scheinbar omnipotenten Eltern. Bleibt das Minderwertigkeitsgefühl ein ständiger Begleiter, kann es sich im Erwachsenenalter zu einem Minderwertigkeitskomplex ausweiten und zur seelischen Belastung führen. Nach Adler kompensieren Personen mit einem starken Minderwertigkeitskomplex diesen durch eine mehr oder weniger eingebildete Überlegenheit. Das Selbstwertgefühl schwankt je nach Situation zwischen fiktiver Unterlegenheit und fiktiver Überlegenheit. Fehler zu machen oder zu versagen verstärken das Gefühl, unbedeutend und minderwertig zu sein. Wird dauerhaft der Weg über die Kompensation beschritten, entwickelt

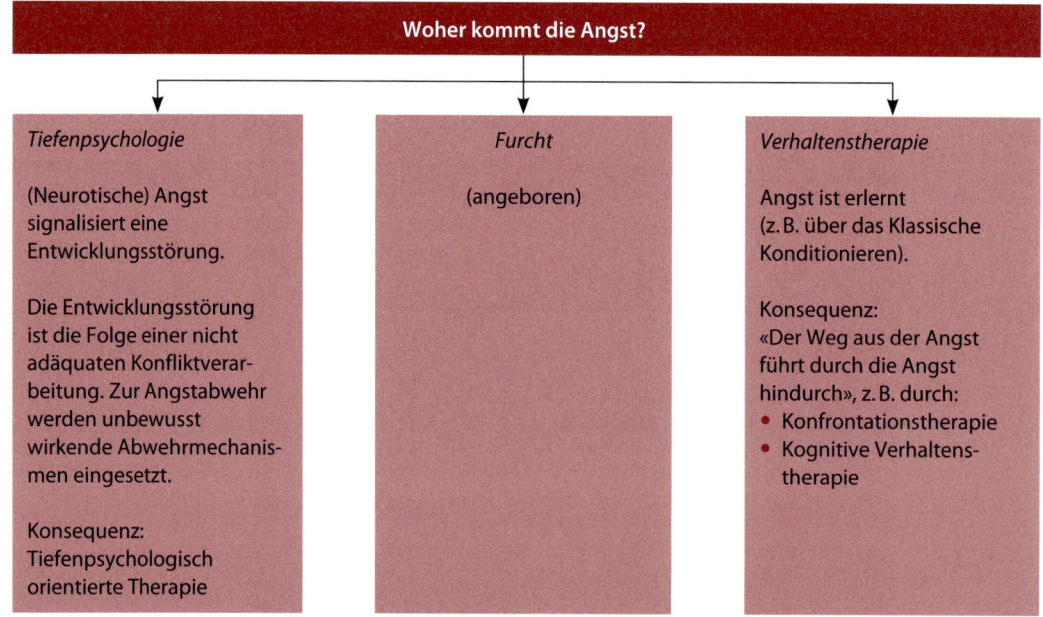

Abbildung 2-7: Woher kommt die Angst?

sich ein neurotischer Lebensplan, der sich unter anderem in sozialer Angst, Versagens- und Sprechangst zeigen kann.

In Fallbeispiel 4 (s. Kap. 2.4.2) tritt (Versagens-)Angst «maskiert» auf. Sie verbirgt sich hinter aggressiver Abwehr. Dass die betroffene Person ihre Versagensangst nicht wahrnimmt und erkennt, hat mit der schützenden Tendenz der Psyche zu tun. Sie lässt die Angst nicht ins Bewusstsein dringen. Für diese Person ist die unbewusste Abwehr die bestmögliche innere Konfliktlösung, um sich nicht möglicher Kritik oder Ablehnung auszusetzen.

Abwehrmechanismen sind Strategien, die die Person vor Angstüberflutung schützen. Anna Freud (1993) zeigte auf, dass Angstbewältigungsstrategien unbewusst ablaufen.

Eine tiefenpsychologisch orientierte Therapie arbeitet mit der Vergangenheit. In der Beziehung zum Therapeuten werden die unbewussten angstbesetzten Konflikte erinnert, in Übertragungs- und Gegenübertragungsprozessen emotional verarbeitet und neu bewertet.

2.4.3.2 Verhaltenstherapie

Angst entsteht im Kopf und hat mit der Wahrnehmung und der subjektiven Bewertung von Situationen und Erfahrungen zu tun.

Furcht dagegen ist angeboren. Diese angeborene Furcht läuft automatisch ab, wenn wir in bestimmte Situationen geraten. Dazu zählen plötzliche heftige Sinnesreize, wie zum Beispiel laute Geräusche oder plötzlich auftauchende Objekte. Sie lösen eine Schreckreaktion aus.

Neben dieser angeborenen «unkonditionierten» Furcht, etwa vor einer Schlange, gibt es die erlernte «konditionierte» Angst. Sie zählt zum Typ des assoziativen Lernens nach dem klassischen Konditionieren (Kleespies, 2003: 28).

Die Konditionierung der Angst geschieht dadurch, dass das Gehirn offensichtlich zwei Reize «paart», die ursprünglich nichts miteinander zu tun haben, jedoch nach der Konditionierung stellvertretend für den anderen stehen können. Auf diese Art und Weise wird Angst erlernt, so auch die Angst, vor Publikum zu sprechen. Auslöser dafür kann die Erfahrung des vor anderen Menschen Lächerlich-gemacht-Werdens sein. Der gesamte Kontext, in dem das Angstereignis stattfand, wird so konditioniert, d.h. gelernt.

Die Angst kann sich sogar ausweiten und auf andere Situationen erstrecken, die ähnlich gelagert sind. Im Falle der Publikumsangst ist dies zum Beispiel die Übertragung auf Bewerbungsgespräche. Diese Angstkonditionierungen laufen nicht bewusst ab.

Die Logophobie – die krankhafte Sprechangst in einer Publikumssituation – ist eine unangemessene starke Angstreaktion in Sprechsituationen. Unangemessen deshalb, weil von der Situation keine reale Gefahr oder Bedrohung ausgeht (Beushausen, 1996). Sprechangst ist erlernt. Die Erfahrung, dass Redebeiträge in der Öffentlichkeit lächerlich gemacht worden sind, lässt den Betroffenen später in ähnlichen Situationen verstummen, weil er gleichzeitig Bloßstellung und Demütigung assoziiert.

Oft werden die Begriffe Sprechangst und Logophobie gleichgesetzt. Während aber Sprechängstlichkeit eine Störung des Sprechens einer gesunden Person ist, bezeichnet der Begriff Logophobie eine pathologisch übersteigerte Angst. Nur bei der Logophobie handelt es sich um eine tatsächliche Krankheit.

Redehemmung, Redeangst, Sprechangst gehören zu den sozialen Ängsten. Soziale Ängste werden in der ICD-10 unter Kapitel V («Psychische und Verhaltensstörungen») als «soziale Phobien» (F40.1) beschrieben:

Furcht vor prüfender Betrachtung durch andere Menschen, die zu Vermeidung sozialer Situationen führt. Umfassendere soziale Phobien sind in der Regel mit niedrigem Selbstwertgefühl und Furcht vor Kritik verbunden. Sie können sich in Beschwerden wie Erröten, Händezittern, Übelkeit oder Drang zum Wasserlassen äußern. Dabei meint die betreffende Person manchmal, dass eine dieser sekundären Manifestationen der Angst das primäre Problem darstellt. Die Symptome können sich bis zu Panikattacken steigern.

Stöber und Schwarzer (2000: 192) ordnen die meisten Ängste zwei großen Bereichen zu, der körperlichen Bedrohung einerseits und der Selbstwertbedrohung andererseits.

Selbstwertbedrohung lässt sich wiederum in zwei große, aber eng verwandte Emotionen aufteilen, nämlich Sozialangst und Leistungsangst, auch Prüfungsangst genannt. Diese lassen sich weiter spezifizieren. So lässt sich Sozialangst weiter unterteilen, beispielsweise in Schüchternheit und Publikumsangst, und die Leistungsangst in Angst vor Physik, Mathematik oder Sportangst (d. h. Leistungsangst in Bezug auf physikalische Leistungstests oder auf sportliche Wettkampfsituationen) (**Abb. 2-8**).

Wie man Angst erlebt, hängt von zwei Komponenten ab:

- Die erste Komponente wird als *Aufgeregtheit* («emotionality») bezeichnet und beschreibt die Wahrnehmung der mit der Angst einhergehenden körperlichen Erregung, wie zum Beispiel Schwitzen, flaues Gefühl im Magen und Herzklopfen.
- Die zweite Komponente wird als *Besorgnis* («worry») bezeichnet und beschreibt die unter Bedrohung auftretenden Gedanken, wie zum Beispiel Sorgen, Zweifel, Misserfolgserwartungen und negative Selbstbewertungen.

Angst wirkt sich negativ auf die Leistung aus. Dabei hat sich jedoch gezeigt, dass vor allem die kognitive Erlebenskomponente der Angst (Besorgnis) mit Leistungseinbußen einhergeht, während sich die Aufgeregtheit wesentlich geringer negativ auf die Leistung auswirkt. Dies gilt sowohl für Leistungen im akademischen Bereich (Schule, Studium) als auch für sportliche Leistungen. Als Grund gilt, dass «Besorgnis» das Arbeitsgedächtnis mit aufgabenirrelevanten Inhalten belegt bzw. die Aufmerksamkeit von der eigentlichen Aufgabe abzieht.

Selbstwertbedrohung	
Sozialangst	• Schüchternheit • Publikumsangst
Leistungs- bzw. Prüfungsangst	• z. B. Physikangst • z. B. Sportangst

↓

Angsterleben:
körperliche Reaktionen: Aufgeregtheit
kognitive Reaktionen: Besorgnis

Abbildung 2-8: Klassifikation der Angst

Die starke Angstreaktion ist mit entsprechenden Vermeidungs- und Fluchttendenzen verbunden, die in unterschiedlicher Art und Weise kompensiert werden kann, zum Beispiel dadurch, dass man sich einredet, es nicht nötig zu haben, sich einer Prüfungssituation zu stellen oder die Beteiligten einem sowieso nicht wohlgesonnen seien.

Das Verhalten der Betroffenen ist darauf ausgerichtet, die Angst durch Vermeiden der Situation zu bekämpfen. Sie flüchten aus Situationen, in denen sie Angst verspüren. Die Angst lässt nach, wenn sie sich in Sicherheit wiegen. Die Betroffenen erfahren dann aber nicht, dass die Angst unbegründet ist und sie die Situation hätten meistern können. So kann die Angst zum ständigen Begleiter werden.

2.4.3.3 Verhaltenstherapeutische Interventionen

In der Verhaltenstherapie lernen die Patienten, ihre Angst zu bewältigen. Was gelernt wurde, kann auch wieder verlernt werden – so der Grundsatz. Ausgehend davon, dass die Angstsymptomatik klassisch konditioniert und operant aufrechterhalten wird (das heißt, die Vermeidungshaltung bewirkt Erfolg in Form von Angstreduktion), werden Interventionen angewandt, die den Aufbau alternativer Handlungsstrategien unterstützen und gleichzeitig die ursprüngliche Situation (Angstsituation)-Reaktion (Vermeidung der Situation)-Verbindung lösen.

Eine verhaltenstherapeutische Intervention ist zum Beispiel die systematische Desensibilisierung: Der Weg aus der Angst führt durch die Angst hindurch. Man muss sich der Angst stellen. Verhaltenstherapeuten arbeiten mit dieser Konfrontation. Ziel der Konfrontationstherapie ist es, dass die betroffene Person gezielt mit der angstauslösenden Situation, ihrem Erleben und Verhalten in der Situation konfrontiert wird. Die Person gibt die Vermeidung auf und begibt sich ganz bewusst in die angstbesetzte Situation.

Der entscheidende Schritt beim Erwerb von Kompetenzen im Umgang mit der Angst ist, Erfolgserlebnisse zu bekommen. Sie können sich dadurch einstellen, dass man sich schrittweise mit der angstbesetzten Situation auseinandersetzt und feststellt, dass es gelingt:

- Der Therapeut entwickelt mit dem Patienten eine Angsthierarchie, das heißt, Reize mit geringster Angstauslösung stehen in der Hierarchie ganz unten, die höchste Angst steht ganz oben.
- Die betroffene Person erlernt eine Entspannungsmethode, zum Beispiel Progressive Muskelrelaxation nach Jacobson oder Autogenes Training.
- Der Therapeut konfrontiert den Patienten mit den angstauslösenden Reizen, beginnend mit den schwachen. Dabei setzt der Patient die Entspannungsmethode ein.
- Der Patient übt dies so lange, bis er den angstauslösenden Reiz ertragen kann.
- Die gesamte Angsthierarchie wird «abgearbeitet», so setzt sich der Patient gezielt mit der angstauslösenden Situation auseinander.

Diese Konfrontation geschieht so lange, bis die Angstreaktion ausbleibt. Es wird eine neue Konditionierung geschaffen, zum Beispiel in Prüfungssituationen die Assoziation: Ich weiß über das Thema Bescheid. Es macht mir Freude, dies anderen zu vermitteln.

Die kognitive Verhaltenstherapie, in den 60er-Jahren des 20. Jahrhunderts entwickelt, ist eine Form der Verhaltenstherapie, in deren Mittelpunkt die Kognitionen stehen. Kognitionen umfassen Prozesse des Wahrnehmens, Erkennens, Begreifens, Urteilens und Schließens. Die kognitiven Therapieverfahren gehen davon aus, dass die Art und Weise, wie wir denken, bestimmt, wie wir uns fühlen und verhalten und wie wir körperlich reagieren. Schwerpunkte der Therapie sind:

- die Bewusstmachung von Kognitionen
- die Überprüfung von Kognitionen und Schlussfolgerungen auf ihre Angemessenheit
- die Korrektur von irrationalen Einstellungen
- Transfer der korrigierten Einstellungen ins konkrete Verhalten.

2.4.3.4 Coping- bzw. Bewältigungsstrategien

Der amerikanische Psychologe Richard Lazarus ist ein Vertreter der kognitiven Verhaltenspsychologie. «Coping» ist ein von ihm geprägter Sammelbegriff für all die Reaktionen, die Personen bei der Konfrontation mit potenziell bedrohlichen oder belastenden Situationen zeigen (Lazerus, 1999). Coping (engl.: to cope with = «bewältigen», «überwinden») bezeichnet die Art des Umgangs mit einem als bedeutsam und belastend empfundenen Ereignis oder einer Lebensphase. «Coping» hat hauptsächlich folgende Aufgaben (Lazarus/Launier, 1981):

- den Einfluss schädigender Umweltbedingungen reduzieren und die Aussicht auf Erholung verbessern
- negative Ereignisse oder Umstände – vor allem Stress – ertragbar machen bzw. den Organismus an sie anpassen
- das positive Selbstbild stärken
- das emotionale Gleichgewicht wiederherstellen
- befriedigende Beziehungen zu anderen Menschen ermöglichen.

Um aus einer Überforderungssituation herauszukommen oder den psychischen Druck zu verringern, werden die unterschiedlichsten Bewältigungsstrategien angewendet. Lazarus unterscheidet drei Arten von Bewältigungsstrategien: das problemorientierte, das emotionsorientierte und das bewertungsorientierte Coping.

Emotionsorientiertes Coping

Beim emotionsorientierten Coping – auch «intrapsychisches Coping» genannt – wird versucht, die durch die Situation entstandene emotionale Erregung abzubauen. Anstrengungen werden darauf gerichtet, die eigene emotionale Befindlichkeit zu verbessern, ohne sich mit dem Problem selbst auseinanderzusetzen und nach einer Lösung zu suchen. Das Problem eine Nacht überschlafen, um es dann eventuell neu bewerten zu können, ist eine förderliche Variante des emotionsorientierten Copings. Die eher schädliche ist, Ängste, Anspannungen, negative emotionale Zustände durch Alkohol- oder Medikamentenkonsum zu vermindern.

Problemorientiertes Coping

Diese Bewältigungsstrategie bezieht sich auf die Ebene der Situation bzw. des Auslösers von Problemen. Die Person bewältigt die Problemsituation durch Informationssuche, direkte Handlungen oder auch durch Unterlassen von

Handlungen oder sie passt sich den Gegebenheiten an. Sie versucht, die Problemlage positiv zu verändern, eine Lösung des Problems herbeizuführen, die Bedingungen, von denen Bedrohung oder Schädigung ausgeht, zu verändern. Problemorientiertes Coping würde sich bei starkem Zeit- und Arbeitsdruck darauf richten, die Ursachen des Termindrucks zu beseitigen, indem man beispielsweise weniger wichtige Termine streicht oder einen Teil der Aufgaben zeitlich verändert. Man lotet zunächst einmal die Möglichkeit aus, das Problem mit den Mitteln, die einem selbst zur Verfügung stehen, in den Griff zu bekommen. Erweisen sich diese als nicht ausreichend, wird man versuchen, den eigenen Informationsstand zu erweitern oder aber nach Wegen suchen, die eigenen Kompetenzen zu erweitern, wozu auch die Informationssuche im sozialen Netzwerk und die Unterstützung durch andere gehören. Ein Beispiel für eine problemzentrierte Bewältigung einer angstbesetzten Prüfungssituation wäre es, sich durch Information und Übung auf die Prüfung vorzubereiten und dadurch deren Bedrohlichkeit zu mindern.

Bewertungsorientiertes Coping

Nachdem die beiden Bewältigungsversuche angewandt worden sind, wird die Situation neu bewertet. Lazarus verwendet den Begriff Neubewertung. Die betroffene Person bewertet ihr Verhältnis zur Umwelt kognitiv – d. h. gedanklich – neu, um so adäquat damit umzugehen. Das Hauptziel beim bewertungsorientierten Coping liegt darin, eine Belastung eher als Herausforderung zu sehen, weil so Ressourcen frei werden, um angemessen reagieren zu können. «Ich habe noch drei Tage Zeit, mich intensiv auf die Prüfung vorzubereiten. In der Zeit kann ich viel erreichen!», statt: «Ich habe es in den letzten drei Tagen nicht geschafft, mich ausreichend vorzubereiten, dann werde ich es in den verbleibenden drei Tagen bestimmt auch nicht schaffen!»

Eine Maßnahme zur bewertungsorientierten Bewältigung der Angst ist das Führen eines Gedankenprotokolls (Kerres/Falk, 1997: 52). Gedankenprotokolle werden eingesetzt zur Veränderung der kognitiven Symptomatik. Bei Betroffenen ist die Wahrnehmung selektiv auf die bedrohlichen Aspekte der Situation ausgerichtet, die entsprechend überbewertet werden. Aspekte der Situation, die zur Lösung bzw. Bewältigung herangezogen werden könnten, werden nicht wahrgenommen. Das heißt für den Betroffenen, sein Wahrnehmungsspektrum entsprechend zu erweitern. Die Person lernt, mittels eines Gedankenprotokolls die angstbesetzte Situation (z. B. eine Prüfung) in neuem Licht zu betrachten (**Tab. 2-10**).

2.4.4 Leistungsmotivation und Selbstwirksamkeit

2.4.4.1 Leistungsmotivation

Angst und Ängstlichkeit müssen nicht zwangsläufig mit Leistungseinbußen einhergehen, wie Untersuchungen zur Leistungsmotivation zeigen (vgl. Falk, 2010: 72 f.).

Die individuelle Leistungsbereitschaft, das Bedürfnis nach Leistung wird als Leistungsmotiv bezeichnet. Eine Leistung liegt dann vor, wenn ein bestimmter Standard erreicht oder verfehlt werden kann. Voraussetzung für die Erbringung einer Leistung ist also ein Maßstab

Tabelle 2-10: Beispiel für eine bewertungsorientierte Bewältigung von Angst

Angst auslösende Situation	Gedanken	Neue Bewertung
Prüfung absolvieren	Das werde ich nicht schaffen, ich werde bestimmt versagen.	• Ich werde die Prüfung als Herausforderung betrachten, in der ich zeigen kann, was ich alles weiß. • Ich werde sehr früh anfangen, mich vorzubereiten und höre mindestens 2 Tage vor der Prüfung damit auf. • Nach der Prüfung fahre ich als Belohnung für eine Woche in Urlaub.

für das Gelingen oder Misslingen. Bei diesem Gütemaßstab kann es sich um fremd gesetzte oder selbst gesetzte Standards handeln. In dem Fall spricht man von Anspruchsniveau. Ziel des Leistungsmotivs und der aktuellen Leistungsmotivation ist der Erfolg bei der «Auseinandersetzung mit einem Gütemaßstab».

Die meisten Menschen wählen Aufgaben mit einem mittleren subjektiven Leistungsniveau. Ganz leichte und schwierige Aufgaben können kein Gefühl der Befriedigung oder Enttäuschung hervorrufen.

Wir sprechen in Zusammenhang mit Leistung von Gefühl. Leistung ist immer bewertete Leistung. Daher ist die Erbringung von Leistung immer auch stark gefühlsbetont. Ein wesentlicher Impuls, eine Leistung zu erbringen, ist die Vorwegnahme der Gefühle von Stolz bei Erfolg und Beschämung bei Misserfolg.

Atkinson (1957, zit. n. Edelmann, 1996) erklärt Leistungsmotivation als Ergebnis eines Konflikts zwischen Annäherungs- und Vermeidungstendenzen (**Tab. 2-11**). Ob eine Person eine Leistung in Angriff nimmt oder ihr aus dem Weg geht, ist abhängig von der Stärke von «Hoffnung auf Erfolg» und dem nachfolgenden Gefühl des Stolzes bzw. der «Furcht vor Misserfolg» und dem damit verbundenen Gefühl der Scham.

Verallgemeinernd lässt sich festhalten: Ein aktuelles leistungsmotiviertes Handeln findet besonders dann statt, wenn die Tendenz «Hoffnung auf Erfolg» gegenüber der Tendenz «Furcht vor Misserfolg» überwiegt. Aber auch bei niedrig leistungsmotivierten Personen kann es zu einem mittleren bis hohen Maß an Anstrengung und Ausdauer kommen, nämlich dann, wenn eine extrinsische Komponente zur intrinsischen hinzutritt. Dabei kann es sich um positive Verstärkung (Versprechen von Belohnung) oder um negative Verstärkung (Zwang, etwas tun zu müssen) handeln.

Die aktuelle Leistungsmotivation lässt sich demnach durch folgende Formel ausdrücken:

> Leistungsmotivation = Hoffnung auf Erfolg
> − Furcht vor Misserfolg
>   (intrinsische Motivation)
> + Belohnung oder Zwang
>   (extrinsische Motivation)

Niedrig leistungsmotivierte Menschen brauchen Erfolgserlebnisse, damit ihr Leistungsverhalten gesteigert wird. Bei Personen mit hoher Leistungsmotivation können dagegen Misserfolge die Leistungsbemühungen noch steigern.

2.4.4.2 Selbstwirksamkeit

Gegenspieler der Versagensangst sind das Selbstvertrauen und die damit verbundene Hoffnung auf Erfolg. Grundlage jeder Motivation ist die Überzeugung, dass man über die Fähigkeit verfügt, herausfordernde Aufgaben zu bewältigen (Falk 2010: 73 f.).

Selbstwirksamkeit, Selbstkonzept und Selbstwertgefühl sind drei Komponenten, die ineinanderwirken (**Tab. 2-12**, S. 118).

Die kognitive Komponente ist das *Selbstkonzept*, also das Bild, das die Person von sich selbst hat. Das Selbstkonzept umfasst die Wahrnehmung und das Wissen um die eigene Person. Dazu gehört das Wissen über persönliche Eigen-

Tabelle 2-11: Tendenz der aktuellen Leistungsmotivation nach Atkinson (Quelle: in Anlehnung an McClelland et al., 1953)

Hoffnung auf Erfolg	Furcht vor Misserfolg	Resultierende Leistungsmotivation
hoch	niedrig	hoch
hoch	hoch	mittel
niedrig	niedrig	mittel
niedrig	hoch	niedrig

Tabelle 2-12: Das Selbst und seine Komponenten

Selbstkonzept	Selbstwertgefühl	Selbstwirksamkeitserwartung und -überzeugung
Globales Selbstbild, stabile Größe	Bewertung über sich selbst als Persönlichkeit	Urteile über persönliche Fähigkeiten

schaften, Fähigkeiten, Vorlieben, Gefühle und Verhalten.

Personen mit einem negativen Selbstkonzept versuchen ihre verletzbare Selbststruktur zu schützen. Jede Erfahrung, die ihr bestehendes Selbstkonzept gefährdet, wird in Frage gestellt und als Bedrohung wahrgenommen (Nienstedt, 2010: 12). So können selbst Lernerfahrungen von vornherein abgewehrt werden.

Das *Selbstwertgefühl* entspricht der affektiven Komponente. Hierbei handelt es sich um die Bewertung des Bildes von der eigenen Person. Das Selbstwertgefühl resultiert aus dem Vergleich der vermeintlichen Fähigkeiten mit den Anforderungen, mit denen sich die Persönlichkeit konfrontiert sieht. Personen können situativ oder ständig ein mangelndes Selbstwertgefühl haben, indem sie ihre Leistungsmöglichkeiten unterschätzen.

Die motivationale Komponente ist die *Selbstwirksamkeit*. Albert Bandura entwickelte Ende der 70er-Jahre des 20. Jahrhunderts das Konzept der Selbstwirksamkeit in Zusammenhang mit seiner sozialkognitiven Lerntheorie, auch Lernen am Modell, Nachahmungslernen, Beobachtungslernen, Imitationslernen oder Soziales Lernen genannt.

Eine Person, die daran glaubt, selbst etwas bewirken zu können, und sich in der Lage sieht, schwierige Situationen zu meistern, hat eine hohe Selbstwirksamkeitserwartung. Die Selbstwirksamkeitserwartung zeichnet sich durch die Überzeugung aus, die eigene Situation gestalten und gezielt Einfluss nehmen zu können.

Ein Lernender erkennt, dass es nicht äußere – extrinsische – Bedingungen sind, sondern seine eigenen Fähigkeiten, die zu einer guten Leistung geführt haben.

Bandura (1997) nennt vier Quellen, die die Selbstwirksamkeitserwartung einer Person beeinflussen können:

- emotionale Erregung
- verbale Ermutigung
- stellvertretende Erfahrung
- eigene Erfolgserlebnisse.

Emotionale Erregung

Hohe Anforderungssituationen lösen körperliche Erregungszustände aus: Das Herz schlägt bis zum Hals, man bekommt feuchte Hände oder Schweißausbrüche. Die eigene körperliche Reaktion auf diese Anforderungssituation bildet oft die Grundlage für eine Situations- und Selbstwirksamkeitsbewertung. Man deutet die Erregung beispielsweise so, dass die eigenen Kompetenzen nicht ausreichen, um die anstehende Situation zu bewältigen.

Wendet man aber emotionale Bewältigungsstrategien an und bemüht sich darüber hinaus, die Anforderungssituation im positiven Licht zu sehen, kann der Abbau der Stressreaktionen der Person helfen, entspannter mit der Herausforderung umzugehen.

Verbale Ermutigung

«Ich weiß, dass du es schaffst!» Menschen, denen gut zugeredet wird und denen von anderen zugetraut wird, eine schwierige Situation zu meistern, strengen sich mehr an, um sie zu bewältigen. Anstrengung führt zum Erfolg.

Stellvertretende Erfahrung

Neue Verhaltensweisen und Einstellungen lernen Menschen dadurch, dass sie die Verhaltensweisen und Einstellungen anderer wahrnehmen, beobachten und nachahmen. Durch die Verhaltensbeobachtung von Modellpersonen (z. B. Lehrer) werden Rückschlüsse auf die eigene Kompetenz gezogen. Man spricht dann von stellvertretender Erfahrung. Je größer die Ähnlichkeit zur beobachteten Person, desto stärker ist die Beeinflussung durch das Vorbild – im positiven wie im negativen Sinn.

Eigene Erfolgserlebnisse
Das aktive Handeln bildet die vierte und zugleich wirksamste Quelle der Selbstwirksamkeitserwartung. Personen mit einem starken Glauben an die eigene Kompetenz zeigen häufig eine größere Ausdauer bei der Bewältigung von Aufgaben, eine niedrigere Anfälligkeit für Angststörungen und Depressionen und mehr Erfolge in der Ausbildung und im Berufsleben. Ein Erfolg, aber auch Scheitern wird vorwiegend der eigenen Person zugeschrieben – eine stark individuumzentrierte Sichtweise, die man in der Absolutheit auch kritisch bewerten kann.

2.4.5 Die Menschen stärken – Selbstwirksamkeitserfahrungen

«Die Menschen stärken, die Sachen klären» (von Hentig, 1985). Die Aufgabe von Lehrenden ist es, zu informieren und Wissen zu vermitteln. Schüler werden befähigt, sich ihres eigenen Verstandes ohne Bevormundung durch andere zu bedienen (Kant). Die Lernenden stärken. Die Erwartung an die eigene «Selbstwirksamkeit» ist die Grundlage dafür, Aufgaben und Herausforderungen mit der erforderlichen Zuversicht anzugehen, auch wenn diese Mühe bereiten. Erfolg beim Bewältigen einer schwierigen Situation stärkt den Glauben an die eigenen Fähigkeiten. Lernende, die an sich glauben, können auch Rückschläge und Niederlagen verarbeiten.

Selbstwirksamkeitserfahrungen zu ermöglichen, hat zwei Ansatzpunkte:

1. Lernende müssen selbst *Lernchancen ergreifen* und bereit sein für neue Erfahrungen.
2. Lehrende müssen *Lernchancen ermöglichen*, indem sie eine anregende Lernumgebung schaffen und ein ermutigendes Verhalten zeigen.

2.4.5.1 Lernchancen ergreifen
Lernen kann als ein kontinuierlicher Prozess der Überwindung von «Krisen» bezeichnet werden (Bauer et al., 2006), denn jede Lernsituation beinhaltet eine latente Identitätskrise. Begründung:

- Jede Lernsituation offenbart eine Mängelsituation.
- Jede Lernsituation stellt die Person in Frage. Jede Aufforderung zum Lernen konfrontiert mit dem eigenen Unvermögen.

Ob Lernen gelingt bzw. erfolgreich verläuft, hängt davon ab, ob der Einzelne den Mut aufbringt, diese potenzielle Krise zu akzeptieren. So gesehen ist Lernen immer auch eine Zu-«*Mut*»-ung.

Lernen ist immer mit Anstrengung verbunden. Die Anstrengung hat mit der Anforderung zu tun, innere Lernwiderstände zu überwinden. Lernen heißt, sich diesen Lernwiderständen, van Houten (1999) nennt sie «Lernbarrieren», zu stellen – dies ist eine weitere Zu-«*Mut*»-ung. Im Wesentlichen gibt es drei Lernbarrieren, die – positiv betrachtet – zu Herausforderungen werden können. Lernen findet immer in der Auseinandersetzung mit diesen im Folgenden beschriebenen Barrieren statt.

Die Denkbarriere: «Ich verstehe nicht»
Lernende stoßen an ihre Grenzen, wenn sie neue Situationen verstehen und bewältigen wollen. Es fällt ihnen schwer, Neues *gedanklich* zu bewältigen; sie erleben eine *Denkbarriere*.

Aufgabe ist es, Denkbarrieren dadurch zu überwinden, dass man sich neue (Er)Kenntnisse aneignet. Wenn man sich dieser Zumutung/Herausforderung stellt, hat man neues *Wissen* und ein neues Verständnis erworben und damit gelernt.

Die Willensbarriere: «Ich kann nicht»
Hat man etwas verstanden, heißt das noch lange nicht, dass man das Gelernte auch umsetzt und anwendet (Stichwort «Rauchen»). Hier erlebt der Lernende die *Willens-* bzw. *Handlungsbarriere*.

Will man etwas verändern, muss man Willenskraft mobilisieren und sich selbst in die Pflicht nehmen. Die Zumutung/Herausforderung besteht darin, das Neue immer wieder zu probieren und sich nicht entmutigen zu lassen, um neue *Fähigkeiten* herauszubilden.

Die Gefühlsbarriere: «Ich mag nicht»
Lernblockaden bzw. -hemmnissen können Gefühle wie Sympathie/Antipathie, Lust/Unlust, fehlende Ausdauer und Geduld, aber auch mangelnde Motivation zugrundeliegen. Dann resigniert man vor der Herausforderung des Lernens. Oder man schafft es nicht, sich der nötigen Mühe zu unterziehen und wendet sich schnellstmöglich angenehmeren Dingen zu. Darin liegt die Gefühlsbarriere.

Die Herausforderung besteht darin, sich beim Lernen selbst in den Griff zu nehmen und sich von seinen lernhemmenden *Emotionen/ Gefühlen* unabhängig zu machen. Lernen heißt, an sich selbst zu arbeiten, vor allen Dingen sein Gefühlsleben auszubalancieren und steuern zu lernen.

2.4.5.2 Lernchancen ermöglichen
Die Erfahrung der Selbstwirksamkeit kann im Unterricht kontinuierlich gefördert werden, indem eine Lernumgebung geschaffen wird, die es den Schülerinnen bzw. Seminarteilnehmerinnen ermöglicht, …

- … ihre Kompetenzen zu erfahren.
- … im Unterricht/im Seminar ihre eigenen Interessen einzubringen und mitzubestimmen.
- … sich in der Gruppe akzeptiert und respektiert zu fühlen.

Die Erwartung an die eigene «Selbstwirksamkeit» ist das Vertrauen darauf, über die nötigen Fähigkeiten und Lernstrategien zu verfügen, um wirksam lernen und handeln zu können. Die eigene Einschätzung beeinflusst wesentlich, wie die Lernenden sich engagieren oder Interesse entwickeln, aber auch, wie groß der Durchhaltewillen und die Aufmerksamkeit während des Lernprozesses sind. Selbstwirksamkeitserwartungen werden vor allem durch erfolgreiches Handeln und die daraus entstehenden Erfolgserlebnisse aufgebaut. Dabei ist wichtig, dass sich die Lernenden bewusst machen, was in der konkreten Situation als Erfolg oder Misserfolg gilt und was am Ende des Lernprozesses zum Erfolg oder Misserfolg geführt hat.

2.4.5.3 Verhaltensformung und Selbstwirksamkeitserfahrung
Lehrende können durch Verhaltensformung Lernerfolge ermöglichen und die Selbstwirksamkeit stärken. Die Verhaltensformung beruht auf der operanten Konditionierung. Bei der operanten Konditionierung erfolgt eine Verstärkung, nachdem ein Lernender eine erwünschte Verhaltensweise gezeigt hat. Als Verstärkung dient die Konsequenz, die über die Wiederholung des gezeigten Verhaltens entscheidet. Skinner – Begründer dieser Lerntheorie – hat für diesen Vorgang der schrittweisen Verhaltensmodifikation den Ausdruck «shaping of behavior» (Verhaltensformung) eingeführt.

Unter Verhaltensformung versteht man demnach einen sukzessiven Aufbau eines erwünschten komplexen Verhaltens, indem jede Annäherung an das gewünschte Verhalten verstärkt wird. Die Verhaltensformung wird auch sukzessive Approximation (stufenweise Annäherung) genannt.

In Anlehnung an diese lerntheoretischen Schritte sei hier ein Beispiel aus meiner Lehrtätigkeit aufgeführt. Immer wieder befinden sich in meinen Fort- und Weiterbildungsseminaren Teilnehmer, die Angst haben, sich mündlich zu beteiligen oder die Angst haben, vor einer Gruppe zu sprechen.

Wir besprechen das Problem, das störende Verhalten – die Angst, vor der Gruppe zu sprechen – zu verändern und schließen einen Vertrag über die Verhaltensmodifikation ab. Erfahrungsgemäß hat eine kurze schriftliche Vereinbarung einen höheren Verbindlichkeitsgrad. Darin wird das erwünschte Endverhalten festgelegt. Ziel ist es, angstfrei vor einer Gruppe zu sprechen.

Es kommt nun darauf an, dass jeder Verhaltensvorgang, der sich dem Endverhalten nähert, verstärkt wird. Wenn das gewünschte Verhalten eingetroffen ist, wird nur noch dieses verstärkt und durch gelegentliche Verstärkung gefestigt. Da es sich bei der Präsentation vor einem Publikum um ein hochkomplexes Geschehen handelt, werden Teilschritte vereinbart, die nach erfolgreichem Absolvieren zu dem Gesamtziel führen. Mit dem Einverständnis der Lernenden vereinbaren wir dann folgendes Vorgehen:

- Vom Sitzplatz aus innerhalb von eineinhalb Stunden irgendetwas zum Thema sagen. Das kann eine kleine Bemerkung sein oder eine Erfahrung wird beigesteuert.
- Die Redebeiträge werden innerhalb des besprochenen Zeitraums ausgeweitet.
- Bei der Präsentation von Gruppenergebnissen übernimmt der Lernende die visuelle Präsentation (Aufzeigen von Bildern, Kernaussagen usw.), das heißt, er steht vor der Gesamtgruppe ohne Redebeitrag.
- Ein kurzer Redebeitrag während der Gruppenpräsentation wird übernommen. Er sollte vorher schriftlich fixiert worden sein und wird während der Präsentation abgelesen.
- Endverhalten: Der Lernende übernimmt allein eine Präsentation vor Publikum, zunächst durch Ablesen, später im freien Vortrag.

Eine unmittelbare Verstärkung auf das gewünschte Verhalten erzielt die beste Wirkung. Nach Abschluss einer Präsentation erhalten die Teilnehmer den Beifall der anderen Seminarteilnehmer.

Allerdings erreicht eine solche Verstärkung ihr Ziel nur dann, wenn die Lernende das Bedürfnis (Motiv) hat, die entsprechende Konsequenz herbeizuführen. Ermutigung der Lehrenden und Beifall der Lerngruppe müssen gewünscht sein. Die Erfahrung zeigt aber, dass die Anerkennung in der Lerngruppe den meisten Teilnehmern wichtig ist.

Das erfolgreich gelernte Verhalten kann auf andere ähnliche Situationen übertragen werden. Man spricht dann von Lernübertragung. So kann der Teilnehmer bzw. Schüler sich in anderen Seminaren oder in einem anderen Unterricht vor Publikum frei äußern.

2.4.6 Zusammenfassung – Durch die Angst hindurch!

Die Angst zu versagen und damit verbunden die Angst vor Kritik und Ablehnung ist zunächst einmal verständlich. Wer möchte nicht gern erfolgreich sein? Nur geht dieser Wunsch am Leben vorbei. Niederlagen, Fehler und Scheitern gehören ebenso zum Leben dazu wie der Erfolg. Vor allem Niederlagen sind der Stoff, aus denen Menschen lernen. Am Leid kann man wachsen.

Versagensangst entsteht im Kopf und hat mit Wahrnehmung und subjektiven Beurteilungen von Situationen und Erfahrungen zu tun. Wenn Menschen sich der angstbesetzten Situation nicht stellen, Situationen der Bewährung vermeiden, werden sie nicht erleben, dass diese Ängste nur eingebildet sind.

«Der Weg aus der Angst führt durch die Angst hindurch» – nicht nur in der Konfrontationstherapie. Lehrende sind keine Therapeuten. Aber sie können Prinzipien der Verhaltenstherapie anwenden. Oberster Grundsatz ist, jede/r stellt sich der Lernanforderung, ausweichen gilt nicht. Neue Lernerfahrungen können heilend wirken. Lernende sehen sich mit anderen Augen. Sie erfahren, dass sie kompetent sind. Mit den Kompetenzerfahrungen wächst die Zuversicht, sich auch weiterhin Herausforderungen und Problemlösungen erfolgreich stellen zu können. Dies kann sogar zur Freude im Umgang mit Widerständen und Schwierigkeiten führen.

Das von Bandura entwickelte Konzept der Selbstwirksamkeit hat einen motivierenden Charakter. Selbstwirksamkeitsüberzeugung verträgt sich nicht mit Versagensangst. Grundgedanke ist, dass unser Denken und Handeln durch unsere persönliche Überzeugung bestimmt wird. Positive Einstellungen fördern die Motivation, neue und schwierige Aufgaben zu bearbeiten und dafür Anstrengung und Ausdauer zu investieren.

Lernen ist immer mit Anstrengung verbunden. Lernende überwinden ihre Lernbarrieren und beeinflussen die eigene Anstrengungsbereitschaft von innen heraus, insbesondere wenn sie sich mit schwierigen Themen oder ihnen wenig interessant erscheinenden Inhalten auseinandersetzen. Lernende, die vermehrte Anstrengungen in Kauf nehmen, um Ziele zu erreichen, zeichnen sich dadurch aus, dass sie …

- … sich auch dann anstrengen, wenn ihnen der Stoff überhaupt nicht liegt.
- … nicht aufgeben, auch wenn der Stoff sehr schwierig oder komplex ist.
- … bei Bedarf auch spätabends und am Wochenende lernen.

- ... so lange arbeiten, bis sie sicher sind, die Prüfung gut zu bestehen oder den Stoff verstanden zu haben.

Lehrende können Selbstwirksamkeitserfahrungen fördern, indem sie:

- ... Erfahrungen des Könnens und Erfolgserlebnisse vermitteln.
- ... Vorbild sind und das, was sie von Lernenden erwarten, selbst vorleben.
- ... Unterstützung und Er-«*Mut*»-igung anbieten.
- ... für eine motivierende Lernatmosphäre sorgen.
- ... die Lernenden befähigen, über ihren Erfolg nachzudenken und zu reflektieren.
- ... selbstwirksame Lernarrangements bereitstellen, zum Beispiel das problemorientierte Lernen (POL) oder das selbstgesteuerte und selbstorganisierte Lernen.
- ... Stärken in der Evaluation sichtbar machen über Kompetenzraster. (Falk, 2010)

Lernende, die stark verunsichert und ängstlich sind, können über die Methode der Verhaltensformung Selbstvertrauen entwickeln. Das erwünschte Verhalten wird durch schrittweise Annäherung aufgebaut. Das (Ziel-)Verhalten ist in kleine Unterschritte zu unterteilen, die es nacheinander zu durchlaufen gilt. Nachdem ein Teilschritt erfolgreich abgeschlossen wurde, werden die Anforderungen erhöht. Der Aufbau des Verhaltens geschieht durch Verstärkung, wobei eine Verstärkung ihr Ziel nur erreicht, wenn sie der Person wichtig ist. Einmal gelernte Verhaltensweisen können auf andere, ähnliche Situationen übertragen werden.

Die Angst zu versagen entsteht im Kopf und genau dort ist der Ansatz, sie zu überwinden. Schülerinnen und Seminarteilnehmerinnen lernen durch neue Erfahrungen. Sie lernen dabei auch, ihre Maßstäbe und Bewertungen zu hinterfragen. Kein Lehrender kann direkt das Selbstwertgefühl eines Teilnehmers beeinflussen. Dafür ist der Schüler/die Schülerin selbst verantwortlich. Jede/r entscheidet selbst über seinen/ihren Selbstwert. Er kann jedoch Bedingungen schaffen und sich ermutigend verhalten, dass diese positiven Erfahrungen möglich werden.

Literatur

Adler A. (1983). Heilen und Bilden. Frankfurt a. M.: Fischer Taschenbuch Verlag.
Atkinson J. W. (1957). Einführung in die Motivationsforschung. Stuttgart: Klett-Verlag.
Bandura A. (1997). Self-efficacy: The exercise of control. New York: Freeman.
Bauer H.-G., Brater M., Büchele U., Dufter A., Weis A. M., Munz C. (2006). Lern(prozess)begleitung in der Ausbildung. Wie man Lernende begleiten und Lernprozesse gestalten kann. Bielefeld: wbv, W. Bertelsmann Verlag.
Beushausen U. (1996). Sprechangst. Erklärungsmodelle und Therapieformen, Beiträge zur psychologischen Forschung, 26. Opladen: Westdeutscher Verlag.
DIMDI (Hrsg.) (2011): ICD-10-WHO Version 2011. Internationale statistische Klassifikation der Krankheiten und verwandter Gesundheitsprobleme. 10. Revision, Version 2011. http://www.dimdi.de/static/de/klassi/diagnosen/icd10/htmlamtl2011/index.htm [20.11.2013].
Edelmann W. (1996). Lernpsychologie. 5., vollständig überarbeitete Auflage. Weinheim: Beltz Psychologie Verlags Union.
Falk J. (2010): Methoden selbst gesteuerten Lernens für Gesundheits- und Pflegeberufe. Lern- und Arbeitsbuch zur Methodenkompetenz. Weinheim und München: Juventa.
Falk J. (2007). Emotionsarbeit: Umgang mit der Angst. In: Falk J., Keuchel R. (Hrsg.) Moderne Pflegeausbildung heute. Bildungstheoretische Orientierungen und bewährte Praxisbeispiele für den Unterricht. Weinheim – München: Juventa, 158–186.
Freud A. (1993). Das Ich und die Abwehrmechanismen. Frankfurt a. M.: Fischer Verlag.
Kleespies W. (2003). Angst verstehen und verwandeln. Angststörungen und ihre Bewältigung in der Psychotherapie. München, Basel: Ernst Reinhardt Verlag.
Kerres A., Falk J. (1997). Kommunikation in Ausbildung und Praxis. Hagen: Brigitte Kunz Verlag.
Lazarus R. S. (1999). Stress and Emotion. London: Free Association Books (Nachdruck).
Lazarus R. S., Launier R. (1981). Stressbezogene Transaktionen zwischen Person und Umwelt. In: Nitsch J. R. (Hrsg.) Stress. Theorien Untersuchungen, Maßnahmen. Bern: Verlag Hans Huber.
Mc Clelland D. C., Atkinson J. C., Clark R., Lowell L. (1953). The achievement motive. New York: Appleton-Century-Crofts.
Nienstedt C. (2010). Identität, Selbstwert, Selbstkonzept – Die Veränderung von Selbstkonzepten in

Handlungsvollzügen. Studienarbeit. München: GRIN Verlag.

Stöber J., Schwarzer R. (2000). Angst. In: Otto H. J., Euler H. A., Mandl H. (Hrsg.). Emotionspsychologie. Weinheim: Beltz, Psychologie Verlags Union, 189–198.

van Houten C. (1999). Erwachsenenbildung als Willenserweckung. Stuttgart: Verlag Freies Geistesleben.

von Hentig H. (1985). Die Menschen stärken, die Sachen klären. Ein Plädoyer für die Wiederherstellung der Aufklärung. Stuttgart: Reclam.

Quellen im Internet

http://www.zitate-online.de/literaturzitate/allgemein/100/habe-mut-dich-deines-eigenen-verstandes-zu-bedienen.html [17.12.2013].

3 Im Laufe des Lebens

3.1 Angststörungen im Kindes- und Jugendalter
Tina In-Albon

3.1.1 Einleitung

Lars berichtete, er habe starke Angst, sich von seinen Eltern zu trennen. Er mache sich Sorgen, dass seine Eltern einen Unfall haben könnten. Aufgrund der Angst könne er nicht in Schullager gehen, nicht auswärts übernachten und manchmal habe er auch Mühe, zur Schule zu gehen. Er habe auch mit dem Karate aufgehört, weil er Angst hatte, sich von seinen Eltern zu trennen. Es mache ihm auch Angst, alleine zu Hause zu bleiben. Lars habe in solchen Situationen Bauch- und Kopfschmerzen. Die kurze Beschreibung der Symptomatik von Lars weist auf eine Störung mit Trennungsangst hin.

Während Angst ein normales Gefühl ist, das jeder wie Freude, Wut und Traurigkeit kennt, werden Ängste dann als Krankheit bezeichnet, wenn sie starke und anhaltende Beeinträchtigungen im Leben des Kindes bedeuten, das Kind darunter leidet, langfristig die normale Entwicklung des Kindes verhindert wird (z. B. soziale Kompetenzen) oder familiäre Probleme auslösen.

Die normale Angst kann sehr nützlich und sinnvoll sein, da sie uns vor Gefahren warnt, daher ist das Ziel einer Angstbehandlung nicht, dass das Kind keine Angst mehr hat, sondern angemessen mit angstauslösenden Situationen umgehen kann.

Im Folgenden werden die typischen Angststörungen im Kindes- und Jugendalter, die Störung mit Trennungsangst, Phobien, generalisierte Angststörung und die Panikstörung beschrieben. Danach wird auf relevante Fakten und Möglichkeiten zur Behandlung eingegangen.

3.1.2 Störung mit Trennungsangst

Kinder mit einer Störung der Trennungsangst zeigen eine übermäßig starke Angst in Erwartung oder unmittelbar bei einer Trennung von den Eltern oder anderen engen Bezugspersonen. Sie befürchten, den Eltern oder ihnen selbst könnte in solchen Situationen etwas Schlimmes zustoßen, was sie dauerhaft voneinander trennen würde (z. B. ein Autounfall der Eltern, Entführung des Kindes). Situationen, wie alleine zu Hause zu bleiben, im eigenen Bett zu schlafen, abends alleine, ohne Licht oder bei geschlossener Tür einzuschlafen, bei Freunden zu übernachten oder in den Kindergarten oder in die Schule zu gehen, werden häufig vermieden. In Verbindung mit Trennungssituationen kommt es meist zu einer stressreichen Zeit und das Kind kann eine gereizte, aggressive oder auch teilnahmslose Stimmung zeigen. So kann das Kind weinen, schreien, um sich schlagen oder sich an die Bezugsperson klammern, mit dem Ziel, die anstehende Trennung zu verhindern. Häufig treten auch körperliche Symptome wie Bauch- und Kopfschmerzen, Übelkeit oder Erbrechen auf. Vielfach auftretende körperliche Symptome erfordern zunächst eine medizinische Untersuchung, um organische Ursachen der Beschwerden auszuschließen. Bei der Trennungsangst zeigen die körperlichen Symptome ein etwas anderes Bild als beim Vorhandensein einer organischen Ursache. So lassen die Beschwerden häufig nach, wenn die Trennungssituation doch nicht geschieht. Beispielsweise, wenn die Eltern entscheiden, dass sie doch zu Hause bleiben oder das Kind nicht in den Kindergarten oder in die Schule muss. Gerade diese körperlichen Symptome können bei Bezugspersonen eine große Verunsicherung hervorrufen. Mit dem Wunsch, das Kind zu schützen, erlauben sie die Vermeidung der Trennungssituation, was kurzfristig die Angst des Kindes reduziert und die körperlichen Symptome beseitigt, aber langfristig zur Aufrechterhaltung der Trennungsangst beiträgt. Viele Eltern schildern, dass sie kaum noch etwas alleine unternehmen und schon gar nicht mehr versuchen, das Kind an einen Babysitter zu gewöhnen. Weitere Symptome von Kindern mit Trennungsangst sind Träume, von den Eltern getrennt zu sein, oder bei jüngeren Kindern das Bedürfnis, immer in unmittelbarer Nähe der Bezugsperson zu sein (z. B. Spielen nur im Zimmer, wo sich auch die Mutter aufhält) (In-Albon/Schneider, 2007).

3.1.3 Phobien des Kindesalters

Kinder mit einer phobischen Störung zeigen eine dauerhafte und starke Angstreaktion gegenüber bestimmten Objekten, Situationen oder Tieren, von denen keine reale Gefahr ausgeht. Ist die Angst eng umgrenzt (z. B. Angst vor Phantasiegestalten, Spinnen, Spritzen), handelt es sich um eine spezifische Phobie. Tritt die Angst immer in sozialen Situationen auf (z. B. vor der Schulklasse sprechen) und befürchtet das Kind, sich zu blamieren oder vor anderen dumm dazustehen, spricht man von einer sozialen Phobie. Während der phobischen Reaktion kommt es bei Kindern zu starken körperlichen Symptomen wie Herzklopfen, Bauchschmerzen oder Zittern. Die Gedanken des Kindes kreisen um das phobische Objekt und beinhalten häufig die Überzeugung, dass eine Begegnung mit diesem zu persönlichem Schaden führen wird («Der Hund wird mich beißen», «Die Anderen werden mich auslachen»). Auch das Verhalten des Kindes wird durch die Angst geprägt. Die gefürchtete Situation wird vermieden oder es verlässt diese und sucht die Nähe seiner Eltern, die ihm Sicherheit vermitteln können. Die häufigsten Inhalte kindlicher Phobien sind:

- Angst vor Fremden
- Angst vor Dunkelheit
- Angst vor Tieren
- Angst vor Gewitter und
- Angst vor Höhen.

Bei Kindern mit sozialer Phobie handelt es sich um anhaltende Ängste in sozialen Situationen, in denen das Kind auf Gleichaltrige trifft. Kinder mit einer sozialen Phobie befürchten, dass sie sich blamieren könnten oder die anderen Kinder denken könnten, sie seien dumm. Anders als Erwachsene sind Kinder nicht immer in der Lage, den Grund ihrer Ängste zu benennen. Als Hinweise auf eine soziale Phobie im Kindesalter können zum Beispiel folgende Verhaltensweisen auftreten:

- Schulverweigerung und
- Vermeidung altersgemäßer sozialer Aktivitäten (Bevorzugung von untypischen, «einsamen» Hobbies, wie etwa Programmieren von Computern, Beschäftigung mit historischen Fakten).

Einige Kinder haben den Wunsch nach mehr Freunden oder geben an, dass es für sie schwierig ist, neue Freunde zu finden, während andere Kinder mit sozialen Ängsten Gleichaltrige als langweilig bezeichnen.

3.1.4 Generalisierte Angststörung

Kinder mit einer generalisierten Angststörung (GAS) machen sich übermäßig starke, unbegründete und nicht kontrollierbare Sorgen über verschiedene Situationen und Lebensbereiche. Mit der Frage: «Was ist, wenn?» wird versucht, alle möglichen Ausgänge einer Situation vorherzusagen. Kinder mit einer generalisierten Angststörung werden häufig als «kleine Erwachsene» angesehen, weil ihre Sorgen sich um Pünktlichkeit, Familie, Finanzen, Gesundheit, Sicherheit (die eigene sowie die der Familie) oder katastrophale Ereignisse wie Erdbeben oder Krieg drehen. Themen, die eigentlich für Erwachsene typisch sind. Kinder mit generalisierter Angststörung können sich auch durch perfektionistisches Verhalten auszeichnen, etwa durch sehr sorgfältiges oder mehrmaliges Durchführen der Hausaufgaben. Viele dieser Verhaltensweisen werden grundsätzlich von Eltern und Lehrern geschätzt, so dass Erwachsene diese Kinder häufig als reifer oder gewissenhafter einschätzen als gleichaltrige Kinder. Dadurch können entsprechende Verhaltensweisen bei Kindern durch Erwachsene unabsichtlich verstärkt werden. Neben den eher erwachsenentypischen Sorgen machen sich Kinder mit generalisierter Angststörung auch Sorgen über altersangemessene Themen. Diese Sorgen beziehen sich häufig auf ihre Kompetenzen im schulischen, sozialen oder sportlichen Bereich. Diese Kinder haben oft ein starkes Bedürfnis nach Rückmeldung und Rückversicherung durch Eltern und Lehrer, die ihnen erklären sollen, ob und wie sie alltägliche Situationen bewältigen können. Durch dieses Verhalten wiederum können ihre Leistungen beeinträchtigt werden, etwa, wenn das Kind nicht in der Lage ist, eine Aufgabe zu beenden, weil es keine Rückmeldung erhält. Charakteristisch für diese Angst ist auch das Auftreten körperlicher Symptome der Anspannung. So klagen diese Kinder häufig über Ein- und Durchschlafprobleme, Konzentrationsschwierigkeiten, Muskelverspannungen, Müdigkeit oder Reizbarkeit (In-Albon, 2009, 2012a).

3.1.5 Panikstörung und Agoraphobie

Panikstörung und Agoraphobie gehören nicht zu den «klassischen» Angststörungen des Kindes- und Jugendalters. Typischerweise treten diese Störungen erst im späteren Jugendalter oder im Erwachsenenalter auf. Hauptmerkmal der Panikstörung sind zeitlich umgrenzte Angstanfälle, die plötzlich «wie aus heiterem Himmel» auftreten. Herzklopfen, Schwitzen und Atemnot sind die häufigsten wahrgenommenen Symptome von Jugendlichen. Bei den Gedanken berichten Jugendliche über Symptome wie «das Gefühl, keine Luft zu bekommen», «die Kontrolle zu verlieren» oder «die Angst zu sterben». Viele der Patienten mit Panikanfällen entwickeln mit der Zeit Vermeidungsverhalten. Sie beginnen, Orte zu meiden, an denen Panikanfälle auftreten könnten oder an denen es bei einem Angstanfall schwierig oder peinlich wäre, zu flüchten, oder schwierig wäre, Hilfe zu bekommen. In solchen Fällen wird dann zusätzlich zur Panikstörung die Diagnose einer Agoraphobie vergeben. Typische Situationen, die vermieden oder nur mit starker Angst ertragen werden, sind: Kaufhäuser, Kinos, öffentliche Verkehrsmittel, Fahrstühle, hohe Türme oder Autofahren (In-Albon/Margraf, 2011).

3.1.6 Die drei Komponenten der Angst

Angst ist ein Gefühl, das alle kennen, und doch wird sie von jedem anders wahrgenommen. Angst besteht aus drei Bestandteilen:

- einem körperlichen Anteil (z. B. Herzklopfen, Zittern, Schwitzen)
- einem gedanklichen Anteil (z. B.: «Meine Eltern könnten einen Unfall haben», «Die anderen denken, ich sei dumm», «Ich schaff das nicht») und
- dem Verhalten, das in einer Angstsituation gezeigt wird.

Beispielsweise laufen manche Kinder aus einer Situation weg, die ihnen Angst bereitet, oder bestimmte Situationen werden gänzlich vermieden, während andere Kinder sich ganz fest an ihre Bezugspersonen (z. B. Eltern oder Menschen, die viel Zeit mit dem Kind verbringen) klammern.

3.1.7 Was man wissen sollte

Angststörungen sind die häufigsten psychischen Erkrankungen des Kindes- und Jugendalters. Etwa 10 % der Kinder leiden unter einer Angsterkrankung (Steinhausen et al., 1998). Die meisten Kinder haben mehrere Ängste gleichzeitig. Die Angstinhalte und die Häufigkeiten der verschiedenen Angststörungen können sich mit dem Alter und der Entwicklung der Kinder ändern. Angststörungen haben ihren Beginn mehrheitlich im Kindesalter, im Median um 11 Jahre. Die Störung mit Trennungsangst und spezifische Phobien treten dabei am frühesten auf (Kessler et al., 2005). Wie wichtig das Kindesalter in Bezug auf die psychische Gesundheit ist, zeigt sich auch dadurch, dass die Hälfte aller Lebenszeitdiagnosen bereits vor dem 14. Lebensjahr beginnt (Kim-Cohen et al., 2003). Dass vor allem Angststörungen im Kindesalter möglichst frühzeitig behandelt werden sollten, zeigt sich anhand mehrerer Studien, die darauf hinweisen, dass sich Angststörungen nicht einfach auswachsen, sondern bis ins Jugend- und Erwachsenenalter bestehen bleiben und einen Risikofaktor für die Entwicklung weiterer psychischer Störungen, wie zum Beispiel Depressionen, Substanzabhängigkeit, Schmerzstörungen und suizidales Verhalten darstellen (Woodward/Fergusson, 2001; Boden et al., 2007).

Dem steht jedoch die Tatsache gegenüber, dass insbesondere Kinder mit Angststörungen oft im Stillen leiden und häufig erst nach Jahren professionelle Hilfe erhalten (Christiana et al., 2000). Zudem fühlen sich auch Kinderärzte bei den Störungsbildern von Ängsten und Depressionen unsicher (In-Albon et al., 2010). Dies könnte eine Erklärung sein, weshalb Kinder mit Angststörungen weniger Hilfe erhalten als Kinder mit Verhaltensauffälligkeiten (Meltzer et al., 2000).

3.1.8 Was sollte man tun?

Ängste können verunsichern und ratlos machen. Doch ängstlichen Kindern kann geholfen werden! Ängste von Kindern sollten dabei unbedingt ernst genommen und angesprochen werden. Gemeinsam mit dem Kind können Möglichkeiten durchgegangen werden, wie man gegen starke und übertriebene Ängste angehen kann. Als Bezugsperson kann man das Kind unterstützen, dass es sich mit seiner Angst auseinandersetzt, statt angstauslösende Situationen zu vermeiden. Für mutiges Verhalten sollte das Kind gelobt werden. Als Bezugsperson sollte man sich nicht von der Angst des Kindes anstecken lassen. Alle Bezugspersonen, die dem Kind nahe stehen, können ihm helfen, Mut und Zuversicht zu entwickeln, damit es sich trauen kann, etwas auszuprobieren und sich auf neue, ungewohnte Situationen einzulassen. So können Selbstbewusstsein und Selbstvertrauen entwickelt und gefördert werden. Falls die Angst, wie oben beschrieben, zur Krankheit wird, sollte professionelle Hilfe (Psychotherapie) in Anspruch genommen werden.

In folgendem Kasten finden sich einige wichtige Tipps für den Umgang mit ängstlichen Kindern.

Tipps für den Umgang mit ängstlichen Kindern

- Loben Sie das Kind, wenn es mutiges Verhalten zeigt.
- Ignorieren Sie ängstliches Verhalten des Kindes.
- Geben Sie dem Kind keine zusätzliche Aufmerksamkeit, wenn es wegen der Angst Situationen vermeidet.
- Trauen Sie dem Kind etwas zu, übergeben Sie ihm Eigenverantwortung.
- Haben Sie Geduld, wenn sich der Erfolg nur langsam einstellt.
- Geben Sie dem Kind zu verstehen, dass es in Ordnung ist, Gefühle zu zeigen, dass Angst aber nicht gefährlich ist.
- Setzen Sie sich mit Ihren eigenen Ängsten auseinander.
- Holen Sie sich professionelle Hilfe, wenn die Ängste lange andauern, das Kind darunter leidet oder durch die Ängste beeinträchtigt wird.

3.1.9 Die Behandlung von Angststörungen

Angststörungen sind ernst zu nehmende Erkrankungen, die jedoch gut zu behandeln sind (In-Albon/Schneider, 2007; Schneider/In-Albon, 2010). Die Behandlung des gegenwärtigen Leidens ist gleichzeitig auch vorbeugend für die Entwicklung weiterer psychischer Störungen im Jugend- und Erwachsenenalter. Zentrale Ziele der Behandlung von Angststörungen sind:

- die Vermittlung von Wissen zum Thema Angst (Psychoedukation)
- eine veränderte Bewertung der Auslöser und Symptome der Angst
- der Abbau des Vermeidungsverhaltens (Konfrontationsverfahren) und
- eine positive Veränderung aufrechterhaltender Faktoren, zum Beispiel ungünstige Eltern-Kind-Interaktionen (In-Albon, 2011).

Die Wirksamkeit von Psychotherapie bei Angststörungen im Kindes- und Jugendalter konnte mehrfach nachgewiesen werden, wobei nur die kognitive Verhaltenstherapie (KVT) die Kriterien als evidenzbasiertes Psychotherapieverfahren erfüllt (In-Albon/Schneider, 2007; In-Albon, 2012b). Zusätzlich zur Wirksamkeit kann auch die Nachhaltigkeit der Therapieeffekte bei Angststörungen als gegeben gelten (Kendall et al., 2004; Saavedra et al., 2010). Zudem beschränken sich die Behandlungserfolge nicht nur auf die Angstsymptomatik, sondern äußern sich auch in der Reduktion der depressiven Symptomatik (In-Albon/ Schneider, 2007). Für Kinder im Vorschulalter liegen bislang wenige Studien vor. In einer Therapiestudie mit Kindern mit Trennungsangst zwischen 5 und 7 Jahren zeigten sich gute Effekte im Vergleich zu einer Wartelistekontrollgruppe. Die Ergebnisse zeigen, dass 76 % der Kinder nach der Behandlung die Diagnosekriterien für die Störung mit Trennungsangst nicht mehr erfüllen und das Vermeidungsverhalten in Trennungssituationen aus der Sicht der Kinder, Mütter und Väter signifikant abnahm (Schneider et al., 2011).

Für die Psychotherapie von Kindern mit Angststörungen liegen verschiedene evaluierte Behandlungsmanuale vor (**Tab. 3-1**). Dabei sind die zentralen Elemente kognitiv-verhaltenstherapeutischer Behandlungsprogramme folgende:

1. Psychoedukation inkl. Herleitung eines Störungsmodells zur Entwicklung und Aufrechterhaltung der Angststörung
2. Bearbeiten dysfunktionaler Gedanken und Verhaltensweisen, die zur Aufrechterhaltung der Angststörung beitragen
3. Vorbereitung auf Konfrontationsübungen
4. Durchführung von Konfrontationsübungen
5. Rückfallprophylaxe.

3.1.9.1 Psychoedukation

Die Psychoedukation bzw. die Wissensvermittlung kann anhand von Büchern, Filmen oder Informationsbroschüren stattfinden (In-Albon, 2011). Die Broschüre «Nur keine Panik!» (Schneider/Borer, 2007) ist ein Beispiel für eine interaktive Broschüre für Kinder zum Thema

Tabelle 3-1: Empirisch validierte, deutschsprachige Interventionen für die einzelnen Angststörungen des Kindes- und Jugendalters (Quelle: mod. n. In-Albon, 2011)

Angststörung	Empirisch validierte Interventionen	Therapiemanuale
Verschiedene Angststörungen		FREUNDE, Barrett et al. (2003)
Soziale Phobie	Kognitiv-verhaltenstherapeutische Interventionsprogramme mit und ohne Elterntraining (möglichst in Gruppe): Psychoedukation Soziale Phobie, Abbau dysfunktionaler Gedanken, Soziales Kompetenz-/Selbstsicherheitstraining, graduierte Reizkonfrontation	Petermann & Petermann (2010) Joormann & Unnewehr (2002) Beck et al. (2006) Tuschen-Caffier, Kühl & Bender (2009)
Trennungsangst	Kognitiv-verhaltenstherapeutische Interventionsprogramme mit und ohne Elterntraining (einzeln und in Gruppe): Psychoedukation Angststörungen, Abbau dysfunktionaler Gedanken, graduierte Reizkonfrontation, operante Verfahren, Entspannungsverfahren	Trennungsangstprogramm für Familien (TAFF, Schneider, 2004)
Leistungsängste	Kognitiv-verhaltenstherapeutische Interventionsprogramme mit Elterntraining: Psychoedukation Angststörungen, Abbau dysfunktionaler Gedanken, graduierte Reizkonfrontation, operante Verfahren, Entspannungsverfahren, Fertigkeitentraining	Therapieprogramm für Kinder und Jugendliche mit Angst- und Zwangsstörungen (THAZ), Band 1: Leistungsängste (Suhr & Döpfner, 2005)

Angst. Sie enthält die wichtigsten Informationen über Angst und Angststörungen. Erscheinungsbild, Entstehung von Angst und Bewältigungsstrategien werden beschrieben. Die Informationen werden in kindgemäßer Form dargeboten und wechseln sich mit interaktiven Seiten ab, auf denen das Kind sein Wissen über Angst einbringen kann. Zentrales Ziel der Psychoedukation ist, das Kind zum Experten seiner Angst zu machen, indem allgemeine Informationen zum Thema Angst, das Drei-Komponenten-Modell, ein Erklärungsmodell und aufrechterhaltende Faktoren gemeinsam erarbeitet werden und dem Kind gezeigt wird, dass man gegen diese zu viele Angst etwas tun kann.

3.1.9.2 Kognitive Interventionen

Ziele der kognitiven Interventionen sind das Ansprechen möglicher dysfunktionaler Gedanken, welche die Angst aufrechterhalten, und das Stärken oder Ausarbeiten von hilfreichen, positiven Gedanken. Zur Identifizierung angstauslösender Gedanken kann ein Angsttagebuch hilfreich sein. Bei jüngeren Kindern reicht häufig der Aufbau positiver Gedanken, während bei älteren Kindern und Jugendlichen dysfunktionale Gedanken umstrukturiert werden sollten. Zur Überprüfung und Modifikation angstauslösender Gedanken hat sich zur Veranschaulichung der Einsatz eines Detektivs bewährt. Dieser geht für die Beweissuche genau vor und fragt gründlich nach, zum Beispiel:

- Was ist in früheren Situationen geschehen?
- Wie häufig treten die Befürchtungen tatsächlich auf?
- Was könnte außer den Befürchtungen sonst passieren?
- Was oder wie denken andere darüber?

Für den Aufbau hilfreicher Gedanken und damit auch für die Steigerung der Selbstwirksamkeit können Selbstinstruktionen eingeübt werden. Damit sich das Kind die Angstbewältigung selber zutrauen und zuschreiben kann, sollten die Selbstinstruktionen mit «Ich» beginnen, zum Beispiel: «Ich schaffe das» oder: «Ich bin mutig». Es können auch Mut machende Objekte, wie zum Beispiel selbstgebastelte Mutmacher-Karten, ein Mutmach-Stein oder ein Monster-Spray, oder Mut machende Figuren, wie zum Beispiel Harry Potter oder Pippi Langstrumpf, eingesetzt werden.

Zusätzlich zu den Kindern ist es teilweise auch für die Eltern hilfreich, deren dysfunktionale Gedanken zu bearbeiten, vor allem, wenn die Gedanken der Eltern dazu führen, dass das Vermeidungsverhalten der Kinder unterstützt wird bzw. die Eltern das Kind bei der Angstbewältigung nicht angemessen unterstützen können. Häufige dysfunktionale Gedanken der Eltern sind zum Beispiel: «Ich bin schuld, dass mein Kind ängstlich ist» oder: «Ich bin eine schlechte Mutter/ein schlechter Vater, wenn ich mein Kind mit seiner Angst allein lasse».

3.1.9.3 Konfrontationsverfahren

Ziel der Konfrontation ist das Erleben von Erfahrungen, dass gefürchtete Situationen oder Objekte ertragen werden können, ohne dass die negativen Folgen auftreten. Für das Gelingen dieser zentralen Therapiekomponente ist eine sorgfältige Vorbereitung wesentlich. Ein Bestandteil der Vorbereitung ist das Erstellen einer Angsthierarchie. Dabei sollen möglichst viele Situationen in leicht, mittel oder stark angstauslösend erfasst und bildlich, zum Beispiel mit Hilfe einer Leiter oder eines Berges, festgehalten werden. Das Bild eines Berges soll veranschaulichen, dass die Therapie anstrengend sein wird und es manchmal auch sein kann, einen Umweg oder einen Schritt rückwärts zu machen, um weiter vorwärts zu kommen. Damit kann bereits im Voraus auf mögliche schwierige Situationen in der Therapie, wie zum Beispiel einem Stillstand, hingewiesen werden. Eine weitere ganz entscheidende Vorbereitung ist das gemeinsame Erarbeiten eines Konfrontationsrationals, damit das Kind versteht, warum es sich seiner Angst stellen sollte. Kurz zusammengefasst, geht es darum, mit dem Kind bisherige Lernerfahrungen zu besprechen und es erkennen zu lassen, dass es im Sinne von «Übung macht den Meister» auch bei angstauslösenden Situationen darum geht, oft und immer wieder zu üben und kein Vermeidungsverhalten zu zeigen. Für weitere Ausführungen wird auf In-Albon (2011) verwiesen.

Für die Durchführung von Konfrontationsübungen sollten auch verschiedene Punkte vereinbart und eingehalten werden. Zentrale Elemente der Konfrontation sind die Häufigkeit und Sequenz der durchgeführten Übungen. Daher sollte vor Beginn der Übungen vom Kind und von den Eltern explizit die Zusage gegeben werden, dass sie sich für die Übungen Zeit nehmen. Ist dies für die Familie nicht möglich, kann es sinnvoller sein, die Übungen zu verschieben. Der Zeitfaktor spielt auch während der Übungen eine wichtige Rolle. Da das Kind so lange in einer Situation bleiben soll, bis es merkt, dass die Angst von allein abnimmt, sollte für einzelne Übungen jeweils genügend Zeit eingeplant werden. Um schon bei der ersten Übung eine Angstreduktion zu erfahren, ist es sinnvoll, mit einer mittelmäßig angstauslösenden Situation zu beginnen und sich im Laufe der Behandlung der Angsthierarchie in Richtung des «Berggipfels» (s. o.) hinaufzuarbeiten. Je nach Angst des Kindes kann es von Vorteil sein, wenn die erste Übung vom Therapeuten begleitet wird, der den Eltern gleich als Modell dafür dienen kann, wie sie sich während der Übungen verhalten sollten. Studien zufolge kann der Einsatz von Hinweisreizen, wie zum Beispiel der Mutmach-Stein oder der Einbezug verschiedener Modalitäten, die Konfrontationsübungen wirksamer machen (Übersicht bei Arch/Craske, 2009). Für das Vorgehen bei der Konfrontation in sensu bzw. bei der systematischen Desensibilisierung sowie für störungsspezifische Behandlungshinweise für die einzelnen Angststörungen wird auf In-Albon (2011) oder Schneider und Margraf (2009) verwiesen.

3.1.9.4 Rückfallprophylaxe

Ziel der Rückfallprophylaxe ist die Repetition der wichtigsten Therapieinhalte. Entsprechend dem Therapierational soll nochmals verdeutlicht werden, dass das Üben trotz Ende der Therapie nicht aufhören sollte. Für manche Familien kann es hilfreich sein, Auffrischungssitzungen zu vereinbaren, die als Erinnerung gelten können, um weiterhin zu üben und das Gelernte zu verfestigen. Zum Therapieabschluss gehört auch, dem Kind und gegebenenfalls den Eltern ein dickes Lob für das Geleistete auszusprechen.

3.1.10 Zusammenfassung

Angststörungen des Kindes- und Jugendalters sind bedeutsame Risikofaktoren für psychische Störungen des Erwachsenenalters und bedürfen einer Behandlung. Die Methode der ersten Wahl in der Behandlung ist die kognitive Verhaltenstherapie mit dem Kind, die je nach Alter und Störungsbild durch Interventionen mit den Eltern ergänzt werden kann. Eine valide Diagnose der Angststörung und die Evaluation des Therapieerfolgs erfordern den Einbezug von Informationen des Kindes und der Eltern oder auch anderer Bezugspersonen zur Angstsymptomatik des Kindes. Die zentralen Inhalte einer kognitiv-verhaltenstherapeutischen Behandlung sind:

- Psychoedukation
- Abbau dysfunktionaler und Aufbau hilfreicher Gedanken
- Vorbereitung und Durchführung Konfrontationsübungen und
- Rückfallprophylaxe.

Literatur

Arch J. J., Craske M. G. (2009). First-line treatment: A critical appraisal of cognitive behavioral therapy developments and alternatives. Psychiatric Clinics of North America, 32(3), 525.

Barrett P., Webster H., Turner C., Essau C., Conradt J. (2003). Freunde für Kinder. München: Reinhardt.

Beck N., Cäsar S., Leonhardt B. (2006). Training sozialer Fähigkeiten. Tübingen: dgtv-Verlag.

Boden J. M., Fergusson D. M., Horwood L. J. (2007). Anxiety disorders and suicidal behaviours in adolescence and young adulthood: findings from a longitudinal study. Psychological Medicine, 37(3), 431–440.

Christiana J. M., Gilman S. E., Guardino M., Mickelson K., Morselli P. L., Olfson M., Kessler R. C. (2000). Duration between onset and time of obtaining initial treatment among people with anxiety and mood disorders: an international survey of members of mental health patient advocate groups. Psychological Medicine, 30, 693–703.

In-Albon T. (2009). Generalisierte Angststörung im Kindes- und Jugendalter. In: Schneider S., Margraf J. (Hrsg.). Lehrbuch der Verhaltenstherapie. 3., vollständig überarb. Aufl., Bd. 3. Heidelberg: Springer, 593–608.

In-Albon T. (2011). Kinder und Jugendliche mit Angststörungen. Stuttgart: Kohlhammer.

In-Albon T. (2012a). Aktueller Stand Internalisierender Störungen im Kindes- und Jugendalter: Sind sie aus den Kinderschuhen ausgewachsen? Verhaltenstherapie, 22, 246–257.

In-Albon T. (2012b). Generalisierte Angststörung im Kindes- und Jugendalter. In: Meinlschmidt G., Schneider S., Margraf J. (Hrsg.) Lehrbuch der Verhaltenstherapie. Materialien für die Psychotherapie. Bd. 4. Berlin: Springer, 677–684.

In-Albon T., Margraf J. (2011). Panik und Agoraphobie. In: Hoyer J., Wittchen H. U. (Hrsg.) Lehrbuch Klinische Psychologie. 2. Aufl. Berlin: Springer, 915–935.

In-Albon T., Schneider S. (2007). Kinderängste haben viele Gesichter: Angststörungen im Kindes- und Jugendalter. daz (Deutsche Angst-Zeitschrift), 38, 2, 4–10.

In-Albon T., Zumsteg U., Müller D., Schneider S. (2010). Psychische Auffälligkeiten in der pädiatrischen Praxis. Newsletter der Schweizerischen Gesellschaft für Zwangsstörungen, 1, 10, 14–17.

Joormann J., Unnewehr S. (2002). Behandlung der sozialen Phobie bei Kindern und Jugendlichen. Göttingen: Hogrefe.

Kendall P.C., Safford S., Flannery-Schroeder E., Webb A. (2004). Child anxiety treatment: outcomes in adolescence and impact on substance use and depression at 7.4-year follow-up. Journal of Consulting and Clinical Psychology, 72(2), 276.

Kessler R.C., Berglund P., Demler O., Jin R., Merikangas K.R., Walters, E.E. (2005). Lifetime Prevalence and Age-of-Onset Distributions of DSM-IV Disorders in the National Comorbidity Survey Replication. Archives of General Psychiatry, 62, 593–603.

Kim-Cohen J., Caspi A., Moffitt T.E., Harrington H., Milne B.J., Poulton, R. (2003). Prior juvenile diagnoses in adults with mental disorders. Archives of General Psychiatry, 60, 709–717.

Meltzer H., Gatward R., Goodman R., Ford, T. (2000). Mental health of children and adolescents in Great Britain. London: TSO.

Petermann F., Petermann U. (2010). Training mit Jugendlichen: Aufbau von Arbeits- und Sozialverhalten. 9., überarb. und erw. Aufl. Göttingen: Hogrefe.

Saavedra L.M., Silverman W.K., Morgan-Lopez, A.A., Kurtines W.M. (2010). Cognitive behavioral treatment for childhood anxiety disorders: long-term effects on anxiety and secondary disorders in young adulthood. Journal of Child Psychology and Psychiatry, 51(8), 924–934.

Schneider S., Blatter-Meunier, J. (2004). Trennungsangstprogramm für Familien (TAFF). Unpubliziertes Therapiemanual. Institut für Psychologie, Universität Basel.

Schneider S., Blatter J., Herren C., Adornetto C., In-Albon T., Lavallee K. (2011). Disorder-specific cognitive-behavioral therapy for separation anxiety disorder in young children: A randomized waiting-list-controlled trial. Psychotherapy & Psychosomatics, 80, 206–215.

Schneider S., Borer S. (2007). Nur keine Panik. Was Kids über Angst wissen sollten. 2. Auflage. Basel: Karger.

Schneider S., In-Albon T. (2010). Angststörungen und Phobien im Kindes- und Jugendalter. Evidenzbasierte Diagnostik und Behandlung. Psychotherapeut, 55, 525–540.

Schneider S., Margraf J. (Hrsg.) (2009). Lehrbuch der Verhaltenstherapie. Band 3: Störungen im Kindes- und Jugendalter. Heidelberg: Springer.

Steinhausen H.-C., Metzke C.W., Meier M., Kannenberg R. (1998). Prevalence of child and adolescent psychiatric disorders: the Zurich Epidemiological Study. Acta Psychiatrica Scandinavica, 98, 262–271.

Suhr-Dachs L., Döpfner M. (2005). Therapieprogramm für Angst- und Zwangsstörungen bei Kindern und Jugendlichen – THAZ. Leistungsängste. Göttingen: Hogrefe.

Tuschen-Caffier B., Kühl S., Bender C. (2009). Soziale Ängste und Soziale Angststörung im Kindes- und Jugendalter. Ein Therapiemanual. Göttingen: Hogrefe.

Woodward L.J., Fergusson D.M. (2001). Life course outcomes of young people with anxiety disorders in adolescence. Journal of the American Academy of Child and Adolescence Psychiatry, 40, 1086–1093.

3.2 30 Jahre mit dem schwarzen Vogel – Fallbeispiel

Thomas Hax-Schoppenhorst

3.2.1 Einleitung

Johannes N., 61 Jahre, seit drei Jahrzehnten im gehobenen Dienst bei einem großen Sozialträger beschäftigt, stellt sich in zwei mehrstündigen Gesprächen einem Phänomen, dem er fast ein Leben lang verzweifelt aus dem Weg zu gehen versuchte: der Angst. Er fand sich dazu bereit, weil er zu der Überzeugung gelangte, der offene Austausch mit einem vertrauten Gegenüber könnte auch befreiend wirken. Es ist die Bilanz eines Mannes, der manch steinigen Weg gehen musste, um sich und die Welt besser zu verstehen. Die nachfolgenden Passagen sind Auszüge einer Mitschrift der Gespräche.

3.2.2 Auszüge einer Mitschrift der Gespräche

Wenn ich gefragt werde bzw. mich frage, wie alles begann, dann fällt mir natürlich zunächst meine Kindheit ein. Man weiß ja sehr gut, dass die Grundsteine für ein ausgeprägtes Angsterleben schon in den frühen Lebensjahren gelegt werden. Blicke ich kritisch zurück, so fallen mir spontan viele Dinge ein. Um es mal etwas flapsig zu sagen: Ich war nie ein Held! Als Jüngster in der Familie wuchs ich wohlbehütet auf, galt als gesellig, phantasievoll, aber auch sehr, sehr vorsichtig. In der Schule war ich eher der stille, brave Typ, der allem Ärger und vor allem Prügeleien aus dem Weg ging, der immer das tat, was die Lehrer sagten. Meine Mutter nahm meine früh einsetzende Ängstlichkeit zum Anlass, mich noch fester in ihre Arme zu schließen, mich zu verwöhnen. In ihrer Nähe fühlte ich mich stets sicher. Heute weiß ich, dass es besser gewesen wäre, mir auch etwas zuzumuten, loszulassen. Aber sie wird ihre Motive gehabt haben – wahrscheinlich war auch sie ein ängstliches Kind. Mein Vater blieb, wenn es um Angst ging, stets einsilbig. Er hatte als Soldat im Krieg so vieles erleben müssen, was zu Todesangst Berechtigung gab. Er gehörte, wie die Mehrheit der heil zurückkehrenden Männer damals, zu den Angstleugnern. Angst vor der Dunkelheit, vor einem Gewitter oder vor dem Sprung vom Drei-Meter-Turm fand er unmännlich und reagierte sichtlich genervt, wenn seine Kinder – vor allem die Söhne – sich zaghaft zeigten. So ging er zum Beispiel mit mir bei heftigen Gewittern auf den Balkon und forderte mich auf, die Augen vor den Blitzen und die Ohren beim Donner nicht zu schließen. Er war der festen Überzeugung, das würde jede Angst im Fluge verstreichen lassen. […]

So blieb ich bis in die Jugend und darüber hinaus ein höchst schreckhafter, skeptischer Zeitgenosse, der oft Schutz suchte, sich mit Erfolg vor allen Gefahren drückte und irgendwie auf diese Weise durchs Leben kam. Zum Glück besaß ich viele gute Eigenschaften, für die man mich sehr schätzte. So hatte ich Humor und war stets hilfsbereit. Meine allseits geschätzten Stärken nutzte ich, um mich in angstbesetzten Situationen nicht völlig zu blamieren: Man lachte herzlich über meine Art und verzieh mir den «Angsthasen», indem man darauf setzte, dies werde sich schon irgendwann einmal legen. Folglich wurde ich nie in entscheidender Weise gefordert. So baute ich mein Sicherheitsnetz auf und aus, nahm nie großen Schaden und fühlte mich geborgen.

Um 1960 herum erlitt mein Vater einen schweren Herzinfarkt. Damals galten noch ganz andere Gebote, was die Rehabilitation anbelangte. Ruhe und Schonung standen an oberster Stelle. Vor allem galt es jede Aufregung zu vermeiden! Wir Kinder besuchten unseren Vater nur minutenweise, stets in Begleitung unserer von großer Sorge und auch Existenzangst geplagten Mutter, die nachts nicht mehr in den Schlaf kam, sich mit großer Mühe den alltäglichen Verpflichtungen stellte, viel weinte und uns immer wieder zu verstehen gab, wir müssten jetzt besonders lieb und artig sein. In mir, das weiß ich heute, kam das Bild auf, jede Form von Ungehorsam oder gar Rebellion würde meinen Vater umgehend ins Grab schicken und meine Mutter damit ins soziale Aus drängen, denn wir waren auf die Einkünfte des Familienoberhaupts angewiesen. […]

Die spätere Jugend und das junge Erwachsenenalter brachten also keine großen Veränderungen meines Lebenskonzepts, das in erster Linie auf Sicherheit und Verlässlichkeit ausgerichtet war. Die für heranwachsende Männer vielleicht typischen Rituale einer gewissen Abhärtung mied ich, wenn mir dies auch häufig ein mitleidiges Schmunzeln in meinem Umfeld einbrachte. Harte Kämpfe auf dem Sportplatz waren mir ein Gräuel, waghalsigen Unternehmungen aller Art ging ich aus dem Wege, [...]

Mein Vater hatte die Herzkrise überlebt, galt aber in den Jahren bis zu seinem Tod als wenig belastbar. Ich setzte die Laufbahn des braven Jungen konsequent fort, machte mein Abitur, jobbte danach eine Weile, um dann das Studium aufzunehmen. Ich engagierte mich sehr früh im sozialen Bereich, bekleidete das ein oder andere Ehrenamt und war in meinem Umfeld sehr anerkannt. Gefahren, vermeintlichen und realen, ging ich weiterhin geschickt aus dem Weg und hatte mit dieser Strategie weitestgehend Glück.

1980 starb mein Vater an Krebs. Sehr genau weiß ich noch, wie bei aller Trauer sich bei mir ebenso eine große Wut breitmachte. Mehrfach erwischte ich mich dabei, wie ich im inneren Dialog meinem Vater rückblickend heftige Vorwürfe machte, dass er mich in seinem ganzen Leben nie so richtig gefordert bzw. mit väterlicher Strenge, zugleich aber ermutigend an die Hand genommen hatte, damit ich auch mal etwas wagte. Er hatte mich mit meiner Angst stets allein gelassen. Die mütterliche Wärme war zwar ein Trost, aber eigentlich keine Alternative. [...]

Nach dem Studium machte ich mich mit meiner damaligen Freundin für mehrere Monate auf den Weg nach Kolumbien. Der Abenteurer in mir wollte nun endlich auch einmal zum Zuge kommen. Die Entscheidung zu dieser Studienreise war für mich sehr wohl mit inneren Kämpfen verbunden. Zweifel und Ängste plagten mich pausenlos: Das Land galt als sehr gefährlich! So weit von der Heimat entfernt! Was tun, wenn etwas passiert?

Aber letztlich siegte meine Neugier; außerdem war ich es irgendwie Leid, immer auf Nummer sicher zu gehen – und schließlich wollte ich der Freundin gefallen! Als wir damals von Paris aus die große Reise antraten, hatte ich noch keine Ahnung, dass sich nun allgemeine Ängstlichkeit zu einer schweren Angstkrise entwickeln sollte…

Der Aufenthalt in Südamerika war keineswegs touristisch geprägt. Als politisch denkende und engagierte Menschen wollten wir primär die raue Wirklichkeit des Landes kennenlernen. So reisten wir von Projekt zu Projekt, knüpften Kontakte. Wir sahen großes Elend, wurden Zeugen von Gewalt und Ungerechtigkeit. Zahllose Überlandfahrten mit Nachtbussen, das Klima und die ungewohnte Ernährung machten – vor allem mir – zu schaffen. Doch ich wollte hart bleiben und mich all dem stellen. Eines Tages, gleich mehrere Wochen vor dem eigentlich geplanten Rückflug nach Deutschland, ergriff mich der nicht mehr zu bändigende Wille, umgehend die Reise abzubrechen. Nach langen Kämpfen mit der enttäuschten Freundin entschieden wir uns, zumindest in die Großstadt zu fahren, von der aus es zurückgehen sollte. Die Umbuchung auf einen früheren Flug war nicht so ganz einfach, so dass wir mehrere Tage warten mussten. Im Trubel der Metropole fühlte ich mich zumindest etwas sicherer. Das Hotel vermittelte die meinerseits schmerzlich vermisste Sicherheit. Und dennoch: Ich fühlte mich anhaltend unwohl!

An einem heißen Tag machten wir uns mit dem Bus auf den Weg, um in der Nähe ein historisches Monument zu besichtigen. Ablenkung tat jetzt gut. Nach einem Rundgang und einer kleinen Mahlzeit ging ich in einen Supermarkt, um Seife und Rasierschaum zu kaufen. Meine Freundin setzte sich in die Sonne, um auf mich zu warten. In dem Markt mit seinen langen Regalreihen, dem kalten Neonlicht und den vielen unterschiedlichen Gerüchen blieb ich an einem Punkt unvermittelt stehen. Die Beine wurden weich, das Herz raste, mir wurde schwindelig; Atemnot machte sich breit, ich hörte unscharf, die Hände zitterten, der Schweiß brach mir aus. Völlig panisch suchte ich einen Ausweg, blickte in Richtung Ausgang, wo ich sehr verschwommen im grellen Sonnenlicht draußen die Konturen der Menschen wahrnahm. Es gab nur eines: Raus hier! Aber wie? Meine Beine verweigerten jeden Schritt. Ich hielt mich an einem der Regale fest, weil ich befürchtete umzufallen. Ich war mir sicher, dass ich jeden Augenblick sterben würde. Dann gelang es mir irgendwie doch, meinen Beinen Befehle zu erteilen, so dass ich kaltschweißig und nach Luft ringend ins Freie rannte, um meiner Freundin in die Arme zu fallen. Entsetzt rief sie ein Taxi herbei, das uns in die Stadt bringen sollte. Auf der Fahrt lag ich auf der Rückbank des Wagens und wurde von großer Unruhe ergriffen. Die Symptome klangen mal kurzfristig ab, um mich dann aber mit noch größerer Heftigkeit zu ereilen. Ich war mir sicher, nicht mehr lebend anzukommen, ein Krankenhaus nicht mehr zu erreichen.

Wir kamen dennoch an. Von dem Taxifahrer gestützt, begleitete man mich in die Aufnahme, wo zufälligerweise ein freundlicher Arzt gerade einen Patienten verabschiedet hatte und sich meiner sofort annahm. Wäre ich damals wissender und vor allem klarer gewesen, hätte mich eines nachdenklich machen müssen: Mit Erreichen der Notfallambulanz verschwanden fast schlagartig die heftigen Symptome. So ergab auch die Untersuchung keine Besonderheiten: Puls und Blutdruck waren noch etwas erhöht, das EKG und weitere Checks ergaben jedoch nichts Dramatisches. Der Arzt meinte, es sei alles etwas viel gewesen. Seine Empfehlung lautete, ich sollte mich ausruhen, nicht mehr allzu viel unternehmen und dann nach Hause fliegen. Dann erhielt ich ein Vitaminpräparat und konnte gehen. Am Abend saß mir der Schreck noch in den Knochen. Ich war heilfroh, es überstanden zu haben. Wir nahmen uns vor, die nächsten Tage mit Aufenthalten am Wasser und kleinen Einkäufen zu verbringen.

Am kommenden Morgen suchten wir ein Kaufhaus auf. Urplötzlich, ohne jede Vorahnung ereilte mich das gleiche Geschehen! Das Herz begann zu rasen, die Luft blieb fast weg, ... Nur mit Mühe gelang es mir, die Fassung zu wahren. In Begleitung meiner Freundin ging es zurück ins Hotel. Dieses war dann meine Bastion für die nächsten 3 Tage. Mit der Begründung, ich sei einfach am Ende, entschied ich mich, das Gebäude nicht mehr zu verlassen. Als wir dann zum Flughafen fuhren, glaubte ich, der Spuk sei nun vorbei. Die Stunden des Wartens vor dem großen Flug verliefen komplikationslos, die Reise ebenso. In der Heimat gab es dann ein großes Aufgebot; der Empfang war herzlich und ausgelassen. Bis in die Nacht wurde erzählt.

Nachdem ich lange ausgeschlafen und gut gefrühstückt hatte, machte ich mich auf den Weg in die Stadt, um mit meiner Krankenkasse etwas zu klären. Mitten auf dem Weg, aus heiterem Himmel geschah es dann wieder: Das Herz schlug bis zum Hals, Gefühle der Enge in der Brust, ... Eine Passantin sah, dass ich bleich aussah. Nun war ich mir sicher, dass doch etwas mit meinem Herzen nicht in Ordnung sein konnte und nickte, als man mir anbot, den Rettungswagen zu rufen. Nach einer weiteren, eingehenden Untersuchung im Krankenhaus wurde ich ohne Befund entlassen.

Heute weiß ich: Es war meine dritte Panikattacke in Folge. [...]

Einige Monate später, es war das Jahr 1982, zog ich mit meiner Freundin in eine andere Stadt. Wir nahmen beide unsere berufliche Tätigkeit auf und wohnten gemeinsam in einer gemütlichen Dachwohnung. Es war eine Zeit, die geprägt war von immer wieder einsetzenden Angstzuständen und dem gleichzeitig für mich so wichtigen Berufseinstieg. Irgendwie bekam ich es hin, auch diesen Anforderungen zu entsprechen. Hin und wieder musste ich mir eine Ausrede einfallen lassen, doch alles in allem lähmte mich die Angst nicht in einer solchen Weise, dass ich handlungsunfähig wurde. Außerdem sollte es noch eine Weile brauchen, bis ich mir völlig klar war, an einem Übermaß von Angst zu leiden. Damals war ich eher der vegetativ labile Patient, der in regelmäßigen Abständen zum Arzt rannte, um sich über eine große Zahl von Herzuntersuchungen immer wieder bestätigen zu lassen, dass alles in Ordnung sei. Irgendwann kam dann eine Ärztin mal auf die Idee, ich sollte mich doch einmal um meinen Seelenhaushalt kümmern und schickte mich zu einem Neurologen, der mir eine Angstneurose attestierte. Mit der Diagnose fühlte ich mich erleichtert und beschämt zugleich. Nun wusste ich, dass meine Attacken psychischen Ursprungs waren. Ich würde also nicht wegen einer schweren Herz-Kreislauflauf-Erkrankung eines frühen Todes sterben müssen, vielmehr galt es nach den Ursachen zu fragen und vor allem eine Möglichkeit des Umgangs mit den immer wieder eintretenden Panikschüben zu finden. Verständlicherweise war ich zunächst völlig hilflos. Zudem wurde es in den Anfängen zu einem Kampf gegen Windmühlen, den Alltag bewältigen zu können, ohne aufzufallen. Was galt es zu tun, wenn sich im Gespräch mit anderen Menschen plötzlich die Angst wieder meldet? Wem kann man sich ohne Gesichtsverlust offenbaren? Wer versteht mich? Was ist, wenn ich die Angst überhaupt nicht mehr in den Griff bekomme?

Glücklicherweise fand ich recht schnell einen Fachmann, der mich mit dem Teufelskreis der Angst und der damit verbundenen Symptomatik vertraut machte. Zuvor eingeleitete Versuche, alles mit Medikamenten in den Griff zu bekommen, halfen nur begrenzt. Ein starkes Beruhigungsmittel diente mir als Notbremse, so dass ich letztlich froh war, für den Fall der Fälle etwas in der Tasche zu haben. Ein leichtes Antidepressivum kam auch kurzfristig zum Einsatz – im Grunde aber fühlte ich mich mit beiden Lösungen nicht gut. Ich stellte mich also den Symptomen – dies jedoch unter großen Opfern. Vieles misslang, oft genug musste ich aufgeben. So trat das ein, was die Fachleute Vermeidung nennen. An schlechten Tagen ging ich nicht aus dem Haus oder ich sorgte dafür, dass Menschen in meiner Nähe waren, bei denen ich unter Umständen Halt finden würde. Im Beruf kämpfte ich mich mit großer Anstrengung durch. Vielleicht habe ich hin und wieder für Außenstehende etwas nervös gewirkt; ab und zu musste ich mich auch mit der Begründung abmelden, mir sei es nicht gut. Dennoch habe ich bis zum heutigen Tage nur einmal krankheits- bzw. angstbedingt gleich mehrere Wochen gefehlt. [...]

Mein Angst- und Panikzirkel weitete sich dennoch aus: Zu bestimmten Veranstaltungen ging ich nur in Begleitung, Fahrten mit dem Zug oder in der Straßenbahn waren manchmal kaum auszuhalten; das Fahren mit dem Auto gab ich völlig auf, nachdem ich zweimal auf der Autobahn am Seitenstreifen stand und mich vor Panik krümmte.

In der Mitte der 80er-Jahre ging dann die Beziehung zu meiner langjährigen Freundin in die Brüche. Die Motive hierfür waren vielfältig; zwar konnte ich mein Angstmanagement betreiben, ohne sie damit über Gebühr zu behelligen, es gab aber schließlich immer mehr, was uns trennte. Etwas später lernte ich meine heutige Frau kennen.

Die Angst blieb mein Begleiter. Irgendwann entschied ich mich dann für einen Aufenthalt in einer psychosomatischen Klinik. Hier war ich von Spezialisten und Menschen mit gleichen Problemen umgeben, so dass mir der Druck genommen wurde, unter allen Umständen funktionieren zu müssen. Der Aufenthalt tat mir gut, denn ich konnte mich ohne Ablenkung meiner Angst stellen. Unvergessen bleibt mir das Auftreten eines Pflegers der Klinik, der mich im Rahmen der Expositionstherapie begleitete. Ich hatte anhaltende Probleme damit, aus dem Haus zu gehen, ohne zumindest stark angespannt zu sein; nicht selten ergriff mich die Panik derart, dass ich meinte, abbrechen zu müssen, um mich dann abholen oder von einem Taxi zurückfahren zu lassen. Nach eingehenden Vorbereitungen durch das therapeutische Team auf einen angstfreien Spaziergang in die Stadt, wo ein zweistündiger Aufenthalt folgen sollte, war diese Pflegkraft mein Begleiter bzw. Betreuer. Ziel war der möglichst symptomfreie Gang zur Stadt und ein panikfreies Verweilen dort – ohne jemanden an meiner Seite zu haben. Das klingt für Außenstehende lächerlich, für mich war es damals blanke Wirklichkeit.

Am Ende war ich mit der Pflegekraft in einem Café verabredet, wo es dann ein Stück Kuchen zur Belohnung geben sollte. Es würde zu weit führen, nun alle Einzelheiten beschreiben zu wollen. Unvergessen bleibt mir jedenfalls die Art, wie der Mann mit mir und meinem Problem umging. Er hatte eine Klarheit, die mich beeindruckte und mir das Gefühl von Zuversicht vermittelte; er spornte mich ohne große Appelle an und gab mir nonverbal eine Fülle von Signalen, dass es einen Weg aus der Angst gibt. Auch heute noch ziehe ich meinen Hut vor ihm, der mich sensibel begleitete, der mich annahm, ohne etwas zu verurteilen. Das war für mich Pflege in Reinform. Dabei forderte er mich immer zur Mitarbeit auf, weckte also den Glauben in meine Fähigkeiten. Jahre schickte ich ihm zu Weihnachten eine Postkarte, bis er dann irgendwann ins Ausland ging. [...]

Nun kann ich wirklich nicht behaupten, dass ich die Klinik völlig geheilt verließ. Ich hatte aber weitaus mehr verstanden, konnte besser mit mir umgehen, lernte Frühwarnsymptome kennen, wurde ermutigt, mich nicht mehr aus Sorge um die soziale Anerkennung zu verstecken. Ich war offener, ehrlicher, rücksichtsvoller mit mir und festen Willens, mich meinem Leben weiterhin mit Energie zu stellen. Das war ein bedeutender Schritt!

Sich daran anschließende bedeutende Ereignisse im Leben waren dann immer wieder von teilweise heftigen Angstkrisen begleitet. So war ich einerseits glücklich und froh, als meine Lebensgefährtin und ich uns zur Ehe entschlossen, ich weiß aber noch sehr genau, dass im zeitlichen Umfeld dieser Entscheidung die Angst ebenso an meine Tür klopfte. Ich denke, es ist auch bei Menschen ohne eine ausgeprägte Angstproblematik völlig normal, dass auch Fragen und Zweifel Raum greifen, wenn es um den zukünftigen Lebensweg geht. Vielleicht erleben Angstpatienten solche Irritationen und Verunsicherungen besonders heftig. Angst ist dann ein in tragischer Weise vertrautes Reaktionsmuster.

Jede Phase des Umbruchs und der Veränderung war in meinen Leben neben positiver Aufregung auch eine Phase der Angst. Oft war es dann die vielleicht nicht unberechtigte Sorge davor, die Angst könne wieder einmal in dem lähmenden Maße zurückkehren, wie ich es in der Vergangenheit erleben musste. Die Angst vor der Angst war überhaupt immer ein quälender Faktor.

In den 90er-Jahren wurde ich dann zweimal Vater. Die Freude über die Geburt gesunder Kinder war unbeschreiblich. Zugleich weiß ich aber auch noch sehr genau, wie mich phasenweise die Angst geradezu schüttelte, wenn ich realisierte, welch große Verantwortung damit verbunden ist, Eltern bzw. Vater zu sein. Gut kann ich mich an eine regelrechte Panikattacke erinnern, als ich einmal mit meinen dreimonatigen Sohn allein spazieren ging, zunächst grenzenlos stolz war, dann aber von Angst durchflutet wurde, als ich realisierte, wie sehr abhängig dieser kleine Erdenbürger doch letztlich von mir bzw. den Erwachsenen ist. Ich kann sehr schlecht beschreiben, was mir in dem Moment durch den Kopf ging.

Vor 10 Jahren erkrankte meine Frau an Krebs. Über Nacht war plötzlich alles anders. Die Phase vom ersten Befund bis hin zur unumgänglichen Operation und die Zeit danach bewältigten wir in sehr beeindruckender Stärke. Überhaupt war mein Erleben und Verhalten ein völlig anderes, als ich es zunächst vermutet hätte. Über ein halbes Jahr übernahm ich neben meinen beruflichen Verpflichtungen alle weiteren Aufgaben, um meine Frau völlig zu entlasten. Alles verlief bestens. Ich war sozusagen das starke, handlungsfähige Element im Gefüge der Familie. Meine Frau hatte Glück im Unglück. Nach geraumer Zeit konnte uns die befreiende Nachricht übermittelt werden, dass sie es geschafft habe. Zu einem Zeitpunkt, als nach einer lange Phase der hohen emotionalen und physischen Anspannung eigentlich der Moment gekommen war, dass wir alle wieder durchatmen und ich hoch zufrieden mit meiner Leistung hätte sein können, fiel ich unvermittelt in ein tiefes Angst-Loch. An einem Morgen auf dem Weg zur Arbeit versagten nach vielen Jahren mal wieder die Beine. Das alte Programm nahm seinen Lauf. Zum Glück begab ich mich umgehend in professionelle Behandlung und konnte feststellen, dass ich ausschließlich über die Angst reagiert hatte. Andere hätten sich vielleicht 2 Wochen ins Bett gelegt oder ohne Unterlass geweint. Ich fing mich schnell und konnte mich bewusst mit dem auseinandersetzen, was sich ereignet hatte. […]

Meine akademische Ausbildung erlaubt es mir, mich auch als Nicht-Psychologe bzw. Nicht-Psychiater mit dem Phänomen Angst auf einer eher wissenschaftlichen Ebene zu beschäftigen. Das hat mir in der Vergangenheit hin und wieder helfen können, wenn ich auch sehr genau weiß, dass die theoretische Auseinandersetzung keineswegs die Emotionsarbeit ersetzt. Über Jahre war ich ein regelrechter Angst-Experte, kannte viele der im Handel erhältlichen Fachbücher und Ratgeber. Es half mir, Zusammenhänge zu verstehen. Irgendwann übergab ich dann aber meine gesamte Bibliothek dem Altpapier – nicht etwa einem Antiquariat! Ich wollte in symbolischer Weise mir und der Welt deutlich machen, dass dieses Kapitel für mich endgültig abgeschlossen war. Dieser Schritt war ebenso voreilig wie nachvollziehbar.

Es macht wenig Sinn, sich in einer solchen Weise von etwas verabschieden zu wollen, was viele Jahre des Lebens geprägt hat und noch immer hin und wieder aktuell wird. Später wurde mir dann auch klar, dass ich einen bedeutsamen Teil meiner Geschichte nicht einfach verbannen konnte. Vielmehr ging es ja auch darum, mich mit vielem zu versöhnen, anzunehmen, dass ich so war, wie ich war bzw. bin wie ich bin. Natürlich schmerzt es mich, dass ich vieles im Leben verpasst habe, weil mir die Angst im Wege stand, aber ich würde einen großen Fehler machen, wollte ich mich deshalb verurteilen.

Unser Leben besteht ja aus verschiedenen Abschnitten, in denen der Mensch bestimmte Aufgaben zu erledigen hat. Hat man ein Ziel erreicht, kann man sich auf das nächste konzentrieren. Ein Kind muss lernen, sich von der Mutter zu lösen, es stellt sich auf die eigenen Beine, um in die Welt zu treten. Der Jugendliche lernt, sich auf den so genannten Ernst des Lebens vorzubereiten und wird von Jahr zu Jahr selbstständiger, um dann einen Beruf zu ergreifen und vielleicht auch eine Partnerschaft einzugehen. Es folgt die Zeit, in der die Kinder dann irgendwann einmal selbst Eltern werden, ein Haus bauen oder kaufen, sich beruflich weiterentwickeln. Ja und dann, ich erlebe es ja momentan am eigenen Körper, bereitet man sich langsam auf das Alter vor. Man schaut zurück, zieht Bilanz; man fragt sich, was anders oder besser hätte laufen können; man fragt sich, ob sich das Leben gelohnt hat bzw. ob man etwas erreicht hat. Diese Lebensabschnitte durchläuft man mit unterschiedlichem Erfolg, unter Pannen, Rückschlägen; unerwartete Ereignisse machen ein Umdenken erforderlich. Das sind Herausforderungen, die können auch den Normalsterblichen in Angst und Schrecken versetzen.

Ist die Beziehung auf lange Sicht stabil? Gibt man Kindern das Nötige für ein Leben in Autonomie und Zufriedenheit mit auf den Weg? Wie entwickelt sich die berufliche Perspektive? Drohen Krankheiten oder Geldsorgen? Wie kommt man generell klar in dieser schnelllebigen, von Hass und Zwietracht überschatteten Welt? Wie werden wir alt? Sterben wir friedvoll oder unter Qualen, allein oder liebevoll umsorgt?

Es heißt immer, gewissen Ängsten habe sich der Mensch zu stellen. Wir ändern in der Tat wenig daran, dass der Mensch nicht ewig lebt; vor Krankheiten können wir uns schützen, gänzlich verhindern können wir sie nicht! Kriege, Naturkatastrophen, Gewalt – auch hier sind unsere Einflussmöglichkeiten begrenzt. So hat der Mensch, der neben diesen unausweichlichen Gewissheiten Angst in einem überhöhten Maße erlebt, sicherlich eine schwere Last zu tragen. Aber wahrscheinlich besteht die beste Möglichkeit, damit fertig zu werden, schlicht darin, dass man sie als gegeben annimmt, sich ihr stellt und das Beste daraus macht. […]

Ich kann die Uhr nicht zurückdrehen. Im Laufe der Auseinandersetzung mit meiner Angst-Geschichte bin ich zu vielen erhellenden Einsichten gekommen, für die ich dankbar bin. Die Angst war nicht immer nur mein Feind, denn ich weiß, dass mir mit ihr auch andere Talente und Gaben auf den Weg gegeben wurden, die kostbar sind. Dies ist mir im Laufe einer Therapie bei einer sehr guten Ärztin sehr deutlich geworden. Sie hatte ein großes Talent, mich zu ermuntern, das mit den Ängsten nicht immer so zu dramatisieren und mit endlosen Selbstvorwürfen zu begleiten. Ich weiß, dass ängstliche Menschen sehr sensibel sind – und Sensibilität ist gerade in vielen sozialen Zusammenhängen Gold wert. Ich stelle mir aber sehr wohl auch die Frage, was ich meinen Menschen in all den Jahren zugemutet habe. Weitestgehend ist es mir gelungen, vieles mit mir selbst auszumachen, und dennoch grüble ich darüber nach, was ich zum Beispiel meinen Kindern mitgegeben habe an offenen oder auch versteckten Botschaften über diese gefährliche Welt…

Im Laufe der Zeit ist es mir gelungen, mich mit den Schwachstellen meines Daseins zu versöhnen. Ich betrachte die Angst – gerade dann, wenn sie mal wieder in energischer Weise in mein Leben treten will – als einen schwarzen Vogel, der sich ungefragt auf meine rechte Schulter gesetzt hat. Dieser Vogel wirkt zunächst bedrohlich – seine düstere Farbe weckt ebenso düstere Assoziationen. Doch ich habe den Kampf aufgegeben, ihn immer wieder von meiner Schulter verjagen zu wollen, weil ich weiß, dass er sich das nicht bieten lassen wird und zurückkehrt, wenn es ihm passt. Außerdem habe ich das sichere Gefühl, dass er sich einen

Spaß daraus macht, mich erneut zu besuchen, wenn ich ihn erbost und hektisch verscheuche. Ich habe auch gelernt, ihn mir genauer anzuschauen, statt mich ständig vor ihm zu ducken. Dabei fiel mir auf, dass sein Federkleid durchaus etwas Schillerndes hat, dass seine Augen so gefährlich nicht dreinschauen und dass er ruhig sitzen bleibt, wenn ich ihn nicht abzuschütteln versuche. Außerdem habe ich den Eindruck, dass seine Größe nicht immer die gleiche ist: Je gelassener ich mich mit meinem ungebetenen Gast arrangiere, desto kleiner wird er!

3.3 Angst im Alter
Martine Grümmer

3.3.1 Einleitung

Der ältere Mensch muss sich mit speziellen Ängsten auseinandersetzen: Körper und Geist weisen zunehmende Einschränkungen auf, viele Beschwerden werden chronisch, oft ohne Aussicht auf Beschwerdefreiheit. Auch rückt der eigene Tod immer näher bzw. nahestehende Angehörige sterben. Die immer kürzere Lebensperspektive macht vielen Menschen Angst.

> *Dass alles vergeht, weiß man schon in der Jugend; aber wie schnell alles vergeht, erfährt man erst im Alter.*
>
> (Marie Freifrau von Ebner-Eschenbach, 1830–1916)

In diesem Beitrag werden verschiede Angststörungen mit Schwerpunkt auf der spezifischen Situation älterer Menschen dargestellt.

3.3.2 Generalisierte Angststörung

Speziell bei Menschen, welche die letzten Kriege oder auch die Nachkriegszeiten durchlebt haben, sind generalisierte Ängste vermehrt zu finden. Zudem war zur damaligen Zeit die Haltung Kindern gegenüber anders als heute: Babys, die schrien, «stärkten ihre Lungen» und wurden nicht selten abgesondert, Kinder im Krankenhaus durften nicht besucht werden, Prügel zu Hause oder in der Schule dienten der «Charakterbildung». Diese Erlebnisse führten bei vulnerablen Persönlichkeiten nicht selten zu einer pathologischen Aktivierung des Stresssystems mit erhöhter Angstbereitschaft. Die Betroffenen bemühten sich daraufhin oft sehr erfolgreich, Bewältigungsstrategien zu erarbeiten, um mit diesen Situationen zurechtzukommen. Im Alter kann dann eine Reaktivierung alter angstgefärbter Erlebnisse eintreten, etwa durch Erfahrungen aus einem ähnlichen Bereich – wie Krankenhausaufenthalte, unempathisches Vorgehen von anderen in Situationen, in denen die Betroffenen sich hilf- und schutzlos fühlten. Werden im Hier und Jetzt solche früheren Erfahrungen wieder erlebt, können dadurch alte, bislang kompensierte Ängste erneut reaktiviert werden und verdrängte Ängste brechen wieder hervor.

Zum anderen können sich bislang ausreichende Kompensationsstrategien in der zweiten Lebenshälfte als nicht mehr funktional zeigen. So wie beim Fußball nach der ersten Halbzeit die Seiten gewechselt werden, kann es auch bei uns Menschen indiziert sein, im Laufe unseres Lebens unsere Strategien, mit Belastungen umzugehen, zu ändern. Ansonsten steigt die Gefahr der «Eigentore» bzw. das Risiko von Frustrationen und reaktiver Auslösung von Ängsten. So sehen wir immer wieder Menschen, die ihre Ängste reduzieren, indem sie für andere sorgen. Durch diese aktive Zuwendung können sie ihr Selbstwertgefühl stabilisieren, ihren Blick von sich weg auf andere richten und die Beziehung zu ihnen festigen. Wenn diese Menschen im zunehmenden Alter dies zum Beispiel durch die Lösung ihrer Kinder vom Elternhaus, Witwentum oder körperliche Schwäche nicht mehr leisten können, steigt die Gefahr von Angstdurchbrüchen.

Angst kann auch erlernt werden: Manche Menschen haben gelernt, dass sie sich in schwierigen Situationen nicht auf sich oder andere verlassen können und der Umwelt vermeintlich schutz- und hilflos ausgeliefert sind. Diese Menschen werden dann auch im späteren Leben in vergleichbaren Situationen mit Ängsten reagieren.

Des Weiteren ist das soziale Umfeld, wenn es eine emotionale Nähe zu dem Betroffenen hat, bei der Äußerung von Angst durch diesen häufiger bereit, mehr Nähe zuzulassen als bei sehr autonom auftretenden Menschen. Wenn nun alte soziale Bindungen wegbrechen, können über das Signal der Angst eine Bindungsbereitschaft signalisiert und soziale Kontakte intensiviert werden. Gerade bei älteren Menschen, bei denen durch den Tod enger Bezugspersonen und wegen eingeschränkter Mobilität das bisherige soziale Netz nicht mehr tragfähig ist und sie wenig Ressourcen haben, um ihre Bedürfnisse und Gefühle zu verbalisieren, kann der ausgedrückte Affekt zu einer engeren Bindung führen, zum Beispiel zu den Kindern, die sich inzwischen gelöst haben.

Eine weitere Möglichkeit der Angstauslösung beruht auf dem Vorliegen vegetativer Symptome: Bei Ängsten steigen häufig Blutdruck und Puls, die Atmung beschleunigt sich. Wenn diese Symptome nun zum Beispiel bei einer somatischen Erkrankung auftreten, kann dies Angst auslösen. Solche körperlichen Erkrankungen treten im Alter gehäuft auf, etwa im Rahmen von Herz-, Atemwegs- und Schilddrüsenerkrankungen.

3.3.3 Angst und Trauma

Im Rahmen traumatischer Erlebnisse durchleben Menschen Situationen, die sie weder kognitiv noch affektiv ausreichend bewältigen können. Während solcher Ereignisse werden sie derart mit einem Verlust von Kontrolle konfrontiert, dass der Körper mit Stresshormonen überschwemmt wird und das Gehirn dysfunktional reagiert – bis hin zu organischen Veränderungen der Gehirnsubstanz. Je nach individueller Vulnerabilität werden unterschiedliche Erlebnisse angemessen oder traumatogen verarbeitet. Einige Erlebnisse führen jedoch gehäuft zu einer solchen traumatischen Schädigung. Hier sind insbesondere Vertreibung, Hunger und sexuelle Gewalt zu nennen. Dies sind Ereignisse, die gehäuft während und nach den beiden Weltkriegen auftraten und von vielen der heute hochbetagten Menschen erlitten wurden.

Nicht selten erfolgt die Traumatisierung aber auch erst im Alter: Durch das wahrscheinlichere Auftreten schwer zu verarbeitender Lebensereignisse ist das Risiko der seelischen Traumatisierung bei älteren Menschen erhöht. So führen zum Beispiel der plötzliche Tod des langjährigen Lebenspartners, eine unempathisch mitgeteilte Karzinomdiagnose, ein Sturz mit langem Warten auf Hilfe oder der plötzliche oder allmähliche Verlust von Gesundheit und bedeutsamen Fähigkeiten immer wieder zu Anpassungsstörungen oder Traumareaktionen mit manifesten Ängsten, wie die beiden Fallbeispiele zeigen.

> ### ■ Fallbeispiel 1: Angst in der Pflegesituation
>
> Frau S. wurde kurz nach dem 2. Weltkrieg als 17-Jährige von mehreren russischen Soldaten vergewaltigt. Dieses Ereignis beschämte sie außerordentlich und sie war nie in der Lage, mit einem anderen Menschen darüber zu sprechen. In den folgenden Jahren baute sie sich eine Existenz auf, war sozial aktiv, heiratete recht spät und bekam zwei Kinder. Mit 72 Jahren wurde sie Witwe. Sie war die Jahre über psychopathologisch unauffällig. Nachdem sie sich mit 85 Jahren eine Wirbelfraktur zuzog, war sie über längere Zeit bettlägerig. Die Körperpflege wurde von einem ambulanten Dienst übernommen. Schon nach kurzer Zeit entwickelte Frau S. zunehmende Ängste, die insbesondere vor dem Eintreffen des Pflegedienstes und während der Pflege auftraten. Schließlich war Frau S. von Angst- und Panikerleben so überflutet, dass sie die Körperpflege nicht mehr zuließ und mit heftigen Abwehrbewegungen reagierte.

> ### ■ Fallbeispiel 2: Angst nach schwerer körperlicher Erkrankung
>
> Herr D. erlitt in den vergangenen 3 Jahren zwei Herzinfarkte. Im Rahmen der regelmäßig erfolgten Kontrollen wurden wiederholt Verengungen der Herzkranzgefäße und eine verminderte Pumpleistung des Herzens festgestellt und entsprechende medizinische Maßnahmen ergriffen. Einige Wochen nach dem letzten Ereignis kam es wiederholt zu Tachykardien, die nicht eindeutig zuzuordnen waren. Hierauf reagierte Herr D. mit zunehmend ängstlicher Angespanntheit, konnte nicht mehr ausreichend schlafen und hatte große Sorgen, einen erneuten Herzinfarkt zu erleiden.

3.3.4 Angst aufgrund neurobiologischer Veränderungen

Auch altersabhängige Veränderungen emotionaler Verarbeitungsprozesse im Gehirn des Menschen können zu Störungen führen, die nicht selten mit Ängsten einhergehen. Im Mandelkern (Amygdala) werden Sinneseindrücke verarbeitet und einer emotionalen Stimmung zugeordnet. Haben diese Eindrücke dann den Aspekt der Gefahr, wird der Hypothalamus zur Ausschüttung von Stresshormonen veranlasst und der Mensch empfindet Angst. Im präfrontalen Kortex werden dann die von der Amygdala empfangenen Impulse erneut überprüft, bewertet und gegebenenfalls korrigiert. Dies dient dazu, Überreaktionen zu verhindern und Angstgefühle zu dämpfen. Kommt es zu einer Störung im zerebralen Bereich auf funktioneller oder struktureller Ebene, ist möglicherweise auch diese Regulationsebene gestört und Angstgefühle können durchbrechen. Hierbei ist die Art der Noxe unspezifisch, das heißt, aus der klinischen Symptomatik ist die Art der Schädigung nicht eindeutig zu schließen. Auch diese Störungen zeigen eine Häufung im Alter, zum Beispiel bei degenerativen Veränderungen im präfrontalen Kortex.

Die häufigsten zerebralen Erkrankungen, die mit einer Angstsymptomatik einhergehen können, sind das Delir und die Demenz.

3.3.4.1 Angst bei Delir

Symptomatik des Delirs

Die Bezeichnung Delir umfasst ein unspezifisches Syndrom, das durch gleichzeitig bestehende Störungen des Bewusstseins und der Aufmerksamkeit, der Wahrnehmung, des Denkens, des Gedächtnisses, der Psychomotorik, der Emotionalität und des Schlaf-Wach-Rhythmus charakterisiert ist. Die verschiedenen Symptome können unterschiedlich ausgeprägt sein. Leitsymptom ist jedoch die qualitative Bewusstseinsstörung. Damit ist der Grad der Vigilanz (Wachheit) gemeint. Dieser kann vom Sopor bis zur irritierbaren Überwachheit reichen. Die Beurteilung der Aufmerksamkeit kann als diagnostisches Hilfsmittel dienen. Es kommt im Rahmen eines Delirs zu fluktuierenden kognitiven Leistungen und aufgrund einer veränderten Wahrnehmung und Verarbeitung zu «verwirrtem» Verhalten. Typisch für das Delir sind zudem ein akuter Beginn und Fluktuationen im Tagesverlauf. Im Wesentlichen sind drei Ausprägungsformen des Delirs zu unterscheiden. Das hyperaktive Delir geht mit psychomotorischer Unruhe bis hin zur Erregung, erhöhter Irritierbarkeit, ungerichteter Angst, Halluzinationen und ausgeprägten vegetativen Zeichen einher. Etwa 15 % der Delirien zeigen diese Form. Demgegenüber steht das hypoaktive Delir, gekennzeichnet durch scheinbare Bewegungsarmut und wenig Kontaktaufnahme. Halluzinationen und Desorientierung sind oft nur nach eingehender Untersuchung erkennbar. Etwa 25 % der Delirien gehören zu dieser Verlaufsform. In über 50 % der Fälle tritt das gemischte Delir mit einem Wechsel von psychomotorischer Unruhe und Bewegungsarmut auf. Die hyperaktiven und hypoaktiven Phasen gehen ineinander über und alternieren in rascher Folge.

Das Erkennen dieses Syndroms ist von hoher klinischer Relevanz, da das Vorhandensein eines Delirs mit einer erhöhten Anzahl unerwünschter Ereignisse assoziiert ist.

Inzidenz des Delirs

Ein Delir kann in jedem Alter auftreten, ab dem 60. Lebensjahr besteht jedoch eine Häufung. Alte Menschen sind vulnerabler als junge. Eine vermeintliche Kleinigkeit kann ihr bisher funktionierendes System aus dem Gleichgewicht bringen. Besonders bei zusätzlich bestehenden Erkrankungen steigt das Risiko, ein Delir zu entwickeln, erheblich.

Nach Cole et al. (1996) weisen 10–24 % der Patienten schon bei Aufnahme im Krankenhaus ein Delir auf, 10–20 % der Patienten entwickeln es während des Aufenthalts und 3–31 % der älteren internistischen Patienten, 10–15 % der alten chirurgischen Patienten sowie ca. 50 % der Patienten mit Hüftfrakturen zeigen ein Delir. Auf Intensivstationen können es bis zu 100 % der Patienten sein. Etwa 50 % der Patienten mit einer Demenz, die stationär aufgenommen werden, entwickeln ein Delir; 25–50 % aller deliranten Patienten weisen eine Demenz auf, was zu längeren Krankheitsverläufen führt.

Die Entstehung eines Delirs

Die Ursachen eines Delirs sind vielfältig. Die bedeutendsten Risikofaktoren für eine Entstehung sind insbesondere strukturelle Schädigungen des Gehirns, zum Beispiel im Rahmen einer Demenz oder vaskulärer Prozesse. Aber auch akute Stoffwechselentgleisungen, Sauerstoffmangel, Schlafentzug etc. können als delirogene Noxen wirken.

Zudem können verschiedene somatische Krankheiten zu einem Delir führen. Hier sind insbesondere alle zerebralen Erkrankungen sowie Infekte, akute kardiovaskuläre Erkrankungen (z. B. ein akuter Myokardinfarkt), Stoffwechselstörungen, Störungen des Wasser- und Elektrolythaushalts, körperliche Traumata und auch unerwünschte Arzneimittelwirkungen aufzuführen.

Während einer stationären Behandlung ist es bedeutsam, Faktoren wie fremde Umgebung, Immobilisation, Schlafentzug, Störung des Tag-Nacht-Rhythmus, Mangelernährung bzw. Dehydratation, Schmerzen sowie ärztliche Maßnahmen (z. B. chirurgische Eingriffe, Intensivstation, Bewegungseinschränkung durch Verbände, Blasenkatheter, Infusionen), Elektrokrampftherapie, unbeabsichtigte Entzugsbehandlungen, Medikamente (z. B. anticholin wirkende Medikamente, manche Schmerzmittel, einige der Antihypertensiva) als potenziell delirauslösend zu erkennen und prophylaktisch entsprechende schützende Maßnahmen zu ergreifen.

Behandlung des Delirs

Bei der Behandlung sollte zunächst kausal vorgegangen werden, indem die delirogene Noxe behandelt wird. Erst an zweiter Stelle steht die symptomatische Behandlung des Delirs durch nichtpharmakologische und medikamentöse Maßnahmen.

Zunächst besteht die Notwendigkeit, die delirogenen Auslöser zu eliminieren bzw. zu behandeln. In vielen Fällen ist dies ausreichend. Begleitend sind stets nichtmedikamentöse Maßnahmen, wie etwa, für Sicherheit zu sorgen, zum Beispiel im Rahmen einer engmaschigen Beobachtung bzw. Überwachung, sowie das Ergreifen vorbeugender Maßnahmen zur Verhinderung eigen- (z. B. Stürze) und fremdgefährdenden Verhaltens.

Wichtig ist zudem, die Orientierung des Betroffenen zu verbessern, etwa durch:

- Beheben sensorischer Beeinträchtigungen (Brille und Hörgeräte)
- Gewährleisten einer überschaubaren Umgebung (Orientierungshilfen, Beleuchtungsverhältnisse)

> **Merke!**
> Wichtig bei der Erkennung des Delirs ist, ein mögliches Delir überhaupt in Betracht zu ziehen. So gilt auch hier der Leitspruch, dass nur das erkannt werden kann, was auch bekannt ist.
>
> Zur Diagnosestellung ist die Erhebung der Fremdanamnese häufig zentral. Bedeutsam sind zudem die Medikamentenanamnese sowie eine körperliche internistische und neurologische Untersuchung, die ausreichend lang und gegebenenfalls mehrfach im Verlauf des Tages durchgeführt werden sollte.

Differenzialdiagnostisch ist ein Delir abzugrenzen von:

- einer demenziellen Entwicklung (insbesondere einer Demenz vom Lewy-Body-Typ)
- einer Manie
- einer Wernicke-Aphasie
- einem nichtkonvulsiven Status epilepticus oder
- einer postiktalen Umdämmerung
- einer Depression.

- den Versuch der Reorientierung im Gespräch
- adäquate Kontaktaufnahme und Kommunikation
- Regelmäßigkeit und Überschaubarkeit des Ablaufs sowie
- Regulierung des Schlaf-Wach-Rhythmus.

Zudem gilt es, die das Delir begleitende Angst zu mildern, zum Beispiel durch eine möglichst hohe Konstanz der Bezugspersonen, engen Kontakt mit den Angehörigen und Vermeiden einer Reizüberflutung, aber auch einer Reizdeprivation. Zudem ist die Psychoedukation der Angehörigen häufig gewinnbringend.

Wichtig bei bei der Behandlung allgemeiner delirogener Faktoren sind die Förderung von Mobilität und Aktivität, die Vermeidung und Linderung von Schmerzen, die ausreichende Nahrungs- und Flüssigkeitszufuhr, eine ausreichende Oxygenierung (über 95 %) und die Gewährleistung einer möglichst ungestörten Miktion und eines ungestörten Stuhlgangs.

Vermieden werden sollten möglichst wiederholte Verlegungen, Fixierungen, das Anlegen von Kathetern und eine Polypharmazie.

Ausblick

Beim Betrachten des Delirs wird deutlich, dass es ein komplexes somatopsychisches Geschehen abbildet und die verschiedenen medizinischen Disziplinen und Pflegekompetenzen interdisziplinär benötigt werden. So können schon zu Beginn iatrogene oder durch Organisationsmängel mitbedingte Delire verhindert werden. Auch führen die möglichst frühe Identifizierung und Behandlung der zum Delir führenden Noxe zu einer Besserung des Verlaufs und der Prognose.

Sollte es trotz des Beachtens prophylaktischer und früher Maßnahmen zu einem Delir kommen, ist unter Umständen eine medikamentöse Behandlung nicht zu umgehen.

■ Fallbeispiel 1: Angst bei Delir

Die 72-jährige Frau R. lebt allein, ist in regelmäßiger hausärztlicher Behandlung und war noch nie ernsthaft krank. Durch einen Sturz erlitt sie eine Oberschenkelhalsfraktur, die operativ behandelt wurde. Am 3. postoperativen Tag zeigte sie sich plötzlich sehr ängstlich und schreckhaft, psychomotorisch unruhig, wirkte verwirrt und konnte kein angemessenes Gespräch, wie vor der Operation problemlos möglich, führen. In der Rückschau zeigte sich, dass Frau R. zur Vermeidung von Toilettengängen die Flüssigkeitszufuhr massiv reduziert hatte. Nach angemessener Regulierung des Flüssigkeitshaushaltes, einer ausreichenden Schmerztherapie und begleitenden nichtmedikamentösen Maßnahmen konnte sie sich zunehmend stabilisieren. Das aufgetretene Delir führte bei der Patientin zu einer insgesamt verdoppelten Liegezeit im Krankenhaus. ■

Bei der Betrachtung des Falles wird deutlich, dass das Delir durch einfache pflegerische Maßnahmen und einmalige Psychoedukation aller Wahrscheinlichkeit nach hätte vermieden werden können und der Patientin körperliches und seelisches Leid und der Gesellschaft Kosten erspart geblieben wären.

3.3.4.2 Angst bei Demenzen

Symptomatik der Demenz

Der Begriff Demenz beschreibt einen klinischen Zustand, bei dem ein Verlust geistiger Fähigkeiten und die deutliche Beeinträchtigung der Alltagsbewältigung bestehen und auf schwerwiegende Hirnveränderungen zurückzuführen sind. Dabei sind die kognitiven Beeinträchtigungen so ausgeprägt, dass soziale und berufliche Funktionen vermindert sind. Es muss eine Verschlechterung im Vergleich zu einem früheren Funktionsniveau bestehen.

Für die Diagnose Demenz ist das Bestehen der typischen Symptome über mindestens 6 Monate obligat. Diese Mindestdauer der kognitiven Störungen kann auch rückwirkend beurteilt werden. Die jeweiligen Verläufe sind in der Regel progredient. Im klinischen Bild zeigen sich die kognitiven Ausfälle häufig allmählich zunehmend. Wohl ist das Gehirn des Betroffenen oft in der Lage, beginnende Ausfälle zu kompensieren. Je größer die intellektuellen und psychosozialen Fähigkeiten der Betroffenen im bisherigen Lebensverlauf waren, umso eher kann das Gehirn entstehende Defizite ausgleichen. Dies bezeichnet man auch als «kognitive Reserve». Im Rahmen der kognitiven Reserve werden Defizite auf zerebraler Ebene zumindest in einem Teilleistungsbereich kompensiert. Grundlage der kognitiven Reserven sind Fähigkeiten, welche die einzelnen Menschen im Laufe ihres Lebens ausbilden konnten. Einen maßgeblichen Beitrag zu einer hohen kognitiven Reserve liefern ein aktives und hohes soziales und psychisches Leistungsniveau sowie regelmäßige und ausgleichende Bewegung.

Zur Verdeutlichung kann der Vergleich zu einem Symphonieorchester gezogen werden: Fallen von 50 Instrumenten zunächst eins und dann zunehmend mehr aus, ist dies zu Beginn oft für den Laien nicht hörbar, da andere Musiker die ausgefallenen Stimmen übernehmen können. Bei zunehmenden Ausfällen wird aber die Kompensationslast für die einzelnen Verbleibenden zu groß und die Ausfälle sind schließlich unüberhörbar.

Bei einem Gehirn funktioniert dies ähnlich: Gebildete und sozial kompetente Menschen können zunächst kognitive Defizite ausgleichen, so dass die Störung für das Umfeld nicht erkennbar ist. Für das soziale Umfeld kommt dann die Dekompensation oft sehr plötzlich und tritt erschreckend deutlich zutage.

Häufigkeit der Demenz

Die Wahrscheinlichkeit, an einer Demenz zu erkranken, steigt mit zunehmendem Lebensalter. Statistisch verdoppelt sich das Risiko ab dem 60. Lebensjahr alle 5 Jahre.

Während im Alter von 65–69 Jahren ca. jeder 20. Mensch betroffen ist, betrifft dies bei den 80- bis 90-Jährigen schon zirka jeden Dritten.

Formen der Demenz

Bei den Demenzformen werden neurodegenerative Formen, vaskuläre Formen und sekundäre Demenzen unterschieden. Die häufigsten Demenzformen sind die degenerativen und die vaskulären Demenzen.

Welche Form der Demenz vorliegt, kann für die weiteren Therapiemaßnahmen bedeutsam sein, unter anderem auch bezüglich der Behandlung begleitend auftretender Ängste.

Demenzielle Verläufe werden in ihrem Schweregrad zwischen leicht, mittel und schwer unterschieden. Auch diese Unterscheidung ist wesentlich bei der Entscheidung für bestimmte Behandlungsmaßnahmen, zum Beispiel bei Demenzerkrankten, die unter Ängsten leiden.

Schweregrade der Demenz (ICD-10, Tab. 3-2)

Leichte Demenz. Bei einer leichten Demenz besteht ein Gedächtnisverlust und/oder die Abnahme anderer kognitiver Fähigkeiten beeinträchtigt die täglichen Aktivitäten zwar, aber nicht so schwerwiegend, dass ein unabhängiges Leben unmöglich wird.

Mittelschwere Demenz. Gedächtnisverlust und/oder die Abnahme anderer kognitiver Fähigkeiten beeinträchtigen die täglichen Aktivitäten so sehr, dass die Betroffenen nicht ohne Hilfe im täglichen Leben (z. B. beim Einkaufen oder im Umgang mit Geld) zurechtkommen.

Schwere Demenz. Bei diesem Schweregrad besteht eine vollständige Unfähigkeit, neue Informationen zu behalten. Die Betroffenen erkennen enge Verwandte nicht mehr, nachvollziehbare Gedankengänge sind nicht mehr erkennbar.

Im Verlauf der Demenz entwickeln 90 % der Patienten zusätzlich psychische und Verhaltenssymptome. Häufig treten Depression, Ängstlichkeit und Apathie auf (s. a. Kap. 4.9). Es kommt aber auch öfters zu Agitiertheit und

Tabelle 3-2: Psychische Symptome und Verhaltenssymptome bei Demenz (neuropsychiatrische Subsyndrome, NPS)

NPS	Differenzierung	Häufigkeit [%]
Affektive Symptome	Depression	44,9
	Angststörung	42,0
Hyperaktives Verhalten	Agitiertheit	35,0
	Reizbarkeit	30,0
	abweichendes motorisches Verhalten	24,7
	Euphorie	6,8
Apathie	Apathie	55,5
	Störung von Appetit und Essverhalten	21,4
Psychose	Wahnvorstellungen	22,0
	nächtliche Unruhe	14,3
	Halluzinationen	8,5

Reizbarkeit. Diese Auffälligkeiten werden auch «herausforderndes Verhalten» genannt.

Bei der Betrachtung der Zahlen wird deutlich, dass fast jeder zweite Patient mit einer Demenz zumindest zeitweise Angstsymptome aufweist, die einer medikamentösen oder nichtmedikamentösen Behandlung bedürfen.

■ **Fallbeispiel 2:**
   Angst bei schwerer Demenz

Herr O. zeigt eine fortgeschrittene Demenz. Er kann sich sprachlich nicht mehr ausdrücken, seine zusammenhanglos wirkenden Worte und Laute ergeben für sein Gegenüber keinen Sinn. Auch erkennt er andere Menschen nicht mehr, kann Situationen inhaltlich nicht zuordnen und versteht die an ihm durchgeführten Maßnahmen nicht.

Die Tochter des Herrn O. berichtet: «Da unser Vater nicht mehr zu Hause versorgt werden kann, haben wir für ihn ein schönes Seniorenzentrum gesucht. Er bewohnt ein helles Zimmer und das Heim verfügt über einen guten Personalschlüssel. Mein Vater wird morgens und abends körperlich gepflegt und bekommt alle Unterstützung und Hilfeleistungen, um ihm ein menschenwürdiges Leben zu ermöglichen.»

Mögliche Gedanken des Herrn O. sind: «Leute haben mich in ein Hotel gebracht. Es ist sehr groß und sehr viele Menschen sind hier. Ich kenne keinen. Alles ist fremd. Wäre ich doch bald wieder zu Hause! Heute Morgen kam eine fremde Frau in mein Zimmer. Erst tat sie sehr freundlich, dann versuchte sie, mich körperlich zu attackieren, versuchte, mir die Kleider vom Leib zu zerren. Ich wehrte mich, woraufhin ihr Komplize, ein kräftiger Mann, zur Hilfe kam. Ich war mir sicher, beide wollten mich umbringen. Sie beraubten mich all meiner Kleider und zwangen mich in einen Nebenraum, wo sie mich völlig durchnässten. Ich wehrte mich und schrie so gut ich konnte. Ich hatte Angst, man wolle mich umbringen.»

Herr O. zeigt das Stadium einer schweren Demenz. Er ist nicht mehr in der Lage, sein Umfeld angemessen zu beurteilen. Die Situation der körperlichen Pflege im Seniorenheim verkennt er als Überfall mit Tötungsabsicht.

Therapeutische Maßnahmen

Wenn man nicht betroffene Menschen fragt, ist die Demenz eine überaus gefürchtete Diagnose. Bei Befragungen steht hier vor allem die Angst vor dem Verlust der Autonomie und Würde im Vordergrund. Es besteht die Angst, einem lieblosen Umfeld «gnadenlos» ausgeliefert zu sein und keine Möglichkeiten der Mitbestimmung mehr zu haben. Auch fürchten viele, mit verschmutzter Kleidung, nicht mehr in der Lage «einen geraden Satz» formulieren zu können und mit aus dem Mund herauslaufendem Speichel jedwede Würde verloren zu haben. Besonders beängstigend ist die Vorstellung, in seiner körperlichen Bewegungsfreiheit begrenzt zu werden, schlimmstenfalls mit Medikamenten oder durch Fixierungen.

Hinzu kommen die Ängste der Angehörigen und des pflegenden Umfeldes: Hier werden eher die Angst vor ungeplantem und ungesteuertem Verhalten mit nachfolgenden Stürzen mit Verletzungen und das orientierungslose Umherirren genannt.

Manchmal stehen sich die Handlungsoptionen bei der Berücksichtigung der Ängste diametral gegenüber. Hier hat der Gesetzgeber deutlich die Rechte des Demenzkranken gestärkt und die Möglichkeiten von Zwangsbehandlungen und Fixierungen erheblich eingegrenzt. Um diesem in der Praxis auch gerecht zu werden, ist es häufig unabdingbar, durch Beratung und Begleitung der Angehörigen und der Pflegenden deren Ängste zu bearbeiten, damit sich diese nicht auf den Patienten übertragen oder Situationen durch Überforderung des Helfersystems eskalieren.

Medikamentöse Behandlung

Bei älteren Menschen kommt es zu physiologischen Veränderungen, welche die Pharmakokinetik beeinflussen können. Die Resorptionsgeschwindigkeit kann infolge einer verlangsamten Magenmotilität herabgesetzt sein. Zudem kommt es zu Veränderungen des Verteilungsvolumens, die auf einer verminderten Konzentration von Serumalbumin und/oder einer Reduktion des Körperwasseranteils bei relativer Zunahme des Fettanteils beruhen. Dies kann klinisch relevante Auswirkungen auf Plasmaspiegel, Wirkeintritt, Wirkeffekt und Halbwertszeit von Arzneistoffen haben. Auch die Ausscheidung kann infolge altersbedingter Einschränkung von Nierenfunktion und Leberperfusion verzögert sein, mit der Gefahr von Wirkstoffakkumulation und einem erhöhten Nebenwirkungs- und Interaktionsrisiko. Darum gilt bezüglich der Pharmakotherapie älterer Menschen grundsätzlich: «Start low – go slow.»

Zunächst steht bei kognitiven Einschränkungen die Behandlung der Grunderkrankung und der Begleiterkrankungen im Vordergrund, wie zum Beispiel die Regulierung des Blutdrucks oder die Einstellung des Stoffwechsels.

Acetylcholinesterasehemmer. Bei der Alzheimer-Demenz existiert bei leichten und mittleren Verlaufsformen die Möglichkeit der Therapie mit Acetylcholinesterasehemmern und, bei schweren Formen, der Gabe von Memantin. An Acetylcholinesterasehemmern sind die Wirkstoffe Donezepil, Rivastigmin und Galantamin auf dem Markt. Sie bewirken, dass im Gehirn wieder vermehrt Acetylcholin zur Signalübermittlung zur Verfügung steht. Rivastigmin ist zudem bei Patienten mit einer Demenz unter einem Parkinsonsyndrom Mittel der ersten Wahl. Zudem sind neben einer oral einzunehmenden Darreichungsform auch Transdermalpflaster verfügbar.

Unter Acetylcholinsterasehemmern verlangsamt sich in vielen Fällen nicht nur der kognitive Abbau, auch die neuropsychiatrischen Begleitsymptome, wie zum Beispiel Ängste, können sich unter einer solchen Therapie bessern.

Anxiolytika. Für eine spezifische Behandlung von Angstsymptomen bei Demenz gibt es bislang keine Belege. Die Behandlung sollte sich an den Vorgehensweisen der Angstbehandlung bei Menschen ohne Demenz ausrichten. Hierbei sind die allgemeinen Empfehlungen zur pharmakologischen Behandlung älterer Menschen zu beachten.

Benzodiazepine. Benzodiazepine sind in akuten Situationen manchmal unvermeidbar. Da sie aber einerseits ein ungünstiges Nebenwirkungsprofil zeigen (Verschlechterung der kognitiven Fähigkeiten, Sturzgefahr) und ein Abhängigkeitspotenzial haben, sollte ihr Einsatz kritisch überdacht werden. Generell sind bei der Entscheidung für den Einsatz von Benzodiazepinen wegen der geringeren Akkumulationsgefahr Wirkstoffe ohne aktive Metaboliten und mit kurzen Halbwertzeiten (Oxazepam, Lorazepam) zu bevorzugen.

Antidepressiva. Da Antidepressiva neben ihrer antidepressiven Wirkung oft auch eine anxiolytische zeigen, werden sie häufig bei dementen Menschen mit einer Angststörung eingesetzt. Aufgrund ihrer delirogenen Wirkung sollten trizyklische Antidepressiva nicht verabreicht werden. Günstiger ist die Gabe selektiver Serotonin-Wiederaufnahme-Hemmer (SSRI), wobei hier Sertralin aufgrund seiner geringen Interaktionen mit anderen Medikamenten besonders häufig zur Anwendung kommt. Zu beachten ist unter SSRI die Gefahr einer Hyponatriämie und beim Einsatz von zum Beispiel Citalopram eine etwaige Verlängerung der QTc-Zeit. Zudem kann es unter der Kombination von SSRI mit Gerinnungshemmern zu erhöhter Blutungsneigung kommen.

Nichtmedikamentöse Strategien

Milieugestaltung. Mit Fortschreiten der Demenz ist die Umgebung entsprechend zu adaptieren. So sollte sie nicht nur sicher sein, sondern auch ein Sicherheitsgefühl vermitteln. Hier können Farben, Akzente und technische Hilfsmittel bewusst konzeptionell eingesetzt werden. Die Ausstattung sollte zur besseren Wahrnehmung kontrastreich gestaltet sein. Muster auf dem Boden können zu Irritationen führen. Auch großzügig anzubringende Haltegriffe sind in gut wahrnehmbaren Farben besser zu erkennen. Wird immer wieder die Haustür aufgesucht, um die Wohnung zu verlassen, kann ein Vorhang oder das Streichen der Wohnungstür in Wandfarbe die Aufmerksamkeit für diese Tür reduzieren. Das Streichen der WC-Tür in leuchtender Farbe kann ein schnelles Erkennen und Auffinden erleichtern.

Piktogramme an den Außenseiten von Schränken können Hinweise auf den jeweiligen Inhalt bieten.

Mittels Licht kann die Orientierung unterstützt werden. Auf eine helle Ausleuchtung der gesamten Wohnung sollte Wert gelegt werden. Da nachts durch eine verschlechterte Durchblutung oft auch die Hirnleistung reduziert und die

Sturzgefahr durch Fehlsichtigkeit und Bewegungseinschränkungen möglicherweise erhöht ist, können Bewegungsmelder am Bett, die beim Aufstehen den Raum leicht erleuchten, für zusätzliche Sicherheit sorgen. Auch so genannte Klingelmatten, entweder nur vor dem Bett oder auch im gesamten Wohnraum, können auf Stürze aufmerksam machen. Um die Sturzgefahr zu reduzieren, sollten entsprechende Stolperquellen, wie aufliegende Teppiche, nach Möglichkeit entfernt werden. An Treppenabgängen können Schutzgitter, wie aus dem Kleinkinderbereich bekannt, Treppenstürze verhindern. Auch im Elektrobereich finden sich zahlreiche Sicherungsmaßnahmen, die problemlos in jeder Wohnung angebracht werden können.

Sitzmöbel mit erhöhter Sitzhöhe erleichtern das Hinsetzen und Aufstehen, abgeschrägte Teller erleichtern das Essen, Griffe sind auf die reduzierte Feinmotorik abzustimmen.

So kann die altersgerechte und sichere Gestaltung der Wohnung die Orientierung und Benutzung verbessern und damit das Angstniveau senken, aber auch Stürze und Unfälle, die neue Quellen von Angst sein können, reduzieren.

Eine besondere Herausforderung stellen Krankenhausaufenthalte von Demenzkranken dar. Da sich desorientierte Menschen nicht vollständig den Abläufen im Krankenhaus anpassen können, sollten die Abläufe zumindest teilweise den Betroffenen angepasst werden. Es sollten eine Organisationsstruktur und eine Kommunikation geschaffen werden, die es den Patienten ermöglichen, zu kooperieren, auch ohne die Situation vollständig zu erfassen. Hier sind spezielle Kenntnisse der im Krankenhaus Verantwortlichen und Zuständigen erforderlich.

Psychotherapie. Je früher die Diagnose der Demenz erfolgt, desto eher ist es dem Betroffenen möglich, nicht verarbeitete seelische Traumata entweder zu bearbeiten oder auch emotionale Stabilisierungsmaßnahmen zu üben. So sind Menschen zu Beginn einer demenziellen Erkrankung sehr wohl in der Lage, aufgrund ihrer noch erhaltenen kognitiven Fähigkeiten psychotherapeutische Maßnahmen zu nutzen. Je nach zugrundeliegender Persönlichkeit sind Motivation und Erfolge beeindruckend und entsprechen nicht den Vorurteilen, dass eine psychotherapeutische Intervention bei älteren und von Demenz betroffenen Menschen nicht indiziert sei. Insbesondere sollten Patienten im Vorstadium einer Demenzerkrankung, also Patienten mit leichten kognitiven Störungen, frühzeitig erkannt werden und eine angemessene Therapie erhalten, da sie zu dieser Zeit noch die Möglichkeit haben, Verhaltensstrategien zu erarbeiten und seelische Belastungen aufzuarbeiten.

Die Psychotherapie betroffener Menschen ist aufgrund der begrenzten Zeitachse und der Prognosen, verglichen mit klassischen Verfahren, zu modifizieren. Erstrebenswerte und realistische Therapieziele beziehen sich auf die Reduktion neuropsychiatrischer Symptome und auf die Erhaltung der kognitiven, sozialen und alltagspraktischen Kompetenzen, aber auch auf das psychische und physische Wohlbefinden.

Die allgemeine Zielsetzung im Rahmen einer Gesprächspsychotherapie betrifft unter anderem den Umgang mit den Krankheitsfolgen. So haben viele Patienten zum Beispiel Angst vor dem Bekanntwerden der Diagnose und dem Verlust der sozialen Wertschätzung. Wesentliche Themen sind auch die Angst vor Hilflosigkeit und Verlust von Würde im weiteren Krankheitsverlauf. Bedeutsam im Rahmen dieser Gesprächstherapie sind die wertschätzende Haltung des Therapeuten, die Vermittlung neuer Kognitionen, welche helfen, kommende Verluste hinzunehmen, die Konzentration auf vergangene und aktuelle Stärken des Betroffenen sowie gezielte Hilfen bei sozialen und praktischen Problemen.

Im Rahmen individueller Ziele kann das Aufarbeiten latent wirkender und nicht aufgearbeiteter Konflikte und Ängste hilfreich sein, damit diese, wenn es im weiteren Erkrankungsverlauf zu erheblichen kognitiven Defiziten kommt, nicht die Grundgestimmtheit und Lebensqualität negativ beeinflussen.

Zu vermeiden sind unsensible, konfrontierende Umgangsformen bzw. belehrende und entmutigende Maßnahmen, welche die Betroffenen aufgrund ihrer Störung nicht mehr angemessen üben können. Nicht selten versuchen Angehörige, an den Defiziten zu üben, etwa indem sie mit den Betroffenen die Nachrichten schauen, um diese dann abzufragen. Diese Maßnahmen sind meist therapeutisch inadäquat, weil keine Aussicht auf Erfolg besteht, weil die Defizite in den Mittelpunkt gestellt werden und weil der Patient in der Regel entmutigt wird. Hilfreicher sind eher spielerische Aktivitäten, die keinen übenden und belehrenden Charakter haben und die Konfrontation mit eigenen Leistungsmängeln vermeiden. Trainiert werden eher implizites Lernen oder das Üben von nützlichen kognitiven Strategien und Verhaltensstrategien, wie zum Beispiel das Erlernen, Misserfolge besser zu tolerieren oder Hilfen anzunehmen. Zu den kognitiv stimulierenden Aktivitäten zählen zum Beispiel Zeichnen, Hausarbeiten, Gespräche, Musik-Hören, aber auch das direkte Üben defizitärer kognitiver Funktionen. Es gilt in noch stärkerem Maße als bei nicht demenziell betroffenen Menschen, dass ein Gehirn, welches positiv gestimmt ist, Spaß hat und sich wohl fühlt, Wissen besser aufnehmen kann als ein angespanntes, angstüberflutetes Gehirn.

Im Rahmen einer kognitiven Verhaltenstherapie besteht der Auftrag, durch die Veränderung von Denkinhalten und des Verhaltens einen positiven Einfluss auf die Stimmung und die Affekte zu erlangen.

Im therapeutischen Verlauf werden dysfunktionale Kognitionen aufgedeckt und funktionale Kognitionen erarbeitet und eingeübt. Auch hier stehen die Anpassung an die Krankheitsfolgen, die Mobilisierung vorhandener individueller Ressourcen sowie die Reduktion negativer Affekte im Mittelpunkt. Im Behandlungsverlauf werden zunächst das Verhalten und die bestehenden Probleme analysiert, um weitere Interventionsstrategien zu planen und einzuüben.

Erinnerungstherapie (Reminiszenz). Da bei an Demenz erkrankten Menschen in der Regel die Altgedächtnisinhalte besser erhalten sind als die des Kurzzeitgedächtnisses, stehen im Rahmen der Erinnerungstherapie Erinnerungen aus der Kindheit und an frühere Lebensabschnitte im Vordergrund. Hierbei wird das Gespräch auf vergangene Zeiten gelenkt und angeregt, eventuell unterstützt durch entsprechende Requisiten, Fotos und andere Dinge aus früheren Zeiten. Dies kann im Rahmen von Gruppenprozessen allgemein oder individuell mit direktem Bezug zur jeweiligen Biographie durchgeführt werden. Durch das (Mit-)Teilen früherer Erfahrungen, das erwiderte Verständnis für die erlebten Schwierigkeiten und die Anerkennung der individuellen Lebensleistungen können Defizite relativiert und Ressourcen aktiviert werden.

Angehörigenarbeit. Eine überaus bedeutsame Säule der Therapie bei Ängsten unter Demenzerkrankungen ist die Arbeit mit Angehörigen. Die Diagnose einer Demenz macht auch den Partnern, Kindern und anderen engen Bezugspersonen große Angst. Das Wissen, den Partner nicht körperlich, aber geistig zunehmend zu verlieren, den kognitiven Verfall begleiten zu «müssen» und um die zu erwartende immense seelische, körperliche, aber auch ökonomische Belastung zu wissen, erfordert mehr Kraft, als manche Menschen aufbringen können. Das Interesse Außenstehender ist oft auf den Erkrankten zentriert, Wünsche, Bedürfnisse und Grenzen des pflegenden Umfeldes werden seltener angesprochen und oft nicht verständnisvoll betrachtet. Zudem unterliegen zunehmende kognitive Einbußen, Verhaltensauffälligkeiten sowie Persönlichkeitsveränderungen sowohl erheblichen Schwankungen im Tagesverlauf als auch einer zunehmenden Gesamtverschlechterung im Laufe der Zeit. Angehörige und Pflegende müssen sich immer wieder neu darauf einstellen, von Tag zu Tag, von Monat zu Monat und von Jahr zu Jahr. Stets ist eine Adaptionsleistung des Umfeldes gefordert, ohne Rücksicht auf bestehende Realitäten wie eigene Erkrankungen und Alterungsprozesse.

Häufig neigen die nahen Bezugspersonen dazu, sich zu überfordern und «aufzuopfern». Es fällt ihnen oft schwer, sich auf das zum Teil herausfordernd wirkende Verhalten und die Affektlabilität der demenziell Erkrankten einzustellen. Dazu bedarf es eines möglichst ausreichenden bis guten Vorbildes sowie möglicher Strategien, um mit den auftretenden Verhaltensauffälligkeiten angemessen umgehen zu können. Bedeutsam sind die realistische Wahrnehmung der Defizite, die Akzeptanz der Verluste und der Aufbau einer angemessenen Beziehung. Dies gilt es auch deshalb im Blick zu haben, weil Ängste im sozialen Umfeld sich insbesondere im fortgeschrittenen Verlauf auf den demenzkranken Patienten übertragen und deren neuropsychiatrischen Begleitsymptome die Situation weiter verstärken können.

Empfehlungen für Angehörige

- Nehmen Sie erste Krankheitsanzeichen ernst.
- Suchen Sie bei Konflikten in der Familie oder mit professionellen Helfern immer wieder das Gespräch.
- Stellen Sie sich Gewissenskonflikten.
- Belehren Sie den Kranken nicht und nehmen Sie sein Verhalten nicht persönlich.
- Nehmen Sie im Bedarfsfall Kurzzeitpflege in Anspruch.
- Lassen Sie notwendige Schutzmaßnahmen für den Patienten, wie zum Beispiel Bettgitter, richterlich genehmigen.
- Achten Sie auf die eigenen Bedürfnisse.
- Verlieren Sie die eigenen Belastungsgrenzen nicht aus dem Blick.
- Nehmen Sie Beratungsangebote wahr, tauschen Sie sich mit Familienangehörigen aus.

Allgemeine Empfehlungen

Menschen mit einer zufriedenen und ausgeglichenen Grundhaltung behalten diese Züge auch in der Demenz bei. Menschen mit Persönlichkeitsakzentuierung zeigen oft eine Vergröberung ihrer Charakteranteile. So kann ein vorsichtiger Mensch ängstlich reagieren, ein sparsamer geizig werden und ein willensstarker zum Eigensinn neigen. Dies spricht dafür, sich spätestens bei beginnenden Demenzanzeichen mit diesen Akzentuierungen auseinanderzusetzen – mit dem Ziel, hier eine affektive Nivellierung zu erreichen. Empfehlenswert ist auch, bisherige konfliktbeladene Beziehungen wenn möglich zu klären, um keine «affektiven Reste» mit sich zu tragen und bei etwaigem Auf-Andere-angewiesen-Sein vermeidbare Spannungen zu verhindern.

Manchmal hat auch das Aussprechen positiver Gefühle heilsame Wirkung. Das Verbalisieren von Liebe und Zuneigung kann dazu beitragen, die kommende schwierige Zeit erträglicher zu machen. Nicht selten beklagen Kinder, dass früheres Unrecht nicht von den Eltern eingestanden wurde und die Bitte von Vater oder Mutter, dies zu verzeihen, für Entlastung sorgen kann. Zur Verdeutlichung: Hier ist nicht das Äußern nicht empfundener Gefühle aus Eigennutz gemeint, sondern das ehrliche Eingestehen positiver Gefühle oder das von Herzen kommende Anliegen, früheres Fehlverhalten zu verzeihen.

Im Rahmen einer Gesprächstherapie kann die Auseinandersetzung mit alten Ängsten dazu dienen, das allgemeine Angstniveau zu senken, um nicht mit einer «Vorlast» in den nächsten Lebensabschnitt zu gehen.

Allgemeine Empfehlung ist, die Lebenszufriedenheit weniger an Leistungen und Erfolge zu knüpfen, sondern in der Grundhaltung mehr Wohlfühlelemente in den Vordergrund zu stellen. So können Entspannungsverfahren, Konzentration auf die «schönen Seiten des Lebens», soziale Kontakte und angenehme Beschäftigungen nicht nur den Krankheitsverlauf positiv beeinflussen, sondern auch die Lebensqualität entscheidend prägen. Bedeutsam sind zudem regelmäßige Bewegung und eine gesunde Ernährung.

Liegen körperliche Einschränkungen und Erkrankungen vor, gilt es, sie möglichst optimal behandeln zu lassen. Auch ein gut eingestellter Blutdruck oder befriedigend gute Blutzuckerwerte tragen positiv bei. Liegt eine Seh- oder Hörminderung vor, ist sie durch entsprechende Hilfsmittel möglichst früh und gut zu korrigieren.

Checkliste: Empfehlungen für Betroffene

- Sinneseinschränkungen korrigieren
- Grundkrankheit behandeln lassen
- Ausgewogene Ernährung
- Für ausreichend Bewegung sorgen
- Soziale Kontakte pflegen bzw. aufbauen
- Gegebenenfalls schwelende Konflikte und Ängste aufarbeiten
- Vollmacht, eventuell Verfügung verfassen
- Wohnung und Finanzen überprüfen.

3.3.5 Gesellschaftliche Sicht

Die Demenz zeigt unterschiedliche Verläufe, jeder Kranke zeigt andere mentale Ausfälle und emotionale Veränderungen. Die einen Betroffenen können zu Hause gepflegt werden, die anderen «müssen ins Heim». Für die Angehörigen ist u. U. beides emotional schwer zu tragen. Einerseits schämen sich manche für ihren demenzkranken Angehörigen, andererseits haben einige ein schlechtes Gewissen, weil sie den Angehörigen «weggegeben haben».

Die häusliche Pflege ist zudem auch aufgrund des gesellschaftlichen Wandels oft schwierig umzusetzen: Früher pflegte die Schwiegertochter und der Sohn erbte das Haus. Durch den Willen, aber auch die Einsicht in die ökonomische Notwendigkeit vieler Frauen, erwerbstätig zu sein, stehen diese nicht mehr selbstverständlich für die Pflege von Eltern und Schwiegereltern zur Verfügung. Die neue Regelung des Unterhaltsrechts für Ehepartner fördert diese Entwicklung. Dies führt auch zu einer geänderten Sicht auf die pflegenden Frauen: Früher wurden diese sozial geschätzt und abgesichert. Heute ist diese Leistung gesellschaftlich weniger anerkannt und wird ökonomisch bestraft. Andererseits weiß man, dass die Krankheit manchmal langsamer und ruhiger verläuft, wenn die Betroffenen sozial eingebunden sind. Aber das sind die von Demenz betroffenen älteren Menschen heutzutage nicht mehr: Jeder Zweite über 85 Jahre lebt allein und die Einsamkeit im Alter ist oft Alltag. Eine Tatsache, die für sich schon Angst macht. Professionelle Pflege, selbst wenn sie für alle bezahlbar wäre, ist nicht die optimale Lösung. Pflegepersonen können weder Angehörige noch Freunde ersetzen. Daher lautet die kommende gesellschaftliche Aufgabe, neue Lebensmodelle zu finden, neue soziale Strukturen zu entwickeln. Auch weist unser Umgang mit alten, nicht mehr leistungsfähigen Menschen auf gesellschaftliche Fehlentwicklungen hin: Wir müssen uns fragen, ob wir in einer Gesellschaft leben wollen, in der primär gesunde, funktionierende und leistungsfähige Menschen ihren Platz haben und störende sowie «unnütze» abgesondert und ausgegrenzt werden, einer Gesellschaft, in der jeder auf sich gestellt ist und das soziale Gefüge den Einzelnen nicht mehr trägt (**Abb. 3-1**).

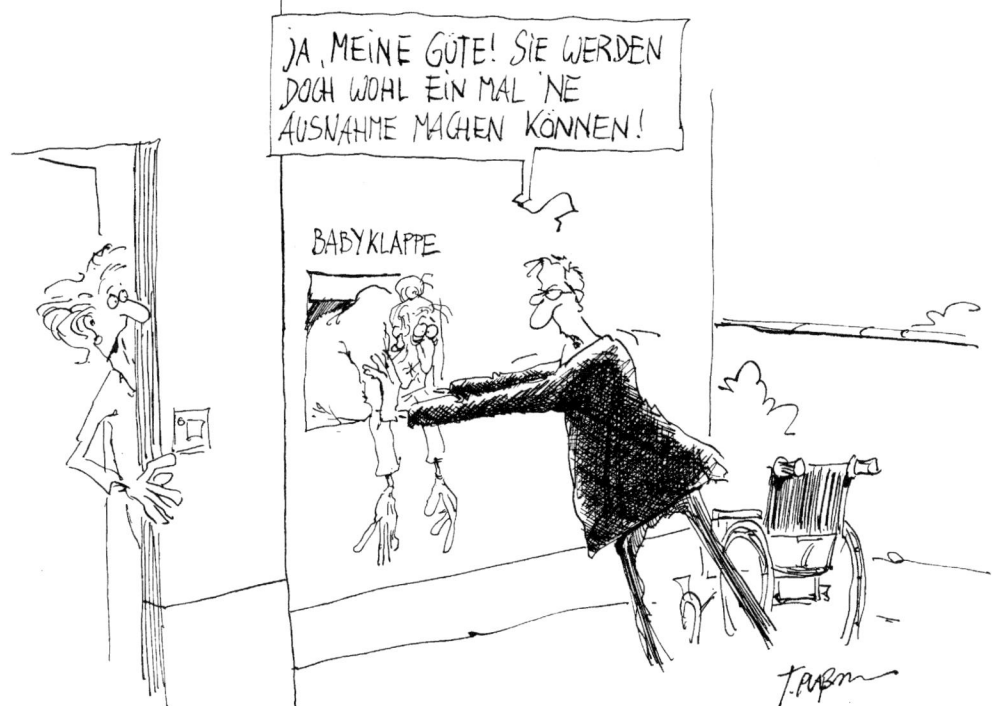

Abbildung 3-1: Wir müssen uns fragen, ob wir in einer Gesellschaft leben wollen, in der das soziale Gefüge den Einzelnen nicht mehr trägt. (Quelle des Cartoons: © Thomas Plaßmann)

Ulrich Fey, der Krankenhausclown, sagte auf einer Veranstaltung in Köln:

Im Grunde ist Demenz kein Drama. Es gibt gesellschaftliche Gruppen, die es zu einer dramatischen Krankheit machen. Man kann vorsorgen, indem man die Schattenseiten der Seele rechtzeitig aufarbeitet. Wer sich nicht kümmert, den holt die Demenz ein. Unser vorherrschendes Gefühl im Umgang mit Dementen ist die Angst, genau wie bei den Dementen auch. Erst wenn ich mich um meine eigene Angst kümmere und mich ihr stelle, steht sie mir nicht mehr im Weg.

Der Demenzkranke kann zwar vieles nicht mehr kognitiv erfassen und seine Situation nicht mehr angemessen beurteilen. Er hat aber häufig eine sehr differenzierte Wahrnehmung für die Haltung, das Wohlwollen und die Akzeptanz seines Gegenübers. Mit anderen Worten: Das Herz wird nicht dement!

Literatur

Baer U., Schotte G. (2009). Das Herz wird nicht dement. Neukirchen-Vluyn: Affenkönig.

Bayerisches Staatsministerium für Arbeit und Soziales, Familie und Integration (Hrsg.). (2013). Eure Sorge fesselt mich, Alternativen zu freiheitsentziehenden Maßnahmen in der Pflege. http://www.eure-sorge-fesselt-mich.de/ [23.11.2013].

Cole M.G., Primeau F., McCusker J. (1996). Effectivenes of interventions to present delirium in hospitalized patients: a systematic review. CMAJ 155(9), 1263–1268.

Drach L.M., Hewer L., Thomas C. (2011). Delir im Alter. Erkennen, behandeln, vermeiden. Neurotransmitter, http://www.root.webdestination.de/kunden/01extern/bdn_redaktion_ssl_neu/upload/42_nt01_11.pdf [23.11.2013].

Ebner-Eschenbach, M., zitiert nach: http://das-alter.jimdo.com/weisheiten-zitate/ [23.11.2013].

Förstl H. (2012). Demenzatlas spezial. Stuttgart: Thieme.

Hibbeler B. (2013). Der alte Patient wird zum Normalfall. Dt. Ärzteblatt, 21, A1036–A1037, http://www.aerzteblatt.de/archiv/139420/Stationaere-Behandlung-Der-alte-Patient-wird-zum-Normalfall [23.11.2013].

Jessen F., Spottke A. (2010). Therapie von psychischen und Verhaltenssymptomen bei Demenz. Der Nervenarzt, 7, 815–822.

Kratz T. (2012). Delir bei Demenz. neuro aktuell, 6, 21–26.

Kretzschmar H. (2009). Demenzen. Nervenheilkunde, 28(9), 583–592.

Werner I., Hüll M. (2010). Psychische und Verhaltenssymptome bei Demenz. Der Neurologe & Psychiater, 9, 37–43.

3.4 Ängste von Betreuungspersonen beim Umgang mit Sterbenden

Joachim Wittkowski

3.4.1 Einleitung

Die Pflege und Betreuung unheilbar Kranker und Sterbender können für Pflegende und Ärzte mit erheblichen psychischen Belastungen verbunden sein. Sie manifestieren sich auf der Ebene des subjektiven Erlebens hauptsächlich in Unsicherheit, Hilflosigkeit, Insuffizienz- und Versagensgefühlen, Angst, Depression, Frustration, Ärger, Wut, inneren Konflikten und Schuldgefühlen (Überblick bei Vachon, 2003, 2011). Als Folge dieser Belastungen kann es zu gesundheitlichen Beeinträchtigungen, zu Demotivation, zu Stellenfluktuation und letztlich zum Burn-out kommen. Auf der Ebene des Verhaltens kann dies in Abwehr- und Bewältigungsstrategien, wie Vermeidung, Depersonalisierung und Versachlichung, sowie in übersteigertem Aktionismus zum Ausdruck kommen (Marquis, 1993). Letztlich führt dies zu einer Beeinträchtigung der Betreuungsqualität (Cherniss, 1980: 27 ff.).

Belastungserleben bei der Betreuung Sterbender hat einerseits unspezifische und andererseits spezifische Ursachen. Unspezifische Ursachen sind solche, die für den Betreuenden nicht unmittelbar mit der Tatsache verbunden sind, dass es sich bei den zu Betreuenden um Sterbende handelt. Dazu zählen:

- allgemeine strukturelle Merkmale der Arbeit in Krankenhäusern und Pflegeeinrichtungen (z. B. unklar abgegrenzte Kompetenzbereiche, Rollenkonflikte, ein ungünstiger Personalschlüssel, der zu Zeitdruck und Unterbrechung von Arbeitsabläufen führt, bürokratische Reglementierung)
- mangelnde Anerkennung und Rückmeldung
- die oft lange Verweildauer von Patienten mit ungünstiger Prognose, intensivem psychophysischem Leiden und entsprechend hohem Bedarf an Betreuung
- alters- und/oder krankheitsbedingte Einschränkungen der geistigen Leistungsfähigkeit sowie Veränderungen der Persönlichkeit
- alters- und/oder krankheitsbedingt eingeschränkte Kommunikationsfähigkeit
- die Häufung von Siechtum, Sterben und Tod in Alten- und Pflegeheimen.

Spezifische Ursachen stehen in unmittelbarer Beziehung zur Todesthematik. Im Einzelnen sind Betreuende in der Situation, sich immer wieder neu emotional engagieren zu sollen/wollen, obwohl der Misserfolg – gemessen am gängigen Anspruch des Heilens und der Lebenserhaltung – vorhersehbar ist. Ferner machen Betreuende immer wieder Verlusterfahrungen, haben aber wenig Zeit, sich darüber auszutauschen und zu trauern. Die Kumulation von Frustrationen und Verlusterfahrungen im Laufe der Zeit stellt eine besondere Qualität psychischer Belastung dar. Darüber hinaus sind Betreuende häufig in die Konflikte zwischen dem Sterbenden und seinen Angehörigen bzw. seinen professionellen Betreuern involviert. Nicht zuletzt sind sie mit ihrer eigenen Endlichkeit und der Frage nach der Art und Weise ihres eigenen Sterbens konfrontiert.

Art und Intensität psychischer Belastungen scheinen allerdings bei Ärzten und Pflegekräften in konventionellen Krankenhäusern anders zu sein als bei Betreuenden in Palliativ- und Hospizeinrichtungen. Wie Untersuchungen aus dem Bereich der Hospizarbeit und Palliativmedizin zeigen, sind Stress und Burn-out aufgrund des Umgangs mit unheilbar Kranken dort wider Erwarten nicht stärker ausgeprägt als bei anderen Personalgruppen (Schröder et al., 2000). Pflegende terminal Kranker erleben eine größere Befriedigung und Sinnerfüllung bei der Ausübung ihrer Tätigkeit und setzen in Stresssituationen häufiger soziale Unterstützung und problemlösende Strategien als resignative Verhaltensweisen oder Medikamentengebrauch ein (Schröder et al., 2003). Man kann davon ausgehen, dass die institutionellen Zwänge des klassischen kurativen Krankenhauses mit ihrem hohen Belastungswert in der Hospizstruktur erfolgreich aufgelöst werden konnten.

Allerdings beinhalten die besondere Art der Betreuung Sterbender in Hospizeinrichtungen einerseits und die ambulante Begleitung Sterbender im häuslichen Milieu andererseits auch spezifische neue Stressoren. Dazu zählen:

- die Ideologie der Hospize und besonders der hohe Anspruch des «guten Sterbens», der nicht immer verwirklicht werden kann
- implizite Vorstellungen von einem regelhaften Verlauf des Sterbens (Phasenmodell), die dann oft durch die Wirklichkeit widerlegt werden
- starkes emotionales Engagement der Begleitenden aufgrund einer Identifikation mit den Wertvorstellungen der Hospizarbeit
- hohe emotionale Forderungen der Sterbenden
- unrealistische Erwartungen der Angehörigen speziell an die Betreuung in einer oder durch eine Hospizeinrichtung und
- medizinethische Konflikte am unmittelbaren Lebensende (z. B. Auslegung einer Patientenverfügung).

In diesem Kapitel werden die Ängste von Betreuungspersonen Sterbender bei der Ausübung ihrer Tätigkeit behandelt. Gegenstand dieses Kapitels ist somit ein wesentlicher Aspekt jenes vielgestaltigen Merkmalsbereichs, der die psychischen Belastungen von professionellen wie ehrenamtlichen Betreuungspersonen ausmacht. Wenn möglich, wird zwischen der Betreuung auf einer «normalen» Station (z. B. Onkologie) und einem stationären Hospiz bzw. einer Palliativstation unterschieden. Die Situation von Ärzten wird allerdings nicht berücksichtigt. Im Folgenden herrscht eine individuumzentrierte Perspektive vor, welche die Beziehung der Betreuungspersonen zu den zu Betreuenden im Auge hat und insofern dem «relational approach» von Papadatou (2009) folgt. Der Leser sollte sich jedoch bewusst sein, dass im Sinne des Mehr-Ebenen-Modells der Sterbebegleitung (Wittkowski, 1999; Wittkowski/Schröder, 2008: 32 ff.) neben der unmittelbaren und der mittelbaren Sterbebegleitung (letztere in Gestalt von emotionaler Unterstützung der Betreuungspersonen sowie ihrer Aus-, Fort- und Weiterbildung) auch die institutionellen Rahmenbedingungen und das gesellschaftliche Umfeld eine wesentliche Rolle spielen (s. Kap. 3.4.4).

3.4.2 Ängste von Betreuungspersonen

Mit Blick auf Angst im Allgemeinen gilt es, zwei Aspekte zu unterscheiden. Zum einen ist sie Erwartungsemotion, das heißt, man fürchtet sich vor einem zukünftigen Ereignis (z. B. einer Prüfung, der Zahnbehandlung). Das Unwohlsein beim Gedanken an das bevorstehende Ereignis entspringt der eigenen Phantasie, denn die Situation selbst ist noch nicht eingetreten. Zum anderen entsteht Angst (z. B. Zittern, Schwitzen, Stottern) in einer Situation akuter Bedrohung. Dies muss nicht immer die Bedrohung des eigenen Lebens sein, die Erwartung körperlicher Schmerzen (z. B. während der Zahnbehandlung) oder der Beschädigung des Selbstbildes (z. B. wegen Versagens in einer Prüfung) sind subjektiv erlebte Bedrohungen, die in der Regel eine starke Angstreaktion auslösen. Unter den gegenwärtigen Lebensbedingungen, die den Menschen in Mitteleuropa einen hohen Schutz vor körperlicher Beschädigung durch Gewalteinwirkung oder Missernten bieten, dürfte die Furcht vor sekundären Beschädigungen (des Selbstbildes, der Selbstwirksamkeit, von Kontrollverlust) an die Stelle des archaischen Bedrohungserlebens früherer Epochen getreten sein.

Was die Angst vor Sterben und Tod im Besonderen betrifft, so ergibt sich eine sinnvolle Strukturierung aus der Unterscheidung mehrerer relativ eigenständiger Komponenten (**Tab. 3-3**). Zunächst ist der Prozess des Sterbens, der (noch) Teil des Lebens ist, vom Tod (d. h. dem Tot-Sein, der Abwesenheit von Leben) zu unterscheiden. Diese Unterscheidung, die nicht nur im alltäglichen Sprachgebrauch oft missachtet wird, ist von eminenter Bedeutung für einen präzisen und logisch stimmigen Umgang mit diesem Thema; die ständige Verwechslung oder Gleichsetzung von «Sterben» und «Tod» schafft Missverständnisse, gedankliche Verwirrung und letzten Endes auch emotionale Verunsicherung. Sodann ist der Bezug auf die eigene Person (mein Sterben, der Verlust meines Lebens) vom Bezug auf andere Personen (sein/ihr Sterben, der Verlust von ihm/ihr) zu unterscheiden. Aus diesen Differenzierungen ergeben sich die vier Zellen in Tabelle 3-3, die nahezu alle Aspekte des Merkmalsbereichs

Tabelle 3-3: Vier Aspekte der Angst vor Sterben und Tod in Anlehnung an Collett und Lester (1969); revidierte Fassung

Modus	Bezug auf ...	
	... die eigene Person	... andere Person(en)
Sterben	A Angst vor dem eigenen Sterben	B Angst vor dem Sterben anderer
	• Angst vor körperlichem Leiden (Schmerz) • Angst vor seel. Leiden (Abhängigkeit, Verlust persönl. Würde, Einsamkeit) • Angst vor dem Verlust der eigenen Zukunft bzw. der subjektiven Welt	• Angst vor stellvertretendem Leiden • Angst vor Versagen und Beschädigung des Selbstbildes der «guten Betreuerin»
Tod/Tot-Sein	C Angst vor dem eigenen Tot-Sein	D Angst vor dem Tod/Verlust anderer
	• Angst vor dem Unbekannten • Angst vor Bestrafung im Jenseits • Angst vor den Auswirkungen des eigenen Todes auf die Angehörigen	• Angst vor seelischem Schmerz • Angst vor Leichen

abdeckt. Die Strukturierung in Tabelle 3-3 bietet die Vorlage für die Gliederung dieses Abschnitts.

3.4.2.1 Angst vor dem Sterben, Angst beim Sterben

In der schematischen Darstellung in Tabelle 3-3 handelt es sich um die Angst vor dem Sterben anderer (Zelle B). Hier geht es um Angst, die durch Mit-Leiden bzw. stellvertretendes Leiden entsteht, sei es in Form gedanklicher Vorwegnahme (Antizipation), sei es im Umgang mit dem zu Betreuenden. Die Angst aufgrund antizipierten Mit-Leidens ist generalisiert, das heißt, sie bezieht sich auf Patienten im Allgemeinen, nicht auf einen speziellen Betreuungsfall. Die Betreuungsperson hat aufgrund ihrer bisherigen Erfahrungen die unspezifische Erwartung, dass sie früher oder später wieder einmal in eine Betreuungssituation geraten wird, die psychisch für sie kaum zu ertragen ist. Dies erzeugt einen latenten Zustand der besorgten Anspannung. Die Angst in der konkreten Betreuungssituation ergibt sich aus den verbalen und nonverbalen Leidensäußerungen des Patienten, auf die die Betreuungsperson keine angemessene Antwort weiß und sich daher hilflos und als berufliche Versagerin fühlt. Überforderung durch Mit-Leiden liegt besonders dann nahe, wenn sich die Betreuungsperson wegen der Ähnlichkeit des Patienten mit einem eigenen Angehörigen oder Freund mit der Betreuungsperson identifiziert.

Unter «Leiden» sind hier nicht allein und nicht einmal hauptsächlich körperliche Beeinträchtigungen (z. B. durch Schmerzen, Übelkeit) zu verstehen, sondern auch und in erster Linie seelische Schmerzen (vgl. das Konzept des «totalen Schmerzes» [Total Pain]; Saunders/Bains, 1991). Aus psychologischer Sicht bedeutet Sterben für den Betroffenen die Auseinandersetzung mit dem bevorstehenden Verlust seines Lebens bzw. dessen, was für ihn die Welt ausmacht. Sterben im psychologischen Sinne ist daher antizipatorisches Trauern und wie jedes Trauern ist auch dieses vorwegnehmende Trauern mehr oder weniger schmerzhaft. Je nach Art und Stärke der Bindung, die der Sterbende an seine Welt hat, fällt ihm die Ablösung von ihr leichter oder schwerer. Ein erkennbar schweres Ringen, die Unfähigkeit, trotz rasch fortschreitenden körperlichen Verfalls loszulassen, kann für Betreuungspersonen eine erhebliche psychische Belastung darstellen.

Das Mit-Leiden von Betreuungspersonen kann in schweren Fällen zu Erschöpfung aus Mitleid («compassion fatigue»; Figley, 1995) oder zu stellvertretender Traumatisierung («vicarious traumatization»; McCann/Pearlman, 1990) führen, durch die grundlegende Überzeugungen bezüglich der eigenen Identität, des Weltbildes und spiritueller Fragen erschüttert werden.

Neben dem oben skizzierten Mit-Leiden aufgrund spontaner Empathie hat die Angst von Betreuungspersonen vor dem Sterben ihrer Patienten ihre Ursache nicht selten in der Befürchtung, den eigenen Ansprüchen an die Betreuungsqualität nicht zu genügen. Man möchte das Beste für den Sterbenden tun, vermag aber im Einzelfall nicht immer zu erkennen, was dies sein könnte. Schröder und Wittkowski (2008) haben den Anspruch nicht nur des «guten», sondern des bestmöglichen Sterbens («Goldstandard»), der in Hospizeinrichtungen und Palliativstationen gepflegt wird, als Hindernis einer angemessenen Betreuung am Lebensende dargestellt. Ein so hoher Anspruch kann bei selbstkritischer Betrachtung kaum eingelöst werden, Versagenserlebnisse sind zwangsläufig. So kann die Angst vor einem subjektiv erlebten Versagen zur Angst vor der Beschädigung des Selbstbildes der «guten Helferin» werden. Letzten Endes haben wir es hier mit der Folge eines Leistungsdrucks zu tun, der – in bester Absicht – von den institutionellen Rahmenbedingungen, vom «System», ausgeht.

Zusammenfassend lassen sich an der Angst von Betreuungspersonen vor dem Sterben ihrer Patienten oder bei deren Sterben zwei Quellen identifizieren: stellvertretendes Leiden aufgrund spontaner Empathie sowie Versagensangst aufgrund eines hohen Leistungsstandards. Wegen unterschiedlicher Ausbildung des Personals, verschiedenartiger Klientel und Unterschieden in Organisationsstruktur und Aufgabenbeschreibung ist anzunehmen, dass sich Betreuungspersonen auf normalen Krankenhausstationen von jenen in Einrichtungen der Hospize und der Palliativbetreuung hinsichtlich der Qualität und der Intensität dieser Ängste unterscheiden.

3.4.2.2 Angst vor dem eigenen Sterben

Die beruflichen oder ehrenamtlichen Erfahrungen im Umgang mit Sterbenden regen bei Betreuerinnen natürlicherweise Gedanken darüber an, wie der eigene Sterbeprozess verlaufen wird. Diese Überlegungen gehen über das hinaus, was bei den meisten Menschen im Laufe ihres Lebens vorkommt, da sie von spezifischen Erfahrungen und besonderer Sachkenntnis bestimmt sind. Allgemein haben wir es hier mit der Angst vor dem eigenen Sterben zu tun (s. Zelle A in Tab. 3-3). Insgesamt ist allein die Ungewissheit beunruhigend. Man weiß ja nicht, welche von den vielen möglichen Todesursachen, die man bei Patienten beobachten konnte, auf einen selbst zutreffen und wie die eigene Betreuungssituation dereinst sein wird. Wer viel erlebt hat, hat auch viel Grund zu Sorge. Grund zur Angst bieten zunächst der Gedanke an körperliches Leiden, die Abhängigkeit von medizinischen Geräten, der Verlust der persönlichen Würde und Einsamkeit. Dazu kann auch der Gedanke zählen, dass Medikamente zu Schmerzlinderung das Bewusstsein trüben können und man weitgehend zum Behandlungsobjekt wird. Auch der Gedanke an die Betreuung in einer Hospizeinrichtung kann sorgenvoll sein, gibt es doch Grund zu der Annahme, dass dort – im besten Interesse des Sterbenden – eine sanfte, aber unwiderstehliche Manipulation im Sinne eines «guten Sterbens» praktiziert wird (Dreßke, 2005). Der Gedanke an den Verlust des Lebens bzw. der eigenen Welt ist je nach Lebensabschnitt und Bindungsqualität unterschiedlich bedrohlich. Dies schließt auch den Abschied von den eigenen Angehörigen und die Bearbeitung unerledigter Geschäfte (z. B. familiäre Konflikte) ein.

3.4.2.3 Angst vor dem Tod des Patienten

Die Angst davor, dass ein anderer Mensch sein Leben verlieren wird, ist stets die Angst vor dem Verlust dieses Menschen (s. Zelle D in Tab. 3-3). Mit dem Eintritt des Todes und der erfolgten Beisetzung verschwindet der Mensch in seiner körperlichen und sozialen Existenz; man kann ihn oder sie nicht mehr anfassen, man kann mit ihm oder ihr nicht mehr sprechen. Ein Verlusterleben ist auch dann vorhanden, wenn der Hinterbliebene eine starke Nähe zum Verstorbenen verspürt (z. B. seine Stimme zu hören glaubt). Man darf annehmen, dass es gerade das Bewusstsein des Verlustes ist, das dieses Empfinden der Nähe erzeugt.

Das Erleben eines Verlustes setzt voraus, dass zu Lebzeiten eine enge und positive Bindung an die verlorene Person bestand. Nur wenn der Verstorbene dem Hinterbliebenen wertvoll war, wenn er für ihn eine Bedeutung hatte, wird sein Tod als Verlust erlebt; niemand wird den Tod einer Person als Verlust empfinden, die ihm gleichgültig war. Die Trauer um den Tod einer Person ist somit der unvermeidliche Preis der Zuneigung und Wertschätzung, die zu Lebzeiten zu dieser Person bestanden. Dies gilt im Allgemeinen, und es dürfte auch für Betreuungspersonen Sterbender im Besonderen gelten. Abhängig von der Art der Einrichtung (konventionelles Krankenhaus vs. stationäres Hospiz), der Dauer der Betreuung und der «Art» der Patienten (Erwachsene vs. Kinder) gibt es Unterschiede in der Qualität und Intensität der Bindungen, die Betreuungspersonen an die ihnen Anbefohlenen haben. Die Erkenntnisse, die Parkes (2006) zum Zusammenhang von Bindungsart und Trauer im Allgemeinen erarbeitet hat, lassen sich auf die Situation von Betreuungspersonen im Umgang mit Sterbenden anwenden. Bei Gleichheit anderer Bedingungen dürften die Bindungen einer Betreuerin am intensivsten sein, wenn es sich bei dem Patienten um ein Kind handelt, das über mehrere Monate in einem Hospiz oder auf einer Palliativstation betreut wird.

Bei näherer Betrachtung erwächst die Angst vor dem Tod (d. h. dem Versterben) des Patienten nicht einfach aus dem vorhersehbaren Verlust, sondern aus der Antizipation des eigenen schmerzlichen Verlusterlebens. Im Laufe der Betreuung mag mancher Betreuungsperson der Gedanke kommen: «Wenn er/sie wirklich stirbt, halte ich das nicht aus.» Das ist die Bedrohung, um die es hier geht. Als logische Konsequenz aus dieser psychischen Situation ergibt sich die Empfehlung an die Betreuungspersonen, ihr emotionales Engagement für den Patienten in einem mittleren Intensitätsbereich zu halten und insbesondere ein sehr starkes Engagement zu vermeiden. Die Frage ist freilich, inwieweit sich eine solche Selbstschutzmaßnahme willentlich steuern lässt.

Die Angst vor dem Tod des Patienten ist allein Erwartungsangst; wenn das befürchtete Ereignis eingetreten ist, herrscht Trauer vor. Beides, die Angst im Vorfeld des Todes und die Trauer nach seinem Eintritt, werden in starkem Maße durch die institutionellen Rahmenbedingungen bestimmt. Im konventionellen Krankenhaus, das gemäß biomedizinischem Modell dem kurativen Behandlungsziel folgt, wird der Tod eines Patienten von den Ärzten eher als Niederlage bzw. Versagen angesehen. Pflegekräfte empfinden dies weniger stark, dürften davon aber nicht unbeeindruckt bleiben. Vor allem aber sind sie in einen Dienstplan eingebunden, der keine Zeit zur Besinnung und zu innerem Abschiednehmen lässt. Dass die eigene Trauer über den Tod eines Patienten im Klinikalltag kaum zum Ausdruck kommen kann, dürfte für jene Betreuungspersonen, die eine enge Bindung an den Patienten hatten, eine zusätzliche psychische Belastung darstellen. Dokas Konzept der sozial geächteten Trauer («disenfranchised grief»; Doka, 2002) ist hier einschlägig. Im Unterschied dazu sind die Rahmenbedingungen insbesondere für ehrenamtliche Betreuungspersonen in Hospizen und Palliativstationen günstiger. Da von vornherein gemäß dem psychosozialen, ganzheitlichen Modell die Linderung von Beschwerden und die Erhaltung der Lebensqualität Behandlungsziele sind, wird der Tod eines Patienten nicht als Versagen oder als Niederlage gesehen. Zudem sind Ehrenamtliche nicht einem straffen Dienstplan unterworfen; sie können sich eine Auszeit nehmen, um den Tod des von ihnen Betreuten zu betrauern und sich erst danach einem neuen Patienten zuwenden.

Ein weiterer Aspekt der Angst vor dem Tod des Patienten ist die Angst vor seinem Anblick als Toter, d. h. als Leichnam. Über die Verbreitung der Angst vor Leichen und insbesondere der Leichenphobie in der Bevölkerung insgesamt und speziell unter Pflegekräften ist wenig bekannt.

3.4.2.4 Angst vor dem eigenen Tod

Wie bereits die Angst vor dem eigenen Sterben kann auch die Angst vor dem eigenen Tod, die letzte Komponente des Vier-Felder-Schemas in Tabelle 3-3, durch die Betreuungstätigkeit angeregt und verstärkt werden. Sie richtet sich auf ein unbekanntes «Danach», über das man zwar Vermutungen haben kann, über das es aber keine Gewissheit gibt. Je nach weltanschaulicher Überzeugung ist der Gedanke an das Totsein mit mehr oder weniger Unbehagen verbunden. Wer als Agnostiker keinerlei religiöse oder spirituelle Überzeugungen teilt, dürfte dem Gedanken an ein «Jenseits» eher gelassen gegenüberstehen; das Nichts ist nicht bedrohlich. Für den gläubigen Christen gibt es das Heilsversprechen des ewigen Lebens in einer anderen, besseren Daseinsform. Allerdings haben Wittkowski und Baumgartner (1977) anhand qualitativer Daten zeigen können, dass nicht alle gläubigen Katholiken positive Erwartungen mit Blick auf das Jenseits hatten, sondern dass viele von ihnen sich vor Strafe (Jüngstes Gericht, Fegefeuer, Hölle) fürchteten. Inwieweit dieser Zwei-Seiten-Effekt katholischer Religiosität (auch) ein Kohorteneffekt ist, der heute nicht mehr so stark wirksam ist, kann nicht beurteilt werden.

An der Angst vor dem eigenen Tod ist auch die Angst vor dessen Folgen für die eigenen Angehörigen beteiligt. Dies trifft gerade für Personen im mittleren Lebensalter zu, die einerseits für Kinder zu sorgen haben und andererseits oft in der Unterstützung der eigenen Eltern gefordert sind. Wenn Angehörige dieser Altersgruppe, zu der professionelle Pflegekräfte mehrheitlich gehören, wegen Todes ausfallen, hat dies gravierende Folgen für die ökonomische Situation der Familie wie auch für deren innere Dynamik.

3.4.2.5 Angst vor den Angehörigen

Der Gedanke an das Verhalten der Angehörigen des Sterbenden kann für Betreuungspersonen eine Quelle der Angst vor dem Sterben von Patienten sein. Dies ist dann der Fall, wenn die Interaktion von Betreuungspersonen und Angehörigen von gegenseitiger Missbilligung bestimmt ist, die nicht offen geäußert werden kann, die aber gleichwohl latent («im Stillen») vorhanden und daher wirksam ist. So mögen Betreuerinnen das aus ihrer Sicht vermeidende Verhalten von Angehörigen unangemessen finden, während die Angehörigen sich zu einem Verhalten gedrängt sehen, das ihnen unangenehm wäre. Dies erzeugt Spannungen, über die nicht offen gesprochen werden kann, und alle Beteiligten empfinden die Situation als unbefriedigend. Hier geraten die Bedürfnisse der Betreuungspersonen in Konflikt mit jenen der Angehörigen. In systemischer Sichtweise dürfte sich diese Atmosphäre der unterschwelligen Spannung auch auf den Sterbenden auswirken. Die angesprochene Angst von Betreuungspersonen besteht im Kern in der gedanklichen Vorwegnahme der eigenen mangelnden Selbstwirksamkeit bzw. von Hilflosigkeit, die vermengt ist mit Ärger und Wut.

Eine im Prinzip ähnliche Situation besteht, wenn der Patient verstorben ist. Auch im Umgang mit dem Verstorbenen zeigen Angehörige immer wieder Verhaltensweisen, die den Vorstellungen der Betreuungspersonen nicht entsprechen. Bei vernünftiger Betrachtung lässt das Unterlassen von Gefühlsäußerungen am Totenbett kaum einen Schluss auf die innere Befindlichkeit des Hinterbliebenen und seine Bindung an ihn zu. Dennoch entspricht ein sachliches, beherrschtes Verhalten nicht der gängigen Vorstellung vom Trauernden. Die engagierte Betreuungsperson, die eine Bindung zum Sterbenden aufgebaut hatte und seinen Tod nun als Verlust empfindet, hätte es dem Verstorbenen gegönnt, nicht nur von ihr betrauert zu werden. Stattdessen sieht sie sich mit einem vermeintlich herzlosen Angehörigen konfrontiert. Ihr eigenes subjektiv «richtiges» und «echtes» Gefühl wird so in Frage gestellt, zumal die Betreuungsperson im Gegensatz zum Angehörigen formal keinerlei Rechte an dem Verstorbenen hat. Wenn Hinterbliebene einer Betreuungsperson zu verstehen geben, dass sie sie lediglich als Erbringerin einer pflegerischen Dienstleistung betrachten und damit eine persönliche Beziehung zwischen Betreuungsperson und dem Verstorbenen negieren, muss dies für die Betreuungsperson zutiefst kränkend sein. Allein die Antizipation dieser Gemengelage von Gefühlen ist unangenehm für die Betreuungsperson und kann ernsthafte Besorgnis auslösen.

3.4.3 Empirische Befunde zu den Ängsten von Betreuungspersonen

Im vorangegangenen Abschnitt wurden Ängste dargestellt, die Betreuungspersonen im Umgang mit Sterbenden haben können. Es handelt sich um eine mehr oder weniger umfassende und einigermaßen differenzierte Beschreibung dieses Merkmalsbereichs, wie man sie sich am Schreibtisch ausmalen kann. Nun stellt sich aber die Frage: Ist es tatsächlich so? Wie verhält es sich mit den Ängsten von Betreuungspersonen im Lichte empirischer Erkenntnisse? In den folgenden Untersuchungsbefunden kommen Angst oder gar inhaltlich näher umschriebene Ängste relativ selten vor. Stattdessen finden sich Angaben über vielfältige Belastungsfaktoren, von denen viele jedoch indirekt eine Beziehung zu Angst aufweisen (z. B. Schuldgefühle, Hilflosigkeit). Die Probanden, an denen die Ergebnisse gewonnen wurden, waren fast ausnahmslos Krankenschwestern, die Erhebungsmethoden waren einerseits psychometrische Messinstrumente (Fragebogen, quantitativer Zugang) und andererseits mehr oder weniger strukturierte Interviews in Verbindung mit einer mehr oder weniger strukturierten inhaltsanalytischen Auswertung sowie teilnehmende Verhaltensbeobachtung (qualitativer Zugang).

3.4.3.1 Befunde zu Krankenschwestern im Allgemeinen

Hier geht es um hauptberufliche weibliche Betreuungspersonen in allen Bereichen der medizinischen Versorgung, die je nach Klientel mehr (z. B. auf einer onkologischen Station, auf der Intensivstation) oder weniger mit Sterbenden zu tun haben. Als belastende Bedingungen wurden gefunden:

- Kommunikationsprobleme im Team, mit Ärzten und der Pflegedienstleitung sowie zwischen dem Patienten und seinen Angehörigen (Kaluza/Töpferwein, 2005; Vachon, 1987)
- Konflikte mit anderen Berufsgruppen, insbesondere Ärzten (Bailey et al., 1980)
- Konflikte mit Angehörigen wegen deren Unsicherheit im Umgang mit dem Sterbenden (Kaluza/Töpferwein, 2005)
- unzureichend definierte berufliche Rolle und entsprechende Rollenkonflikte (Vachon, 1987)
- Zeitmangel bzw. Arbeiten unter hohem Zeitdruck infolge unzureichender Personalausstattung (Bailey et al., 1980; Kaluza/Töpferwein, 2005; Vachon, 1987)

- Mangel an Unterstützung im Umgang mit der Todesthematik (Bailey et al., 1980)
- Aversion gegenüber Sterbenden aufgrund der Unsicherheit, über das Sterben zu sprechen, und daraus folgend Meiden des sterbenden Patienten (Brent et al., 1991; Klockenbusch, 1986)
- unzureichende Aufklärung der Patienten über ihre Prognose (Kaluza/Töpferwein, 2005)
- Bewusstheitskontext der gegenseitigen Täuschung (Glaser/Strauss, 1974): Patient und Betreuungsperson wissen über den bevorstehenden baldigen Tod des Patienten Bescheid, geben dies aber nicht offen zu erkennen.
- lebensverlängernde Maßnahmen, die als sinnlos empfunden werden (Klockenbusch, 1986)
- konfligierende Schuldgefühle: einerseits das Schuldgefühl, zu wenig für den Patienten zu tun (d. h. sein Ableben nicht verhindern zu können), andererseits das Schuldgefühl, zu viel für den Patienten zu tun (und so sein Sterben unnötig zu verlängern) (Price/Bergen, 1977)
- Speziell mit Blick auf die Angst von Betreuungspersonen vor Sterben und Tod sowie ihre Ängste im Umgang mit Sterbenden ergibt sich folgendes Bild:
  – Schwestern, die in Kliniken arbeiteten, äußerten stärkere Angst vor dem Tod von Bezugspersonen als Schwestern in Pflegeheimen. Je häufiger und intensiver der Kontakt mit dem Patienten war, desto ausgeprägter war das Wohlbefinden der Schwestern (Hare/Pratt, 1989).
  – Krankenschwestern mit viel Berufserfahrung zeigten weniger berufliche Belastungssymptome (Numerof/Abrams, 1984) und schwächere Angst vor Sterben und Tod (als globales Merkmal ohne Differenzierung) als Schwestern mit wenig Berufserfahrung (Korte, 1985).
  – Das Sterben anderer war jener Aspekt der Angst vor Sterben und Tod, den Schwesternschülerinnen am wenigsten fürchteten (Lester et al., 1974).

Diese Befunde einzelner empirischer Untersuchungen überwiegend aus dem angloamerikanischen Raum werden durch einschlägige Sammelreferate und Literaturübersichten bestätigt und erhärtet (Quint Benoliel, 1987/88; Ray et al., 1987; Riordan/Saltzer, 1992). Daraus sind als zusätzliche Belastungen zu entnehmen:

- unterschiedliche Erwartungen und Wahrnehmungen von Patient und Betreuungsperson einerseits und von Angehörigen und Betreuungsperson andererseits
- emotionales Engagement für bzw. Identifikation mit dem Patienten
- keine ausreichende Zeit für Trauer(n)
- chronisches antizipatorisches Trauern
- Konflikte des Patienten mit seinen Angehörigen
- die kumulierende Wirkung vieler Todesfälle.

Als Persönlichkeitsmerkmale, die berufliches Belastungserleben begünstigen, haben sich ein hohes allgemeines Ängstlichkeitsniveau sowie eine Persönlichkeitsstruktur vom Typ A mit extremem Konkurrenzverhalten, Aggressivität, Feindseligkeit und Ungeduld erwiesen (Cherniss, 1980).

Überblickt man die obige Befundlage, so fällt zunächst auf, dass einzelne Ängste von Betreuungspersonen im Umgang mit Sterbenden, wie sie in Kapitel 3.4.2 beschrieben werden, bisher wenig erforscht wurden. Entweder ging es um die abstrakte «Angst vor Sterben und Tod» oder um eher willkürlich gewählte Komponenten (z. B. die Angst vor Leichen). Von breiter angelegten und systematischen Untersuchungsstrategien kann jedenfalls keine Rede sein. Vergleichsweise gut erforscht sind hingegen Belastungen der verschiedensten Art. Als Quintessenz ergibt sich, dass es nicht der Umgang mit dem sterbenden Patienten ist, der von Betreuungspersonen als besonders belastend empfunden wird (Hogatt/Spilka, 1978/79), sondern «weiche» Bedingungen der Arbeitssituation, wie sie im Prinzip in jeder Einrichtung mit einer gewissen Organisationsstruktur und Mitarbeiterzahl auftreten können: Kommunikationsstörungen und Konflikte aufgrund diffuser Rollenzuschreibungen und ungeklärter (d. h. nicht offen ausgesprochener) Wahrnehmungen und Erwartungen sowie Zeitdruck infolge eines ungünstigen Personalschlüssels, der sich wiederum aus dem Zwang zur Kostenersparnis ergibt.

3.4.3.2 Befunde speziell in Hospizarbeit und Palliativbetreuung

Die Ergebnisse dieses Abschnitts beziehen sich auf hauptberufliche, ganz überwiegend weibliche Pflegekräfte in Ganz- und Teilzeitbeschäftigung sowie auf ehrenamtliche Helferinnen in Hospizeinrichtungen. Krankenschwestern in Einrichtungen der Palliativbetreuung sind deutlich unterrepräsentiert. Als Untersuchungsverfahren wurden meist Fragebogen und Interviews in Verbindung mit einer impressionistischen (d. h. nicht regelgeleiteten) Auswertung, vereinzelt auch teilnehmende Verhaltensbeobachtungen eingesetzt. Die folgenden belastenden Umstände wurden gefunden:

- Konflikte im Team (Yancik, 1984) sowie mit den Kolleginnen «normaler» Stationen bzw. Abteilungen und ein Gefühl der Ausgrenzung (Gray-Toft/Anderson, 1986/87)
- Statuskonflikt ehrenamtlicher Helfer mit hauptberuflichen Schwestern (Paradis et al., 1987)
- Spannungen mit Ärzten (Gray-Toft/Anderson, 1986/87)
- Wut/Ärger der Patienten und ihrer Angehörigen, auch als Folge unrealistischer Erwartungen der Angehörigen (Gray-Toft/Anderson, 1986/87; Schneider, 1987)
- Unterbrechung der Betreuung des Patienten durch Telefonanrufe oder persönliche Ansprache; in Palliativstationen wurden Störungen des Arbeitsablaufs und Zeitdruck stärker erlebt als in Hospizen (Schröder et al., 2003).
- kumulative Wirkung der andauernden Konfrontation mit Sterbenden und ihren trauernden Angehörigen (Gray-Toft/Anderson, 1986/87)
- Frustration wegen einer Betreuungsqualität, die nicht den eigenen Ansprüchen und/oder dem Ideal des «guten Sterbens» und damit der Ideologie der Hospizeinrichtung bzw. dem hohen Anspruch der palliativmedizinischen Versorgung entsprach (Krikorian/Moser, 1985; Levy/Gordon, 1987; Müller et al., 2009)
- Schuldgefühle infolge starken emotionalen Engagements für den Patienten und seine Angehörigen (Yancik, 1984)

- Mehrdeutigkeit der Helferrolle im Allgemeinen (Paradis et al., 1987) und unklare Rollenerwartungen bezüglich Nähe/Distanz im Besonderen («intimate stranger»; Levy/Gordon, 1987)
- Sterbeverlauf des Patienten weicht vom erwarteten Ablauf (z. B. den Phasen nach Kübler-Ross) ab (Levy/Gordon, 1987)
- unzureichende Information und Mangel an Unterstützung durch die Einrichtung (Paradis et al., 1987).

Insgesamt erweist sich die Pflege- und Betreuungstätigkeit in Hospizeinrichtungen und auf Palliativstationen als wenig belastend aufgrund des Umgangs mit Sterbenden (Field/Johnson, 1993; Krikorian/Moser, 1985; Masterson-Allen et al., 1985; Turnipseed, 1987; Wittkowski, 2010), Pflegende in Palliativstationen fühlen sich jedoch in vielen Bereichen stärker belastet als ihre Kolleginnen in Hospizen (Müller/Pfister, 2013; Schröder et al., 2003). Frauen zeigen stärkere emotionale Erschöpfung als Männer, Ehrenamtliche haben weniger Burnout als bezahlte Pflegekräfte (Mor/Laliberte, 1984). Die Arbeitszufriedenheit ist hoch, wozu besonders Lob und Anerkennung von den Angehörigen der verstorbenen Patienten beitragen (Krikorian/Moser, 1985). Religiosität und spirituelle Unterstützung scheinen ein wichtiger Schutzfaktor gegen psychische Belastungen in diesem Arbeitsbereich zu sein und zur Lebenszufriedenheit der Betreuungspersonen beizutragen (Schröder et al., 2003; Viney et al., 1993/94). Eine Erklärung für dieses positive Bild ist Selbstselektion: Betreuungspersonen, die sich um eine Tätigkeit in einem Hospiz oder einer Palliativstation bewerben, weisen von vornherein (Persönlichkeits-)Merkmale auf, die sie dafür prädestinieren (Field/Johnson, 1993). Ferner dürften die Organisationsstruktur dieser Einrichtungen, Weiterbildung und soziale Unterstützung sowie allgemein das Arbeitsklima eine Rolle spielen.

Speziell mit Blick auf die Angst von Betreuungspersonen vor Sterben und Tod sowie ihre Ängste im Umgang mit Sterbenden ist die Befundlage in quantitativer Hinsicht dürftig. Einige Studien vermitteln folgendes Bild:

- Die Dauer der Tätigkeit (in Ausbildung, mittlere und lange Tätigkeit) von ehrenamtlichen Hospiz-Helferinnen war ohne Einfluss auf ihre Angst vor Sterben und Tod (Robbins, 1992; Wittkowski, 2010).
- Bei Pflegekräften in deutschen Hospizeinrichtungen und Palliativstationen war die Angst vor dem eigenen Tod «nicht überdurchschnittlich stark» (Schröder et al., 2003: 37).
- Ehrenamtliche Hospiz-Helferinnen äußerten schwächere Ausprägung in allen Aspekten der Angst vor Sterben und Tod als die Angehörigen einer Vergleichsgruppe (Wittkowski, 2010). Dies galt für den Beginn der Vorbereitungsphase («Befähigung») und blieb so während der folgenden 12 Monate.
- Professionelle Pflegekräfte auf Palliativstationen äußerten stärkere Angst vor Sterben und Tod als Schwestern auf einer Intensivstation für Neugeborene einerseits und Schwestern in «normalen» Einsatzbereichen andererseits (Viney et al., 1993/94).
- Von einem Befund abgesehen, erweist sich die Angst vor Sterben und Tod mit ihren verschiedenen Facetten nicht als bedeutsamer Belastungsfaktor für ehrenamtliche Betreuerinnen und hauptberufliche Pflegekräfte in Hospizarbeit und Palliativbetreuung. Auch hier liegt es nahe, einen Mechanismus der Selbstselektion anzunehmen (Robbins, 1992; Wittkowski, 2010).

Zusammenfassend kann festgestellt werden, dass bei Untersuchungen an Betreuungspersonen in Hospizarbeit und Palliativbetreuung die Angst vor Sterben und Tod zwar vereinzelt in ihren verschiedenen Komponenten erfasst wird, dass es aber diesbezüglich noch kein tragfähiges Befundbild gibt. Dieses Manko hat seine Ursache auch darin, dass es erst seit relativ kurzer Zeit auch in deutscher Sprache Fragebogenverfahren gibt, welche die Angst vor Sterben und Tod differenziert erfassen (Übersicht bei Neimeyer et al., 2003). Die allgemeinen psychischen Belastungen von Betreuungspersonen in Hospizarbeit und Palliativbetreuung ähneln sehr denen von Betreuungspersonen im Allgemeinen. Bemerkenswert ist, dass zwei spezifische Kennzeichen hospizlicher und palliativmedizinischer Betreuung, nämlich das Ideal des «guten» bzw. bestmöglichen Sterbens und die Orientierung an starren Phasenlehren des Sterbeverlaufs zu Quellen psychischer Belastung werden. Stärker noch als bei Betreuungspersonen im Allgemeinen erleben jene in Hospizen und auf Palliativstationen ihre Arbeit als bereichernd. Es hat den Anschein, als würden die zweifellos vorhandenen Belastungen im Umgang mit dem Sterben von Patienten und den eigenen Verlusterfahrungen durch positive Erfahrungen mehr als aufgewogen (Papadatou, 2009: 123).

3.4.4 Möglichkeiten zum Abbau der Ängste

Das Mehr-Ebenen-Modell der Sterbebegleitung (Wittkowski, 1999; **Abb. 3-2**) trägt einer systemischen Sichtweise Rechnung, in der die Akteure – die Sterbenden und ihre Betreuungspersonen – nicht isoliert betrachtet, sondern in ihrer Beziehung zueinander und eingebettet in größere Kontexte gesehen werden. Die Ebene 2 (sekundäre Sterbebegleitung) umfasst die Betreuungspersonen einschließlich ihrer Aus-, Fort- und Weiterbildung sowie ihrer emotionalen Unterstützung (sofern vorhanden). Mit der Ebene 3 werden die institutionellen Rahmenbedingungen (Ziele und Wertvorstellungen der Einrichtung und daraus folgend ihre Organisationsstruktur) angesprochen. Veränderungen auf diesen beiden Ebenen erfordern grundsätzlich eine sorgfältige Analyse der bestehenden Verhältnisse. Die Diagnose durch eine entsprechend ausgebildete Fachkraft ist also stets die Voraussetzung und Grundlage einer Intervention.

3.4.4.1 Diagnostik und Interventionen bei Betreuungspersonen

Am besten ist es, wenn ein verbesserungsbedürftiger Zustand erst gar nicht eintritt. Dies lässt sich durch Vorbeugung erreichen und im vorliegenden Kontext bedeutet das eine gezielte Personalauswahl (Gray-Toft/Anderson, 1986/87). Neben allgemeinen Auswahlkriterien wie Kompetenz in der Einschätzung anderer Menschen, Sensibilität und Empathiefähigkeit, der Fähigkeit zur raschen Einstellung auf neue Anforderungen und Spiritualität (Zimmerman/

Mehr-Ebenen-Modell der Sterbebegleitung

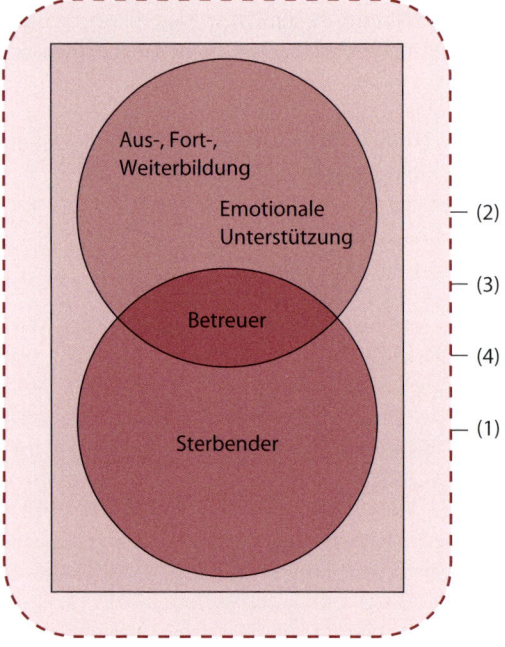

(1) primäre Sterbebegleitung
(2) sekundäre Sterbebegleitung
(3) institutionelle Rahmenbedingungen
(4) gesellschaftliches Umfeld

Abbildung 3-2: Mehr-Ebenen-Modell der Sterbebegleitung (Quelle: Wittkowski et al., 2008: 34)

Roche, 1986) spielen die Einstellungen zu Sterben und Tod für die Auswahl von Betreuungspersonen Sterbender eine Rolle. Mit dem Fragebogeninventar zur Erfassung des Erlebens gegenüber Sterben und Tod (FIMEST; Wittkowski, 1996) können die verschiedenen Komponenten der Tabelle 3-3 objektiv (d.h. unabhängig von der Einschätzung des Untersuchers) erfasst und mit der Referenzpopulation (z.B. Frauen; Personen im Alter von 20–29 Jahren) verglichen werden. Neben verschiedenen Aspekten der Ängstlichkeit wird auch eine akzeptierende Haltung mehrdimensional erfasst. Konkret bedeutet dies, dass für eine Bewerberin festgestellt werden könnte, ob ihre Angst vor dem Sterben anderer Menschen sehr viel stärker ausgeprägt ist als bei Frauen im Allgemeinen. Wäre dies der Fall, könnte man sie darauf hinweisen und in einem Gespräch ihre Motive für diese Art der Betreuungstätigkeit zu erkunden suchen. Warum interessiert sich ausgerechnet eine Frau, die besonders starke Angst vor dem Sterben anderer hat, für deren Betreuung? Analoges gilt für die Angst vor Leichen. Gegebenenfalls würde sich daraus die Empfehlung ergeben, sich anderweitig zu orientieren.

Für Betreuungspersonen, die schon länger tätig sind, bildet die Diagnose ihrer Befindlichkeit den Ausgangspunkt für eine Interventionsmaßnahme. Neben Exploration bzw. Interview bieten sich wiederum standardisierte Untersuchungsverfahren zu zahlreichen Merkmalen an. Unmittelbar einschlägig im vorliegenden Kontext ist der Erholungs-Belastungs-Fragebogen (EBF; Kallus, 1995), mit dessen Hilfe sich potenziell belastende Ereignisse und deren subjektive Auswirkungen sowie potenziell erholsame Ereignisse und entsprechende Konsequenzen der vorausgegangenen Tage erfassen lassen. Seit kurzem steht mit dem Würzburger Trauerinventar (WüTi; Wittkowski, 2013) auch ein Verfahren zur mehrdimensionalen Erfassung des Verlusterlebens in deutscher Sprache zur Verfügung. Durch die Ermittlung der Komponenten «Akute emotionale und kognitive Beeinträchtigungen», «Schuldgefühle/Selbstvorwürfe» und «Nähe zur verstorbenen Person» einerseits sowie «Allgemeine Persönlichkeitsentwicklung/Wachstum» und «Zunahme von Sensibilität/Empathie für andere» andererseits lassen sich sowohl schmerzhafte Beeinträchtigungen als auch als bereichernd erlebte Veränderungen in einem Profilblatt sichtbar machen. Damit kann die Trauer von Betreuungspersonen differenziert dargestellt und zur Grundlage von Einzel- oder Gruppengesprächen gemacht werden.

Interventionen für bzw. bei Betreuungspersonen bestehen meist in der Unterrichtung über Sterben, Tod und Trauer («death education»). Entsprechende Kurse haben sich dann als wirksam in der Verminderung der Angst vor Sterben und Tod der Teilnehmenden erwiesen, wenn sie Kenntnisvermittlung mit Selbsterfahrung verbinden (Übersicht bei Durlak, 2003). Eine kritische Bewertung inzwischen älterer Kurse haben Wittkowski und Krauß (2000) vorgelegt. Eine neuere Entwicklung stellt das Hamburger Kursprogramm zur Förderung psychosozialer Kompetenzen in der Palliativversorgung (Lang et al. 2007) dar. Es ist in sieben Einheiten mit unterschiedlichen Lernzielen (z. B. persönliche Erfahrungen mit Sterben und Tod reflektieren; Bedürfnisse des Patienten und seiner Angehörigen in der Gesprächsführung berücksichtigen) gegliedert, die durch Kurzvorträge, Gruppendiskussionen, Paar- und Kleingruppengespräche, Stillarbeit, Rollenspiele und Imaginationsübungen umgesetzt werden. Bei allen Kursprogrammen gilt es, den Nachweis ihrer Wirksamkeit im Einzelfall (d. h. bei jeder einzelnen Durchführung) zu führen. Auch hierbei kann das FIMEST mit seiner Möglichkeit der differenzierten Erfassung der Angst vor Sterben und Tod wie auch des Akzeptierens von Sterben und Tod beitragen.

3.4.4.2 Diagnostik und Interventionen – Ebene der Institution

Die institutionellen Rahmenbedingungen einer Betreuungseinrichtung können Ursache für Konflikte und geringe Arbeitszufriedenheit sein (Turnipseed, 1987).

> *Die deutlichen Einflüsse von Arbeits- und Organisationsbedingungen auf das gesundheitliche Befinden von Krankenpflegenden, insbesondere auf deren Burn-out-Tendenzen, verweisen auf die Einflussmöglichkeiten des Managements von Krankenpflegeeinrichtungen. [...] Vor allem auf der Betriebsebene der Palliativstationen und stationären Hospize sind bedeutsame Ressourcen für das gesundheitliche Befinden der Mitarbeiter noch unausgeschöpft*
>
> (Schröder et al., 2003: 64).

Die Bestimmung von dysfunktionalen Strukturen und Arbeitsabläufen sollte durch externe Fachleute der Unternehmensberatung erfolgen, welche die Konzepte und Methoden der Arbeits- und Organisationspsychologie verwenden (Greif/Bamberg, 1993). Auf der Grundlage einer solchen Diagnose können dann gezielte, auf die einzelne Einrichtung abgestimmte Veränderungen vorgenommen werden.

Interventionen auf der Ebene der institutionellen Rahmenbedingungen betreffen zum einen die Veränderung von Strukturen. Wegen der relativ stärkeren Belastung von Vollzeitkräften in

Hospizeinrichtungen können Teilzeitbeschäftigung und flexible Arbeitsteilung eine Verbesserung bedeuten. Supervision unter externer Leitung, ein dauerhaftes Angebot zur emotionalen Unterstützung von Betreuungspersonen sowie regelmäßige Team-Besprechungen auch über teaminterne, gruppendynamische Vorgänge sind weitere Beispiele für strukturelle Veränderungen (Masterson-Allen et al., 1985; Schneider, 1987; Wittkowski, 1997). Interventionen auf der institutionellen Ebene zielen zum anderen auf die Führungskräfte ab. Das Projekt «Psychische Gesundheit in der Arbeitswelt – psyga» des Instituts für Arbeitsmedizin und Sozialmedizin der RWTH Aachen bietet eine neuartige Handlungshilfe via Internet an. Sie dient der Sensibilisierung der Führungskräfte für die möglichen Auswirkungen von arbeitsbedingten psychischen Belastungen und für ihre Handlungsmöglichkeiten. Inhalte sind unter anderem:

- die Auswirkungen von Führungsverhalten auf die psychische Gesundheit der Mitarbeiter und welche Verhaltensweisen eine Verbesserung des Wohlbefindens der Mitarbeiter bewirken
- das Erkennen von Anzeichen der Überlastung bei Mitarbeitern
- Hinweise zum eigenen Verhalten in Stresssituationen (abrufbar unter www.psyga.info/ueber-psyga/materialien/psyga-material/elearning-tool/).

Eine solche Handlungshilfe dürfte sich auch sinnvoll auf Hospizeinrichtungen und Palliativstationen anwenden lassen.

3.4.5 Resümee und Ausblick

In diesem Kapitel wird gezeigt, dass die Ängste von Betreuungspersonen im Umgang mit Sterbenden mit zahlreichen Symptomen psychischer Belastung teils unspezifischen und teils spezifischen Ursprungs verwoben sind und in der Forschung bisher nur ansatzweise präzise herausgeschält wurden. Es sind weniger die Sterbenden selbst, die ihren Betreuungspersonen Angst machen, und es liegt auch nicht hauptsächlich am Ausmaß der ihnen eigenen Angst vor Sterben und Tod, wenn die Betreuungstätigkeit mit Angst verbunden ist. Vielmehr sind es die Erwartung stellvertretenden Leidens, die drohende Gefahr des Versagens gegenüber den eigenen Ansprüchen, die Aussicht auf schmerzliche Trauer sowie die Perspektive, von Angehörigen Kritik und Ablehnung zu erfahren, welche Betreuungspersonen Angst einflößen. Manche Belastungsfaktoren, die mit Angst einhergehen, haben ihre Ursache in den Rahmenbedingungen der Betreuungstätigkeit. Ihr Abbau erfordert eine kritische Analyse des Status quo und gegebenenfalls Veränderungen sowohl in der Organisationsstruktur als auch hinsichtlich des Anspruchs an die Betreuungsleistung. Voraussetzung dafür ist die Überwindung der Kluft zwischen den Praktikern der Hospizarbeit und Palliativbetreuung, die erfüllt sind von den besten Absichten, und wissenschaftlich (d.h. unvoreingenommen, systematisch, objektiv) arbeitenden externen Fachleuten, die diesen Absichten nüchterne Fakten gegenüberstellen und bisweilen unbequeme Schlussfolgerungen daraus ziehen. Dies ist ein wichtiger Ansatzpunkt zur Verbesserung der Lebensqualität Sterbender und ihrer Betreuungspersonen.

Literatur

Bailey J.T., Steffen S.M. & Grout J.G. (1980). The stress audit: Identifying the stressors of ICU nursing. Journal of Nursing Education, 19, 15–25.

Brent S.B., Speece M.W., Gates M.F., Mood D., Kaul M. (1991). The contribution of death-related experiences to health care providers' attitudes toward dying patients: I. Graduate and undergraduate nursing. Omega: Journal of Death and Dying, 23, 249–278.

Cherniss C. (1980). Staff burnout. Job stress in the human services. Beverly Hills, CA: Sage Publications.

Collett L.J., Lester D. (1969). The fear of death and the fear of dying. Journal of Psychology, 72, 179–181.

Doka K.J. (Ed.) (2002). Disenfranchised grief: New directions, strategies, and challenges for practice. Champaign, ILL: Research Press.

Dreßke S. (2005). Sterben im Hospiz. Der Alltag in einer alternativen Pflegeeinrichtung. Frankfurt am Main: Campus.

Durlak J.A. (2003). Die Veränderung von Einstellungen zu Sterben und Tod durch Unterrichtsveranstaltungen. In: Wittkowski J. (Hrsg.) Sterben, Tod und Trauer. Grundlagen – Methoden – Anwendungsfelder. Stuttgart: Kohlhammer, 211–225.

Field D., Johnson I. (1993). Satisfaction and change: A survey of volunteers in a hospice organisation. Social Science and Medicine, 36, 1625–1633.

Figley C. R. (Ed.) (1995). Compassion fatigue: Coping with secondary traumatic stress disorder in those who treat the traumatized. New York: Brunner-Mazel.

Glaser B. G., Strauss A. L. (1974). Interaktion mit Sterbenden. Göttingen: Vandenhoeck & Ruprecht.

Gray-Toft P., Anderson J. G. (1986/87). Sources of stress in nursing terminal patients in a hospice. Omega: Journal of Death and Dying, 17, 27–39.

Greif S., Bamberg, E. (Hrsg.) (1993). Die Arbeits- und Organisationspsychologie. Göttingen: Hogrefe.

Hare J., Pratt C. C. (1989). Nurses' fear of death and comfort level with dying patients. Death Studies, 13, 349–360.

Hogatt L., Spilka, B. (1978/79). The nurse and the terminally ill patient: Some perspectives and projected actions. Omega: Journal of Death and Dying, 9, 255–266.

Kallus K. W. (1995). Erholungs-Belastungs-Fragebogen (EBF). Handanweisung. Frankfurt am Main: Swets Test services.

Kaluza J., Töpferwein G. (2005). Sterbende begleiten. Zur Praxis der Begleitung Sterbender durch Ärzte und Pflegende. Eine empirische Studie. Berlin: trafo.

Klockenbusch W. (1986). Die Betreuung unheilbar Kranker und Sterbender. Melsungen: Bibliomed-Medizinische Verlagsgesellschaft.

Korte P. D. (1985). Registered nurses' anxiety about the process of dying and death. American Journal of Hospice Care, 2, 27–30.

Krikorian D. A., Moser D. H. (1985). Satisfactions and stresses experienced by professional nurses in hospice programs. The American Journal of Hospice Care, 2(1), 25–33.

Lang K., Schmeling-Kludas C., Koch U. (2007). Die Begleitung schwer kranker und sterbender Menschen. Das Hamburger Kursprogramm. Stuttgart: Schattauer.

Lester D., Getty C., Kneisl C. R. (1974). Attitudes of nursing students and nursing faculty toward death. Nursing Research, 23, 50–53.

Levy J. A., Gordon A. K. (1987). Stress and burnout in the social world of hospice. In: Paradis L. F. (Ed.) Stress and burnout among providers caring for the terminally ill and their families. New York: The Haworth Press, 29–51.

Marquis S. (1993). Death of the nursed: Burnout of the provider. Omega: Journal of Death and Dying, 27, 17–33.

Masterson-Allen S., Mor V., Laliberte L., Monteiro, L. (1985). Staff burnout in a hospice setting. The Hospice Journal, 1, 1–15.

Mc Cann I. L., Pearlman L. A. (1990). Vicarious traumatization: A framework for understanding the psychological effects of working with victims. Journal of Trauma Stress, 3, 131–149.

Mor V., Laliberte L. (1984). Burnout among hospice staff. Health and Social Work, 9, 274–283.

Müller M., Pfister, D. (2013). Die verwundbaren Helfer. Warum die Studie und dieses Buch? In: Müller D., Pfister D. (Hrsg.) Wie viel Tod verträgt das Team? Belastungs- und Schutzfaktoren in Hospizarbeit und Palliativmedizin. Göttingen: Vandenhoeck & Ruprecht, 13–21.

Müller M., Pfister D., Markett S., Jaspers B. (2009). Wie viel Tod verträgt das Team? Eine bundesweite Befragung der Palliativstationen in Deutschland. Der Schmerz, 23(6), 1–8.

Neimeyer R. A., Moser R. P., Wittkowski, J. (2003). Untersuchungsverfahren zur Erfassung der Einstellungen gegenüber Sterben und Tod. In: Wittkowski J. (Hrsg.) Sterben, Tod und Trauer. Grundlagen – Methoden – Anwendungsfelder. Stuttgart: Kohlhammer, 52–83.

Numerof R. E., Abrams M. N. (1984). Sources of stress among nurses: An empirical investigation. Journal of Human Stress, 10, 88–100.

Papadatou D. (2009). In the face of death. Professionals who care for the dying and the bereaved. New York: Springer.

Paradis L. F., Miller, B., Runnion, V. M. (1987). Volunteer stress and burnout: Issues for administrators. In: Paradis L. F. (Ed.). Stress and burnout among providers caring for the terminally ill and their families. New York: The Haworth Press, 165–183.

Parkes C. M. (2006). Love and loss. The roots of grief and its complications. London: Routledge.

Price T. R., Bergen, B. J. (1977). The relationship to death as a source of stress for nurses on a coronary care unit. Omega: Journal of Death and Dying, 8, 22–238.

Quint Benoliel J. (1987/88). Health care providers and dying patients: Critical issues in terminal care. Omega: Journal of Death and Dying, 18, 341–363.

Ray E. B., Nichols M. R., Perritt L. J. (1987). A model of job stress and burnout. In: Paradis L. F. (Ed.) Stress and burnout among providers caring for the terminally ill and their families. New York: The Haworth Press, 3–28.

Riordan R. J., Saltzer, S. K. (1992). Burnout prevention among health care providers working with the terminally ill: A literature review. Omega: Journal of Death and Dying, 25, 17–24.

Robbins R. A. (1992). Death competency: A study of hospice volunteers. Death Studies, 16, 557–569.

Saunders C., Baines, M. (1991). Leben mit dem Sterben. Betreuung und medizinische Behandlung todkranker Menschen. Bern: Verlag Hans Huber.

Schneider J. (1987). Self care: Challenges and rewards for hospice professionals. In: Paradis L. F. (Ed.). Stress and burnout among providers caring for the terminally ill and their families. New York: The Haworth Press, 255–276.

Schröder C., Schmutzer G., Schröder H. (2000). Belastetheit und Belastungsbedingungen von onkologischen Pflegekräften im zeitlichen Verlauf und im Vergleich mit konventioneller onkologischer Pflege. Zeitschrift für Psychosomatische Medizin und Psychotherapie, 46, 8–34.

Schröder C., Wittkowski J. (2008). Auf dem Weg zu einer angemesseneren Betreuung am Ende des Lebens. In: Wittkowski J., Schröder C. (Hrsg.) Angemessene Betreuung am Ende des Lebens. Barrieren und Möglichkeiten zu ihrer Überwindung. Göttingen: Vandenhoeck & Ruprecht, 150–190.

Schröder H., Schröder C., Förster F., Bänsch, A. (2003). Palliativstationen in Deutschland. Belastungserleben, Bewältigungspotenzial und Religiosität bei Pflegenden. Wuppertal: hospiz-verlag.

Turnipseed D. L. (1987). Burnout among hospice nurses: An empirical assessment. In: Paradis L. F. (Ed.). Stress and burnout among providers caring for the terminally ill and their families. New York: The Haworth Press, 105–119.

Vachon M. L. S. (1987). Occupational stress in the care of the critically ill, the dying and the bereaved. New York: Hemisphere.

Vachon M. L. S. (2003). Psychische Belastungen von Pflegekräften bei der Betreuung Sterbender. In: Wittkowski J. (Hrsg.) Sterben, Tod und Trauer. Grundlagen – Methoden – Anwendungsfelder. Stuttgart: Kohlhammer, 152–172.

Vachon M. L. S. (2011). Four decades of selected research in hospice/palliative care: have the stressors changed? In: Renzenbrink I. (Ed.). Caregiver stress and staff support in illness, dying, and bereavement. New York: Oxford University Press, 1–24.

Viney L. L., Tooth B., Walker B. M., Bell P., Lilley B., Nagy S. (1993/94). The quality of life of palliative care staff: A personal construct approach. Omega: Journal of Death and Dying, 28, 201–217.

Wittkowski J. (1996). Fragebogeninventar zur mehrdimensionalen Erfassung des Erlebens gegenüber Sterben und Tod (FIMEST). Handanweisung. Göttingen: Hogrefe.

Wittkowski J. (1997). Sterbebegleitung – Auf dem Weg zur Integration in alle sozialen und gesellschaftlichen Bereiche. In: Ministerium für Arbeit, Gesundheit und Soziales des Landes Nordrhein-Westfalen (Hrsg.) Hospizbewegung in NRW – Neue Wege in der Sterbebegleitung. Dokumentation der Fachtagung am 5. Juli 1995 in Bochum. Düsseldorf, 33–48.

Wittkowski J. (1999). Umgang mit Sterben und Tod: Wie lassen sich die Ergebnisse der Grundlagenforschung in der Praxis umsetzen? Report Psychologie, 24, 114–120.

Wittkowski J. (2010). Psychische Belastungen von ehrenamtlichen HospizhelferInnen: Stress am Sterbebett? Pflegezeitschrift, 63, 344–346.

Wittkowski J. (2013). Würzburger Trauerinventar (WüTi). Mehrdimensionale Erfassung des Verlusterlebens. Handanweisung. Göttingen: Hogrefe.

Wittkowski J., Baumgartner, I. (1977). Religiosität und Einstellung zu Tod und Sterben bei alten Menschen. Zeitschrift für Gerontologie, 10, 61–68.

Wittkowski J., Krauß O. (2000). Konzeption, Inhalte und Methoden deutschsprachiger Kurse für den Umgang mit Schwerstkranken. Zeitschrift für Medizinische Psychologie, 9, 177–192.

Wittkowski J., Schröder, C. (2008). Betreuung am Lebensende: Strukturierung des Merkmalsbereichs und ausgewählte empirische Befunde. In: Wittkowski J., Schröder C. (Hrsg.) Angemessene Betreuung am Ende des Lebens – Barrieren und Möglichkeiten zu ihrer Überwindung. Göttingen: Vandenhoeck & Ruprecht, 1–51.

Wittkowski J., Schröder C. (Hrsg.) (2008). Angemessene Betreuung am Ende des Lebens. Barrieren und Strategien zu ihrer Überwindung. Göttingen: Vandenhoeck & Ruprecht.

Yancik R. (1984). Sources of stress for hospice staff. Journal of Psychosocial Oncology, 2, 21–31.

Zimmerman J. M., Roche K. A. (1986). The hospice care team. In: Zimmerman J. M. (Ed.) Hospice: Complete care for the terminally ill. Baltimore, MD: Urban & Schwarzenberg (2nd ed.), 99–128.

4 Patientenängste

4.1 Gehör verschaffen – Patientenängste aus der Sicht der Seelsorge
Ulrike Grab

4.1.1 Einleitung

Wenn «Angst» etymologisch von «Enge» kommt – dann tritt Angst in der Seelsorge immer da auf, wo es eng wird im Leben. In Zeiten existenzieller Krisen, bei Erkrankungen körperlicher oder seelischer Art, am Ende des Lebens, in der Auseinandersetzung mit Sterben und Tod, und eben auch in der Begegnung mit Gott wird Angst spürbar.

Angst ist eine grundlegende menschliche Erfahrung. Die Bibel berichtet angesichts des Ausgeliefertseins der Menschen zur Zeit des alten Israel und zur Zeit Jesu von Menschen, die Angst haben und sich fürchten. (Zur Unterscheidung von Angst und Furcht seit Kierkegaard siehe Huizing, 2009: 77.) Neben der Todesangst gibt es eine Vielzahl weiterer Ängste. So stellt J. A. Loader (2001) fest:

Unerklärbare Ereignisse, Versklavung, die Wüste, die Nacht, Krankheit, Hunger, die unheimliche Wirkung eines Eides und einfach das unbestimmte Unheil werden alle im Alten Testament als Ursachen der Angst erwähnt.

(Ebd.: 12)

Darum auch erhalten im Alten und Neuen Testament Menschen immer wieder die Zusage: «Fürchte dich nicht» (vgl. z. B. Gen 15,1; Jes 41,10.13.14; Mt 1,20; Lk 1,30; 2,10). Für das Alte Testament hält Loader (2001) hierzu fest:

Israel soll sich grundsätzlich nicht fürchten – nicht nur vor dieser oder jeder Gefahr, sondern seine prinzipielle Lebenseinstellung soll der Angst keinen Platz mehr einräumen.

(Ebd.: 15 f.)

Mit anderen Worten: Weder in noch vor der Welt soll sich das Volk fürchten (Loader, 2001: 16). Im Neuen Testament betont gerade das Johannesevangelium die Ambivalenz von Angst und Angstüberwindung durch den Glauben an Jesus Christus:

In der Welt habt ihr Angst, aber seid getrost, ich habe die Welt überwunden.

(Joh 16,33)

In der Geschichte des Christentums gibt es dann allerdings eine Entwicklung, die nicht die Angst mindert, sondern im Gegenteil geradezu Angst verursacht, insbesondere die Angst vor einem strafenden, richtenden Gott. Angst verstanden als Mangel an Glauben hat in der Theologiegeschichte eine lange Tradition. So hält U. H. J. Körtner (2001) fest:

Eine apologetische Theologie der Angst macht die Angst zur Voraussetzung des Glaubens und setzt diesen mit der Freiheit von jeglicher Angst gleich. Selbstkritisch im Hinblick auf die kirchliche und theologische Tradition des Umgangs mit der Angst ist einzugestehen, daß die christliche Verkündigung nicht nur den Glauben einseitig und verkürzend als Mittel zur Angstbefreiung verkündet hat, sondern nur zu oft die Angst selbst als Mittel der Verkündigung mißbraucht hat. Die Kirche war in ihrer Geschichte keineswegs immer ein Ort der Angstbewältigung, sondern nicht selten ein Ort der Angsterzeugung.

(Ebd.: 74)

Seelsorge hat elementar mit den Ängsten der Menschen zu tun. Im Folgenden werden drei Aspekte der Patientenängste unterschieden:

1. die Angst *vor* der Seelsorge
2. die Angst *in* der Seelsorge und
3. die Angst der Seelsorgerin, des Seelsorgers.

4.1.2 Die Angst *vor* der Seelsorge

Was Thomas Plaßmann in seiner Karikatur (**Abb. 4-1**) überzeichnend darstellt, gehört – immer noch – zum Alltag der Seelsorge und beschreibt einen Aspekt der Angst *vor* der Seelsorge: Die Angst des Patienten, der Patientin vor dem Besuch des Seelsorgers, der Seelsorgerin. Auf die freundliche Begrüßung des Seelsorgers: «Einen schönen guten Tag. Wollte mich nur kurz vorstellen. Ich bin der Krankenhausseelsorger», reagiert der Patient mit deutlicher Bestürzung und entgegnet entsetzt: «Aber! … Der Doktor sagte doch, es würde wieder!!!» Die Verbindung von Seelsorge mit den «letzten Dingen», mit Lebensbedrohung und Lebensende und die daraus abgeleitete Vorstellung, dass der Pfarrer, die Pfarrerin erst am Lebensende kommt, hat in den vergangenen Jahrzehnten zwar erheblich nachgelassen, aber es kann immer noch geschehen, dass ein Seelsorger, eine Seelsorgerin abgewiesen wird mit den Worten: «So ernst steht es noch nicht um mich.» (Vergleiche zu den unterschiedlichen Reaktionen auf den Besuch des Seelsorgers auch Piper, 1992: 51–55.)

So berichtet Wolfgang Wiedemann (2011) von seinen Erfahrungen:

Tatsächlich erschrecken viele Patienten, wenn der Krankenhauspfarrer zu ihnen kommt und fürchten im ersten Augenblick, sie seien sterbenskrank und reif für die «Letzte Ölung», in dem Sinne: «Jetzt hilft nur noch Beten!»

(Ebd.: 128)

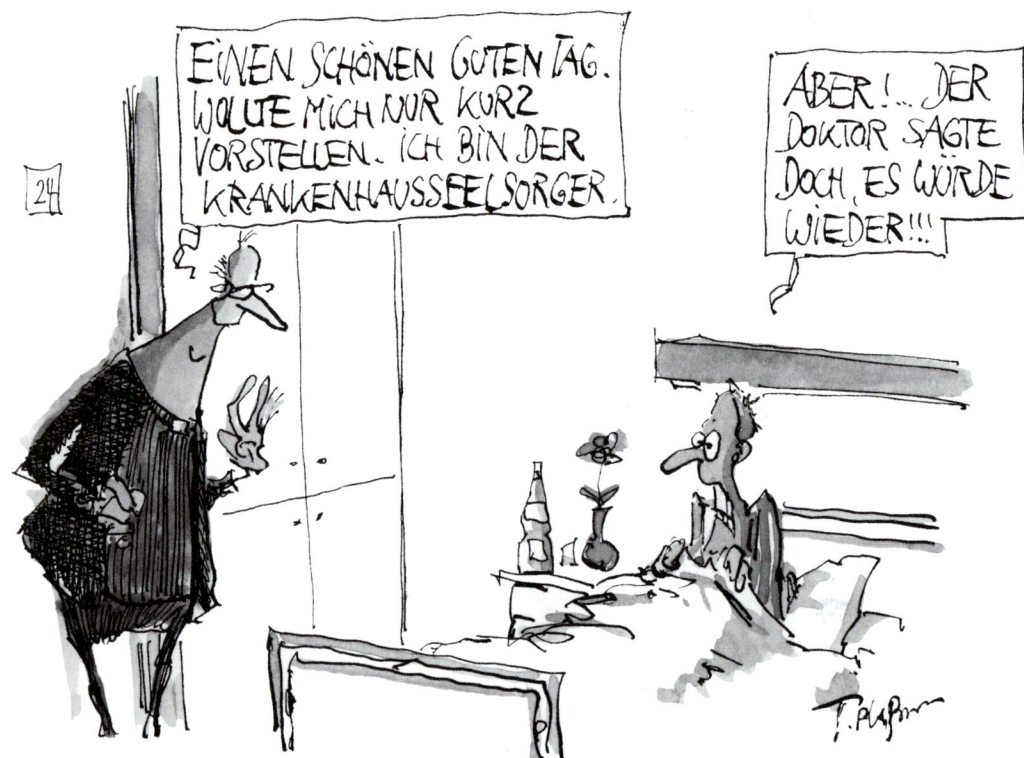

Abbildung 4-1: Ein Aspekt der Angst vor der Seelsorge – die Angst des Patienten/der Patientin vor dem Besuch des Seelsorgers/der Seelsorgerin (Quelle des Cartoons: © Thomas Plaßmann)

Und er fügt hinzu:

> *Was durchaus realistisch ist: Häufig wird der Seelsorger nur gerufen, wenn ‚es ernst' ist oder wird.*
>
> (Ebd.: 128)

Zum einen hängt diese Vorstellung mit dem katholischen Verständnis der Krankensalbung zusammen, die als «Letzte Ölung» oder als «Versehen mit den Tröstungen der heiligen katholischen Kirche» verstanden wurde und wird. Zum anderen drückt sich in solchen Reaktionen aber auch ein heute überholtes, spezifisch evangelisches Seelsorgeverständnis aus, das dem Patienten vor allem Gottes Botschaft zusagen will (vgl. hierzu Ziemer, 2004: 82–85). Anschaulich berichtet Kurt Lückel von einer solchen Begegnung, die er selbst als «Seelsorge-Klischee» bezeichnet (Lückel, 1994: 140):

> *Ich habe in dieser Zeit bezeichnenderweise auf alte, frühere «Seelsorge»-Klischees zurückgegriffen, indem ich mich zum Beispiel zweimal unter Vortäuschung von Geschäftigkeit und knapper Zeit mit Kurzbesuchen und einem jeweils verlesenen Bibelwort und kurzem Gebet einer wirklichen Begegnung entzog, was auf sie (sc. die Patientin) sehr befremdlich wirkte und mein Unbehagen über mich selbst noch verstärkte.*

Bibelwort und Gebet galten lange Zeit als zentraler Inhalt einer seelsorglichen Begegnung.

So begegnet mir hin und wieder immer noch die Frage, die auf dieses spezifische Seelsorgeverständnis zurückzuführen ist: «Was wollen Sie mir denn sagen?» oder auch, positiv gewendet: «Welches Wort haben Sie mir denn mitgebracht?»

Ein zweiter Aspekt der Angst *vor* der Seelsorge lässt sich als Angst des Krankenhausteams um die Patientin beschreiben. Hier herrscht manchmal die Sorge vor, dass ein Besuch des Krankenhausseelsorgers die Patientin beunruhigen und aufregen könnte. U. Johanns (1996) berichtet von ihrer Arbeit auf einer kardiologischen Station:

> *«Frau Pfarrerin, zu den Herzinfarkt-Patienten können Sie aber nicht gehen, die bekommen Angst, das ist zu gefährlich», sagte mir eine Schwester der Intensivstation, als in dem Krankenhaus, in dem ich damals arbeitete, eine kardiologische Abteilung eingerichtet worden war.*
>
> (Ebd.: 64)

Über ihren professionellen Umgang mit den Ängsten sowohl des Krankenhausteams als auch mit den Ängsten der Patienten hält sie dann fest:

> *Als Seelsorgerin lasse ich mich von der Angst und der Lebensbedrohung der Herzkranken leiten – und von ihrem Sicherheitsbedürfnis, das mich das Ausmaß ihrer Bedrohung spüren läßt und mich auf Abstand hält.*
>
> (Ebd.: 69)

Und einige Seiten weiter schreibt sie:

> *Ich weiß um seine (sc. des Patienten) Angst und seine Bedrohung, und ich thematisiere ausschließlich Sicherheit.*
>
> (Ebd.: 72)

4.1.3 Die Angst *in* der Seelsorge

Die Ängste, die in der seelsorglichen Begegnung angesprochen werden, sind meiner Erfahrung nach in der Somatik und in der Psychiatrie ähnliche und lassen sich in vier Phasen unterteilen:

1. vom ersten Krankheitsanzeichen bis zur Diagnose
2. die Behandlung
3. vor der Entlassung
4. nach der Entlassung.

Gemeinsam sind allen vier Phasen die Bezugspersonen, die auch Gegenstand der Angst sein können: das Krankenhauspersonal auf der einen Seite und das Umfeld der Patientin auf der anderen Seite.

4.1.3.1 Vom ersten Krankheitsanzeichen bis zur Diagnose

Das Spüren von Veränderungen des eigenen Wohlbefindens oder des eigenen Körpers löst Angst aus. Diese Angst kann häufig nicht genauer benannt werden. Zum einen ist es die Angst vor der Diagnose: «Was wird, wenn ich wirklich krank bin?» Verbunden mit dieser Angst ist eine weitere Angst, nämlich, sich niemandem mitteilen zu können, um Angehörige nicht zu beunruhigen. Hinzu kommt häufig auch die Angst vor den Reaktionen der Umwelt, d. h. der Familie im engeren Sinn, der Angehörigen, des Freundeskreises, der Kollegen auf eine Erkrankung, insbesondere auf eine psychische Erkrankung.

Eine andere Form der Angst ist, dass keine Diagnose gestellt werden kann und der Patient dann als Simulant betrachtet werden könnte. Verbunden hiermit ist die Angst, sich zu blamieren, als übervorsichtig und überempfindlich zu gelten, oder die Angst, nicht ernst genommen und abgewiesen zu werden.

4.1.3.2 Die Behandlung

In der Phase der Krankenhausbehandlung steht häufig die Angst im Vordergrund, ob und wie die ärztlich-therapeutische Behandlung zur Genesung führen wird. Manchmal kommt noch die Angst hinzu, durch eine bestimmte Diagnose stigmatisiert zu werden. Bestimmte Ängste kreisen um die Familie zu Hause: Wie wird es während der Abwesenheit des Patienten, der Patientin zu Hause weitergehen? Andere Ängste nehmen stärker den Beruf in den Fokus: Die Angst vor den Belastungen des Berufslebens, vor beruflichen Konsequenzen, vor einer eventuellen beruflichen Wiedereingliederung, sowie die Angst vor finanziellen Einbußen, wenn die Erkrankung länger als die Zeit der Krankengeldfortzahlung andauern sollte.

Bei schwerwiegenden und unheilbaren Erkrankungen kommen die Angst vor Schmerzen, vor Siechtum, vor Sterben und Tod hinzu. Im Krankenhaus spielen auch die Angst vor schambesetzten Situationen sowie die Angst vor dem Verlust der Kontrolle über das eigene Leben eine nicht zu unterschätzende Rolle. Die Angst, durch die Schmerzmedikation so betäubt zu sein, dass eine Teilhabe am Leben nur noch eingeschränkt möglich ist, darf in seelsorglichen Gesprächen ebenfalls nicht vernachlässigt werden.

4.1.3.3 Vor der Entlassung

In diese Phase gehören:

- die Angst um die eigene Belastbarkeit
- die Angst vor den Anforderungen nach der Entlassung aus dem Krankenhaus
- die Angst vor dem Verlust der Gemeinschaft und Kameradschaft im Krankenhaus
- die Angst vor dem Übergang vom Krankenhaus in die eigene Wohnung, vor allem, wenn keine Angehörigen da sind, um sich die erste Zeit zu kümmern, und
- die Angst vor dem Alleinsein, vor der Rückkehr in die vertraute Umgebung, die einem durch die Zeit der Krankheit eben doch auch fremd geworden ist.

4.1.3.4 Nach der Entlassung

Wer eine schwerwiegende Krankheit durchlebt hat, sieht die Zukunft mit anderen Augen. Zukunftsängste und die Frage nach Perspektiven für die Zeit nach der Erkrankung spielen in dieser Phase eine große Rolle. Häufig stehen auch die Angst vor dauerhaften körperlichen und/oder seelischen Einschränkungen sowie die Angst vor einem Rückfall oder einer erneuten ernsten Erkrankung im Vordergrund.

Zusammenfassend lässt sich festhalten: Mit einem Krankenhausaufenthalt sind ganz unterschiedliche Ängste verknüpft. Und häufig ist es eine Erfahrung der Seelsorge, dass gerade über diese Ängste nicht oder nur wenig, manchmal auch nur «verschlüsselt» und verdeckt gesprochen wird. Hierfür kann es mehrere Gründe geben. Ein Grund ist die Angst, sich lächerlich zu machen, ein anderer die Erfahrung, dass die Ängste in der Krankenhausroutine kein Gehör finden, sei es, weil die Zeit fehlt, auf die Angst des Patienten, der Patientin einzugehen, sei es, weil das Thema der Angst zum Selbstschutz vom Krankenhausteam abgewehrt wird. Ein weiterer Grund, die eigenen Ängste nicht anzusprechen, ist häufig die Sorge um die Angehörigen, die nicht noch zusätzlich belastet werden sollen. Ein letzter Grund kann auch die Besorgnis sein, die Ängste wären, wenn sie geäußert würden und in der Welt wären, ähnlich einem Geist aus der Flasche nicht mehr zu bändigen, weil niemand da wäre, um diese Angst aufzufangen.

Religiöse Ängste werden in der seelsorglichen Begegnung nur selten offen angesprochen. Die Frage nach einem Leben nach dem Tod, die Frage nach der Theodizee, d. h. nach der Rechtfertigung Gottes angesichts des Leidens in der Welt («Warum lässt Gott das zu?»), oder die Frage nach einem Sinn des eigenen Leidens und der eigenen Krankheit werden selten klar und deutlich gestellt. Häufiger finden sich diese Themen «verklausuliert» in den Fragen nach dem allgemeinen Leid in der Welt wieder, als Frage: «Warum lässt Gott ‹das› zu?» und «das» kann dann der letzte Fernsehbericht über eine Naturkatastrophe, eine Hungerkatastrophe, ein schweres Flugzeugunglück oder ähnliches sein, in dem die eigene Angst stellvertretend sprachlich artikuliert wird. Ein Beispiel einer seelsorglichen Auseinandersetzung mit der «Warum-Frage» findet sich bei van der Geest (1986: 159–166).

Auch wenn sich in den vergangenen Jahrzehnten ein Wandel vollzogen hat hin zur Betonung eines liebenden, zugewandten Gottesbildes, sind doch gerade bei vielen älteren Menschen immer noch die engen Gottesbilder ihrer Kindheit und Jugendzeit bedeutsam: Gott wird hier vielfach als der strafende Gott erlebt und die Frage, die sich hieraus ergibt, stellt sich dann so: «Womit habe ich das verdient?», «Was habe ich getan, dass Gott mich so straft?» oder auch: «Ich habe doch nichts getan, warum straft mich Gott dann so?», «Warum gerade ich? Ich habe doch keinem Menschen etwas getan.» (Hierzu ausführlich Piper, 1992: 23–33.)

Gott wird während der Zeit der Erkrankung in der Ambivalenz des nahen, dem Menschen zugewandten und mitleidenden Gottes und des fernen, verborgenen und fremden Gottes erlebt. Hier, in der existenziellen Krise einer Erkrankung, findet die Begegnung mit Gott statt. Hier wird die Frage nach dem Sinn gestellt, hier wird nach einem Halt, nach einer Deutung, nach einer Antwort gesucht. Die genuine Aufgabe der Seelsorge ist es, diese Ängste zu hören und wahrzunehmen sowie ein Angebot zur Versprachlichung dieser Ängste mit Hilfe der biblischen Traditionen zu machen. Eine dritte Aufgabe ist es, diese Ängste verstehbar zu machen und zu interpretieren, kurz: Trost zu geben – aus dem (eigenen) Glauben des Seelsorgers, der Seelsorgerin heraus der Patientin, dem Patienten ein tröstliches Angebot zu machen.

4.1.3.5 Fallbeispiele
An Fallbeispielen aus meiner Seelsorgepraxis möchte ich einige der Patientenängste verdeutlichen und illustrieren.

■ **Fallbeispiel 1: Angst vor dem Tod als Angst um zurückbleibende Angehörige**

Frau A. (74 J.) habe ich auf der Inneren Abteilung kennengelernt. Wegen unklarer Schmerzen war sie ins Krankenhaus gekommen und wurde jetzt gründlich untersucht. Während ihres mehrwöchigen Aufenthaltes besuchte ich sie einmal wöchentlich und sie erzählte mir viel aus ihrer Lebensgeschichte. Ein sich wiederholendes Thema war ihr Sohn, Einzelkind, verheiratet und Vater eines Sohnes. Frau A. machte sich Sorgen um die Ehe ihres Sohnes. Sie befürchtete ein Auseinanderleben der Eheleute und sorgte sich um die Konsequenzen für ihren Enkel. Nach den Untersuchungen erhielt Frau A. die Diagnose einer weit fortgeschrittenen Krebserkrankung, die inoperabel sei. Sie wurde entlassen mit der Aussicht, nur noch wenige Monate mit dieser Diagnose leben zu können. Etwa 3 Wochen nach ihrer Entlassung aus dem Krankenhaus erhielt ich abends den Anruf ihres Sohnes. Er berichtete, dass sich seit der Entlassung aus dem Krankenhaus der Zustand von Frau A. stetig verschlechtert habe, obwohl der Hausarzt, die Sozialstation und auch er selbst sich sehr intensiv um Frau A. gekümmert hätten. Der Hausarzt habe jetzt Nierenversagen festgestellt. Seine Mutter läge im Sterben, quäle sich zusehends, könne aber nicht sterben. Er habe den Eindruck, dass irgendetwas seine Mutter hindere, loszulassen und zu sterben. Ob ich bereit sei, zu kommen und mit seiner Mutter zu sprechen. Er wisse, dass wir einen guten Kontakt gehabt hätten und erhoffe sich von diesem Besuch Seelenfrieden für seine Mutter.

Ich bin zu Frau A. und ihrer Familie gefahren. Frau A. lag blass und erschöpft in ihrem Krankenbett; auf meine Ansprache reagierte sie nicht mehr. Aus meinen Gesprächen mit Frau A. wusste ich um ihre Angst um die Angehörigen, die zurückbleiben würden, wenn sie sterben würde. Ich wusste auch um ihre Angst, dass ihr Enkelkind als Scheidungskind groß werden könnte. Obwohl Frau A. nicht mehr ansprechbar war, habe ich versucht, ihre Ängste in Worte zu fassen und diese Ängste in einem Gebet Gott anzuvertrauen und ihn um Schutz und Begleitung der zurückbleibenden Angehörigen zu bitten. Am selben Abend noch rief Herr A. an und teilte mir mit, dass seine Mutter verstorben sei.

«Bedenkt: den eignen Tod, den stirbt man nur, doch mit dem Tod der andren muss man leben!» (zit. n. Henke et al., 2002: 245) – Wie eine stellvertretende Vorwegnahme dieses Zitats von Mascha Kaléko kommt mir im Nachhinein die Angst von Frau A. um die Zukunft ihrer Angehörigen vor. ■

■ **Fallbeispiel 2: Angst, die Kontrolle über das eigene Leben zu verlieren**

Häufig begegnete mir sowohl in der Somatik wie in der Psychiatrie die Angst, dem pflegerischen und ärztlichen Team ausgeliefert zu sein, sich auf deren Meinungen und Ansichten verlassen zu müssen, keine oder zu wenig eigene Kenntnis über die Erkrankung zu haben, letztendlich die Angst, die Kontrolle über das eigene Leben zu verlieren.

Herrn B. (54 J.) bin ich in der Chirurgischen Abteilung begegnet. Nach einer Meniskus-OP wurde bei ihm ein Magentumor festgestellt und entfernt. Nach dem Krankenhausaufenthalt soll sich noch eine Reha anschließen. Er war – nach Aussage der Stationsschwester – «kein einfacher Patient», sondern häufig nörgelnd und schlecht gelaunt. Bei meinem zweiten Besuch sitzt er auf dem Bett, hat einen DIN-A-4-Block auf den Knien liegen und macht sich Notizen.

«Ich habe das Gefühl, dass ich hier vieles selber regeln muss und für vieles selber verantwortlich bin. Darum schreibe ich mir auf, was ich den Arzt nachher fragen will. Damit ich nichts vergesse, was ich fragen will. Da muss ich mir doch vorher überlegen, was ich wissen will. Hinterher ist der Arzt wieder weg, und ich überlege mir, darf ich das oder darf ich das nicht machen.» ■

Ein ähnliches Verhalten ist mir einige Jahre später in einer Stationsversammlung einer Allgemeinpsychiatrie begegnet. Herr C. saß in der Stationsversammlung, hatte einen DIN-A-4-Block auf den Knien und machte sich Notizen für das anstehende Gespräch mit dem Stationsarzt.

In seiner Abhandlung über das Kranksein weist Piper darauf hin, dass sich der Patient, die Patientin in einem Spannungsfeld befindet: Auf der einen Seite sucht er/sie Geborgenheit beim ärztlichen und therapeutischen Team, auf der anderen Seite empfindet er/sie aber auch sehr stark das Gefühl der Abhängigkeit und Entmündigung (Piper, 1992: 40 ff.). Beide Patienten versuchen mit ihrem Verhalten, die eigenen Ängste zu bannen und die Kontrolle über das eigene Leben zu behalten. Im seelsorglichen Gespräch kann dieses Verhalten gedeutet werden und zum Verstehen und zur Kommunikation der eigenen Angst beitragen.

■ **Fallbeispiel 3: Angst am Lebensende – Angst vor künstlicher Lebensverlängerung und vor einer Patientenverfügung**

Seit etlichen Jahren bemerke ich bei meinen Gesprächen mit älteren und alten Menschen eine doppelte Angst: zum einen die Angst, hilflos an Apparaten zu liegen und allein mit Hilfe der modernen Medizintechnik am Leben erhalten zu werden, nicht mehr in Beziehung zur Umwelt treten zu können und keine erkennbare Lebensqualität zu haben. Und auf der anderen Seite macht sich die Angst breit, dass das ärztliche und pflegerische Team nicht alles Notwendige und Mögliche für den Patienten tut, nachdem eine Patientenverfügung erstellt wurde, die eben gerade verhindern soll, dass oben Genanntes eintritt und man mehr oder weniger künstlich am Leben erhalten wird. In beiden Fällen geht es um die Angst, der Willkür anderer ausgeliefert zu sein. Diese Angst äußert sich so, dass aus diesem Dilemma heraus gerade nicht gehandelt wird und weder eine Vorsorgevollmacht noch eine Patientenverfügung erstellt werden. (Zur Diskussion über die ethischen und theologischen Aspekte der Patientenverfügung vgl. U. H. J. Körtner, 2006: 176 ff.) ■

Fallbeispiel 4: Angst vor Entlassung aus dem Krankenhaus

Frau D. (87 J.) deutet bei einem meiner Besuche an, dass sie nicht gerne entlassen würde und hoffe, noch länger im Krankenhaus bleiben zu können. Sie lebe allein und sei wegen einer Exsikkose ins Krankenhaus eingeliefert worden. Infolge dieser Exsikkose sei sie zu Hause gestürzt.

Ich habe Angst, dass das wieder passiert, dass ich wieder umfalle. Der Arzt hat gesagt, ich soll meinen Stock immer dabei haben, dann kann nichts passieren. Aber ich habe trotzdem Angst, dass ich wieder umfalle und dann niemand bei mir ist. Vielleicht kann ich ja noch ein bisschen hier im Krankenhaus bleiben.

Bei Frau D. kommen mehrere Ängste zusammen:

- die Angst vor dem Alleinsein zu Hause
- die Angst vor einem erneuten Sturz, der dann vielleicht einen Oberschenkelhalsbruch zur Folge haben könnte
- die Angst, dass sie beim nächsten Mal nicht rechtzeitig gefunden wird und ihr geholfen werden kann.

Letztendlich ist Frau D. nicht mehr nach Hause zurückgekehrt, sondern in ein Altenheim gezogen.

Fallbeispiel 5: Angst als Thema in einer psychischen Erkrankung

Frau E. (36 J.) leidet an einer Psychose. Wenn sie von ihren Ängsten überwältigt wird, wirkt sie nach außen sehr konzentriert und ruhig. Aber sie berichtet der Seelsorgerin von einem Orkan, der in ihr tobt, ihr Angst macht und stellt fest: «Ich spüre mich nicht.»

Mir kamen das Bild von Sieger Köder «Sturm auf dem See» und die dazugehörige biblische Geschichte im Markusevangelium (Kap. 4; Verse 35 bis 41) in den Sinn und ich bot der Patientin dieses Bild und die biblische Geschichte als Sprach- und Deutungsrahmen für ihre Ängste an. Das Markusevangelium erzählt, dass die Jünger in einen Seesturm geraten und, als ihre Angst übermächtig wird, den im Boot schlafenden Jesus wecken und um Hilfe bitten. «In Angst gehalten» ist das Thema – auch wenn die Ängste wie ein Orkan in Frau E. toben, kann sie diese Ängste benennen und sich dennoch in ihrer Angst gehalten wissen.

In der Seelsorge bieten sich gerade biblische Bilder und Traditionen zur Deutung an. Das Spezifikum der Seelsorge ist es, diese Bilder und Überlieferungen zum Verständnis der eigenen Situation heranzuziehen. Die Seelsorgerin nimmt die Angst, die die Patientin umtreibt, auf und setzt sie mit der biblischen Tradition in Beziehung. Dabei vermittelt sie in moderner, zeitgemäßer Sprache die Hoffnung auf Gottes Nähe und Zuwendung – auch gerade angesichts von psychischen Krankheiten – und hilft, die Erfahrung der Gottesferne, des Zweifels, der Klage, des Nichtverstehens in Worte zu fassen.

4.1.4 Die Angst der Seelsorgerin, des Seelsorgers

Latent werden in jedem Seelsorgegespräch auch die eigenen Ängste der Seelsorgerin, des Seelsorgers angesprochen.

In vielen seelsorglichen Begegnungen werden Seelsorger mit den Ängsten der Patienten konfrontiert und müssen in der Lage sein, die dadurch ausgelösten eigenen Ängste zu erkennen, zuzulassen und zu bearbeiten. Darüber hinaus gilt es, zwischen eigenen Ängsten und denen der Patienten und Patientinnen zu unterscheiden. (Zur Übertragung und Gegenübertragung siehe Wiedemann, 2011: 34 ff.).

Zur Angst der Seelsorgerin, des Seelsorgers gehört auch der Zweifel, ob die eigenen Antworten, die sich auf die biblische Tradition stützen, bzw. die Antworten der biblischen Traditionen heutzutage noch im Blick auf den Patienten, die Patientin tragfähig und hilfreich sind. Es gehört zur besonderen Aufgabe der Seelsorgerin, des Seelsorgers, auf die Tragfähigkeit der seelsorglichen Botschaft zu vertrauen und um dieses Vertrauen bei sich selbst zu ringen.

Ein dritter Aspekt der Angst der Seelsorgerin, des Seelsorgers ist die Angst vor Überforderung, wenn beispielsweise ein Patient Suizidgedanken äußert oder eine Patientin mit den eigenen Ängsten die Bewältigungsmechanismen der Seelsorgerin, des Seelsorgers außer Kraft setzen. Durch das immer wieder aufkommende Gefühl der Überforderung kann die Angst vor einem Burn-out entstehen. Darum beinhaltet der Umgang mit der eigenen Angst auch die Frage nach der eigenen Psychohygiene und Lebenslust. (Vergleiche hierzu Wiedemann, 2011: 188–198.)

4.1.5 Zusammenfassung

Patientenängste kommen im Krankenhaus häufiger vor als gemeinhin gedacht. Im Erkennen und im Umgang damit sind aufmerksames Zuhören und genaues Hinschauen gefragt. Seelsorge ist ein Beitrag, mit diesen Ängsten umzugehen. Selbstkritisch hält Heine (2001) fest:

Die kirchliche Praxis krankt zuweilen auch daran, daß sie die Angst entweder zu schnell beschwichtigt, bagatellisiert, als beschämenden Mangel an Glauben darstellt oder als Ausdruck der Sünde dramatisiert und durch einen moralischen Appell zu beseitigen sucht.

(Ebd.: 99f.)

Seelsorge lässt sich Zeit für die Begegnung mit der Patientin, dem Patienten. Denn damit Angst artikuliert werden kann, braucht es Vertrauen und eine echte Begegnung. Das Erkennen und Benennen von Ängsten ist ein erster Schritt. Darüber hinaus macht Seelsorge Deutungs- und Verstehensangebote und ist so ein Beitrag zur Bewältigung von Patientenängsten.

Literatur

Geest H. van der (1986). Unter vier Augen. Beispiele gelungener Seelsorge. 3. Auflage. Zürich: Theologischer Verlag.

Heine S. (2001). Keine Angst vor den Ängsten. Zur Dynamik der Angst und deren Überwindung. In: U.H.J. Körtner (Hrsg.) (2001). Angst. Theologische Zugänge zu einem ambivalenten Thema. Neukirchen-Vluyn: Neukirchener, 87–101.

Henke W., Heidenreich K., Sewing E.M., Wiesen B. (2002). Praktische Philosophie. Bisherige Ausgabe: 9./10. Schuljahr – Schülerbuch. Berlin: Cornelsen.

Huizing K. (2009). Fürchte dich nicht. Die Kunst der Entängstigung. Frankfurt am Main: Hansisches Druck- und Verlagshaus.

Johanns U. (1996). Seelsorge mit Herzinfarkt-PatientInnen. In: Klessmann (1996), 64–73.

Klessmann M. (Hrsg.) (1996). Handbuch der Krankenhausseelsorge. Göttingen: Vandenhoeck & Ruprecht.

Körtner U.H.J. (Hrsg.) (2001). Angst. Theologische Zugänge zu einem ambivalenten Thema. Neukirchen-Vluyn: Neukirchener.

Körtner U.H.J. (2001). «Um Trost war mir sehr bange». Angst und Glaube, Krankheit und Tod. In: U.H.J. Körtner (Hrsg.). (2001). Angst. Theologische Zugänge zu einem ambivalenten Thema. Neukirchen-Vluyn: Neukirchener, 69–86.

Körtner U.H.J. (2006). Ethik im Krankenhaus. Diakonie – Seelsorge – Medizin. Göttingen: Vandenhoeck & Ruprecht.

Loader J.A. (2001). Angst und Furcht aus alttestamentlichem Blickwinkel. In: U.H.J. Körtner (Hrsg.) (2001). Angst. Theologische Zugänge zu einem ambivalenten Thema. Neukirchen-Vluyn: Neukirchener, 7–31.

Lückel K. (1994). Begegnung mit Sterbenden. Gütersloh: Chr. Kaiser/Gütersloher Verlagshaus.

Piper H.-J. (1992). Kranksein. Erleben und Lernen. 5. Auflage. München: Chr. Kaiser Verlag

Wiedemann W. (2011). Keine Angst vor der Seelsorge. Göttingen: Vandenhoeck & Ruprecht.

Widmann G. (Hrsg.) (1998). Die Bilder der Bibel von Sieger Köder. Erschließende und meditative Texte. 5. Auflage. Ostfildern: Schwabenverlag.

Ziemer J. (2004). Seelsorgelehre. 2. Auflage. Göttingen: Vandenhoeck & Ruprecht.

4.2 Angst auf der Intensivstation

Thomas R. Neubert

4.2.1 Einleitung

«Hallo, Hallooo. Können Sie mich hören?» – Kratzen im Hals, ungewohnte Geräusche, hier ein Piepsen, dort ein Brummen einer Manschette, laute Stimmen aus der Ferne ohne Sinnzusammenhang. Wer ist gemeint? Bin ich es? Stöhnen anderer Menschen. Plötzlich Hektik, schnelle Schritte, Rufe nach irgendwelchen Geräten, Personen, Medikamenten. Es kann nicht identifiziert werden. «Zieh doch mal schnell eine neue Perfusorspritze auf, schnell, ich brauch es sofort. Warum geht das nicht schneller? Kann mal einer die Arme halten?» – Was ist hier los, wer ist gemeint? Könnte ich der nächste Grund für die Hektik sein? – Ich habe Angst. «Atmen Sie ruhig durch! Machen Sie mal die Augen auf und schauen mich an! Ich bin der sie betreuende Krankenpfleger. Es ist alles in Ordnung, Sie liegen hier auf der Intensivstation.»

Beruhigende Worte, die schwerstkranke Menschen täglich auf deutschen Intensivstationen (**Abb. 4-2**) hören, wenn sie aus der Narkose erwachen. Um sie her eine unruhige, geräuschvolle Kulisse mit unbekannten Piepstönen, elektronischen Apparaten und Infusionsschläuchen, deren Bedeutung schwer zu begreifen ist. – Erste Eindrücke von Patienten, die sich kaum bewegen können, in ihrer Orientierung noch von Schlaf- und Schmerzmedikamenten beeinträchtigt oder vielleicht gar an den Händen fixiert sind.

Untersuchungen zu dem Thema «Wie erleben Patienten den Aufenthalt auf einer Intensivstation?» zeigen: Patienten fühlen sich in dieser Situation fremd, hilflos und empfinden ein hohes Maß an Angst. Das Problem: Angst ist ungesund, wirkt sich ungünstig auf die Genesung aus und führt vermehrt zu Komplikationen wie Wundheilungsstörungen, Stress mit entsprechenden Kreislaufreaktionen und Verwirrtheitszuständen.

Das Erleben von Patienten auf der Intensivstation ist ein Thema, das bereits in einigen Untersuchungen behandelt worden ist. Eine Literaturübersicht zeigt, dass Patienten sowohl positive als auch negative Erlebnisinhalte mit dem Intensivstationsaufenthalt verbinden. Häufig sind positive Erlebnisse mit Interaktionen mit den Mitarbeitern auf der Intensivstation verbunden, während negative Ereignisse meist Erlebnisse wie Schlafprobleme, Schmerzen, eingeschränkte kognitive Funktionen sowie Angst umfassen. Pang und Suen (2008) identifizierten Stressoren für Intensivpatienten, die hauptsächlich mit Verlust von Kontrolle und Autonomie, Mangel an Informationen sowie eingeschränkter Kommunikation assoziiert waren. Forschungsarbeiten, die sich mit dem Kommunikationsverhalten auf der Intensivstation beschäftigten, zeigten – durchaus nicht auf beatmete Patienten beschränkt – überwiegend vom Patienten als problematisch wahrgenommene Kommunikation und Interaktion sowie ein mangelndes Verständnis von Kommunikation als Möglichkeit der Information und Unterstützung (Alasad/Ahmad, 2005; Fowler, 1997; Hagland, 1995). In einer Videoanalyse der Interaktion von Pflegenden und Patienten zeigt sich dies zum Beispiel darin, dass sich das Personal wie bei einer «normalen» Alltagskommunikation verhielt, ohne die Besonderheiten des Settings einer Intensivstation zu berücksichtigen (Liedtke, 2006).

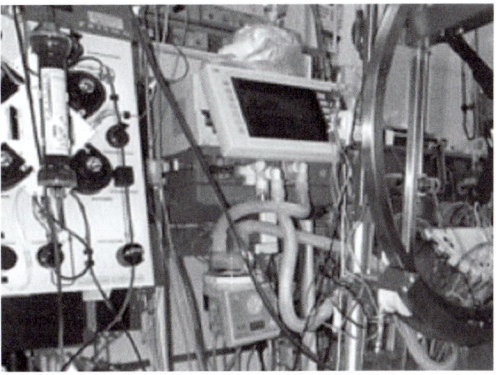

Abbildung 4-2: Auf der Intensivstation …

In einer Forschungstrilogie hat sich ein Forscherteam an der Universitätsklinik Gießen und Marburg GmbH am Standort Marburg mit dem Problem der Gefühlswelt von Intensivpflegepatienten auf unterschiedlichen Intensivstationen beschäftigt. In der ersten Studie wurde ermittelt, mit welchen emotionalen Hauptproblemen Patienten auf Intensivstationen konfrontiert werden. Die Ergebnisse dieser Studie wurden in einer zweiten randomisiert-kontrollierten Studie an einer gut definierbaren Patientenklientel aufgegriffen und spezifische Interventionsmaßnahmen wurden evaluiert.

In einem dritten multizentrischen, randomisiert-kontrollierten Studiendesign wurde überprüft, ob sich die Studienergebnisse verallgemeinern lassen. Als eines der zentralen emotionalen Themen wurde in dieser Studienreihe die Angst identifiziert.

4.2.2 Angst auf der Intensivstation

Der Begriff Angst hat sich aus dem indogermanischen «anghu» (= beengend) entwickelt, wurde dann zu «angust» im Althochdeutschen und schließlich abgekürzt zum heute geläufigen Begriff der Angst umformuliert. In der lateinischen Sprache gibt es die Begriffe «angor» (= Beklemmung, Würgen) und «angustia» (= Enge, Beengung, Bedrängnis). Furcht und Angst sind einander ähnlich, aber nicht identisch, auch wenn die Alltagssprache sie meist gleichbedeutend verwendet. Angst ist ein objektungebundener allgemeiner Begriff, während der Begriff Furcht objektgebunden ist, d. h. eine auf etwas Spezifisches ausgerichtete Gefühlsdimension darstellt. Furcht bedeutet eine klare Reaktion, auf eine definierte Gefahr hin ausgerichtet. Angst ist unbestimmt, diffus und wenig konkret. Der reine Anblick einer Spinne kann Furcht auslösen. Aber schon ihre unbestimmte Bewegung und vor allem die Vorstellung, was sie alles tun könnte, ist mit einem Gefühl verbunden, für das der Begriff Angst zutreffender erscheint als der Begriff Furcht. In einigen Gefühlstheorien wird Furcht als Basisemotion bezeichnet, während Angst als Kombination aus Furcht und anderen Gefühlsdimensionen, wie zum Beispiel Neugierde, Überraschung, Kummer, Wut und Scham, angesehen wird. Während in der Philosophie zum Teil Angst als Grundstimmung menschlicher Existenz überhaupt aufgefasst wird, suchen psychologische Untersuchungen ihre Ursachen zu spezifizieren und ihre Merkmale auf vier Ebenen zu beschreiben: als sprachliche Aussage, als körperliche Erregung, als offenes motorisches Verhalten und als mimischen und gestischen Ausdruck. Diese Bereiche können relativ unabhängig voneinander agieren, so dass Angst beispielsweise körperlich stark, verbal aber nur schwach zum Ausdruck kommt. Außerdem kann es, wie bei körperlicher Erstarrung oder bei Ohnmacht, vor Angst und Schreck zu extremen Formen der Deaktivierung kommen. Diese Theorien bezüglich der Angst lassen sich bei Patienten insbesondere auf Intensivstationen wiederfinden: Desorientiertheit, Übererregbarkeit und motorische Unruhe, angstgeweitete Augen und somatische Anzeichen der Angst, wie Tachykardie und Hypertonie, sind Symptome, die häufig bei Patienten in extremen Situationen gesehen werden – und die Behandlung auf einer Intensivstation kann eine Extremsituation sein. Im Erleben der Angst sind die Erwartung der Bedrohung und die Ungewissheit über Art, Ausmaß und Zeitpunkt der Gefahr kennzeichnend. Dabei werden gefühlsmäßige und kognitive Vorgänge unterschieden. Gefühlsmäßige beziehen sich vorwiegend auf Körperempfindungen wie Spannung, Enge, quälende Unruhe, aber auch Verzweiflung, Entsetzen und Grauen. Kognitive Merkmale sind Befürchtungen und Sorgen, die sich mit Zwängen (Zwang) und Zweifeln sowie unkontrollierbar erscheinenden Ereignissen befassen. Je nach dem Inhalt solcher Befürchtungen wird dann beispielsweise von Sozialangst, Leistungsangst oder Katastrophenangst gesprochen. Subjektive Vorgänge, die mit Fragebögen erkundet werden, ergeben im Allgemeinen verschiedene, voneinander relativ unabhängige Faktoren der Angst.

Angstreaktionen sind angeboren. Angst ist lebensnotwendig als Vorbereitung auf Flucht oder Kampf sowie als automatische Alarmreaktion auf bedrohliche Situationen. Viele Angstreaktionen laufen reflexartig automatisch ab, sodass die Betroffenen einer Gefahr ausweichen, noch bevor ihnen die Situation richtig bewusst geworden ist. Zur Angstreaktion gehört das Mobilisieren aller Körperreserven innerhalb von Sekundenbruchteilen. Man kennt das als Adrenalinschub. Herz- und Atemfrequenz werden gesteigert, Muskeln und Gehirn werden besser mit Blut versorgt, viele Hormone bereiten den Körper auf Höchstleistungen vor. Alle diese Vorgänge laufen automatisch ab und werden vom autonomen Nervensystem gesteuert. Die entsprechenden Körperreaktionen werden als Symptome wahrgenommen.

Stress und Angst sind ähnliche automatische Reaktionen unseres Körpers. Angst bedeutet immer auch Stress für den Körper und Stress kann Angstattacken auslösen. Die Stärke von Stress- und Angstreaktionen ist abhängig von der eingeschätzten Bedrohlichkeit, also von unseren Gedanken. Kleine Belastungen führen zu schwachen Stressreaktionen, die wir oft überhaupt nicht bewusst wahrnehmen.

Die Angst, Furcht oder das Unbehagen, wie immer es auch genannt wird, hat erheblichen Einfluss sowohl auf die vegetativen, körperlichen Funktionen als auch auf die mentalen, intellektuellen und emotionalen Funktionen. Das trifft insbesondere auf Situationen zu, die erfahrungsgemäß mit Unbehagen, Angst oder Furcht assoziiert sind. Solche Situationen sind gegeben, wenn Menschen schwer erkrankt sind und im Krankenhaus behandelt werden müssen. Tanimoto et al. (1999) untersuchten den Einfluss einer Intensivstation auf freiwillige gesunde Probanden aus deren Perspektive. Die meisten Probanden entwickelten reaktive Depressionen, fühlten sich krank und litten unter psychosomatischen Beschwerden wie Tachykardien, Kopfschmerzen und Schlaflosigkeit. Das sind Symptome, die häufig auch mit der Gefühlsdimension Angst einhergehen.

Die einschlägige Literatur zur erlebten Lebensqualität von Patienten auf Intensivstationen insbesondere mit dem Fokus Angst behandelt diese Thematik nur unbefriedigend, da sie in den meisten Fällen die Lebensqualität von Patienten über unterschiedliche, zum Teil sehr lange Zeitintervalle nach Krankenhausaufenthalten oder Behandlungen auf einer Intensivstation darstellt. Systematische Befragungen von Patienten während oder unmittelbar nach dem Aufenthalt auf der Intensivstation gibt es dagegen kaum. In Studien von Russell (1999) und Johnson und Sexton (1990) berichten Patienten von unliebsamen, angsterfüllten Erinnerungen an den Intensivstationsaufenthalt – wie störende Geräusche von Geräten, Privatgespräche des Personals, Schlafmangel, Wachzustand mit Trachealtubus und ständige Aktivitäten in der unmittelbaren Umgebung, die unter Umständen wie ein Science-Fiction-Film erinnert wurden. Eine Überprüfung der Interaktion mit den Patienten und damit die Evaluation der eigenen Handlungsweise als Teilaspekt der Gesamtheit der Krankenhausbehandlung und damit der Qualität der Tätigkeit auf den einzelnen Stationen oder Abteilungen ist nur direkt und während oder unmittelbar nach Abschluss der zu evaluierenden Dienstleistung durch den Patienten selbst möglich. Ziel einer prospektiven Studie an der Marburger Universitätsklinik war die Analyse der Erlebnissituation auf einer chirurgischen Intensivstation aus dem Blickwinkel der Patienten, um mit diesem Wissen über die formulierten Anliegen der Patienten diese besser verstehen und auf ihre Erlebnissituation eingehen zu können. Diese Erlebnissituation umfasste einerseits das Erleben und Beurteilen von einzelnen Pflegehandlungen und ärztlichen Tätigkeiten, andererseits aber auch Empfindungen und Beurteilung von strukturellen Eigenschaften der Station wie Arbeitsorganisation, Stationsarchitektur und Versorgungslogistik. Die Machbarkeit, auf diese Erlebnissituation als Ausdruck empfundener Lebensqualität durch Messung von Indikatoren wirksam schließen zu können, sollte in dieser Studie überprüft werden. Unter «wirksam» war in diesem Zusammenhang die Eignung der Resultate für die Anpassung von Pflege- und Behandlungsinterventionen näher an den subjektiven, d. h. von den Patienten geäußerten Bedürfnissen zu verstehen.

4.2.3 Wie erleben Intensivpatienten die Intensivstation?

«Der Patient neben mir ist so unruhig, ich habe Angst, dass er aus dem Bett fällt.» Eine häufig genannte Befürchtung von Patienten auf der Intensivstation, die deutlich gefühlte Ängste nicht nur um die eigene Person, sondern speziell auch um den Nachbarpatienten zeigt. «Dem Patienten neben mir geht es aber gar nicht gut, wird es mir auch so schlecht gehen?» Äußerungen, die eine Projektion der Situation anderer auf die eigene Situation spiegeln und damit den hohen Stellenwert beispielsweise schwerkranker Nachbarpatienten bezogen auf die eigene Gefühlswelt zeigen.

Die Einschätzung der situativen Lebensqualität des schwerkranken Menschen durch Pflegende und Ärzte bildet eine wesentliche Grundlage für die wechselseitige Beziehung zwischen Patienten und Therapeuten und begründet deren interaktive Handlungsweisen. Pflegende orientieren sich in der Notwendigkeit und Modalität pflegerischen Handelns häufig an eigenen, persönlichen Wertvorstellungen. So berichtete Spichinger (1995) in ihrem Aufsatz «Sterbende pflegen ... und wenn sie nein sagen?» über Pflegende, die sich bei kontrovers zu diskutierenden Entscheidungssituationen auch von ihren persönlichen Einstellungen leiten lassen.

Folgende Fragestellungen ergaben sich demnach für diese Untersuchung:

1. Wie stellt sich die Erlebniswelt einer Intensivstation bezogen auf die eigenen Bedürfnisse aus der Sicht der Patienten dar?
2. Welche Instrumente sind geeignet, die Erlebnissituation von Patienten auf Intensivstationen wirksam zu erfassen?

Im Rahmen eines strukturierten Interviews 1–2 Tage nach Verlegung auf die periphere Einheit wurden Patienten der Intensivstation gebeten, einen Fragenkatalog von 40 Fragenkomplexen bestehend aus insgesamt 77 Einzelfragen möglichst selbstständig zu beantworten. Um den Interviewer-Bias möglichst niedrig zu halten, wurde großer Wert darauf gelegt, dass der Patient sich vor Inanspruchnahme einer Hilfestellung durch den Untersucher selbstständig mit dem Fragebogen beschäftigt und ihn weitgehend bearbeitet hatte. Für die zeitnahe Erfassung der Situation eines Patienten auf einer Intensivstation existierte bisher kein valides Fragebogen-Messinstrument. Daher musste in einem interdisziplinären Team aus Pflegenden, Ärzten, einem Testpsychologen und Methodikern ein spezielles Messinstrument entwickelt werden, das zum einen die grundlegenden Kriterien der Erlebniswelt eines Patienten auf einer Intensivstation abfragt, zum anderen leicht, selbstständig und ohne große Hilfe vom Patienten selbst auszufüllen ist und vom Grundkonzept her für weitere Evaluationsstudien auf anderen Stationen geeignet ist. In einer Pilotbefragung von zehn Patienten mit einer Mindestaufenthaltsdauer von 2 Tagen auf der Intensivstation wurden Dimensionen erfragt, die den Patienten bezüglich der Lebensqualität auf der Intensivstation wichtig erschienen. Antworten auf Fragen wie: «Was erwarten Sie vom Pflegepersonal?», «Was ist Ihnen auf der Intensivstation besonders wichtig?» oder: «Wie würden Sie einen kranken Menschen pflegen wollen?» führten in Zusammenarbeit mit erfahrenen Pflegenden sowohl der peripheren Station als auch der Intensivstation zu einem Fragenkatalog, in dem neben Fragen zur allgemeinen Stationsorganisation, wie Besuchszeitregelung, Visiten, Tages- und Nachtzeiten, zu pflegerischen und ärztlichen Maßnahmen auch das Themenfeld Angst einen breiten Raum einnahm. Weitere Erlebnisbereiche, wie psychische/physische Befindlichkeit, Zukunftsperspektiven und generelle Empfindungen gehörten ebenfalls zu den Bewertungsitems (**Tab. 4-1**). Die Interviewfragen wurden unterschiedlich strukturiert und umfassten neben einer vierstufig Likert-skalierten Fragencharakteristik halboffene und offene Frageformen. Die Konstruktvalidität wurde in einer Pilotphase in der Anwendung an 30 Patienten getestet. Von 305 Patienten konnten damit 100 Patienten (32,9%) erfolgreich interviewt werden.

4.2.3.1 Fragenkomplex «Angst»

In diesem Fragenkomplex wurden verschiedene Angstperspektiven in einer Likert-skalierten Bewertungsskalierung von 1 = «überhaupt nicht» bis 4 = «sehr stark» betrachtet und vom Patienten bewertet.

Angst vor Tod, schwerem Leiden oder Behinderung äußerten 30% aller befragten Patienten. Im selben Maß wurde Angst vor der Ungewissheit geäußert, wobei dieser Gesichtspunkt von Angst deutlich mit dem Antwortspektrum auf die Frage: «Fühlen Sie sich allgemeinverständlich aufgeklärt?» korrelierte. Mit zunehmender Äußerung von Angst vor der Ungewissheit wird auch die allgemeinverständliche Aufklärung durch Arzt und Pflegepersonal deutlich schlechter bewertet. Damit scheint es im Umfeld einer Intensivstation einen direkten Zusammenhang von Informationsvermittlung und dem Gefühl der Angst zu geben. Die Angstvorstellungen der Patienten scheinen unspezifisch und undifferenziert zu sein. Mit gering unterschiedlicher Gewichtung wurden in allen Perspektiven der Angst patientenspezifisch vergleichbare Bewertungen abgegeben, das heißt, Klienten, die Angst vor schwerem Leid äußerten, gaben auch in vergleichbarem Maße Angst vor der Zukunft, vor der Ungewissheit oder Angst vor einer Behinderung an. Diese Ängste wurden mit einer Ausnahme von allen Altersgruppen gleichermaßen geäußert. Die Ausnahme bildete die Angst vor dem Tod. Hier zeigt sich eine deutliche Altersdynamik von jung nach alt. Junge Klientengruppen äußerten in wesentlich höherem Maße stärkere Todesangst als ältere Patientengruppen. Von 20- bis 50-jährigen Klienten (Gruppe 1) gaben 25 % der Klienten an, auf der Intensivstation *sehr starke* Todesangst gelitten zu haben. In Gruppe 2 (51–60 Jahre) reduziert sich der Angstfaktor auf 7,8 % der befragten Patienten. In Gruppe 3 und 4 (61–80 Jahre) klagten etwa 4 % über Todesängste, während in Gruppe 5 (älter als 80 Jahre) keiner der Klienten solche Gefühle angab. Verschiedene Faktoren beeinflussten messbar die Bewertung der Angst. Der schwerkranke Klient in der Nachbarschaft erhöht deutlich das Angstgefühl: Von den Klienten, die wenig oder keine Angst vor schwerem Leid äußerten, votierten 35 % für eine getrennte Unterbringung schwerkranker Mitpatienten. Dagegen wünschten sich über 60 % der Klienten, die ein hohes Maß an Angst vor schwerem Leiden angaben, schwerkranke Klienten sollen getrennt behandelt werden. Bezüglich der Fragen nach Schmerz und Geräuschen äußerten Patienten, die wenig Schmerzen angaben, generell auch weniger Angstgefühle und fühlten sich durch ungewöhnliche Geräusche nicht so gestört. Anders ausgedrückt: Auch Schmerzen machen Angst.

4.2.3.2 Fragenkomplex «Schwerkranker Mitpatient»

Auf die Frage: «Wie empfanden Sie gegebenenfalls die Anwesenheit schwer erkrankter Patienten in Ihrem Zimmer?» antworteten 31 % der Befragten mit «störend» oder «sehr störend».

49 % aller interviewten Klienten entschieden sich auf die Frage: «Sollen schwerkranke Patienten getrennt behandelt werden?» für ein eindeutiges «Ja». Bezüglich der Liegedauer auf der Intensivstation gibt es ein Trendlinienmaximum bei drei bis sechs Tagen. Klienten, die weniger als drei Tage oder länger als sechs Tage auf der Station liegen, fühlen sich weniger häufig durch schwerkranke Mitpatienten gestört. In einem Aufenthaltszeitfenster von drei bis sechs Tagen scheinen schwerkranke Nachbarpatienten als besonders störend empfunden zu werden. Wie oben erwähnt, werden andere Kriterienpunkte für Erlebensqualität wie Schlaf, Angstgefühl und Isolierung von der Außenwelt durch die Krankheitscharakteristik der Nachbarpatienten in hohem Maße beeinflusst. Bezüglich dieses Punktes werden in den Interviews einige Klienten sehr konkret und schildern Einzelheiten, wie zum Beispiel eindrucksvolle Interventionen durch den Arzt, wie zum Beispiel: «Da wurden große Kriegsverletzungen behandelt», «Und ständig war da ein Arzt, der operierte» oder: «Der Mann drehte sich ständig und ich hatte große Angst, dass er aus dem Bett fällt», «Ich kam mir vor wie in einem Raumschiff, ich dachte, ich sei tot». Diese Äußerungen zeigten, wie das Legen von Kathetern, Zugängen, Thoraxdrainagen oder Therapiestrategien, wie Kinetische Therapie (RotoRest®-Bett) und Lagerungstherapie (Bauchlage), von den Patienten gedeutet wurden. Überwachung durch Geräte wurde von Pflegenden vor der Studie als potenzieller Angstfaktor eingeschätzt, erwies sich aber in den Befragungen für 86 % aller befragten Klienten als eher beruhigend, wobei sehr schwer erkrankte Klienten in höherem Maße den beruhigenden Einfluss der Überwachungsgeräte betonten. Einige Klienten berichteten über Gespräche zwischen Pflegekräften und Ärzten, die, da ihre medizinischen Inhalte ausschließlich auf die eigene Person bezogen wurden, sehr viele Ängste provozierten, obgleich sie sich im Nachhinein als gegenstandslos erwiesen.

4.2.3.3 Fragenkomplex «Negative Gefühle»

In dem Themenkomplex «negative Gefühle» wurden Gefühlsdimensionen wie Panik, Anspannung, Depression, Abgeschlagenheit und Verwirrtheit angesprochen (**Tab. 4-1**). Bemer-

Tabelle 4-1: Körperliche Symptome, psychische Symptome und Zukunftsängste

	Vorhanden [%]	Weitgehend nicht vorhanden [%]
Körperliche Symptome		
Schlafstörungen	67	33
Abgeschlagenheit	39	61
Schmerz	25	75
Verwirrtheit	25	75
Kältegefühl	11	89
Psychische Symptome		
Hilflosigkeit	29	71
Anspannung	28	72
Panik	23	77
Depression	19	91
Einsamkeit	18	82
Zukunftsperspektiven		
Angst vor schwerem Leiden	36	64
Ungewissheit	31	69
Behinderung	28	72
Tod	27	73
Zukunft	27	73

kenswert ist die Tatsache, dass etwa 5 % aller befragten Klienten Äußerungen zu diesem Themenkomplex *verweigerten.* Die Antworten auf die Fragen nach negativen Gefühlen wie Panik, Anspannung, Depressionen und Einsamkeit sowie Abgeschlagenheit und Verwirrtheit zeigten ein kongruentes Antwortenspektrum, das heißt, Klienten, die über Depressionen klagen, fühlen sich auch einsam und entwickeln in höherem Maße Panik. Körperliche Abgeschlagenheit wird sehr häufig als negatives Gefühl geäußert (21 % *ziemlich,* 16 % *sehr*), nur 34 % aller befragten Klienten gaben an, dieses Gefühl nicht gehabt zu haben.

Dennoch äußerten trotz der außergewöhnlichen Situation einer Intensivstation im Durchschnitt über die Hälfte aller Klienten *überhaupt nicht* die oben erwähnten negativen Gefühle empfunden zu haben. Auch hier zeigt sich wie schon im Fragenkomplex Angst eine Alterskorrelation von jung nach alt. Jüngere Menschen äußerten eher negative Gefühle.

Auf die Frage, ob die Patienten durch ein Aufklärungsgespräch oder begleitende Therapiemaßnahmen auf den Aufenthalt auf der Intensivstation vorbereitet worden sind, wurde sehr deutlich Kritik der ungenügenden Vorbereitung auf den postoperativen Aufenthalt auf der Intensivstation beispielsweise durch Aufklärungsgespräche oder vorbereitende physikalische Maßnahmen (Atemgymnastik) formuliert. Nur 16 % aller befragten Klienten fühlten sich genügend auf den Aufenthalt vorbereitet, während 17 % nur *ein bisschen* und 38 % sich *überhaupt nicht* auf den Intensivstationsaufenthalt vorbereitet fühlten.

4.2.4 Essenz dieser Evaluationsstudie

Die Gefühlsdimensionen auf einer Intensivstation sind vielfältig und werden durch komplexe Interaktionen verschiedener Menschengruppen erheblich beeinflusst. Es zeigte sich, dass die verschiedenen Berufsgruppen auf

Intensivstationen die Gefühlssituation von Patienten sehr unterschiedlich einschätzen. So glauben viele professionelle Akteure, dass die Faktoren «fehlende Intimität», «Überwachungsgeräte» und «Hunger- und Durstgefühl» für die betroffenen Patienten emotionale Stresssituationen bedeuten. Für die Patienten hingegen erwiesen sich diese Faktoren im Durchschnitt als wesentlich erträglicher als beispielsweise der schwerkranke Mitpatient oder nicht einzuordnende Gesprächsinhalte.

Eine wesentliche Essenz dieser Untersuchung war die Erkenntnis, dass Information und Aufklärung in erheblichem Maß insbesondere Gefühlsdimensionen der Angst beeinflussen können.

Information und Aufklärung schaffen Vertrauen und erleichtern den Klienten die Sozialisierung mit einer anfangs sehr befremdlichen Umgebung. Sie ist ein Instrument, das erheblich zu einer verbesserten Lebensqualität beitragen kann. Die Importanz dieses Instrumentes wird auch dadurch deutlich, dass dessen unzureichende Anwendung deutlicher Kritikpunkt bei den Klienten war. Die allgemeinverständliche und ungenügende Information und Aufklärung durch das Pflegepersonal und die Ärzte ist für die Klienten angesichts der komplizierten Interaktionen von Medizin und Technik gerade auf der Intensivstation besonders wichtig. Aufklärung und Informationen sollten nicht nur durch den Arzt, sondern in verstärktem Maße auch durch fachkundiges, erfahrenes Pflegepersonal erfolgen. Angesichts der doch sehr kurz bemessenen Zeit für ärztliche Gespräche ist das Fachpflegepersonal durch Kompetenz und Fachkenntnis in der Lage, den Klienten gezielte, spezifische Informationen und Erklärungen zu geben. Gerade das Pflegepersonal genießt durch seine ständige Präsenz und physische und psychische Nähe zum Klienten dessen besonderes Vertrauen. Es verfügt über spezielle Kenntnis der Bedürfnisse und Probleme des Klienten und ist durch sein hohes Erfahrungspotenzial in der Lage, den Klienten bedarfsgerechte Informationen zu vermitteln. Weiterhin ist es durch den häufigen Umgang mit technischen Geräten in der unmittelbaren Umgebung des Klienten in höchstem Maße kompetent, ihm über Funktionsweise, Sinn und Zweck dieser Geräte Auskünfte zu erteilen.

Aber auch die präoperative Information und Aufklärung des Klienten ist ein deutlicher Kritikpunkt und bedarf einer Änderung der Vorbereitungsphase vor jeder Operation. Durch eine präoperative, strukturierte Aufklärung des Klienten (s. Kap. 4.3, **Abb. 4-4**), so unsere Hypothese, können Klienten effektiv auf den postoperativen Aufenthalt auf der Intensivstation vorbereitet werden. Er weiß, was ihn erwartet und er kann sich durch gezielte Fragen über den postoperativen Ablauf informieren.

4.2.5 Zusammenfassung

In dem Bemühen, Angst und deren Beeinflussbarkeit durch spezifische Interventionen wissenschaftlich zu untersuchen konnten die Vielschichtigkeit und die enge Verknüpfung dieser Gefühlsdimension Angst mit anderen Empfindungen und Charaktereigenschaften und die Komplexität dieses Themas im Umfeld Krankenhaus dargestellt werden. Es zeigt deutlich die hohe Relevanz der Angst und deren Einordnung als krankheitsfördernder oder -lindernder Faktor. Neuere Forschungsergebnisse in den Themenfeldern Krankheit, Symptome, Nebenwirkungen von Medikamenten und Interventionen und deren Beziehung zu persönlichen Einstellungen, Vorlieben und Gefühlsdimensionen unterschiedlichster Art zeigen deutlich, wie stark somatische Krankheitssymptome, wie Schmerz, Übelkeit, Schwindel und sogar die Wirksamkeit von Interventionen, mit unserer Gefühlswelt verknüpft sind. Daher ist zu vermuten, dass die Gefühlsdimension Angst eine erhebliche Rolle im Verarbeitungs- und Genesungsprozess bei schwerer Krankheit spielt.

Personen auf ITS

- ständiges Personal (GuKP, Intensivfachkräfte, Ärzte)
- weitere Mitarbeiter (KG, Röntgen, Stomaschwester)
- Kleiderfarbe (blau) und Besonderheiten (Handschuhe, Mundschutz, Haube)
- Wir sind ständig in Ihrer Nähe, auch wenn Sie uns gerade nicht sehen!

Eigene Sicherheit

- Die Zuleitungen in und an Ihrem Körper sind zu Ihrer Sicherheit und für Ihre Gesundung lebensnotwendig, bitte nicht daran ziehen!
- Individuelle Information über Beatmung, Katheter, Sonden, Drainagen usw.
- Wenn Sie anders liegen möchten, machen Sie auf sich aufmerksam, wir helfen Ihnen dabei!

Tätigkeiten

- Wir tun alles, um Ihnen den Aufenthalt hier zu erleichtern.
- Manche Tätigkeiten, die Sie als unangenehm empfinden, sind für Ihre Gesundung leider notwendig (individuelle Anpassung: Absaugen, Röntgen, EKG, Lagerung, Punktionen usw.).
- Wir bemühen uns, die Belastung so gering wie möglich zu halten.

Geräte und Überwachung

- Vielzahl an technischen Geräten mit sicht- und hörbaren Funktionen (auch vom Nachbarbett).
- Überwachung am Bett und in der Stationszentrale
- Notstrom
- Krankenbeobachtung
- Hörbare Signale machen uns auf Veränderungen aufmerksam – sie bedeuten nicht automatisch, dass etwas nicht in Ordnung ist.

Ablauf

- Die Visite findet ab 7.15 Uhr statt. Am Nachmittag kommt evtl. noch der Arzt, der Sie operiert hat.
- Die Krankengymnastik wird Sie 1x täglich schonend behandeln.
- Bestimmte Blutwerte müssen mehrmals täglich kontrolliert werden. Die Blutentnahme ist nicht schmerzhaft, da wir das Blut über eine bereits vorhandene Zuleitung entnehmen können.
- Essen und Trinken werden Ihnen gereicht, sobald Ihr Zustand dies zulässt.

Annehmlichkeiten

- Es ist immer jemand für Sie da!
- Sie brauchen keine Schmerzen leiden, bei Bedarf bekommen Sie zusätzliche Medikamente. Sie dürfen sich jederzeit bemerkbar machen.
- Sie werden über alles informiert, was an und mit Ihnen gemacht wird.
- Wir freuen uns, wenn Sie am Nachmittag Besuch erhalten.
- Wenn es Ihnen zu laut ist, fragen Sie nach Ohropax.

Zimmereinrichtung

- 1-Bett-, 2-Bett- und 4-Bettzimmer
- Alle Zimmer sind mit Verbindungsfenster verbunden.
- Sie haben eine/n Zimmernachbarn/-in.
- Fragen Sie uns nach Tag, Datum und Uhrzeit (Hinweis auf Uhr).
- Klingel
- Zur Nacht sind wir bemüht, dass Zimmer abzudunkeln und die Lärmbelastung zu reduzieren.

Kommunikation

- Wir bemühen uns Sie zu verstehen, auch wenn Sie nicht reden können.
- Heben Sie die Hand (oder rufen Sie), wenn Sie etwas wünschen.
- Lassen Sie uns gemeinsam verabreden, welche Zeichen Sie für «Ja» und «Nein» verwenden wollen.
- Möchten Sie Zettel und Stift?

Helfende Gedanken

- Die Operation ist überstanden.
- Es wird alles für Sie getan.
- Sie sind nicht alleine.
- Sie müssen keine Schmerzen leiden.
- Versuchen Sie, sich zu entspannen.
- Die Geräte helfen dem Personal, Ihre Sicherheit zu gewährleisten.
- Nicht mehr lange, dann geht es Ihnen wieder gut.

Abbildung 4-3: Strukturierte Informationen für Patienten

Literatur

Alasad J., Ahmad, M. (2005). Communication with critically ill patients. Journal of Advanced Nursing, 50(4), 356–362.

Benner P., Wrubel J. (1997). Pflege, Streß und Bewältigung: Gelebte Erfahrung von Gesundheit und Krankheit. Bern: Verlag Hans Huber.

Berg A., Fleischer S., Neubert T. R., Koller M. (2004). Entwicklung und Pretest eines Programms mit spezifischen Informationen zum Intensivstationsaufenthalt. Hallesche Beiträge zu den Gesundheits- und Pflegewissenschaften, 3(3), 18–20.

Bohrer T., Koller M., Neubert T, Moldzio A., Beaujean O., Hellinger A., Lorenz W., Rothmund W. (2002). Wie erleben allgemeinchirurgische Patienten die Intensivstation? Chirurg, 73, 443–450.

Fowler S. B. (1997). Impaired verbal communication during short-term oral intubation. Nursing Diagnostics, 8(3), 93–98.

Hagland M. R. (1995). Nurse-patient communication in intensive care: a low priority? Intensive Critical Care Nursing, 11(2), 111–115.

Johnson M. M., Sexton D. L. (1990). Distress during mechanical ventilation: patient's perception. Critical Care Nursing, 10(8): 72.

Liedtke A. (2006). Kann der beatmete Patient aktiv kommunizieren? Eine explorative Studie mittels Videoanalyse zur Interaktion zwischen beatmeten Patienten und Pflegepersonal auf einer Intensivstation. Hallesche Beiträge zu den Gesundheits- und Pflegewissenschaften, 5(1).

Neubert T. R., Koller M., Bohrer T. (2004). Wie erleben Patienten den Aufenthalt auf einer chirurgischen Intensivstation? Eine prospektive Beobachtungsstudie aus Sicht der Pflege. Intensiv, 12, 1–10.

Neubert T. R. (2004). Patients' emotional experiences of ICU. A randomised controlled trial. Abstractbook. 12th Biennial Conference of the Workgroup of European Nurse Researchers, Lisbon/Portugal.

Neubert T. R., Fleischer S. (2005). Reduzierung von Angst durch ein strukturiertes Informationsprogramm. Abstractbook. Critical Care Nursing. Witten: 1. Internationaler pflegewissenschaftlicher Kongress.

Pang P. S., Suen, L. K. (2008). Stressors in the ICU: a comparison of patients' and nurses' perceptions. Journal of Clinical Nursing, 17(20), 2681–2689.

Russell S. (1999). An exploratory study of patient's perceptions, memories and experiences of an intensive care unit. Journal of Advanced Nursing, 29(4), 783–791.

Spichinger E. (1995). Sterbende pflegen ... und wenn sie nein sagen? Pflege, 8(3), 203–212.

Tanimoto S., Takayanagi K., Yokota H., Yamamoto Y. (1999). The psychological and physiological effects of an intensive-care unit environment on healthy individuals. Clin Perf Quality Health Care, 7, 77–82.

4.3 Präoperative Angst

Christian Johannßen, Jürgen Frenzel

4.3.1 Einleitung

Bei der präoperativen Angst handelt es sich um ein Pflegephänomen, dessen individuelles Ausmaß ohne die Befragung der Betroffenen nur schwer einschätzbar ist. Es ist in der Regel davon auszugehen, dass Betroffene nur beim Überschreiten eines kritischen Angstniveaus von sich aus die Angst thematisieren werden (Steinmayr/Reuschenbach, 2011).

Ausdruck einer durchaus hohen Prävalenz der präoperativen Angst sind die vielen Beiträge von Patienten vor Krankenhausaufenthalten bzw. Operationen, die in Internetforen nach Hilfen zur Bewältigung ihrer Angst suchen.

Patienten, denen zum ersten Mal ein Krankenhausaufenthalt und eine Operation bevorstehen, kennen das Krankenhaus möglicherweise nur aus Film und Fernsehen, in denen gerade der OP häufig auch bewusst als kalt, steril, emotionslos und bedrohlich dargestellt wird. Negative Schlagzeilen in den Medien über Kunstfehler bei Operationen, übermüdete und überarbeitete Ärzte, Pflegepersonal sowie Patientenverwechslungen oder Operationen an falschen Gliedmaßen tun ihr Übriges dazu. Und die allermeisten Patienten fürchten sich vor solchen Szenarien.

Carr et al. (2006) beschreiben, dass es vor allem in der Nacht vor der Operation und auf dem Weg von der Station in den Operationssaal zu einem Anstieg der Angst kommt. Patienten äußern dem Pflegepersonal gegenüber häufig erst dann ihre Angst. In der kurzen Zeitspanne bis zur Operation sind die Möglichkeiten einer effektiven Linderung der Angst bei diesen Patienten dann allerdings nur noch sehr eingeschränkt.

Die Zunahme des Ärztemangels in deutschen Kliniken und die damit einhergehenden Beeinträchtigungen in der Patientenversorgung (Kopetsch, 2010) haben auch negative Auswirkungen auf die Qualität der Patientenaufklärung zur Operation. Immer weniger Ärzte klären, auch bedingt durch die Zunahme ambulanter Operationen, immer mehr Patienten über die Operation auf. Der Patient wird über seine Erkrankung, das Operations- und Narkoseverfahren sowie deren Risiken vom ärztlichen Dienst aufgeklärt. So aufgeklärt kann weder auf die speziellen Bedingungen der Operationsabteilung (wie z. B. das Ein- und Ausschleusverfahren in den OP, anwesendes Fachpersonal, Ablauf bis zur Narkoseeinleitung) noch auf seine Ängste eingegangen werden oder ihm gar in diesem Punkt Hilfestellung zukommen. Dadurch bleiben viele Ängste und Fragen unbeantwortet, was dazu führt, dass die Patienten ängstlich und verunsichert in den OP gebracht werden.

In der gängigen Krankenhausroutine verschreibt der Anästhesist dem Patienten vor der Operation ein sedierendes Medikament, das ihm am Morgen vor der Operation verabreicht wird, damit er angstfrei, entspannt, trotzdem aber wach und orientiert in den OP kommt. Erfahrungsgemäß geschieht es im Klinikalltag nicht selten, dass die Medikamente infolge einer durch Zeit- und Personalmangel hervorgerufenen Hektik in der Morgenroutine auf den Stationen zu früh oder zu spät verabreicht werden und es somit nur noch zu einer eingeschränkten Wirksamkeit kommt. Außerdem wirkt die Prämedikation nicht auf die Ursache der Angst, sondern es werden lediglich die Symptome überspielt. Diese sind vielfältig und variieren nicht selten in ihrer Kombination. Häufige Merkmale ängstlicher Patienten sind Schlafstörungen in der Nacht vor der Operation, angespannte Gesichtszüge, Ruhelosigkeit und unsicheres Umherblicken. Außerdem können Symptome wie Reizbarkeit, Nervosität und Übererregtheit auftreten, vor allem Händezittern und verstärkte Transpiration (NANDA, 2010). Im Narkoseeinleitungsraum zeigt sich die Angst durch erhöhten Blutdruck und gesteigerte Pulsfrequenz.

Das Berufsfeld der Autoren dieses Kapitels ist der Anästhesie- und Operationsbereich, in dem man regelmäßig mit präoperativer Angst konfrontiert wird. Sie ist eine der häufigsten Angstformen im Krankenhaus (Steinmayr/Reuschenbach, 2011). Verursacht wird sie zum einen sicherlich durch die Anonymität und die technisierte und sterile Umgebung der Operationsabteilung, zum anderen natürlich durch den bevorstehenden Eingriff an sich. Laut Pritchard (2009) liegen die Ursachen der Angst in der Unsicherheit infolge fehlender Informationen und unbekannter Abläufe, im drohenden Kontrollverlust und in dem Gefühl des «Ausgeliefertseins». Die Patienten leiden unter der Angst, möglicherweise nicht mehr aus der Narkose zu erwachen bzw. während der Operation wach zu werden («awareness») und etwas von ihr wahrzunehmen. Hinzu kommt zum einen die große Angst, dass bei der Operation Komplikationen auftreten könnten, zum anderen die Angst vor negativen Nebenwirkungen wie Übelkeit und peri- und postoperativen Schmerzen. Mitchell (2008) beschreibt, dass Patienten unter Spinal- oder Regionalanästhesie Angst vor dem Anblick einer großen Wunde, vor intraoperativen Schmerzen oder davor, von der Operation zu viel mitzubekommen (z. B. Bohrgeräusche) haben. Präoperative Angst setzt sich in der Regel aus mehreren dieser Faktoren zusammen.

In verschiedenen Untersuchungen und Studien (Bosch et al., 2005) wird immer wieder auf eine Korrelation zwischen präoperativer Angst und physiologischen Phänomenen wie postoperative Übelkeit und Erbrechen («postoperative nausea and vomiting», PONV), Müdigkeit sowie postoperative Schmerzen verwiesen. Gerade die Angst vor Schmerzen stellt für den Patienten vor der Operation eine besondere Belastung dar. Daraus ergibt sich die Frage, ob pflegerische Interventionen vor einer Operation dazu beitragen können, Ängste zu reduzieren und folglich auch das postoperative Schmerzerleben zu mildern.

Da Angst im Krankenhaus, vor allem die präoperative Angst, ein häufiges Phänomen ist und von ärztlicher Seite, wie oben beschrieben, nur unzureichend Beachtung findet, sollte es ein Anspruch der Pflege sein, sich mehr auf die Pflegediagnose «Angst» zu fokussieren, sie zu erfassen und entsprechende nichtmedikamentöse Pflegeinterventionen zu realisieren. Nicht medikamentöse Interventionen bezeichnen Maßnahmen, die von Gesundheits- und KrankenpflegerInnen eigenständig und ohne ärztliche Verordnung durchgeführt werden können.

Die Autoren dieses Kapitels, beide Absolventen des Bachelor of Nursing der Hanze University of Applied Sciences Groningen (in Kooperation mit dem Hanse-Institut Oldenburg), haben im Rahmen einer umfassenden systemischen Literaturrecherche eingehend untersucht, welche nichtmedikamentösen pflegerischen Interventionen dazu geeignet sind, die präoperative Angst der Patienten zu verringern.

■ Fallbeispiel 1

Ein 65-jähriger Patient wird für eine Bandscheiben-OP am präoperativen Tag stationär aufgenommen. Er äußert starke Rückenschmerzen und große Angst, dass bei der morgigen Operation etwas «schiefgehen» könnte. Insbesondere hat er Angst, dass er seine Beine nach der Operation nicht mehr bewegen kann und dass seine Schmerzen nach der Operation nicht besser werden. Der Patient fragt die Pflegende um Rat, nachdem die chirurgische und die anästhesiologische Aufklärung schon durchgeführt worden waren. Solche oder ähnliche Situationen kennen viele Pflegekräfte, die auf einer operativen Station arbeiten. Hier stellt sich die Frage: Mit welchen effektiven Mitteln lassen sich die Ängste und Sorgen der Patienten reduzieren? ■

■ Fallbeispiel 2

Ein muslimischer Patient mit wenig Deutschkenntnissen kommt mit großen Angstgefühlen zur stationären Aufnahme, um eine dringende herzchirurgische Operation durchführen zu lassen. Die Routinevorbereitungen lässt er über sich ergehen, ohne seine Ängste zu äußern. Kulturelle Hintergründe hindern ihn daran, sich mit seiner Angst auseinanderzusetzen und darüber zu sprechen. In dieser fremden Umgebung fühlt er sich unwohl. Trotzdem vertraut er den Ärzten und Pflegekräften, die ihn behandeln. Sein Glaube besagt: «Was Gott will, wird auch geschehen; ich kann nichts dagegen tun.» Die Pflegekräfte bemerken die Angst nicht oder ignorieren sie, weil der Patient sich nicht bemerkbar macht. Hier stellt sich die Frage, inwieweit Pflegekräfte auf die Situation eingehen sollten bzw. welche Möglichkeiten sie haben, Einfluss auf die Zufriedenheit des Patienten zu nehmen. ■

In diesen Situationen stehen viele Pflegekräfte vor den Patienten und können nur intuitiv und nach persönlichem empathischem Vermögen auf die Ängste des Patienten eingehen. Im stationären Alltag fehlt es oft an standardisierten Maßnahmen zur Reduzierung der Patientenängste. Dabei besteht dieses Problem nicht nur im stationären Bereich eines Krankenhauses. Auch die Pflegekräfte in der Operationsabteilung sehen viele Patienten, die mit sorgenvollen und ängstlichen Blicken eingeschleust werden. Hier sind Maßnahmen zur Angstreduzierung ebenfalls sehr sinnvoll. Hier sollen nun den Pflegekräften Möglichkeiten aufgezeigt werden, Angstsituationen von Patienten im Vorfeld einer Operation durch gezielte Maßnahmen zu vermeiden oder zu reduzieren. Im Routinealltag stehen den Klinikmitarbeitern nur wenige Instrumente zur Verfügung, mit denen sich die Angst der Patienten reduzieren lässt. Zeitdruck und eine hohe Arbeitsbelastung erschweren eine effektive Aufklärung der Patienten (Busse, 2009) (**Abb. 4-4**). Zudem fehlt es oft an den nötigen finanziellen und personellen Ressourcen (Simon, 2007).

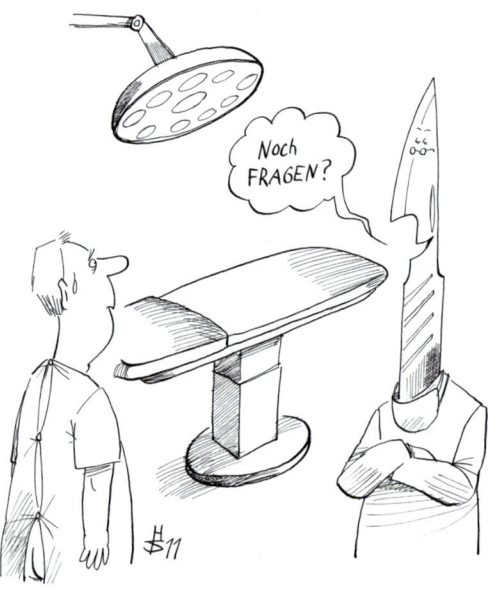

Abbildung 4-4: Zeitdruck und hohe Arbeitsbelastung erschweren die effektive Aufklärung des Patienten. (Quelle des Cartoons: © Heiko Sakurai)

4.3.2 Angstmessung

Angst ist nicht einfach zu messen, da es sich dabei vor allem um ein subjektives Gefühl handelt. Zur Beurteilung von präoperativer Angst sind valide Messinstrumente notwendig. Steinmayr und Reuschenbach (2011) weisen darauf hin, dass Deutschland von einem flächendeckenden Angstmanagement noch weit entfernt ist. Ein strukturiertes Instrument zur Erfassung von Angst wird derzeit in Deutschland nicht eingesetzt, während im Ausland bereits viele Assessmentinstrumente entwickelt wurden und dort auch eingesetzt werden. Die Verfasser beschränken sich auf die Darstellung der Instrumente, die in den Studien, die für diese Arbeit relevant waren, Anwendung gefunden haben und am häufigsten verwendet werden.

4.3.2.1 State-Trait-Anxiety Inventory (STAI)

Das State-Trait-Anxiety Inventory wurde 1970 von Spielberger, Gorsuch und Lushene entwickelt. Es ist eines der am häufigsten in der pflegewissenschaftlichen Angstforschung eingesetzten Verfahren. Es handelt sich hierbei um einen Fragebogen, bei dem sowohl die aktuelle («state») als auch die habituelle («trait») Angst erfasst werden kann. Damit lassen sich Beziehungen zwischen aktueller und habitueller Angst unter Berücksichtigung von Situationseinflüssen und intrapsychischen Prozessen (wie das unterschiedliche Angsterleben einer Person in verschiedenen Situationen) erfassen. Die Erfassung von Zustandsangst für beliebige Situationen (retro- oder prospektiv, zum Beispiel vor verschiedenen medizinischen Eingriffen oder in präoperativen Situationen) ist dadurch möglich.

Das STAI besteht aus zwei getrennten Fragebögen zur Erfassung habitueller und aktueller Angst. Jeder Fragebogen besteht aus 20 Items, die auf einer vierstufigen Antwortskala beantwortet werden. Bei der State-Skala soll der Proband angeben, wie intensiv er die in den Items beschriebenen Sachverhalte erlebt. Die Antwortkategorien reichen von «überhaupt nicht» bis «sehr». Bei der Skala wird die erlebte Häufigkeit der Iteminhalte beurteilt – von «fast nie» bis «fast immer». Der State-Fragebogen enthält zehn positiv und zehn negativ formulierte Items, die den aktuellen Zustand beschreiben (z. B.

«Ich fühle mich wohl»). Der Trait-Fragebogen umfasst 13 positiv und sieben negativ formulierte Items, die das situationsabhängige Allgemeinbefinden beschreiben (z. B. «Unwichtige Gedanken gehen mir durch den Kopf und bedrücken mich»).

Die Bearbeitungszeit dauert nur drei bis sechs Minuten pro Skala, sodass man insgesamt auf eine durchschnittliche Bearbeitungszeit von sechs bis zwölf Minuten kommt. Die Items des STAI sind leicht und verständlich formuliert, dadurch kann es potenziell von vielen Probanden durchgeführt werden (Steinmayr/Reuschenbach, 2011).

Das STAI wurde zur Bestimmung der verschiedenen Gütekriterien und der Normen bei insgesamt mehr als 4000 Personen getestet. Die Validität des Instruments wurde in zahlreichen Studien belegt (Laux et al., 1981).

4.3.2.2 Visual Analogue Scale (VAS; visuelle Analogskala)

Die geläufigste Art der Angsterfassung neben dem STAI ist die Visual Analogue Scale (VAS; Visuelle Analogskala). Die VAS dient als zuverlässige, valide und sensible Methode zur schnellen Angstmessung (Price et al., 1994). Mit der VAS ist es möglich, dass Patienten ihren Grad an Angst auf einer horizontalen Linie markieren. Sie ist eine 10 Zentimeter lange Skala mit festgelegten Enden, die von «keine Angst» bis «größtmögliche Angst» reichen. Mit der VAS werden neben der Angst (Anxiety-VAS oder auch VASA genannt) oft auch andere Faktoren, wie der Schmerz (VAS-Pain) und Sorgen (Worrying-VAS), eingeschätzt (Morard, 2010).

4.3.2.3 Beck Anxiety Inventory (BAI)

Das Beck Anxiety Inventory (BAI) wurde von Dr. Aaron T. Beck (1988) entwickelt. Dabei handelt es sich um ein Multiple-Choice-Selbstbewertungsverfahren mit 21 Fragen, das zur Messung der Schwere der individuellen Angst eingesetzt wird.

Bei den verschiedenen Frage-Elementen geht es um allgemeine Symptome der Angst, wie zum Beispiel Gefühle der Unruhe, Anspannung, Schwitzen, die Unfähigkeit zu atmen, die Unfähigkeit zu entspannen und die Angst vor dem «Schlimmsten». Jedes Frage-Element wird getrennt voneinander auf einer Skala von 0 bis 3 benotet, wobei 0 = nie/nicht und 3 = immer/stark angibt. Die Gesamtpunktzahl reicht von 0 bis 63 Punkten. Angst auf einem normalen Niveau würde eine Punktzahl bis 9 zeigen. Eine Punktzahl von 10 bis 15 gibt leichte bis mäßige Angst an. Eine Punktzahl von 20 bis 29 zeigt mäßige bis schwere Angst an und ein Ergebnis von mehr als 30 Punkten deutet auf schwere Angstzustände hin (Deyirmenjian et al., 2005).

Das BAI wurde bei einer Vielzahl von verschiedenen Patientengruppen, einschließlich Jugendlichen, verwendet und auf Validität und Realibilität überprüft (Beck et al., 1988).

Die vorgestellten Assessmentinstrumente haben den Forschern dazu gedient, in ihren Studien zu validen Ergebnissen zu kommen. Um Patienten mit ausgeprägter präoperativer Angst zu identifizieren, sollten auch im klinischen Bereich das Assessment und daraus abzuleitende Interventionen in ein strukturiertes Angstmanagement eingebunden sein, bei dem der Patient auch über pflegerische Handlungsmöglichkeiten informiert wird. Denn ein durch Pflegende eingesetztes Angstassessment ist nur dann sinnvoll, wenn die Ergebnisse in entsprechende pflegerische Interventionen umgesetzt werden können (Steinmayr/Reuschenbach, 2011).

4.3.3 Welche pflegerischen Interventionen sind geeignet?

Die Literatur beschreibt unterschiedliche Ansätze, um die präoperative Angst durch pflegerische Interventionen zu reduzieren. In der Arbeit von Steinmayr und Reuschenbach aus dem Jahre 2011 werden folgende Maßnahmen zur Angstreduktion zusammengefasst: Informationsvermittlung und psychoedukative Ansätze, eine ruhige Gestaltung der Umgebung, Musik und Massagen. Sie sagen weiterhin, dass die nahe körperliche Präsenz der Pflegeperson eine der häufigsten selbstwirksamen Methoden des Angstmanagements ist. Des Weiteren werden die nachfolgend beschriebenen Interventionen zur Reduzierung von Angst empfohlen.

Präoperatives Musik-Hören

Eine gute Möglichkeit, die Angst zu reduzieren, haben Lee und Kollegen im Jahre 2012 in ihrer

Studie gezeigt: Präoperatives Hören von Musik führt gegenüber Patienten, die vor der Operation keine Musik hören, zu einem deutlich niedrigeren Angstlevel. Die Experimentalgruppe hörte im Wartebereich der Operationsabteilung 10 Minuten Musik über einen Kopfhörer. Anschließend gab sie in der Visual Analogue Scale einen signifikant niedrigeren Angst-Wert an.

Präoperative Ausgabe einer Patientenbroschüre

Van Zuuren et al. (2006) haben durch die präoperative Ausgabe einer Informationsbroschüre zu Art und Ablauf der Operation/Untersuchung eine weitere Möglichkeit aufgezeigt, die Angst der Patienten vor einer Operation zu reduzieren. Als besonders positiver Effekt hat sich hierbei herausgestellt, dass die Patienten zufriedener mit der gesamten Vorbereitung waren. Sie konnten mit Hilfe der Broschüre beliebig oft auf die Informationen zurückgreifen. Viele Fragen wurden hierdurch schon im Vorfeld geklärt und Unsicherheiten reduziert. Vor allem ältere Patienten profitieren davon.

Das pflegerische Aufklärungsgespräch

Die beiden Studien von Lin und Wang (2005) sowie von Schneider (2004) haben die positiven Auswirkungen eines pflegerischen Aufklärungsgesprächs deutlich gemacht. Zusätzlich zur Routinepflege haben die Patienten ein intensives Informationsgespräch bekommen. Die Inhalte waren auf die bevorstehende Operation abgestimmt. Ein Schwerpunkt dieses Gesprächs war der Umgang mit ihren Schmerzen. Schneider (2004) hat festgestellt, dass die Vermittlung von Informationen und Techniken zur Schmerzbewältigung zu einer proaktiven Haltung bei den Patienten führt. Die beratende Aufklärung verbesserte die Selbstpflegefähigkeiten und führte zu einem Abbau von Ängsten und einer Verringerung der Schmerzintensitäten.

Die präoperative Schulung

Die präoperative Patientenschulung kann als eine Art Unterrichtseinheit für Patienten verstanden werden. Darin erhalten die Patienten Informationen über die präoperative Vorbereitung, über den chirurgischen Eingriff und über postoperative Verhaltensregeln. Außerdem werden den Patienten Entspannungsübungen bei aufkommender Angst und adäquate Verhaltensweisen bei postopcrativen Schmerzen aufgezeigt.

Papanastassiou et al. (2011) kamen zu dem Ergebnis, dass die präoperative Schulung helfen kann, Angst und Furcht zu reduzieren. Des Weiteren sagen sie, dass eine präoperative Patientenschulung zu einer stärkeren Patientenbindung führen kann. Deyirmenjian et al. (2005) hingegen haben in ihrer im Libanon durchgeführten Studie eine gegenläufige Erfahrung gemacht. In ihrer Studie wurde auf eine Freiwilligkeit der Probanden verzichtet und sie bekamen die Informationen unmittelbar vor dem Eingriff. Somit hatten die Patienten keine Möglichkeit mehr, die empfangenen Informationen adäquat zu verarbeiten. Ursprünglich sind die Forscher auch von einer positiven Wirkung der Patientenschulung ausgegangen. Nach der präoperativen Patientenschulung wurde bei den Patienten aber eine erhöhte Angstintensität gemessen. Es wurde angenommen, dass das falsche «Timing» dazu führte, dass die Patienten zum Teil mit den empfangenen Informationen überfordert waren.

4.3.4 Zusammenhang zwischen Angstreduzierung und Schmerzintensität?

Die beiden taiwanesischen Pflegewissenschaftlerinnen Lin und Wang untersuchten in einer experimentellen Studie im Jahre 2005, ob Patienten mit einer abdominellen Operation, die eine präoperative Pflegeintervention zum Schmerz erhalten, weniger präoperative Angst aufweisen, dazu eine positivere präoperative Einstellung zu Schmerzen zeigen und tatsächlich weniger postoperative Schmerzen empfinden.

Die Routinevorbereitung der Patienten sah eine körperliche Vorbereitung und eine Schulung über postoperatives Atmen und Husten vor. Die Interventionsgruppe erhielt zudem eine Schmerzintervention, in der die Gründe für Schmerzen und unangenehme Gefühle, die nach der Operation auftreten können, aufgezeigt wurden. Außerdem wurde die Bedeutung des Schmerzmanagements thematisiert. Dazu wurden Methoden zur nichtmedikamentösen Schmerzlinderung erläutert. Die Patienten wurden ermutigt, bei Schmerzen nach der Operation nach Analgetika zu fragen, und es wurde ihnen der Umgang mit der PCA-Pumpe («patient-controlled analgesia») erklärt. Bei diesen Patienten, die eine umfassende präoperative Pflegeintervention zum Schmerz erhielten, war eine signifikante Abnahme der präoperativen Angst festzustellen. Die Patienten gaben eine deutliche Verbesserung der präoperativen Einstellung zu postoperativen Schmerzen an und es zeigte sich eine signifikant niedrigere postoperative Schmerzintensität im Gegensatz zu den Patienten, die keine umfassende Pflegeintervention erhielten.

Zu ähnlichen Ergebnissen kamen Papanastassiou et al. (2011). Hier bekamen wirbelsäulen-chirurgische Patienten vor der Operation pflegerische Informationen über die präoperative Vorbereitung und über den chirurgischen Eingriff. Außerdem wurden postoperative Verhaltensregeln, zum Beispiel über den Umgang mit der PCA-Pumpe und mit Redondrainagen, gegeben. Die Patienten bekamen des Weiteren Informationen über den postoperativen Schmerz an sich und über medikamentöse und nichtmedikamentöse Maßnahmen bei Schmerzen. Darüber hinaus wurden die Patienten über postoperative Verhaltensregeln aufgeklärt. Hier zeigte sich im Ergebnis ein deutlicher Zusammenhang zwischen der präoperativen Patientenschulung und der postoperativen Zufriedenheit der Patienten mit der Schmerztherapie. Diese Zufriedenheit beruht vor allem auf der Reduzierung der Angst durch die «Gewöhnung an das Unbekannte» (hier die PCA-Pumpe).

Die postoperative Schmerzintensität und die präoperative Angst wurden von Patienten als deutlich geringer eingestuft, nachdem sie in einem präoperativen pflegerischen Aufklärungsgespräch über den Verlauf der Vorbereitung zur Operation, über mögliche postoperative Schmerzen und die Möglichkeiten der Analgesie und deren mögliche Nebenwirkungen aufgeklärt worden waren (Schneider, 2004). Als positiv erwiesen sich zudem das Einüben der Schmerzbeschreibung, Maßnahmen zur selbstständigen Schmerzlinderung und allgemeine Verhaltensregeln beim Auftreten von Schmerzen.

Die Ergebnisse der verschiedenen Studien zeigen, dass durch eine präoperative pflegerische Aufklärung sowohl die Angst vor der Operation und den möglicherweise auftretenden Schmerzen als auch die postoperative Schmerzintensität gleichermaßen reduziert werden können. Die postoperative Schmerzreduktion wird in erster Linie durch eine umfassende Schmerzschulung erreicht, in der den Patienten der Umgang mit Schmerz und schmerzreduzierenden Maßnahmen vermittelt wird.

4.3.5 Formen der Informationsvermittlung als geeigneter Rahmen

Es gibt viele verschiedene Möglichkeiten, den Patienten pflegerische Interventionen oder Informationen zukommen zu lassen. Eine Möglichkeit bieten sicherlich präoperative Telefonberatungen sowie 24-Stunden-Telefon-Hotlines – wie bei Steinmayer und Reuschenbach (2011) beschrieben. Solche Einrichtungen scheinen aber aufgrund des hohen Personalaufwands und der Kostenintensivität in der Klinik wenig praktikabel. Eine andere Möglichkeit ist die Beratung und Informationsgabe über bevorstehende Eingriffe via Medien, wie zum Beispiel Internet oder Video und DVD. Effizienter und wirkungsvoller sind aber präoperative Aufklärungsgespräche mit den Patienten.

4.3.5.1 Die präoperative Pflegevisite

Präoperative Aufklärungsgespräche können, wie bei Schneider (2004) und Lin und Wang (2005) beschrieben, in Form einer präoperativen Pflegevisite im Patientenzimmer durchgeführt werden. Diese Gespräche finden einen Tag vor der geplanten Operation statt und dauern im Durchschnitt nicht länger als 30 Minuten. Die Angehörigen der Patienten haben die Möglichkeit, an dem Gespräch teilzunehmen. Einzelgespräche bieten den Vorteil, sich ganz dem Patienten widmen zu können und auf seine individuellen Ängste und Fragen einzugehen. Der Nachteil dieses Gesprächsrahmens ist darin zu sehen, dass bei der angegebenen Dauer der Gespräche nur ein kleiner Teil der Patienten erreicht werden kann. Eine weitere Schwierigkeit besteht im Klinikalltag darin, im Vorfeld zu erkennen, welche Patienten überhaupt über ihre Angst reden möchten. Steinmayr und Reuschenbach (2011) teilen diese Ansicht, indem sie darauf hinweisen, dass die Bereitschaft, Angst zu äußern, beispielsweise vom Geschlecht und von der Kultur abhängig ist und nicht jeder Patient sich emotional öffnen kann.

4.3.5.2 Präoperative Gruppengespräche
Eine weitere Form der präoperativen Patientenaufklärung ist das Angebot von Gruppengesprächen (Papanastassiou et al., 2011). Diese Gruppengespräche werden in einem dafür extra definierten Raum in der Klinik durchgeführt und dauern ein bis einundhalb Stunden. Außerdem wird den Patienten am Ende des Kurses eine Informationsbroschüre ausgehändigt, in der die Informationen nochmals schriftlich zusammengefasst sind.

4.3.5.3 Die präoperative Informationsbroschüre
Auch van Zuuren et al. (2006) verwendeten eine Informationsbroschüre bei ambulanten Patienten, die diesen mindestens einen Tag vor dem Eingriff ausgehändigt wurde. Auf eine verbale Aufklärung wurde dabei verzichtet.

Der Organisationsrahmen des Gruppengesprächs (s. Kap. 4.3.5.2) bietet den Vorteil, eine große Anzahl von Patienten gleichzeitig zu erreichen. Indem man die Patienten im Vorfeld über dieses Angebot informiert, kann jeder Patient selbst über eine Teilnahme entscheiden; somit erreicht man die Patienten, die auch tatsächlich eine umfangreiche Aufklärung wollen. Patienten, die unter «drohender Gefahr» nach Informationen suchen, profitieren von einer umfassenden Aufklärung entsprechend mehr, und es ist anzunehmen, dass diese Patienten ein Gruppengesprächsangebot stärker nutzen würden als Patienten, die unter «drohender Gefahr» keine Informationen suchen bzw. nur so viel über die Operation erfahren möchten, wie unbedingt notwendig ist. Für diese Patientengruppe wäre eine beigefügte Zusammenfassung der Informationsbroschüre ausreichend und sicherlich hilfreich.

Oshodi (2007) weist darauf hin, dass Gruppengespräche ebenso wirksam sind wie Einzelgespräche. Darüber hinaus sind sie sogar effizienter, da sie weniger Pflegeaufwand bedeuten und somit eine deutliche Kosteneinsparung gegenüber den Einzelgesprächen erzeugen.

Es ist eine sinnvolle Maßnahme, Gruppengespräche anzubieten und ergänzend eine Broschüre auszuhändigen, in der Inhalte des Aufklärungsgesprächs zusammengefasst werden. Damit wird den Patienten die Möglichkeit gegeben, die besprochenen Informationen nochmals nachzulesen und beliebig oft darauf zurückzugreifen. Viele nachher auftretende Fragen lassen sich dadurch schon im Vorfeld klären und Unsicherheiten werden reduziert. Insbesondere ältere Patienten profitieren davon.

4.3.6 Fazit
Die Ergebnisse, die in den Studien zur pflegerischen präoperativen Aufklärung gefunden wurden, zeigen sehr gute und wirksame Möglichkeiten, die Angst vor der Operation, die Angst vor postoperativen Schmerzen sowie die Schmerzintensität zu minimieren. Die von Schneider (2004) zusätzlich erzielten Erkenntnisse, dass die Patienten bei Beteiligung an schmerztherapeutischen Maßnahmen eine proaktive Haltung entwickelten und die daraus resultierenden Selbstpflegetätigkeiten zu einem weiteren Abbau von Ängsten und der Verbesserung von Schmerzintensitäten führten, sind hervorzuheben. Dies unterstreicht noch einmal die positiven Effekte der präoperativen pflegerischen Aufklärung.

Die Ausgabe einer Informationsbroschüre vor der Operation oder Untersuchung (van Zuuren et al., 2006) führte zu einer signifikanten Reduktion des Angstniveaus. Diese nonverbale Form der Aufklärung bietet eine gute Möglichkeit, viele Patienten zu erreichen. Die Patienten können so selbst entscheiden, ob sie die Aufklärung in Anspruch nehmen (oder nicht) und in welchem Umfang sie Informationen bekommen möchten. Aber auch andere Maßnahmen, wie zum Beispiel die präoperative Musikintervention (Lee et al., 2012), haben eine positive Wirkung gezeigt und können eine wirksame pflegerische Intervention gegen die Angst darstellen. Die unerwarteten Ergebnisse der libanesischen Studie von Deyirmenjian et al. (2005) zeigen aber auch, wie wichtig es ist, den Patienten die pflegerischen Informationen mindestens einen Tag vor der Operation zu geben. So haben sie Zeit, die Informationen zu verarbeiten und auf Unklarheiten zu reagieren. Informationen sollten gezielt auf das allgemeine Niveau des Verständnisses, der Bildung und des kulturellen Hintergrundes abgestimmt werden.

Selbstverständlich hat der Patient das Recht, seine Angst für sich zu behalten und mit der erlebten Angst auf seine Art umzugehen.

Man sollte sich nicht der Illusion hingeben, den Patienten die Angst vor einer Operation gänzlich nehmen zu können. Ängstliche Patienten werden immer ein gewisses Maß an Angst vor der Operation behalten. Durch gezielte pflegerische Interventionen, die präoperative Angst und die Angst vor postoperativen Schmerzen reduzieren, verbessern sich die Selbstpflegefähigkeiten. Patienten werden durch diese Vorbereitung auf ihre Operation zufriedener und zuversichtlicher. In Kombination mit einer richtig angewandten medikamentösen Prämedikation können die Patientenängste auf ein niedriges Angstniveau minimiert werden.

Mit pflegerischen Aufklärungsgesprächen und Patientenschulungen zum Thema präoperative Angst und Schmerz hat vor allem die Gesundheits- und Krankenpflege im OP- und Anästhesiebereich die Möglichkeit, sich zu positionieren und ihren Arbeitsbereich weiterzuentwickeln. Schließlich sei darauf hingewiesen, dass sich grundsätzlich auch die Kommunikation zwischen Patienten und Ärzten ändern muss (Hax/Hax-Schoppenhorst, 2011). Das vertrauensvolle, Klarheiten und Perspektiven vermittelnde Gespräch ist noch längst nicht an allen Krankenhäusern in Deutschland zur Selbstverständlichkeit geworden!

Die hier analysierten Studien stammen aus Deutschland, Belgien, Nordamerika, Taiwan und dem Libanon. Die weltweite wissenschaftliche Untersuchung der Interventionen und ihrer Ausführung in verschiedenen Kulturkreisen dienen einer größeren Übertragbarkeit der Ergebnisse.

Empfehlung der präoperativen Pflegesprechstunde

Aufgrund der systemischen Literaturrecherche ist zur präoperativen pflegerischen Aufklärung in Form einer Gruppenaufklärung innerhalb einer Pflegesprechstunde anzuraten. Um möglichst viele der Patienten zu erreichen, die sich einer elektiven Operation unterziehen müssen, ist es sinnvoll, die Patienten spätestens am Aufnahmetag über dieses Angebot zu informieren. Da viele Patienten erst einen Tag vor der Operation stationär aufgenommen werden, sollten sie die Information über die pflegerische Aufklärung schon im Vorfeld mit der Bekanntgabe des stationären Aufnahmedatums erhalten. Somit wird diesen Patienten auch die Möglichkeit eingeräumt, ambulant daran teilzunehmen.

Unter Berücksichtigung der Erkenntnisse der präoperativen Aufklärungsgespräche, die in den dargestellten Studien angewandt wurden, sollte die Patientenschulung folgende Informationen beinhalten:

Prozedurale Informationen:
1) Vorbereitung zur Operation (Was geschieht mit dem Patienten?)
   - den Ablauf des Operationstages darstellen
   - mit Kathetern und Drainagen vertraut machen
   - mit der PCA-Pumpe vertraut machen
2) behaviorale Informationen:
   - Bewältigungsstrategien bei auftretender Angst am Operationstag
     – Musiktherapie vor der Operation (auf der Station)
     – Möglichkeiten der Ablenkung
     – Entspannungsübungen
3) Schmerzedukation:
   - Darstellung möglicher postoperativer Schmerzen
     – erstes Auftreten, mögliche Lokalisation, Stärke und Verlauf
   - Darstellung der Schmerzbeschreibung
     – Qualität der Schmerzen (stechend, stumpf, bohrend, krampfartig)
     – Lokalisation und Ausstrahlung
     – Stärke der Schmerzen
   - Informationen über die Möglichkeiten der Analgesie
     – Peridualkatheter
     – Infusionen, Perfusor, PCA-Pumpe
     – orale Medikation
   - Informationen über mögliche Nebenwirkungen
   - Informationen über Maßnahmen zur selbstständigen Schmerzlinderung
     – Ablenkung, Entspannung
     – Bewegung, Haltung, Schonhaltung, Schlafposition.

Allgemeine Verhaltensregeln:
- rechtzeitige Bitte um Schmerzmittelgabe
- Stützen bzw. Kompression der Wunde (Husten nach Bauchoperationen)
- Analgetika vor der Mobilisation
- Anfangs regelmäßige Einnahme von Analgetika
- Rückmeldung von Wirkungen und Nebenwirkungen an das Pflegepersonal.

Das präoperative Aufklärungsgespräch sollte nach Möglichkeit mehrmals pro Woche angeboten werden. Im Idealfall sollten die Aufklärungen fachspezifisch (Neurochirurgie, Unfallchirurgie, Viszeralchirurgie, Gynäkologie etc.) erfolgen, um näher auf die Besonderheiten der einzelnen Operationen eingehen zu können.

Die Patienten erhalten am Ende des Aufklärungsgesprächs eine Broschüre mit einer Zusammenfassung der Informationen. Damit haben sie die Möglichkeit, die Inhalte der Aufklärung nochmals nachzulesen.

Literatur

Beck M. T., Epstein N., Brown C., Steer R. A. (1988). An inventory for measuring clinical anxiety: psychometric properties. Journal of Consulting an Clinical Psychology, 56, 893–897.

Bosch J., Van den Moons K., Bonsel G., Kalkmann C. (2005). Does Measurement of Preoperative Anxiety Have Added Value for Predicting Postoperative Nausea and Vomiting? Anesth Analg, 100, 1525–1532.

Busse, T. (2009). OP-Barometer 2009. http://www.ota.de/fileadmin/content/bilder/Veroeffentlichungen/OP-Barometer.pdf [31.07.2013].

Carr E., Brockbank K., Allen S., Strike P. (2006). Patterns and frequency of anxiety in women undergoing gynaecological surgery. Journal of Clinical Nursing, 15(3), 341–352.

Deyirmenjian M., Karam N., Salameh, P. (2005). Preoperative patient education for open-heart patients: A source of anxiety? Patient Education and Counseling, 62, 111–117.

Hax P.-M., Hax-Schoppenhorst T. (2011). Kommunikation in der Chirurgie. Praxisempfehlungen für Ärzte aller operativen Fächer. Stuttgart: Kohlhammer.

Kopetsch T. (2010). «Dem deutschen Gesundheitswesen gehen die Ärzte aus!» – Studie zur Altersstruktur- und Arztzahlenentwicklung. Bundesärztekammer und Kassenärztliche Bundesvereinigung Berlin.

Laux L., Glanzmann P., Schaffner P., Spielberger C. D. (1981). Das State-Trait-Angstinventar, Theoretische Grundlagen und Handanweisung. Weinheim: Beltz.

Lee K.-C., Chao H.-Y., Yiin J.-J., Hsieh H.-Y., Dai W.-J., Chao Y.-F. (2012). Evidence That Music Listening Reduces Preoperative Patients' Anxiety. Biological Research for Nursing, 14(1), 78–84.

Lin L.-Y., Wang R.-H. (2005). Abdominal surgery, pain and anxiety: preoperative nursing intervention. Journal of Advanced Nursing, 51(3), 252–260.

Mitchell M. (2008). Conscious surgery: influence of the environment on patient anxiety. Journal of Advanced Nursing, 64(3), 261–71.

Morard G. (2010). Pflegerische Interventionen bei präoperativer Angst und deren Wirksamkeit. https://doc.rero.ch/record/18046/files/TB_Morard_Gertrud.pdf [19.11.2013].

Nanda International. (2010). Pflegediagnosen. Definitionen und Klassifikationen. Wetzlar: Rekom-Verlag.

Oshodi T. O. (2007). The impact of preoperative education on postoperative pain. Part 2. British Journal of Nursing, 16(13), 790–797.

Papanastassiou I., Anderson R., Nicole Barber N., Conover C., Castellvi A. (2011). Effects of preoperative education on spinal surgery patients. SAS Journal, 5, 120–124.

Price D. D., Bush F. M., Long S., Harkins S. W. (1994). A comparison of pain, measurement characteristics of mechanical visual analogue and simple numerical rating scales. Pain 6, 217–226.

Pritchard M. J. (2009). Managing anxiety in the elective surgical patient. British Journal of Nursing, Vol. 18, Iss. 7, 416–419.

Schneider F. (2004). Untersuchung der Bedeutung einer präoperativen Pflegevisite für die perioperative Schmerztherapie. München: GRIN-Verlag für Akademische Texte.

Simon M. (2007). Stellenabbau im Pflegedienst der Krankenhäuser. http://opus.bsz-bw.de/fhhv/volltexte/2008/103/pdf/Simon_Stellenabbau_im_Pflegedienst_der_Krankenhaeuser_EFH_Paper_07_001.pdf [31.07.2013].

Steinmayr R., Reuschenbach B. (2011). Erfassung von Angst im Krankenhaus. In: Reuschenbach B., Mahler C. (2011). Pflegebezogene Assessmentinstrumente, Internationales Handbuch für Pflegeforschung. Bern: Verlag Hans Huber, 441–456.

Zuuren F. J. van, Grypdonck M., Crevits E., Vande Walle C., Defloor T. (2006). The effect of an information brochure on patients undergoing gastrointestinal endoscopy: A randomized controlled study. Patient Education and Counseling, 64, 173–182.

4.4 Angst in der Palliativversorgung

Christoph Gerhard

4.4.1 Einleitung

Angst ist in der Palliativversorgung ein häufiges und meist unterschätztes Thema. Zunächst werdend in diesem Kapitel typische Situationen in der Palliativversorgung aufgezeigt, in denen Angst auftritt. In Analogie zu einem führenden Konzept in der Palliativversorgung, dem Total-Pain-Modell, wird Angst in ihrer Multidimensionalität nach körperlichen, psychischen, sozialen und spirituellen Ursachen unterteilt. An drei Beispielen soll demonstriert werden, wie palliative Versorgungsangebote daran beteiligt sein können, Angst zu lindern. Es sind dies:

- das Symptom Atemnot, das Angst auslösen kann, aber auch durch Angst verstärkt wird
- das Symptom Todesrasseln, das bei Angehörigen oft große Angst auslöst, und
- die Angst vor der Zukunft, der mit Gesprächsangeboten über das zukünftig zu Erwartende begegnet werden kann. Dabei wird Angst als etwas betrachtet, das angesichts der fortgeschrittenen Erkrankung und des nahen Todes in aller Regel zu erwarten ist.

4.4.2 Wann tritt Angst in der Palliativversorgung auf?

Palliativversorgung bezieht sich nach der WHO-Definition auf Menschen mit einer lebensbedrohlichen Erkrankung. Dies kann zum Beispiel eine Krebserkrankung, eine fortgeschrittene Herz-, Lungen- oder Nierenerkrankung, eine fortgeschrittene neurologische Erkrankung oder AIDS sein. Betroffene mit einer solchen lebensbedrohlichen Erkrankung dürften regelhaft Angst haben. Sie haben möglicherweise Angst vor der Diagnosestellung, Angst vor unangenehmen Untersuchungen, Angst, wie es nach der Diagnose weitergeht, Angst vor Schmerzen und anderen unangenehmen Symptomen, Angst vor dem Tod, Angst, Menschen zurückzulassen … Dies ist nur eine kleine Auswahl an möglichen Kristallisationspunkten des allgegenwärtigen Phänomens Angst angesichts einer todbringenden Erkrankung.

> **Definition der Palliativversorgung durch die Weltgesundheitsorganisation (WHO)**
>
> Palliativversorgung ist ein Ansatz zur Verbesserung der Lebensqualität von Patienten und ihren Angehörigen, die mit einer lebensbedrohlichen Erkrankung konfrontiert sind. Dies geschieht durch Prävention und Linderung von Leiden, durch frühzeitiges Erkennen sowie durch exzellentes Einschätzen und Behandeln von Schmerzen und anderen Problemen physischer, psychosozialer und spiritueller Art. (Schneider/Schwartz, 2006: 553)

In der Palliativversorgung gibt es zahlreiche Situationen, in denen Angst durch *körperliche* Probleme ausgelöst oder verstärkt wird. Dies kann die Erkrankung selbst sein, wenn zum Beispiel zu einer Krebserkrankung Hirnmetastasen hinzukommen und die Angst dann Symptom der Gehirnveränderung sein kann oder durch sie verstärkt wird. Es können aber auch Begleiterkrankungen und -erscheinungen sein, wie zum Beispiel eine akute Unterzuckerung, die über Veränderungen des psychischen Befindens Angst verstärken. Unangenehme Symptome, zum Beispiel Atemnot, führen regelhaft zu Angstattacken oder verstärken eine vorhandene Angst oft ins Unermessliche. Manche in der Palliativversorgung häufigen Medikamente können über ihre psychotropen Nebenwirkungen Angst verstärken, zum Beispiel Steroide oder Opioide.

Auch schwierige soziale Umstände, psychische oder spirituelle Problemstellungen können Angst verstärken oder auslösen. Durch Behandlung der zugrunde liegenden Ursachen kann es manchmal gelingen, die Angst zu lindern. Die große Zahl der möglichen Ursachen und Behandlungsstrategien und die dahinter verborgene Multidimensionalität dieser Angst verschlimmernden Umstände können zur Vereinfachung in verschiedene Ebenen eingeteilt werden. In der Palliativversorgung bewährt hat sich das so genannte Total-Pain-Modell, das für

Schmerzen von der Begründerin der modernen Palliativversorgung, Cicely Saunders, entwickelt wurde. Nach diesem Konzept haben Schmerzen immer vier Dimensionen (Saunders/Baines, 1991), nämlich die körperliche, die psychische, die soziale und die spirituelle Dimension. Wir erleben dies im Alltag, wenn eine Person, die viel alleine ist oder starke psychische Probleme hat, mehr unter Schmerzen leidet als andere, die im psychosozialen Bereich keinerlei Belastungen haben. Aber auch wenn der Lebensentwurf für den Betroffenen keinen Sinn ergibt, er das Gefühl hat, alles im Leben falsch gemacht zu haben, wird er Schmerzen anders erleben als ein Mensch, der im spirituellen Bereich mit seinem Lebensentwurf rundum zufrieden ist. Das Besondere am Total-Pain-Modell ist, dass hier Schmerz nicht etwa als entweder körperlich oder psychisch oder sozial oder spirituell bedingt betrachtet wird, sondern Schmerz als etwas gesehen wird, das immer – auch bei einem noch so körperlich bedingten Schmerz, wie zum Beispiel bei einem Knochenbruch – in allen Dimensionen gleichzeitig erlebt wird.

Die vier Dimensionen des Total-Pain-Konzepts (Saunders/Baines, 1991):

- körperliche Dimension
- psychische Dimension
- soziale Dimension
- spirituelle Dimension.

Totale Angst – Ein Konzept zur multidimensionalen Erfassung möglicher Ursachen von Angst

- *Auslöser im körperlichen Bereich, z. B.:*
  - Stoffwechselstörungen (z. B. Hyperkalzämie oder Hypoglykämie)
  - Gehirnerkrankung oder Beteiligung des Gehirns im Rahmen der Grunderkrankung (z. B. Hirnmetastasen)
  - körperliche Symptome (z. B. Atemnot, Schmerzen, Übelkeit)
  - Medikamente und deren Nebenwirkungen (z. B. Opioide und deren Entzug, Steroide oder auch Benzodiazepinentzug).

- *Auslöser im psychischen Bereich, z. B.:*
  - psychische Konflikte
  - Panikstörung.

- *Auslöser im sozialen Bereich, z. B.:*
  - soziale Isolation
  - finanzielle Sorgen
  - Sorgen um die Angehörigen.

- *Auslöser im spirituellen Bereich, z. B.:*
  - Gefühl der Sinnlosigkeit des eigenen Lebens
  - Angst vor dem Jenseits
  - Angst, den eigenen Lebensentwurf nicht mehr sinnvoll zu Ende gestalten zu können.

Das Total-Pain-Modell gehört zu den zentralen Konzepten der Palliativversorgung. Es ist an zentraler Stelle in die oben zitierte WHO-Definition der Palliative Care eingeflossen (Probleme physischer, psychosozialer und spiritueller Art). Dieses Konzept kann allerdings problemlos auch auf andere Symptome als Schmerzen angewandt werden. Aus dem Total-Pain-Konzept wird dann das «Total-Symptom-» oder auch als «Totale-Angst»-Konzept (Gerhard, 2011).

Ein Konzept der multidimensionalen Angst könnte für uns leisten, die verschiedenen Ursachen in ihrer Multidimensionalität zu erfassen.

Wenn wir diese Erfassung geleistet haben, folgt die Frage nach therapeutischen Optionen. Auch diese lassen sich in verschiedene Dimensionen einteilen. Aus «Total Pain» bzw. «Total Symptom» wird «Total Care», d.h. die umfassende Versorgung auf allen angesprochenen Ebenen des an Angst leidenden Menschen aus palliativer Sicht. Hier zeigen sich die für die Palliativversorgung typische multidimensionale fürsorgliche Haltung und Therapie. Auch sie lässt sich analog zum Total-Pain-Modell vereinfacht in die genannten vier Bereiche körperlich, psychisch, sozial und spirituell einteilen.

> **Total Care – Therapie der Angst in verschiedenen Dimensionen**
>
> - *Körperliche Dimension, z. B.:*
>   - auslösende körperliche Situationen (z. B. schlecht behandelte Symptome, Stoffwechselstörungen etc.) behandeln
>   - medikamentöse Therapie der Angst.
> - *Psychische Dimension, z. B.:*
>   - psychotherapeutische Angebote
>   - Gespräche gegen die Angst.
> - *Soziale Dimension, z. B.:*
>   - soziale Beratung
>   - Mitversorgung der Angehörigen gemäß WHO-Definition.
> - *Spirituelle Dimension, z. B.:*
>   - Gespräche, Angebote zur spirituellen Begleitung
>   - existenzielle, sinnzentrierte Verfahren der Psychotherapie.

4.4.3 Teufelskreis Atemnot – Angst

Atemnot ist ein sehr häufiges Symptom in der Palliativversorgung. Etwa die Hälfte der Menschen in palliativer Versorgung leidet darunter. Menschen mit schweren Herz- oder Lungenerkrankungen (z. B. chronisch obstruktive Lungenerkrankung (COPD), Herzinsuffizienz oder Lungentumoren) leiden sogar in 60–95 % der Fälle an diesem Symptom. Am Lebensende tritt Atemnot besonders bei geschwächten, vielfach erkrankten (multimorbiden) älteren Personen auf. Auch Menschen mit neurologischen Erkrankungen (z. B. Parkinson-Krankheit, schwerer Schlaganfall, Demenz) sind in der Sterbephase häufig betroffen. Das Beispiel des häufigen Symptoms Atemnot verdeutlicht, wie ein Symptom Angst auslösen kann und die eingetretene Angst wiederum das Symptom nach Art eines Teufelskreises verstärken kann.

Atemnot ist ein subjektives Symptom, das sich nur durch den Betroffenen selbst einschätzen lässt. Atemnot wird von den Betroffenen als Lufthunger, Kurzatmigkeit, Beklemmungs- oder Engegefühl beschrieben. Sie führt beim Betroffenen oft zu Erstickungsangst bis hin zu Todesangst. Diese Panik überträgt sich sehr leicht auf die Umgebung. Dies führt oft zu einem Aktionismus der Umgebung, der die Angst des Betroffenen verstärkt. Teil dieses Aktionismus sind fragwürdige Sauerstoffgaben, denn wir wissen, dass Sauerstoff in den meisten Fällen gar nicht gegen Atemnot hilft, aber Mundtrockenheit und damit Durst auslösen kann (Clemens/Klaschik, 2007). Vor allem Zugehörige, jedoch oft auch professionell Tätige sind von dieser Panik und dem daraus folgenden Aktionismus betroffen. Wichtig ist es dagegen, Ruhe zu bewahren und nicht selbst in Panik zu verfallen. Allein das Ausstrahlen von Ruhe kann für die Betroffenen schon sehr erleichternd wirken.

Atmung ist im Normalzustand ein «automatischer» Vorgang, den wir nicht bewusst wahrnehmen. Sie wird über so genannte Chemorezeptoren für Sauerstoff- und Kohlendioxidgehalt im Blut und das Atemzentrum im Hirnstamm gesteuert. Während schon ein geringer Anstieg von Kohlendioxid zu ausgeprägter Atemnot führen kann, können niedrige Sauerstoffsättigungen dagegen länger toleriert werden. Der Auslöser für Atemnot ist daher fast immer ein Kohlendioxidanstieg.

Zur Therapie der Atemnot ist zunächst wichtig, zu klären, ob die Ursache der Atemnot zielgerichtet behandelbar ist. Zum Beispiel kann eine Herzinsuffizienz medikamentös behandelt werden, können bei chronisch obstruktiver Lungenerkrankung (COPD) die Bronchien erweiternde Medikamente (Bronchodilatatoren) gegeben werden oder kann ein die Atmung behindernder Pleuraerguss punktiert werden.

Zur medikamentösen Therapie der Atemnot in der Palliativbetreuung können Opioide und Beruhigungsmittel (Clemens/Klaschik, 2007) eingesetzt werden. Viele fürchten die atemhemmende Wirkung der Opioide. In leichter Form kann genau diese Wirkung zur Herabsetzung der Atemnot genutzt werden. Opioide bewirken nämlich, wenn bei Schmerzfreiheit noch höher dosiert wird oder wenn sie einem Patienten, der gar keine Schmerzen hat, gegeben werden, zunächst eine Linderung von Atemnot und dann erst bei noch höherer Dosis eine deutlich herabgesetzte Atmung. Genau dieser Effekt wird zur Therapie der Atemnot in der Palliativmedizin eingesetzt. Man gibt bei schmerzfreien Patienten niedrigdosiert

Opioide oder man erhöht bei gleichzeitigen Schmerzen die für die Schmerztherapie ausreichende Opioiddosis nochmals um 30–50 %, um die Atemnot zu behandeln.

Es ist also zusammengefasst nicht nur so, dass Opioide in der Schmerztherapie bei richtigem Einsatz mit regelmäßigen Schmerzerfassungen hinsichtlich Atemhemmung kaum Risiken haben, sondern sie eignen sich sogar hervorragend zur Therapie der Atemnot. Dieser Atemnot lindernde Effekt der Opioidtherapie wurde in mehreren Studien nachgewiesen (Clemens/Klaschik, 2007). Ihr Haupteffekt ist eine «Ökonomisierung» der Atmung, denn bei ruhigerer Atmung kann wesentlich mehr Kohlendioxid aus dem Körper transportiert werden als bei einer durch Atemnot ausgelösten hektischen und schnellen Atmung. Beruhigungsmittel, wie zum Beispiel Lorazepam (z. B. Tavor®) oder Promethazin (z. B. Atosil®) wirken vor allem auf die Panik, die die Atemnot begleitet. Auch dadurch wird eine ruhigere, effektivere Atmung erreicht, was sich wiederum positiv auf das Ausatmen von Kohlendioxid auswirkt.

Zur Linderung von Atemnot wird sehr häufig Sauerstoff eingesetzt. Thöns und Sitte (2010) haben die Situation der Sauerstofftherapie gegen Atemnot sehr anschaulich dargestellt. Aus der Flugmedizin, von Tauchunfällen und von der Höhenkrankheit wissen wir, dass eine niedrige Sauerstoffsättigung des Blutes meist unbemerkt bleibt und Warnzeichen fehlen. Diese an sich ungünstige Situation ist für den Palliativpatienten günstig, denn er leidet wegen mangelnder Sauerstoffsättigung in der Regel nicht an Atemnot. Der gegebene Sauerstoff ist also nicht nur gegen die Atemnot unwirksam, sondern hat einen weiteren gravierenden Nachteil bei fortgeschritten Erkrankten: Sauerstoff trocknet die Schleimhäute stark aus, so dass der unkritische Einsatz hier nicht nur unnötig, sondern sogar schädlich sein kann. Die unkritische Sauerstoffgabe bei Atemnot, einhergehend mit einer Zurückhaltung bei Opioidgaben, wie sie leider noch immer in vielen Einrichtungen des Gesundheitswesens praktiziert wird, ist daher paradox, da sie Leiden eher verstärkt, statt es zu lindern. Sauerstoffnasensonden engen die Betroffenen zudem weiter ein und verstärken dadurch die Angst.

Sehr wichtig sind die nichtmedikamentösen Maßnahmen im Umgang mit Atemnot. Entscheidend ist es, den Betroffenen nicht einzuengen und nicht alleinzulassen (Clemens/Klaschik, 2007). Wichtig ist es, sofort für frische Luft zu sorgen. Hilfreich sind sowohl das Öffnen von Fenstern als auch der Einsatz von Ventilatoren, mit denen Frischluft zugeführt wird. Unterstützende Berührungen sollten vor allem von der Seite oder von hinten ausgeführt werden, um nicht weiter zu beengen. Einengende Kleidung sollte gelockert werden.

Atemnot kann durch entsprechende Oberkörperhochlagerung (z. B. Lagerung auf Luftballons ohne Einengung von der Seite) erleichtert werden. Da Atemnot in einer Art Teufelskreis zu panikartiger Angst führt und diese Panik wiederum eine schnellere, ineffizientere Atmung auslöst, ist eine beruhigende Umgebung mitentscheidend, um diesen Teufelskreis zu durchbrechen. Da diese Angst und Panik auch «ansteckend» auf die Umgebung wirken, ist es hilfreich, wenn die Umgebenden auf ihren eigenen Atem achten und diesem Teufelskreis durch bewusst langsame und tiefe Atmung begegnen. Oft wird diese langsamere Atmung vom Betroffenen «übernommen». Entscheidend ist, dass Umgebende dabei Ruhe und Sicherheit ausstrahlen.

4.4.4 Todesrasseln und die Angst der Umgebung

Todesrasseln oder terminales Rasseln (auch «Lungenrasseln» oder englisch: «death rattle» genannt) ist ein weiteres Beispiel für ein angstauslösendes Symptom. Todesrasseln bezeichnet eine geräuschvolle Atmung, die meist in der Sterbephase durch die mangelnde Fähigkeit, Sekret abzuhusten oder Speichel zu schlucken, entsteht. Etwa drei Viertel der Sterbenden sind von diesem Symptom betroffen. Ursächlich sind die ausgeprägte körperliche Schwäche, die Bewusstseinseinschränkung und der abgeschwächte Hustenreflex. Man unterteilt je nach Lokalisation «Death rattle Typ 1», das vor allem durch Speichelsekretion entsteht, und «Death rattle Typ 2», das vor allem durch bronchiale Sekretionen bedingt ist. Absaugen ist für die Betroffenen extrem unangenehm und verstärkt durch den gesetzten Reiz die Schleimproduktion. Es kann daher nach Art eines Teufelskreises die Situation verschlechtern. Daher sollte Absaugen möglichst vermieden werden. Absaugen wird von Befragten auch als eine der unangenehmsten Prozeduren geschildet (Volicer, 2004). Statt Absaugen sollten eher die Flüssigkeitsmenge reduziert werden und Substanzen gegeben werden, die die Schleimproduktion hemmen (Gerhard, 2011). Dies sind Scopolamin (Scopoderm-Pflaster®), Butylscopolamin (z.B. Buscopan®), Glycopyrroniumbromid (z.B. Rubinol®) oder Atropin. Mit diesen Substanzen kann prophylaktisch die Schleimproduktion vermieden bzw. verringert werden. Vorhandene Sekretionen werden jedoch dadurch nicht beseitigt.

Das terminale Lungenrasseln ist sehr geräuschvoll. Das resultierende «brodelnde» Geräusch hört sich sehr unangenehm an und wird von den begleitenden Menschen oft mit Leiden verbunden. Es kommt durch das Hin-und-her-Bewegen des Sekrets im Bronchialsystem zustande. Für den Betroffenen ist es vermutlich in der Regel gar nicht leidvoll. Das Geräusch ist aber für die Umgebung, die An- bzw. Zugehörigen, die Hospizbegleiter und die Gesundheitsberufe oft schwer zu ertragen. Indem wir uns die Ohren zuhalten und beobachten, was uns die Betroffenen durch Körpersprache mitteilen, können wir uns der Frage annähern, für wen das Symptom leidvoll ist: für die Betroffenen selbst, für die Umgebung oder für beide. Leider führt die Angst der Umgebung, dass der sterbende Mensch erstickt, oft zu leidvollen Maßnahmen, die die Situation des Sterbenden verschlechtern und nicht verbessern. Die geräuschvolle Atmung ist eben für den Betroffenen meist gar nicht leidvoll, die dagegen ergriffen Maßnahmen, wie unkritisches Absaugen, dagegen schon. Informierende Gespräche helfen der Umgebung gegen die Angst, dass der Betroffene erstickt.

4.4.5 Angst der Umgebung des Menschen

Wie wir an den Beispielen gesehen haben, sind pulmonale Symptome für die Betroffenen, vor allem aber für die Umgebung sehr angstauslösend. Daran ist wesentlich beteiligt, dass Atemnot sich leicht auf die Umgebung überträgt und Angst auslöst. Auch diese Angst wirkt oft für die Umgebung «ansteckend». Dieses allgegenwärtige Phänomen der ansteckenden Angst führt dazu, dass die Betroffenen im schlechtesten Falle in palliativer Versorgung alleine gelassen werden – aus Angst, sich sozusagen an ihrer Angst zu «infizieren», wenn man sich ihnen nähert. Man merkt es schon daran, dass das Thema Angst in manchem Lehrbuch der Palliativversorgung keinen Platz oder nur ein Randdasein eingeräumt bekommt. Es findet sozusagen eine kollektive Verdrängung des ansteckenden Phänomens Angst statt. Angst auszuhalten ist daher auch in der Palliativversorgung eine sehr große Herausforderung für die Angehörigen, die professionellen Gesundheitsberufe und die hospizliche Begleitung. Es geht darum, dass die Angst «einfach sein darf», dass ihr Raum gelassen wird, denn sie ist hier durchaus normal und in Angesicht des nahenden Todes angemessen. Es geht eher um passives als aktives Zuhören, um empathische Gespräche, gute Informationen über den zu erwartenden Krankheitsverlauf, die zu erwartenden Symptome und deren Behandlungsmöglichkeiten.

4.4.6 Angst vor der Zukunft

Angst in der palliativen Versorgung hat viel damit zu tun, was Betroffene befürchten. Wenn zum Beispiel ein Mensch mit einer fortgeschrittenen Nerven- bzw. Muskellähmung bei amyotropher Lateralsklerose die Erwartung hat, irgendwann qualvoll zu ersticken, so löst dies verständlicherweise große Angst vor der Zukunft in ihm aus. Oder wenn ein krebskranker Mensch nach der Diagnosestellung das Bild vor Augen hat, dass er irgendwann mit starken Schmerzen qualvoll zugrundegehen wird, so wird er große Angst vor dieser Zukunft haben, vielleicht wird er sogar beschließen, Suizid zu begehen, um diese schlimme Phase des Leidens zu vermeiden. Durch eine gute und realistische Information über das, was den Betroffenen tatsächlich erwartet, zum Beispiel darüber, dass der Tod an amyotropher Lateralsklerose fast nie mit Ersticken einhergeht (Gerhard, 2011), dass sich die allermeisten (über 90%) qualvollen Schmerzzustände bei Tumorerkrankungen gut medikamentös lindern lassen (Gerhard, 2011), kann diese Angst vor der Zukunft gelindert werden.

Es beginnt mit der Aufklärung über die Diagnose. Obwohl es inzwischen üblich ist, dass Tumorpatienten über ihre Diagnose aufgeklärt werden, ist dies bei Nichttumorpatienten keineswegs immer der Fall. So zeigt das Beispiel demenzkranker Menschen, dass diese nur in seltenen Fällen über ihre Diagnose aufgeklärt sind (Gerhard, 2011). Betroffene wünschen im Gegensatz dazu in der Regel eine Aufklärung über die Erkrankung und deren Verlauf. Patienten kommen durch frühzeitige Aufklärung nicht nur zu ihrem Recht auf Wahrhaftigkeit, sondern haben auch wesentliche Vorteile in der Auseinandersetzung mit der Erkrankung und der weiteren Lebens- bzw. Vorsorgeplanung. Daher ist besonderes Augenmerk darauf zu legen, die Betroffenen frühzeitig über ihre Diagnose aufzuklären und nicht abzuwarten, bis sie danach fragen. Stellen wir uns eine Person vor, die, um sie vor diesem vermeintlich Furchtbaren zu schützen, nicht über ihre Diagnose informiert wird. Die Angehörigen wurden in dieser fiktiven Situation selbstverständlich über die Diagnose informiert und das ist nach den Erfahrungen des Autors der Alltag. Die zunehmenden Ausfälle brechen jetzt über den Betroffenen herein, ohne dass er in irgendeiner Weise einordnen kann, was mit ihm geschieht, was das bedeutet, was in Zukunft geschehen wird. Die aufrichtige Kommunikation zwischen dem Betroffenen und seinem Umfeld ist gestört, weil das Umfeld mehr weiß als der Betroffene und ihm gegenüber etwas verheimlichen muss.

Warum fällt es aufklärenden Ärzten und Gesundheitsberufen oft so schwer, diese Gespräche zu führen? Sloan (2004) identifiziert folgende Faktoren:

- die Angst, es schlecht zu machen
- die Angst, starke Emotionen auszulösen
- die Angst, für die schlechte Nachricht als Überbringer angeklagt zu werden
- die Angst im medizinischen Bereich, in der Behandlung des Patienten versagt zu haben
- sich an die eigene Sterblichkeit erinnert fühlen.

Aus diesen Ängsten heraus werden oft Aufklärungsgespräche vermieden oder unvollständig geführt. Maguire und Pitceathly (2002) stellen fest:

Ärzte zögern in der Regel, gezielt nach den sozialen und emotionalen Konsequenzen einer Erkrankung für den Patienten und seine Angehörigen zu fragen, aus Sorge, negative Emotionen freizusetzen, die sie nicht kontrollieren können.

(Ebd.: 698)

Ärzte fürchten daher, die seelischen Belastungen des Patienten zu steigern, zu viel Zeit zu verlieren und durch eigene Betroffenheit emotional zu stark involviert zu werden (Weber, 2005). Maguiere und Pitceathly (2002) zeigen auf, dass Ärzte daher häufig blockierende Techniken verwenden. Sie beruhigen beispielsweise Patienten und erteilen Ratschläge, bevor wichtige Probleme identifiziert sind. Sie erklären negative Emotionen als normal «weg». Sie sprechen nur die körperlichen Aspekte der Erkrankung an. Sie vermeiden heikle Themen zum Beispiel durch Themenwechsel. Sie begegnen Ängsten und Sorgen mit Aufmunterung. Es scheint wesentlich schwerer zu sein, die Emotionen des Patienten auszuhalten, als sie zu blockieren. Dabei zeigen Studien, dass gute Kommunikation, bei der die betroffenen Patienten ihre Sorgen und Emotionen gut mitteilen können, zu einer weniger hohen Symptomlast sowohl im körperlichen als auch im psychosozialen Bereich führt (Sloan, 2004: 403). Aber auch die Gesundheitsberufe und insbesondere Ärzte gewinnen dadurch, dass sie eine höhere Arbeitszufriedenheit haben (Sloan, 2004).

Die Angst, zu viel Zeit zu verlieren, ist meist unbegründet, da schlechte Kommunikation durch gehäufte Nachfragen bis hin zu häufigeren Rechtsstreitigkeiten meist zeitaufwändiger ist. Ein weiterer Mythos ist der, dass Kommunikation nicht systematisch erlernt, sondern nur durch viel Erfahrung erworben werden kann.

Im Folgenden wird ein Modell zur Übermittlung schlechter Nachrichten dargestellt, das einfach erlernbar ist und wie eine Checkliste in Aufklärungsgesprächen Verwendung finden kann. Baile et al. (2000) haben ein einfaches Modell (SPIKES) für die Übermittlung schlechter Nachrichten entwickelt. Dabei wird immer wieder überprüft, ob das Übermittelte verstanden wurde und welche Emotionen dadurch hervorgerufen werden. Dies ist gerade bei schwerwiegenden Diagnosen und bestehenden kognitiven Ausfällen besonders wichtig. Im SPIKES-Modell wird zunächst geklärt, welches Setting (z. B. Gespräch auf Augenhöhe ohne Störungen) das Beste ist. Zu Beginn des Gesprächs wird der Gesprächspartner nach seinem Kenntnisstand gefragt. Anschließend wird geklärt, welche Informationen er vermittelt haben möchte und welche nicht (Invitation). Die Wissensvermittlung wird möglichst in einer für die Gesprächspartner gut verständlichen Ausdrucksweise und angemessenen Bildern durchgeführt. Sofort im Anschluss an die eigentliche Wissensvermittlung werden die bei der Vermittlung entstandenen Emotionen angesprochen. Nach einer Zusammenfassung wird das gemeinsame weitere Vorgehen (z. B. konkrete Maßnahmen, Folgetermine) abgesprochen.

Das SPIKES-Modell

S = Setting – Gesprächsrahmen
P = Perception – Kenntnisstand des Patienten
I = Invitation – Informationsbedarf des Patienten
K = Knowledge – Wissensvermittlung
E = Exploration of Emotions – Emotionen ansprechen und mit Empathie reagieren
S = Strategy and Summary – Planen und Zusammenfassen

Nur eine gute Aufklärung ermöglicht es den Betroffenen, sich gut auf Kommendes einzustellen. Dies dürfte die Angst vor der Zukunft in absehbare Bahnen lenken und kann auch zu einer Vorsorgeplanung einschließlich Erstellen einer Patientenverfügung und Vorsorgevollmacht führen. Es bietet die Möglichkeit, trotz evtuell späterer kognitiver Einschränkungen oder Bewusstseinsstörungen Autonomie zu erhalten und lindert die Angst vor dem Ausgeliefertsein.

Aufklärung über die zu erwartende Zukunft erfordert nicht nur das einmalige gelungene Aufklärungsgespräch, sondern den immer wieder neu aufzunehmenden Dialog über die Zukunft.

Realistische Erwartungen können nur vermittelt werden, wenn der behandelnde Arzt eine realistische Zukunftseinschätzung vornimmt. Er muss sich dazu von seiner Angst lösen, zu versagen, weil er den Betroffenen nicht heilen kann. Realistische Gespräche über die zu erwartende Prognose führen bei Arzt und Patienten häufig zu einem realistischeren Blick auf die Zukunft und reduzieren dadurch die Zukunftsangst.

Ein sehr schönes Konzept zur Lebensqualität beschreibt, wie Erwartungen bezüglich der Zukunft sogar in entscheidender Weise unsere Lebensqualität beeinflussen. Diesem Konzept zufolge wird Lebensqualität nämlich nicht nur durch das, was tatsächlich eintritt, sondern in entscheidender Weise auch durch das, was wir erwarten, beeinflusst. Der englische Arzt Sir Kenneth Calman betrachtete 1984 Lebensqualität als die Differenz zwischen den Erwartungen und der Realität. Diese Differenz ist das so genannte Calman-Gap. Je größer diese Differenz, desto geringer ist die Lebensqualität nach Calman. Je geringer diese Differenz wird, desto höher ist die resultierende Lebensqualität. Wenn Betroffene gut über ihren Krankheitsverlauf aufgeklärt sind und daher das Eintretende erwarten, haben sie nach diesem Konzept eine hohe Lebensqualität, da der Unterschied zwischen dem, was erwartet wird, und dem, was eintritt, hier gegen Null tendiert. Es kommt entscheidend darauf an, Erwartungen entsprechend der Krankheitssituation anzupassen.

Unter dem Begriff Zufriedenheitsparadox werden widersprüchliche, für Außenstehende schwer nachvollziehbare Ergebnisse von Lebensqualitätserhebungen beschrieben. So war die Lebenszufriedenheit in einer Studie von Herschbach (2002) bei Patienten mit manchen Krebsarten besser als in der deutschen Allgemeinbevölkerung. Im Rahmen von Anpassungsvorgängen sind Betroffene offenbar in der Lage, auch in negativ bewerteten Situationen eine positive Lebensqualität zu entwickeln, was dann zu diesem Zufriedenheitsparadox führt.

Gespräche über die Zukunft können, wie wir gesehen haben, in entscheidender Weise Angst abbauen. Sie greifen noch weiter, da sie zwei zentrale Anliegen der Palliativversorgung fördern, nämlich die erlebte Lebensqualität und die zukünftige Autonomie.

An den genannten Beispielen, dem Umgang mit Symptomen, die beängstigen, nämlich Atemnot und Todesrasseln, an den Gesprächen über die Zukunft haben wir exemplarisch betrachtet, wie palliative Versorgungskonzepte daran beteiligt sind, Angst zu lindern.

4.4.7 Zusammenfassung

Angst ist ein verbreitetes Phänomen. Man könnte sagen: «Keine Angst, wir haben alle Angst.» Während Kinder ihre Angst äußern, verstecken Erwachsene sie eher. Angst angesichts einer lebensbedrohlichen Erkrankung ist ein sehr normales Phänomen. Wir sollten daher erwarten, dass unsere Patienten und ihre Angehörigen insbesondere in palliativer bzw. hospizlicher Versorgung Angst vor der lebensbedrohlichen Erkrankung und dem näher rückenden Tod, Angst vor schwer aushaltbaren Symptomen, starken Schmerzen, Einsamkeit etc. haben. Eine gute Aufklärung über den Krankheitsverlauf und zu erwartende Symptome lindert bereits die Angst vor der ungewissen Zukunft. Symptome wie Schmerzen, Atemnot, Übelkeit können selbst in erheblichem Umfang Angst auslösen oder verstärken. In palliativen Situationen sind Angststörungen im psychiatrischen Sinne, die dann mit irrationaler Angst einhergehen, eher selten, es sei denn, sie bestanden bereits vor der zur Palliativversorgung führenden Erkrankung. In der Regel gibt es für Menschen mit fortgeschrittenen Erkrankungen gute Gründe, Angst zu haben, und ihre Ängste sind keineswegs irrational.

Literatur

Baile W. F., Buckman R., Lenzi R. (2000). SPIKES – A Six-Step Protocol for Delivering Bad News: Application to the Patient with Cancer. The Oncologist, 5(4), 302–311.

Calman K. C. (1984). Quality of life in cancer patients – an hypothesis. J Med Ethics, 10, 124–127.

Clemens K., Klaschick E. (2007). Diagnostik und Therapie der Atemnot in der Palliativmedizin. Zeitschrift für Palliativmedizin, 8, 141–154.

Gerhard C. (2011). Neuro Palliative Care. Bern: Verlag Hans Huber.

Herrschbach P. (2002). Das «Zufriedenheitsparadox» in der Lebensqualitätsforschung. Wovon hängt unser Wohlbefinden ab? Psychother Psych Med, 52(3/4), 141–145.

Maguire P., Pitceathly C. (2002). Key communication skills and how to acquire them. British Medical Journal, 325, 697.

Saunders C., Baines M. (1991). Leben mit dem Sterben. Bern: Verlag Hans Huber.

Schneider N., Schwartz F. W. (2006). Prävention und Versorgungsforschung. Hoher Entwicklungsbedarf und viele offene Fragen bei der Versorgung von Palliativpatienten. Medizinische Klinik, 101: 552–557.

Sloan R. (2004). Psychological Aspects. In: Voltz R. (2004) Palliative Care in Neurology. Oxford: Oxford University Press, 45–49.

Thöns M., Sitte T. (2010). Sauerstoff in der Palliativmedizin. Zeitschrift für Angewandte Schmerztherapie und Palliativmedizin, 3, 42–44.

Volicer L. (2004). Dementia. In: Voltz R. (Hrsg.). Palliative care in Neurology. Oxford: Oxford University Press.

Weber M. (2005): Kommunikation in der Palliativmedizin. Der Onkologe, 4, 384–391.

4.5 Krebs und Angst

Stefan Zettl

4.5.1 Einleitung – Der Sturz aus der Wirklichkeit

Kaum ein Wort löst bei den Betroffenen solche Angst aus wie die Diagnose «Krebs» – gleichgültig, ob es im Einzelfall aus medizinischer Sicht angezeigt erscheint oder nicht. Krebs gilt trotz aller medizinischen Fortschritte für viele Menschen als das Schreckensbild schlechthin und steht für Siechtum, Pflegebedürftigkeit, qualvolle Schmerzen, Unbehandelbarkeit, Sterben und Tod. Dieser mit Gefühlen der Angst und Panik verbundene *Diagnoseschock* wird in der Schilderung einer Patientin erkennbar:

> *Als mich mein Frauenarzt nach der Untersuchung darüber aufgeklärt hat, dass ich vermutlich Brustkrebs habe, ist für mich eine Welt zusammengebrochen. Damit hatte ich überhaupt nicht gerechnet. Er hat das gespürt und sich Zeit genommen; er hat mir in Ruhe die nächsten erforderlichen Schritte erklärt und mich zu beruhigen versucht. Aber seine Worte drangen überhaupt nicht zu mir durch – ich wollte einfach nur noch weg.*

Das Ausmaß an Angst ist allerdings unterschiedlich ausgeprägt. Dabei spielen lebensgeschichtliche Erfahrungen, Vorerfahrungen mit Krankheiten und die aktuelle Lebenssituation eine bedeutsame Rolle. Zwölf bis 30 % der Krebspatienten entwickeln Angstsymptome in klinisch relevantem Ausmaß, bis zu 40 % entwickeln klinisch relevante depressive Symptome (Angenendt et al., 2007); 25–40 % aller Krebspatienten benötigen professionelle Hilfe (Tschuschke, 2005). Es sind aber nicht nur die Patienten, sondern auch deren Partner und Familien, die durch die Diagnosemitteilung in Angst versetzt werden. So weist in Studien fast die Hälfte aller Partner von Krebspatienten erhöhte Angstwerte auf (Bergelt et al., 2009).

4.5.2 Angstinhalte

Eine Krebserkrankung bedroht das seelische Gleichgewicht und löst eine Vielzahl von Ängsten aus, die ausgehalten und verarbeitet werden müssen. Betroffene berichten über Ängste vor:

- Konfrontation mit der Diagnose Krebs («Diagnoseschock»)
- Unsicherheit bezüglich des Krankheitsverlaufs (Heilungschancen, Prognose)
- mit der Krankheit und Behandlung verbundenen Empfindungen von Hilflosigkeit und Kontrollverlust
- dem Verlust von «Unverwundbarkeitsphantasien»
- Abhängigkeit und Gefühlen des Ausgeliefert-Seins
- belastenden diagnostisch-therapeutischen Eingriffen und möglichen Nebenwirkungen
- qualvollen Schmerzen
- vorübergehenden oder bleibenden Verlusten von Körperfunktionen, zum Beispiel motorischen Einschränkungen oder der Fähigkeit, eine Erektion zu entwickeln und aufrechtzuerhalten
- vorübergehenden oder bleibenden Körperbildveränderungen, zum Beispiel Haarausfall oder verstümmelnde operative Eingriffe
- negativen Auswirkungen auf Partnerschaft und Familie
- vorübergehender Einschränkung oder dauerhaftem Verlust der Arbeitsfähigkeit
- finanziellen Belastungen, sozialer Ausgrenzung
- einem Rezidiv («Damokles-Syndrom»)
- Sterben und Tod.

Individuelle Vorerfahrungen in der Familie oder dem näheren Freundeskreis beeinflussen Inhalte und das Ausmaß der Ängste, daher sollte anamnestisch erfragt werden, ob es im näheren sozialen Umfeld des Patienten Personen gab, die an Krebs erkrankt waren/sind und wie dies erlebt wurde. Eigene vorhergehende Krankheitserfahrungen färben die Hoffnungen und Befürchtungen in der aktuellen Situation ein: Hofft der Patient zum Beispiel auf eine gute ärztliche und pflegerische Betreuung oder kommt er bereits voller Misstrauen. Ebenso wird die bewusst empfundene Angst durch mögliche (Fehl-)Informationen und Vorurteile über Krebs verstärkt (z. B.: «Da stirbt sowieso jeder!»). In gleicher Weise können dramatisierende Schilderungen von Mitpatienten Ängste auslösen. Die Ängste werden dabei in der Regel nicht ununterbrochen wahrgenommen, aber in Form von wiederkehrenden und sich aufdrängenden Gedanken an die Krebserkrankung (Intrusionen).

4.5.3 Risikofaktoren für die Entwicklung überschießender Ängste

Ab wann das Ausmaß an Angst als «nicht mehr angemessen» oder «dysfunktional» bewertet werden kann, hängt vom jeweiligen Einzelfall und dem subjektiven Erleben des Patienten ab – es gibt keine klare Grenze zwischen «normal» und «anormal». Darauf ist insbesondere auch bei Patienten mit Migrationshintergrund zu achten, da in fremden Kulturen das Erleben und der Ausdruck von Ängsten anderen gesellschaftlichen Konventionen und Normen unterliegen. Eine Reihe von Risikofaktoren kann allerdings die Entwicklung überschießender Ängste begünstigen und damit die Krankheitsbewältigung erschweren:

- krankheitsbezogene Faktoren
  - ausgedehnte Tumorerkrankung
  - aggressive und nebenwirkungsreiche Tumortherapie
  - Diagnose eines Rezidivs und Fortschreiten der Erkrankung
- Komorbidität
  - seelische Erkrankungen, z. B. Panikstörung, Agoraphobie, Depression
  - regelmäßige Einnahme von Psychopharmaka
  - Alkohol- und/oder Medikamentenabusus
  - körperliche Begleiterkrankungen (z. B. kann eine Hyperthyreose Panikattacken auslösen)
  - Nebenwirkungen von Medikamenten (z. B. Kortikosteroide, L-Thyroxin)
  - Entzugssysmptome
- soziale Situation
  - Beziehungskonflikte
  - familiäre Auseinandersetzungen
- wirtschaftliche Probleme (z. B. Arbeitslosigkeit, Armut)
- soziale Isolation.

Im Pflegeprozess sollten diese Risikofaktoren frühestmöglich identifiziert und Möglichkeiten einer präventiven Begleitung und Unterstützung geplant werden.

4.5.4 Anpassungsstörungen

Als Anpassungsstörung werden nach der International Classification of Diseases (ICD-10) Zustände von subjektiver Bedrängnis und emotionaler Beeinträchtigung beschrieben, die im Allgemeinen soziale Funktionen und Leistungen behindern und während des Anpassungsprozesses nach einer entscheidenden Lebensveränderung oder nach belastenden Lebensereignissen (z. B. einer schwerwiegenden körperlichen Erkrankung) auftreten. Hauptsymptome der Anpassungsstörung sind depressive Verstimmungen, Angst und soziale Verhaltensstörungen im leichten bis mittleren Bereich. Krebspatienten mit einer angstgetönten Anpassungsstörung sind durch eine vorherrschende Ängstlichkeit, Panikattacken, Übererregbarkeit, Unruhe und Besorgnis gekennzeichnet. Ein erhöhtes Risiko zur Entwicklung einer Anpassungsstörung zeigen dabei Patienten mit:

- instabilen zwischenmenschlichen Beziehungen
- mangelhafter sozialer Unterstützung
- unzureichenden sozialen Kompetenzen
- unterentwickelten Kommunikationsstrategien
- Neigung zu katastrophisierendem oder Schwarz-Weiß-Denken
- Tendenz zur Selbstzuschreibung von Problemen («Ich bin schuld!»), sowie
- unzureichend verfügbare und erprobte Coping-Strategien.

Entwickelt der Patient Symptome einer Anpassungsstörung, sollte – soweit verfügbar – der psychoonkologische Dienst angefordert bzw. der Patient und seine Angehörigen auf bestehende ambulante Krebsberatungsstellen hingewiesen werden, die er nach seiner Entlassung aus der stationären Therapie aufsuchen kann.

4.5.5 Kontrollverlust

Menschen haben das Bedürfnis, über sich und ihr Leben selbst entscheiden zu können, «die Kontrolle zu haben.» Erfahrungen wie der Verlust von nahen Angehörigen durch Scheidung oder Tod, der Verlust des Arbeitsplatzes usw. sind daher mit Angst verbunden. Auch die Konfrontation mit einer Krebserkrankung stellt einen solchen Kontrollverlust dar, wie es der folgende Patient beschreibt:

> *Ich hatte das Gefühl, dass mir keiner sagen kann, warum ich krebskrank geworden bin und wie die Heilungsaussichten in meinem Fall aussehen. Ich war zum ersten Mal gezwungen, mich mit der Tatsache auseinanderzusetzen, dass es etwas in meinem Leben gab, das ich nicht unter Kontrolle hatte. Diese Erkenntnis löste Angst und Unsicherheit in mir aus.*

Die Vermittlung eigener Entscheidungs- und Handlungsmöglichkeiten («patient empowerment»), stellt daher einen wichtigen Ansatz zur Reduzierung krankheitsbezogener Ängste dar (s. u.). Ein Patient beschrieb seine Umorientierung mit den Worten: «Ich habe Krebs – nicht umgekehrt!»

4.5.6 Progredienzangst

Eine der bedeutendsten Ängste von Krebskranken ist die Angst vor dem Fortschreiten oder der Ausbreitung der Krankheit («Damokles-Syndrom»). Mehr als die Hälfte aller Tumorpatienten fürchtet das erneute Auftreten eines Tumors und fühlt sich durch das Gefühl der Ungewissheit hinsichtlich des weiteren Krankheitsverlaufs bedroht. Während viele Alltagsängste (z. B. vor Spinnen) oder Angsterkrankungen (z. B. Agoraphobie, Panikstörung) im Grundsatz irrational sind, gilt dies für die Progredienzangst nicht: Sie ist real und berechtigt – auch nach kurativer Erstbehandlung («Heilung»). Spätrezidive können noch Jahrzehnte nach der Ersterkrankung auftreten, in einigen Fällen kommt es durch die toxischen Nebenwirkungen der Erstbehandlung Jahre später zu Zweitmalignomen.

In einer Arbeit von Herrschbach und Berg (2009) werden als Ergebnis einer Studie von den befragten Tumorpatienten folgende Progredienzängste besonders häufig genannt:

1. Vor Arztterminen oder Kontrolluntersuchungen bin ich ganz nervös.
2. Wenn ich an den weiteren Verlauf meiner Erkrankung denke, bekomme ich Angst.
3. Ich habe Angst vor drastischen medizinischen Maßnahmen im Verlauf der Erkrankung.
4. Mich beunruhigt, was aus meiner Familie wird, wenn mir etwas passieren sollte.
5. Ich habe Angst vor Schmerzen.
6. Es beunruhigt mich, dass ich im Alltag auf fremde Hilfe angewiesen sein könnte.
7. Ich mache mir Sorgen, dass meine Medikamente meinem Körper schaden könnten.
8. Die Frage, ob meine Kinder meine Krankheit auch bekommen könnten, beunruhigt mich.

Viele Patienten verlieren durch ihre Krebserkrankung das bis dahin selbstverständliche Vertrauen in den eigenen Körper und seine Gesundheit. Gerade in den Fällen, in denen im Rahmen von ärztlichen Routineuntersuchungen eine Krebserkrankung «zufällig» erkannt wurde, entsteht dadurch das Empfinden, sich nicht mehr auf den eigenen Körper und die Selbstwahrnehmung verlassen zu können. Eine Patientin beschreibt ihre diesbezügliche Erfahrung mit den Worten: «Ich habe mich doch vollkommen gesund gefühlt. Und dann so eine Diagnose! Das hat mich total verunsichert!»

Diese Erfahrung löst häufig eine ängstlich getönte Selbstbeobachtung des eigenen Körpers aus, die auch nach erfolgreicher Erstbehandlung andauern kann. Jedes körperliche Symptom – und sei es aus medizinischer Sicht vollkommen harmlos – löst dann die Angst aus, dass die Krebserkrankung fortschreitet. Ebenso können geringfügige Schwankungen von im Rahmen der Tumornachsorge gemessenen Tumormarkern verunsichern. Die ängstlich getönte Erwartungshaltung und erhöhte Aufmerksamkeit gegenüber dem eigenen Körper kann sich dabei bis zur Hypochondrie steigern. Die Betroffenen stellen sich dann bei geringsten Beschwerden immer wieder in der ärztlichen Praxis oder Klinik vor und fordern Untersuchungen wie die Messung von Tumormarkern oder ein MRT, um die Ängste zu bannen. Andere Patienten versuchen ihre Gefühle dadurch zu unterdrücken, dass sie ihre Nachsorgetermine ausfallen lassen, die eigentlich ihrer Sicherheit dienen sollen: «Dann können sie auch nichts finden!» In beiden Fällen erscheint das Angebot einer psychotherapeutischen Unterstützung sinnvoll. Ein strukturiertes Programm zur Behandlung von Progredienzängsten findet sich bei Waadt et al. (2011). Die Patienten lernen dabei, dass sie ihren Ängsten etwas entgegensetzen können, ihnen also nicht nur ausgeliefert sind.

4.5.7 Veränderte Sexualität und verändertes Körperbild

Einschränkungen des sexuellen Erlebens und Verhaltens können auch als Begleit- und/oder Folgeerscheinung vieler Krebserkrankungen auftreten; je nach Krankheitsbild und den therapeutisch notwendigen Maßnahmen tragen körperliche und/oder seelische Ursachen zur Entstehung bei. Die unterschiedliche Bedeutung und das individuelle Erleben der eigenen Sexualität sind dafür verantwortlich, dass Patienten in ganz verschiedener Weise auf krankheitsbedingte Einschränkungen ihrer Sexualität reagieren. Während manche in hohem Maße unter ihrer sexuellen Beeinträchtigung leiden, erleben sie andere eher mit Gleichgültigkeit oder sogar mit Erleichterung: «Endlich habe ich einen Grund, um mich den Wünschen und Anforderungen meines Partners entziehen zu können» (Äußerung einer 54-jährigen Patientin mit Mammakarzinom). Die eigenen lebensgeschichtlichen Erfahrungen spielen dabei eine wichtige Rolle: Menschen, die in jüngeren Jahren Freude an sexueller Aktivität fanden, versuchen in einer solchen Situation eher, neue Formen von Zärtlichkeit und Körperkontakt zu entwickeln. Einige, die ihr Leben lang unter sexuellen Schuldgefühlen («Sexualität ist etwas Schmutziges»), sexuellen Forderungen oder Gewalterfahrungen gelitten haben, sind eher froh, wenn sie das Kapitel Sexualität für sich abschließen können. Andere entwickeln ausgeprägte Ängste, den sexuellen Erwartungen und Anforderungen ihres Partners nicht mehr zu entsprechen und daher verlassen zu werden.

Peinlichkeits- und Schamgefühle machen es jedoch oft schwer, dieses Thema gegenüber Pflegenden anzusprechen und um Hilfen zu bitten. Zu einer patientengerechten onkologischen Versorgung gehört daher das *Angebot einer sexualmedizinischen Beratung*. Frühzeitige Informationen beugen in vielen Fällen der Entstehung chronifizierter sexueller Störungen mit einer nur noch schwer zu unterbrechenden Eigendynamik (z. B. zunehmendes Vermeidungsverhalten) vor. Kommt es durch eine Krebserkrankung zu irreversiblen Funktionseinbußen, gilt ganz allgemein: Ein an Krebs erkrankter Patient mag durch die Krankheit oder Therapiefolgen in seinen Fähigkeiten eingeschränkt sein, den Geschlechtsakt zu vollziehen. Das heißt aber nicht, dass er deshalb automatisch über keine Sexualität mehr verfügt. Gerade auch in diesen Fällen, in denen der Aufbau neuer Formen körperlicher Nähe und Befriedigung notwendig wird, sind Hinweise über Möglichkeiten der Hilfe und Unterstützung von Patientinnen und deren Partnern (z. B. durch Beratungsstellen der ProFamilia e. V.) eine wichtige pflegerische Aufgabe.

Ebenso wird das bisher vertraute Körperbild bei vielen Patienten durch die Erkrankung oder die notwendigen therapeutischen Maßnahmen bedroht, zum Beispiel durch Haarverlust als Folge einer Chemotherapie, eine Brustamputation, Tumorkachexie oder die großflächige Veränderung der Haut durch eine externe Strahlentherapie. Die Ängste vor einer Stigmatisierung («Da sieht mir ja jeder an, dass ich Krebs habe!») führen unter Umständen zu sozialem Rückzug – dadurch aber gleichzeitig zum Verlust wichtiger sozialer Unterstützung und daraus resultierender vermehrter Angst und Depression. Hier können körpertherapeutische Verfahren, wie die konzentrative Bewegungstherapie oder die analytische Tanztherapie, hilfreich erlebt werden, die im Rahmen einer Anschlussheilbehandlung oder eines später stattfindenden stationären Rehabilitationsverfahrens von vielen Kliniken angeboten werden.

4.5.8 Partner und Familien in Angst

Wenn Menschen an Krebs erkranken, sind nicht nur die Betroffenen selbst, sondern auch deren Angehörige durch die Krankheit und ihre Folgen einer Vielzahl von Belastungen ausgesetzt. Auch deren Alltag verändert sich, die Anforderungen steigen, Kräfte werden gebraucht und bisher vertraute Lebenspläne durchkreuzt.

Krebs ist daher nicht nur im medizinischen Sinn eine «systemische Erkrankung», da sie auch das soziale Umfeld beeinträchtigt.

Die Sorgen und Ängste der Angehörigen werden leider im Gespräch mit dem medizinischen Personal häufig zu wenig berücksichtigt. Gleichzeitig erhalten sie deutlich weniger Unterstützungsangebote als die Patienten. Bisher liegt der Schwerpunkt pflegerischer Interventionen vor allem auf der Unterstützung des Patienten – Angehörige gelten häufig eher als Ressourcen, die vor allem den Pflegeprozess unterstützen sollen. Das Angebot psychosozialer Hilfen für krebsbetroffene Familien im Rahmen der Pflegeplanung erscheint dagegen dringend erforderlich – schon allein deshalb, weil die spürbare Belastung der Angehörigen wiederum auch den Patienten belastet (Wie kommen die Angehörigen mit der neuen Situation zurecht? Was können wir für sie tun?»). Viele Rehabilitationskliniken bieten die Möglichkeit an, Angehörige als Begleitperson in die Klinik mit aufzunehmen. Partner, die den Patienten zur Rehabilitation begleiten, weisen anschließend eine deutliche Verbesserung ihrer psychischen Verfassung auf (Bergelt et al., 2009).

4.5.9 Tumorbedingte Schmerzen

Schmerzen treten bei etwa einem Viertel aller ersterkrankten Krebspatienten auf – bei einem Drittel aller Krebspatienten in akuter Behandlung und bei drei Vierteln der Patienten bei fortschreitender Erkrankung (NCCN, 2011). Chronische Schmerzen erinnern den Betroffenen permanent an seine Krebserkrankung; die Angst vor dem Voranschreiten der Erkrankung kann sich umgekehrt auch in körperlichen Schmerzen (Somatisierung) äußern. Bei der Planung und Einleitung einer Schmerztherapie müssen daher sowohl die somatischen als auch die psychosozialen Ursachen in die therapeutischen Überlegungen einbezogen werden. Denn nicht hinreichend behandelte Schmerzzustände wirken sich nicht nur negativ auf die Lebensqualität aus, sondern induzieren auch Ängste. Neben Ängsten vor unkontrollierbaren Schmerzzuständen (z. B. Durchbruchschmerzen) werden aber immer wieder auch Ängste vor einer Medikamentenabhängigkeit benannt. Eine frühzeitige Aufklärung über die heutigen Möglichkeiten der Schmerztherapie nach dem Stufenschema der WHO, der Einsatz von Schmerztagebüchern, eine konsequente medikamentöse Schmerzbekämpfung sowie die Anleitung zu Entspannungsverfahren zur Symptomkontrolle und Unterstützung der Schmerztherapie reduzieren diesbezügliche Ängste.

4.5.10 Angst vor Sterben und Tod

In unserer Kultur existieren kaum positiv getönte Bilder von Sterben und Tod; im Alltag denken die meisten Menschen kaum darüber nach, dass sie einmal sterben werden. Dazu trägt bei, dass Patienten heute häufig nicht mehr zu Hause, sondern in Institutionen wie Krankenhäusern, Heimen oder Hospizen sterben. Bestatter versorgen den Leichnam, der unmittelbare Kontakt mit dem Toten ist oft nicht mehr möglich. Friedhöfe liegen nicht mehr mitten im Ort, sondern weit außerhalb. Dadurch werden aber Sterben und Tod für den Einzelnen immer wenig «begreifbar» und es verstärkt sich die Furcht vor dem unausweichlichen Ende des Lebens. Für Krebspatienten wird dies aber mit der Diagnosemitteilung unausweichliche psychische Realität – unabhängig von der jeweiligen spezifischen Erkrankung, deren Behandlungsmöglichkeiten und Prognose.

4.5.11 Keinerlei Angst?

Die Mitteilung über eine lebensbedrohliche Erkrankung löst Angst aus. Manche Patienten berichten aber darüber, dass sie in der Aufklärungssituation und auch noch danach überhaupt keine Angst gespürt hätten. Ein Patient schildert sein Erleben in der Aufklärungssituation mit den Worten:

Ich weiß, dass sich mein Arzt Zeit genommen hat, um mir meine Erkrankung und die notwendige Behandlung ausführlich zu erklären. Aber irgendetwas verschloss sich in mir. Ich habe ihm zwar zugehört, aber irgendwie drangen seine Worte zu mir nicht durch. Gespürt habe ich überhaupt nichts.

Diese «Gefühllosigkeit» ist in den meisten Fällen auf den Einsatz seelischer Abwehrmechanismen zurückzuführen, die eine Überflutung des Ichs durch Ängste verhindern sollen. Dies geschieht automatisiert und unterliegt nicht der Kontrolle des Bewusstseins. In manchen Fällen steht dann nicht das bewusste Erleben von Angst im Vordergrund, sondern es werden körperliche Beschwerden wie motorische Unruhe, Beklemmungsgefühle, Herzrasen, Schwitzen oder Einschlaf- und Durchschlafstörungen geschildert. Die Angst wird in diesen Fällen also nur körperlich erfahren.

Auch bei Fortschreiten der Erkrankung und in der Palliativsituation können solche Abwehrmechanismen wirksam werden und die realistische Wahrnehmung der Situation beeinträchtigen. Ziel dabei ist immer der Schutz vor einer Angstüberflutung. Es ist wichtig, diese schützende Funktion der Abwehrmechanismen zu sehen und nicht in bester Absicht zu versuchen, den Patienten mit der Realität zu konfrontieren.

4.5.12 Hilfestellungen im Pflegealltag

Der onkologische Patient benötigt mehr als eine qualifizierte medizinische Versorgung. Er braucht auch eine individuelle Krankheitsbewältigungsstrategie, um den unausweichlichen Belastungen und damit verbundenen Ängsten möglichst effektiv begegnen zu können. Die dazu notwendigen Fähigkeiten werden mit den Begriffen «Patientenkompetenz», «Patienten-Empowerment» oder «Selbstwirksamkeitsüberzeugungen» beschrieben. Merluzzi et al. (2001) haben bei ihren Studien sieben Dimensionen von Selbstwirksamkeitsüberzeugungen gefunden, die die Bewältigung einer Krebserkrankung und der mit ihr verbundenen Ängste unterstützen:

- Aufrechterhalten von Aktivität und Unabhängigkeit
- Suchen und Verstehen medizinischer Information über die Erkrankung
- Bewältigung von Stress
- Umgang mit Nebenwirkungen
- Akzeptanz der Krebserkrankung
- Bewahren einer positiven Grundhaltung
- Regulierung eigener Gefühle
- Suchen nach sozialer Unterstützung.

Auch wenn sich unsere Krankenhäuser aufgrund der ökonomischen Rahmenbedingungen zunehmend in «kranke Häuser» verwandeln und der Mangels an Zeit und Personal («5 Minuten pro Patient») zunehmend spürbar wird, erscheint dazu eine Reihe von konkreten Hilfestellungen möglich.

Ein erster notwendiger Schritt besteht sowohl in der Klinik als auch in Praxen im routinemäßigen Einsatz eines Screening-Verfahrens, um das Ausmaß an subjektiver Belastung und dem Bedürfnis nach psychosozialer Unterstützung zu erfassen. Der Einsatz von Fragebögen wie des Hospital Anxiety and Depression Scale HADS (Deutsche Fassung von Hermann-Lingen et al., 2011), des Patient Health Questionnaire PHQ-D (Gräfe et al., 2004) oder des Distress-Thermometer, helfen, Angstpatienten frühzeitig zu identifizieren. Diese Fragebögen sind in deutscher Fassung erhältlich und unkompliziert im Stations- und Praxisalltag einsetzbar. Welche Angebote an psychosozialer Unterstützung zur Angstbewältigung können Patienten angeboten werden, die im Screening auffallen oder von sich aus das Bedürfnis nach einer psychosozialen Unterstützung äußern?

4.5.13 Anwendung von Entspannungsverfahren

Patienten sollten frühzeitig bei der stationären Aufnahme auf die positiven Wirkungen von Entspannungsverfahren wie dem Autogenen Training, der Atemspannung, der Progressiven Muskelrelaxation oder von Visualisierungsverfahren hingewiesen werden. Die regelmäßige Anwendung bewirkt eine signifikante Reduktion von Angst und Depression und damit eine Verbesserung der subjektiven Befindlichkeit. Zahlreiche Untersuchungen weisen außerdem darauf hin, dass die Reduktion von emotionalem Distress immunologische Parameter positiv beeinflusst.

4.5.14 Positive Verstärker nutzen

Durch die Erkrankung und Therapie wird die Lebensbalance gefährdet, wenn immer nur «Aushalten», «Durchhalten» und «Kampfgeist» gefordert werden. Es braucht auch «Auszeiten», in denen der Patient zur Ruhe kommen und für sich sorgen kann. Ein sinnvolles Vorgehen vor belastenden oder beängstigenden Ereignissen besteht darin, den Patienten aufzufordern, seinen Blick auf die Zeit danach zu richten, zum Beispiel: «Wie werden Sie sich dafür belohnen, wenn Sie die Chemotherapie erfolgreich überstanden haben?» Durch die Verschiebung des Blickwinkels auf eine «lohnenswerte» Zeit danach verringert sich die aktuell bestehende Angst.

4.5.15 Körperliche Bewegung

Sport und körperliche Aktivitäten werden sowohl zur Prävention als auch zur Behandlung verschiedener psychischer Störungen erfolgreich eingesetzt. Regelmäßige körperliche Betätigung bewirkt in gleicher Weise eine Minderung von Angst und Depression bei Krebserkrankungen und dadurch eine Verbesserung der subjektiven Befindlichkeit. Psychologisch kann Sport als «Auszeit» von den täglichen Sorgen und Ängsten betrachtet werden. Möglicherweise sind für diese stimmungsaufhellende Wirkung unter anderem die nach sportlicher Betätigung erhöhten Plasmakonzentrationen von Endorphinen verantwortlich. Darüber hinaus führt Sport zu einer Erhöhung der wahrgenommenen Selbstwirksamkeit und des Selbstvertrauens, wobei dies ebenso zu einer Angstminderung beiträgt.

Zahlreiche Studien weisen außerdem darauf hin, dass eine regelmäßige sportliche Betätigung die Prognose einer Krebserkrankung positiv beeinflussen kann (z. B. Kenfield et al., 2011). Dabei scheinen bereits zehnminütige Einheiten sportlicher Aktivität pro Tag zu den gesundheitlichen Verbesserungen beitragen – es geht also nicht um lange und damit häufig als unlustvoll erlebte Trainingsintervalle. Der Patient entwickelt dadurch auch das Empfinden, selbst etwas zu seiner Heilung beitragen zu können – nicht nur behandelt zu werden. Körperliche Aktivität fördert daher Heilungserwartungen!

4.5.16 Informationsangebote

Angst erschwert die Aufnahme und Verarbeitung neuer Informationen. Das zeigt sich schon bei der Diagnosemitteilung, deren Inhalte von den Patienten teilweise vollkommen verfälscht erinnert werden. Dadurch treffen die Betroffenen aber keine bewussten und verantwortlichen Entscheidungen. Adäquate und verständliche Informationen reduzieren dadurch krankheitsassoziierte Gefühle von Ohnmacht und Angst. Eine Hilfestellung: Ein Verzeichnis empfehlenswerter Literatur zur Krebserkrankung und deren Behandlung hilft bei der Informationsgewinnung und Orientierung in dem für den Patienten oft nicht einzuordnenden Dschungel an unterschiedlichsten Buch- und Zeitschriftenveröffentlichungen.

Viele Betroffene nutzen bei der Suche nach Informationen inzwischen das Internet. Allerdings ist für die Mehrzahl der medizinisch nicht ausgebildeten Laien kaum beurteilbar, welche der dort angebotenen Informationen für sie welche konkrete Bedeutung haben, welche Quellen und Anbieter als seriös eingestuft werden können. Eine Liste mit Internet-Adressen mit kurzen Angaben zum jeweiligen Anbieter und den Inhalten (z. B. www.krebsinformationsdienst.de; www.krebs-webweiser.de; www.onkoscout.de) stellt daher eine wichtige Unterstützung bei der Informationssuche dar.

4.5.17 Selbsthilfegruppen

In den vergangenen 30 Jahren hat sich in Deutschland eine Vielzahl unterschiedlichster Selbsthilfegruppen zu unterschiedlichsten Problembereichen etabliert. Nicht jeder Krebspatient benötigt eine Selbsthilfegruppe, aber alle sollten auf die Arbeit der Selbsthilfegruppen hingewiesen werden. Eine Liste mit in Klinik- bzw. Wohnortnähe arbeitenden Gruppen und deren Ansprechpartnern erleichtert den Patienten und ihren Angehörigen eine Kontaktaufnahme.

4.5.18 Psychotherapeutische Unterstützung

Zeigen sich Hinweise auf ausgeprägte Ängste oder eine Anpassungsstörung, sollten der Patient und seine Angehörigen auf die Möglichkeit einer begleitenden psychoonkologischen Behandlung hingewiesen werden. Die meisten zertifizierten Krebs- und Organzentren verfügen heute über psychoonkologische Dienste, die bei Bedarf angefordert werden können. Ergänzend können auch Psychopharmaka verordnet werden – allerdings nur dann, wenn der zu erwartende positive Effekt die zu erwartenden Nebenwirkungen bei weitem übersteigt. Dies gilt insbesondere bei einer längerfristigen Verordnung und der damit möglicherweise einhergehenden zunehmenden Abhängigkeit des Patienten von der Medikamenteneinnahme.

Benötigt der Patient und/oder dessen Angehörige wegen ausgeprägter krankheitsassoziierter Ängste eine ambulante psychotherapeutische Begleitung, kann über die Homepage der Deutschen Arbeitsgemeinschaft für Psychosoziale Onkologie (www.dapo-ev.de) ein nach Postleitzahlen geordnetes Register aller ambulanten Krebsberatungsstellen sowie der von der Deutschen Krebsgesellschaft zertifizierten Psychoonkologen aufgerufen werden. In den vergangenen Jahren gewinnen dabei achtsamkeitsbasierte Verfahren (z. B. Carlson/Speca, 2013) und die Akzeptanztherapie (z. B. Geuenich, 2012) an Bedeutung. Die Kosten werden in der Regel von den gesetzlichen Krankenkassen übernommen, wenn der Behandler von der zuständigen Kassenärztlichen Vereinigung als ärztlicher oder psychologischer Psychotherapeut zugelassen ist. Bei den Privatversicherungen hängt es von dem Versicherer und dem jeweils vereinbarten Tarif ab.

4.5.19 Fazit

Die Konfrontation mit der Diagnose Krebs und der notwendigen Therapie wird von den meisten Patienten und deren Familien als Schock erlebt. Eine Vielzahl an Ängsten wird für Monate oder auch Jahre für alle Beteiligten zu einer großen emotionalen Herausforderung. Ein erfolgreicher Umgang mit diesen Ängsten ist von großer Bedeutung für die Krankheitsbewältigung und das Wiedererlangen von Lebensqualität. Trotz zunehmend begrenzter personeller und zeitlicher Ressourcen existiert eine Vielzahl an pflegerischen Möglichkeiten, die Patienten und ihre Angehörigen dabei durch Hilfe zur Selbsthilfe («Give patients a role in their own care!») erfolgreich zu unterstützen.

Literatur

Angenendt G., Schütze-Kreilkamp U., Tschuschke V. (2007). Praxis der Psychoonkologie. Psychoedukation, Beratung und Therapie. Stuttgart: Hippokrates.

Bergelt C., Lehmann C., Welk H.-J., Barth J., Gaspar M., Ghalehie S., Günzel K., Kauffmann C., Kiehne U., Rotsch M., Schmidt R., Steimann M., Koch U. (2009). Geschlechtsspezifische psychische Belastungen und Lebensqualität bei Partnern von Krebspatienten in der onkologischen Rehabilitation. In: Koch U., Weis J. (Hrsg.) Psychoonkologie. Göttingen: Hogrefe, 80–93.

Carlson L. E., Speca M. (2013). Krebs bewältigen mit Achtsamkeit. Wie Ihnen MBSR hilft, das Leben zurückzugewinnen. Bern: Verlag Hans Huber.

Geuenich K. (2012). Akzeptanz in der Psychoonkologie. Therapeutische Ziele und Strategien. Stuttgart: Schattauer.

Gräfe K., Zipfel S., Herzog W., Löwe B. (2004). Screening psychischer Störungen mit dem «Gesundheitsfragebogen für Patienten (PHQ-D).» Ergebnisse der deutschen Validierungsstudie. Diagnostica, 50(4): 171–181.

Hermann-Lingen C., Buss U., Snaith R. P. (2011). HADS-D Hospital Anxiety and Depression Scale. Deutsche Version. 3. Auflage. Bern: Verlag Hans Huber.

Herrschach P., Berg P. (2009). Diagnose und Therapie von Progredienzangst. In: Koch U., Weis J. (Hrsg.) Psychoonkologie. Göttingen: Hogrefe, 199–211.

International Classification of Diseases (2013). http://www.dimdi.de/static/de/klassi/icd-10-gm/kodesuche/onlinefassungen/htmlgm2013/ [11.11.2013].

Jefford M., Tattersall M. H. M. (2002). Informing and involving cancer patients in their own care. The Lancet. Oncology, 3, 630.

Kenfield S. A., Meir J., Stampfer E. G., Chan J. M. (2011). Physical Activity and Survival After Prostate Cancer Diagnosis in the Health Professionals Follow-Up Study. J Clin Oncol 28: doi 10.1200/760.2010.31.5226.

Merluzzi T. V., Nairn R. C., Hedge K., Martinez-Sanchez M. A., Dunn L. (2001). Self-efficacy for coping with cancer: Revision of the cancer behavior inventory (Version 2.0). Psycho-Oncology, 10: 206–217.

NCCN (National Comprehensive Cancer Network). (2011). Clinical practice guidelines in oncology: Adult cancer pain. http://www.nccn.org [01.11.2013].

Tschuschke V. (2005). Psychoonkologie. Psychologische Aspekte der Entstehung und Bewältigung von Krebs. Stuttgart: Schattauer.

Waadt S., Duran G., Berg P., Herrschbach P. (2011). Progredienzangst. Manual zur Behandlung von Zukunftsängsten bei chronisch Kranken. Stuttgart: Schattauer.

4.6 Ängste vor und nach einer Geburt

Stephanie Gawlik, Corinna Reck

4.6.1 Einleitung

In der zahlreichen Literatur zu Angststörungen während und nach der Schwangerschaft sind diese häufig schwer von depressiven Erkrankungen zu trennen und werden oft in einem Atemzug genannt. Müdigkeit, Erschöpfung und Angst stellen einen alltäglichen Zustand für viele Schwangere dar. Allgemein gehören Angststörungen und Depression zu den häufigsten maternalen psychiatrischen Morbiditäten vor und nach der Geburt (Martini et al., 2010; Reck et al., 2008).

Da es mittlerweile als erwiesen gilt, dass hormonelle Umstellungen das Lebenszeitrisiko für affektive Störungen erhöhen, ist eine besonders hohe Prävalenz und Inzidenz innerhalb der reproduktiven Jahre nicht verwunderlich (Fishell et al., 2010; Bennett et al., 2004). Als Altersgipfel der Angststörungen wird dabei das Alter von Mitte bis Ende 20 angesehen (Pigott, 2003), so dass eine beachtliche Zahl von Frauen betroffen ist.

Der Umgang mit psychischen Erkrankungen in zeitlichem Zusammenhang mit einer Schwangerschaft ist von einigen Schwierigkeiten geprägt: zum einen, weil Betroffene aus Scham, dem gesellschaftlichen Bild und der eigenen Vorstellung der glücklichen Mutter nicht zu entsprechen, schweigen, zum anderen, weil schwangerschaftsassoziierte und postpartale psychische Störungen zwar mittlerweile in der deutschsprachigen Fachliteratur Beachtung gefunden haben, jedoch weiterhin nicht immer erkannt werden (Maloni et al., 2013).

Eine Schwangerschaft kann durch eine bereits bestehende oder eine neu auftretende Depression oder Angsterkrankung belastet werden. Aufgrund der Überschneidung mit somatischen Schwangerschaftsbeschwerden und schwangerschaftsspezifischen Ängsten wird sie oft nicht erkannt und/oder in ihrem Ausmaß unterschätzt. Die Behandlung psychischer Erkrankungen während der Schwangerschaft verursacht mit keiner anderen Lebenssituation vergleichbare Sorgen um den sich entwickelnden Feten. Die behandelnden Ärzte und Therapeuten befinden sich hier in einem Dilemma. Sowohl die Behandlung als auch die Nichtbehandlung kann negative Konsequenzen nach sich ziehen.

Generell stehen zwei Behandlungsoptionen zur Verfügung: die psychotherapeutische Therapie sowie medikamentöse Ansätze. Eine psychotherapeutische Behandlung kann das Verstehen der eigenen Erkrankung und die Auseinandersetzung mit der baldigen Elternrolle im besten Fall bereits pränatal fördern. Eine psychotrope Medikation und ihr Einsatz können nach strenger Indikationsstellung notwendig und gerechtfertigt sein.

4.6.2 Endokrine Veränderungen in der Schwangerschaft

Die Schwangerschaft galt lange Zeit traditionell als eine Phase des «Glücklichseins» und des Wohlbefindens einer Frau sowie als effektiver Schutz vor genau dieser psychischen Erkrankung. Ursachen werden neben der körperlichen Belastung häufig in den ausgeprägten hormonellen Fluktuationen gesucht, die in der Schwangerschaft stattfinden. Viele Studien berichten von einer Assoziation steigender Estradiol-, Progesteron-, Corticotropin-Releasing-Hormon- (CRH) und Cortisolspiegel zu Müdigkeit und chronischer Erschöpfung und der damit verbundenen Vulnerabilität für affektive Erkrankungen (Challis et al., 2000).

Eine Überaktivität des neuroendokrinen Systems der Mutter wurde als negativer Einfluss auf den Fetus bei Müttern mit Angsterkrankungen impliziert (Ross et al., 2006). Es wird davon ausgegangen, dass Schwankungen der oben genannten Steroidhormone den Einsatz psychischer Erkrankungen begünstigen oder präexistente Erkrankungen exazerbieren lassen können. Besonders einem erhöhten Cortisolspiegel wird dabei ein Risiko für Frühgeburtlichkeit zugeschrieben (Field et al., 2006). Auch Stress und Angst der Mutter können eine Katecholaminausschüttung auslösen, die eine

Vasokonstriktion der die Gebärmutter versorgenden Gefäße bewirken kann und somit die Sauerstoffversorgung des Feten reduziert (Cooper et al., 1996).

4.6.3 Allgemeine Prävalenzen

Reck et al. konnten in einer deutschen Studie eine Prävalenz für die ersten 3 Monate postpartal von 11,1 % für eine generalisierte Angststörung zeigen (Reck et al., 2008). Im gleichen deutschen Kollektiv zeigte sich eine Prävalenz der Major Depression von 6,1 % und Komorbidität lag bei 18,4 % der Patientinnen mit Angststörungen vor. Andersherum waren es sogar 33,9 %. Postpartale Neuerkrankungen an einer GAS wurden mit 2,2 % beobachtet und im Falle einer Minor- oder Major Depression mit 4,6 %.

Nach amerikanischen Daten sind annähernd 12 % der Schwangeren von einer präpartalen Depression betroffen, mit der höchsten Prävalenz im zweiten und dritten Trimenon (Bennett et al., 2004). Matthey et al. diagnostizierten in ihrer Studie 16,2 % der Mütter mit einer reinen Angststörung (Phobien, Panikstörung, akute Anpassungsstörungen mit Angst) 6 Wochen postpartal (Matthey et al., 2003).

Auf die einzelnen Formen von Angsterkrankungen wird im Folgenden eingegangen.

4.6.3.1 Panikstörung

Dem DSM-IV zufolge ist die Panikstörung charakterisiert durch das plötzliche, immer wiederkehrende und nicht vorhersagbare Auftreten von Panikattacken, die häufig von der ständigen Sorge um zukünftige Attacken begleitet werden. Typische Symptome beinhalten dabei Kurzatmigkeit, Palpitationen, Brustschmerzen, Schwindel sowie das Gefühl, die Kontrolle zu verlieren. Nach aktuellen Schätzungen ist bei 50 % der Patienten mit einer Panikstörung eine Major Depression komorbide (American Psychiatric Association).

Prävalenz

Die Prävalenz dieses Störungsbildes im Peripartalzeitraum wird in der Literatur relativ konsistent mit 1,3 % bis 2 % angegeben (Wenzel et al., 2005; Smith et al., 2004).

Symptome in der Peripartalzeit

Obwohl die Symptome einer Panikstörung im Peripartalzeitraum die gleichen sind wie in der Allgemeinbevölkerung, fällt es leicht, sie nur im Rahmen der Schwangerschaft/Entbindung «fehlzuinterpretieren». So können zum Beispiel übermäßige Angst und Panik während der Schwangerschaft rein medizinisch gedeutet werden, dass etwas mit dem Fetus nicht stimmen könnte (Weisberg/Paquette, 2002). Postpartal kann die Teilnahme an Aktivitäten im Allgemeinen durch eine Panikstörung beeinträchtigt werden und zur Isolation von Mutter und Kind führen (Beck, 1988). Als Risikofaktoren werden vermehrtes kindliches Weinen sowie primäres Abstillen genannt, wobei hier noch kontrollierte prospektive Studien fehlen, ob Stillen oder kindliches Weinen das Risiko für Panikstörungen vermindern oder erhöhen (Ross et al., 2006).

Vorbestehende Panikstörungen

Der Verlauf bereits bestehender Erkrankungen im Peripartalzeitraum wird kontrovers diskutiert. Einige retrospektive Studien beschreiben eine Verbesserung der Symptomatik in der Schwangerschaft, gefolgt von einer Verschlechterung postpartal (Northcott/Stein, 1994; Klein et al., 1994). Andere Quellen hingegen können keinen Einfluss einer Schwangerschaft auf den Verlauf der Erkrankung feststellen (Wisner et al., 1999). In dieser Studie zeigten 69 % der Patientinnen während und nach der Schwangerschaft keine Änderung der Ausgangssymptomatik. Trat eine Veränderung ein, so zeigte sich dies am ehesten passend zu den retrospektiven Studien in einer präpartalen Abschwächung der Symptomatik.

4.6.3.2 Generalisierte Angststörung

Die generalisierte Angststörung wird als chronische Erkrankung durch das Vorhandensein ständiger Sorgen über mindestens 6 Monate klassifiziert. Zusätzlich können Symptome wie schlechte Konzentrationsfähigkeit, Muskelverspannung, Müdigkeit und Unruhe auftreten (DSM-IV). Die Prävalenz wird mit ca. 5 % in der Gesamtbevölkerung angegeben (Carter et al., 2001).

Anlehnend an die DSM-IV-Kriterien muss die Symptomatik für mindestens 6 Monate bestehen, daher ist es unwahrscheinlich, dass eine Neuerkrankung während der Schwangerschaft oder unmittelbar postpartal diagnostiziert wird. In der Regel stellt die häufigste Differenzialdiagnose postpartal die akute Anpassungsstörung mit Angst dar, weil diese durch die gleiche Symptomatik charakterisiert ist, die Zeitspanne dieser jedoch weniger als 6 Monate beträgt (DSM-IV).

Prävalenz
Die Prävalenz im Peripartalzeitraum wird unterschiedlich angegeben. Eine Studie schätzt diese im dritten Trimenon mit 8,5 % ein (Sutter-Dallay et al., 2004), während im Postpartalzeitraum Raten von 4,4 % bis 8,2 % angegeben werden (Wenzel et al., 2003, 2005). Nach DSM-IV wird die Lebenszeitprävalenz mit ca. 5 % angegeben, was nahelegt, dass Frauen im Peripartalzeitraum häufiger betroffen sind.

Symptome in der Peripartalzeit
Eine Diagnosestellung in der Schwangerschaft kann erschwert sein, da Ängste um das ungeborene Kind und vor der schmerzhaften Geburt auch bei gesunden Frauen völlig normal und nicht als pathologisch einzustufen sind (Ross et al., 2003). Es existieren keine Daten zu dem Thema, inwiefern sich das Erscheinungsbild und der Inhalt der Sorgen von Frauen mit generalisierter Angststörung und von nichtbetroffenen Schwangeren unterscheiden. Generell wird die generalisierte Angststörung unterschieden von normalen Sorgen durch drei Charakteristika (Ross et al., 2006):

- Bei einer generalisierten Angststörung sind die Sorgen exzessiv und interferieren mit dem Alltag.
- Die Sorgen betreffen oft mehrere Domänen des persönlichen Lebens.
- Die Sorgen können ohne identifizierbaren Auslöser auftreten.

Es wird empfohlen, Sorgen in der Peripartalzeit weiter abzuklären, wenn eine Schwangere oder Entbundene sich mehr Sorgen macht als andere, wenn sie nicht beruhigt werden oder ihre Sorgen kontrollieren kann oder wenn diese für mehr als 6 Monate bestehen (Weisberg et al., 2002).

Risikofaktoren scheinen eine persönliche psychiatrische Vorgeschichte, eine familiäre psychiatrische Belastung und ein niedriger sozioökonomischer Status zu sein (Wenzel et al., 2005).

4.6.3.3 Depression
Angst und Depression gelten seit langem als miteinander verbundene Erkrankungen. Nach amerikanischen Daten zeigen schätzungsweise 30–40 % der Frauen mit einer postpartalen Depression eine komorbide Angststörung (Misri et al., 2000). Hendrick und Kollegen zeigten, dass postpartal depressive Patientinnen viel wahrscheinlicher auch unter Ängsten leiden als Frauen, die zu einem anderen Zeitpunkt ihres Lebens an einer Depression erkranken (Hendrick et al., 2000).

Eine Depression in der Schwangerschaft ist für sich genommen keine eigene Entität, sondern bezeichnet vielmehr jede Depression im Sinne einer Major Depression, die zeitlich mit dem Prä- und Peripartalzeitraum zusammenfällt.

Allgemein stellt die Major Depression die am häufigsten gestellte psychiatrische Diagnose überhaupt dar. Die Weltgesundheitsorganisation (WHO) zählt die Depression zu den führenden Gründen für Arbeits- und Erwerbsunfähigkeit und ordnet sie weltweit an vierter Stelle als eine der Hauptursachen für die globale Krankheitslast («global burden of disease», DALYs) im Jahr 2000 ein.

Sie ist eine chronische Erkrankung mit hoher Prävalenz und hoher Rezidivrate. Ihre Prävalenz bezogen auf die weibliche Gesamtbevölkerung wird zwischen 7 % und 13 % angegeben. Ein Hauptzeitpunkt der Ersterkrankung überschneidet sich wesentlich mit den reproduktiven Jahren.

Bezogen auf die Häufigkeit in der Schwangerschaft ist die Datenlage heterogen. Eine Metaanalyse, die 714 Studien zum Thema Depression und Schwangerschaft einschloss und analysierte, kalkulierte eine Prävalenz von 7,4 % für das erste Trimenon, 12,8 % für das zweite und 12,0 % für das dritte Trimenon (Bennett et al., 2004).

Die Symptome einer Major Depression, auch als unipolare Depression bezeichnet, sind die tieftraurige Stimmung und Veränderungen, die sowohl den Appetit, das Gewicht, den Schlaf als auch das Aktivitätsniveau von Lethargie bis hin zu Agitiertheit betreffen.

Davon abzugrenzen ist die zeitlich streng mit dem Wochenbett assoziierte Wochenbettdepression oder der so genannte Babyblues. Der Babyblues, auch «Maternity Blues» genannt, ist per definitionem keine psychische Störung, sondern eine transiente Anpassungsreaktion, die durch milde depressive Symptome sowie Traurigkeit, Weinerlichkeit, Affektlabilität und Angst gekennzeichnet ist. Zeitlich gesehen ist das Auftreten streng postpartal. Er ist häufig nur von kurzer Dauer, kann aber fließend in eine manifeste Depression übergehen. Eine deutsche Studie beschreibt die Prävalenz mit 55,8 %, davon entwickelten 5,9 % der Frauen im weiteren Verlauf eine Depression (Reck et al., 2009).

In dieser Studie setzte ein Babyblues im Durchschnitt am zweiten bis fünften postpartalen Tag ein und betrug im Mittel 3,4 Tage (Reck et al., 2009).

4.6.4 Auswirkungen auf die Schwangerschaft

Es ist im Allgemeinen nach der aktuellen Studienlage anerkannt, dass der intrauterine Kontakt mit jeglicher Art von maternalem Stress mit lebenslangen Auswirkungen einhergehen kann. Kinder von Müttern, die in ihrer Schwangerschaft unter Angststörungen, Depressionen oder anderen Arten von Stress litten, weisen ein erhöhtes Risiko für eine Verschiedenheit von neuropsychiatrischen Erkrankungen auf (Pearson et al., 2013). Darunter fallen generelle Psychopathologien wie internalisierende und externalisierende Störungen, spezifische psychopathologische Symptome wie zum Beispiel beim Aufmerksamkeitsdefizit-Hyperaktivitätssyndrom (ADHS), Angst und Depression und im Generellen eine schlechtere neurokognitive Performance, besonders in den Teilgebieten Aufmerksamkeit und Gedächtnis (O'Connor et al., 2002; Van den Bergh et al., 2004, 2005, 2008).

Diese Einflüsse auf die Kinder blieben in den genannten Studien auch nach Kontrolle auf Störfaktoren, wie zum Beispiel das Rauchen, den sozioökonomischen Status und postpartale maternale Psychopathologien, bestehen. Es wird geschätzt, dass ca. 15 % aller emotionalen Probleme in der Kindheit einer pränatalen Exposition gegenüber maternalen Psychopathologien zugerechnet werden können (Oberlander et al., 2009).

Als Auswirkungen einer depressiven Erkrankung während einer Schwangerschaft werden ein geringeres Geburtsgewicht, Frühgeburtlichkeit und das häufigere Auftreten eines operativen Entbindungsmodus diskutiert (Grote et al., 2010). Ursächlich wird eine Veränderung in der HPA-Achsenaktivität angenommen, die zu einer vermehrten Synthese von Cortisol Releasing Hormon (CRH) führt. Sekundär wird ein Risikoverhalten, einhergehend mit einem erhöhten Nikotin- und Alkoholkonsum gefördert.

4.6.5 Differenzialdiagnosen

Eine adäquate Erwägung der Differenzialdiagnosen ist elementar, bevor bei einer Patientin eine Therapie initiiert wird. Generell müssen eine Schilddrüsendysfunktion sowie eine Anämie ausgeschlossen werden, da diese eine ähnliche Symptomatik bewirken können. Auch eine Präklampsie kann sich mit Angst, Panik, Herzrasen und erhöhtem Blutdruck präsentieren (Wagner, 2004). In seltenen Fällen muss auch an ein Phäochromozytom gedacht werden. Daher ist die Bestimmung der Schilddrüsenwerte (TSH, T_3, T_4), des Hämoglobinspiegels, des Urinstatus sowie des Blutdrucks essenziell, besonders bei erstmals im Peripartalzeitraum aufgetretenen Fällen.

4.6.6 Ausblick – Behandlungsoptionen

Die Behandlung psychischer Erkrankungen während der Schwangerschaft verursacht mit keiner anderen Lebenssituation vergleichbare Sorgen um den sich entwickelnden Feten. Der behandelnde Arzt befindet sich hier in einem Dilemma. Sowohl die Behandlung als auch die Nichtbehandlung (siehe Auswirkungen auf die Schwangerschaft) kann negative Konsequenzen haben. Immer mehr Studien stellen die negativen Auswirkungen von unbehandeltem psychischem Stress heraus. Jedoch sollte auch das

Nebenwirkungsspektrum von Antidepressiva oder anderen Psychopharmaka nicht vernachlässigt werden.

Generell stehen zwei sich meist ergänzende Behandlungsoptionen zur Verfügung: die Psychotherapie und medikamentöse Ansätze. Eine psychotherapeutische Behandlung kann das Verstehen der eigenen Erkrankung und die Auseinandersetzung mit der baldigen Elternrolle im besten Fall bereits pränatal fördern (Pearlstein, 2008). Aufgrund der mit einer Geburt einhergehenden besonderen psychosozialen Belastungen und Probleme ist eine systematische Adaptation der psychotherapeutischen Standarddepressionsbehandlung erforderlich. An kognitiven Symptomen der Mütter werden in der Literatur regelhaft Ängste, als Mutter zu versagen (s. a. Selbstwirksamkeit in der Mutterrolle), die negative Wahrnehmung der eigenen Person und des Kindes sowie dysfunktionale Gedanken in interaktionellen Kontexten (z. B.: «Mein Baby liebt mich nicht» bei selbstregulativer Blickabwendung des Kindes) beschrieben (z. B. Murray et al., 1996; Tronick et al., 1998). Mögliche teufelskreisartige negative Verflechtungen zwischen depressiver/ängstlicher Symptomatik der Mutter einerseits und interaktionellen Verhaltensweisen auf kindlicher und mütterlicher Seite andererseits sollen frühzeitig diagnostiziert und bei entsprechender Indikation in die Therapie integriert werden. Therapeutisch wirksame Änderungen der Mutter-Kind-Interaktion bzw. kindlichen Dysregulation wurden sowohl durch die traditionelle psychodynamische Mutter-Säuglings-Kurzzeittherapie als auch durch neuere, auf die Interaktion fokussierende Methoden erreicht (z. B. Cohen et al., 2002; im Überblick Cooper/Murray, 1998; Tronick et al., 1998). Field (1998) konnten in ihrer sorgfältigen Therapiestudie einen günstigen Einfluss verschiedener therapeutischer Techniken auf die mütterliche depressive Symptomatik und die Qualität der Mutter-Kind-Interaktion sowie eine Besserung frühkindlicher Verhaltensauffälligkeiten nachweisen. Innerhalb der medikamentösen Behandlungsoption stellen die Antidepressiva und hier insbesondere die Gruppe der selektiven Serotonin-Wiederaufnahme-Hemmer (SSRI) die gebräuchliste dar. Die Nebenwirkungen einer antidepressiven oder anxiolytischen Medikation sind nicht abschließend abzuschätzen. Antidepressiva können sowohl die Plazenta- als auch die Blut-Hirn-Schranke des Feten überqueren, jedoch wurde nur in wenigen Studien das Gehirn oder Verhaltensprobleme nach intrauteriner Medikamentenexposition untersucht. Generell konnten bis auf eine leichte Verzögerung in der motorischen Entwicklung in einer Studie keine Effekte nachgewiesen werden (Casper et al., 2003). Pearlstein beschreibt in einer 2008 erschienenen Übersichtsarbeit eine möglicherweise gering erhöhte Spontanabortrate, ein eventuelles teratogenes Risiko, hier vor allem Herzfehler unter Paroxetin, eine gesteigerte Frühgeburtenrate sowie bei Anwendung nach der 20. Schwangerschaftswoche eine pulmonale Hypertension bei Neugeborenen (Pearlstein, 2008). Ob sich hinter der Nebenwirkung eines erniedrigten Geburtsgewichts als Ursache die Medikation oder die Grunderkrankung verbirgt, lässt sich jedoch nicht abschließend beurteilen. Es gibt sogar Hinweise darauf, dass der pränatale Einsatz von SSRI den direkten Effekt von maternalen Angststörungen auf das kindliche sensorische Gating mildert.

Über ein transientes Entzugssyndrom nach der Geburt herrscht demgegenüber weitestgehend Einigkeit. Es gilt als erwiesen, dass bei Neugeborenen nach der Einnahme von Psychopharmaka durch die Mutter der Schwangerschaft mit einem erniedrigten Muskeltonus, Trinkunwilligkeit, Zittern, Hypoglykämie und respiratorischen Anpassungsschwierigkeiten gerechnet werden muss. Die Dauer war bei 75 % der reifen Neugeborenen auf durchschnittlich 3 Tage begrenzt, bei Frühgeborenen kann hier eine Verlängerung bis um den vierten Tag herum auftreten (Jefferies et al., 2011). Generell ist unter psychotroper Medikation eine Entbindung in einem Perinatalzentrum unbedingt zu empfehlen und eine Beobachtungszeit von 48 Stunden wird angeraten. Vor der Geburt sollte die psychotrope Medikation auf die geringstmögliche Erhaltungsdosis reduziert werden. Im Idealfall sollte sie bis zu 4 Wochen vor der Geburt ausgeschlichen werden, dies ist aber aufgrund der hohen Rezidivrate nicht in allen Fällen möglich.

Das Fehlbildungsrisiko ist schwierig einzuschätzen. Es gibt Studien, in denen eine Assoziation mit Herzfehlern oder einer Omphalozele beschrieben wird, andere Studien können keinen oder nur einen sehr schwachen Zusammenhang nachweisen. Größter Kritikpunkt hierbei ist die allen Studien gemeinsame retrospektive Auswertung. Die Aussagekraft ist somit gering. Eine 2007 erschienene Multicenterstudie evaluierte das Risiko für Fehlbildungen unter SSRI-Einnahme im ersten Trimenon an 9849 Neugeborenen mit kongenitalen Fehlbildungen (Alwan et al., 2007). Es zeigte sich eine Erhöhung des Risikos um den Faktor 2 für Septumdefekte unter Sertralin und eine Erhöhung rechtsventrikulärer Ausflussobstruktionen um den Faktor 3,3 unter Fluoxetin. Da die absolute Zahl der Fälle jedoch selten war und die Gruppen trotz des relativ großen Kollektivs klein, schränken die Autoren die Aussagekraft ihrer Ergebnisse stark ein.

Zusammenfassend sollte eine Mediaktion im ersten Trimenon vermieden werden, kann aber bei Notwendigkeit ab dem zweiten Trimenon unter sorgfältiger Risikoabwägung und in enger Kooperation mit dem behandelnden Gynäkologen eingesetzt werden.

Literatur

Alwan S., Reefhuis J., Rasmussen S. A., Olney R. S., Friedman J. M. (2007). National Birth Defects Prevention Study. Use of selective serotonin-reuptake inhibitors in pregnancy and the risk of birth defects. N Engl J Med, 356(26): 2684–2692.

American Psychiatric Association. Diagnostic and Statistical Manual of Mental Disorders. 4th edn. (2004). Washington, DC: American Psychiatric Association.

Beck M. T., Epstein N., Brown C., Steer R. A. (1988). An inventory for measuring clinical anxiety: psychometric properties. Journal of Consulting an Clinical Psychology, 56, 893–897.

Bennett H. A., Einarson A., Taddio A., Koren G, Einarson T. R. (2004). Prevalence of depression during pregnancy: systematic review. Obstet Gynecol, 103(4): 698–709.

Bridges R. S. (1984). A quantitative analysis of the roles of dosage, sequence, and duration of estradiol and progesterone exposure in the regulation of maternal behavior in the rat. Endocrinology, 114(3): 930–940.

Brunton P. J., Russell J. A. (2010). Endocrine induced changes in brain function during pregnancy. Brain Res, 1364: 198–215.

Carter A. S., Garrity-Rokous F. E., Chazan-Cohen R., Little C., Briggs-Gowan M. J. (2001). Maternal depression and comorbidity: predicting early parenting, attachment security, and toddler social-emotional problems and competencies. J Am Acad Child Adolesc Psychiatry, 40(1): 18–26.

Casper R. C., Fleisher B. E., Lee-Ancajas J. C., Gilles A., Gaylor E., DeBattista A., Hoyme H. E. (2003). Follow-up of children of depressed mothers exposed or not exposed to antidepressant drugs during pregnancy. J Pediatr, 142: 402–408.

Challis J., Sloboda D., Matthews S., Holloway A., Alfaidy N., Howe D., Fraser M., Newnham J. (2000). Fetal hypothalamic-pituitary adrenal (HPA) development and activation as a determinant of the timing of birth, and of postnatal disease. Endocr Res, 26(4): 489–504.

Challis J. R. G., Matthews S. G., Gibb W., Lye S. J. (2000). Endocrine and paracrine regulation of birth at term and preterm. Endocr Rev, 21(5): 514–550.

Cohen N. J., Lojkasek M., Muir E., Parker C. J. (2002). Six-month follow-up of two mother-infant psychotherapies. Convergence of therapeutic outcomes. Infant Mental Health Journal, 4, 361–380.

Cooper P. J., Murray L., Hooper R., West A. (1996). The development and validation of a predictive index for postpartum depression. Psychol Med, 26(3): 627–634.

Cooper P. J., Murray L. (1998). Postnatal depression. BMJ, 316(7148): 1884–1886. Review.

Faisal-Cury A., Rossi Menezes P. (2007). Prevalence of anxiety and depression during pregnancy in a private setting sample. Arch Womens Ment Health, 10(1): 25–32.

Feldman R., Weller A., Zagoory-Sharon O., Levine A. (2007). Evidence for a neuroendocrinological foundation of human affiliation: plasma oxytocin levels across pregnancy and the postpartum period predict mother-infant bonding. Psychol Sci, 18(11): 965–970.

Ferreira E., Carceller A. M., Agogue C., Martin B. Z., St-Andre M., Francoeur D., Berard A. (2007). Effects of selective serotonin reuptake inhibitors and venlafaxine during pregnancy in term and preterm neonates. Pediatrics, 119(1): 52–59.

Field T., Diego M., Hernandez-Reif M. (2009). Depressed mothers' infants are less responsive to faces and voices. Infant Behav, 32(3): 239–244.

Field T., Hernandez-Reif M., Diego M., Figueiredo B., Schanberg S., Kuhn C. (2006). Prenatal cortisol, prematurity and low birthweight. Infant Behav Dev, 29(2): 268–275.

Field T. (1998). Maternal Depression Effects on Infants and early Interventions. Preventive Medicine, 2, 200–203.

Fishell A. (2010). Depression and anxiety in pregnancy. J Popul Ther Clin Pharmacol, 17(3): e363–e369.

Gotlib I. H., Whiffen V. E., Mount J. H., Milne K., Cordy N. I. (1989). Prevalence rates and demographic characteristics associated with depression in pregnancy and the postpartum. J Consult Clin Psychol, 57(2): 269–274.

Grote N. K., Bridge J. A., Gavin A. R., Melville J. L., Iyengar S., Katon W. J. (2010). A meta-analysis of depression during pregnancy and the risk of preterm birth, low birth weight, and intrauterine growth restriction. Arch Gen Psychiatry, 67(10): 1012–1024.

Halbreich U. (2010). Women's reproductive related disorders (RRDs). J Affect Disord 122(1–2): 10–13.

Hendrick V., Altshuler L., Strouse T., Grosser S. (2000). Postpartum and nonpostpartum depression: differences in presentation and response to pharmacologic treatment. Depress Anxiety, 11(2): 66–72.

Jefferies A. L.; Canadian Paediatric Society, Fetus and Newborn Committee (2011). Selective serotonin reuptake inhibitors in pregnancy and infant outcomes. Paediatr Child Health, 16(9): 562–563.

Klein D. F., Skrobala A. M., Garfinkel R. S. (1994/1995). Preliminary look at the effects of pregnancy on the course of panic disorder. Anxiety, 1(5): 227–232.

Kossowsky J., Pfaltz M. C., Schneider S., Taeymans J., Locher C., Gaab J. (2013). The Separation Anxiety Hypothesis of Panic Disorder Revisited: A Meta-Analysis. Am J Psychiatry, 170, 768–781.

Louik C., Lin A. E., Werler M. M., Hernandez-Diaz S., Mitchell A. A. (2007). First-trimester use of selective serotonin-reuptake inhibitors and the risk of birth defects. N Engl J Med, 356(26): 2675–2683.

Maloni J. A., Przeworski A., Damato E. G. (2013). Web recruitment and internet use and preferences reported by women with postpartum depression after pregnancy complications. Arch Psychiatr Nurs, 27(2): 90–95.

Martini J., Knappe S., Beesdo-Baum K., Lieb R., Wittchen H. U. (2010). Anxiety disorders before birth and self-perceived distress during pregnancy: associations with maternal depression and obstetric, neonatal and early childhood outcomes. Early Hum Dev, 86(5): 305–310.

Matthey S., Barnett B., Howie P., Kavanagh D. J. (2003). Diagnosing postpartum depression in mothers and fathers: whatever happened to anxiety? J Affect Disord, 74: 139–147.

Misri S., Kostaras D., Kostaras X. (2000). The use of selective serotonin reuptake inhibitors during pregnancy and lactation: current knowledge. Can J Psychiatry, 45(3): 285–287.

Murray L., Cooper P. J. (1996). The impact of postpartum depression on child development. International Review of Psychiatry, 8, 55–63.

Northcott C. J., Stein M. B. (1994). Panic disorder in pregnancy. J Clin Psychiatry 55(12): 539–542.

O'Connor T. G., Heron J., Golding J., Beveridge M., Glover V. (2002). Maternal antenatal anxiety and children's behavioral/emotional problems at 4 years: report from the Avon Longitudinal Study of Parents and Children. Br J Psychiatry, 180: 502–508.

Oberlander T. F., Gingrich J. A., Ansorge M. S. (2009). Sustained neurobehavioral effects of exposure to SSRI antidepressants during development: molecular to clinical evidence. Clin Pharmacol Ther, 86: 672–677.

Pearlstein T. (2008). Perinatal depression: treatment options and dilemmas. J Psychiatry Neurosci, 33(4): 302–318.

Pearson R. M., Fernyhough C., Bentall R., Evans J., Heron J., Joinson C., Stein A. L., Lewis G. (2013). Association between maternal depressogenic cognitive style during pregnancy and offspring cognitive style 18 years later. Am J Psychiatry, 170(4): 434–341.

Pigott T. A. (2003). Anxiety disorders in women. Psychiatr Clin North Am, 26(3): 621–672.

Pires G. N., Andersen M. L., Giovenardi M., Tufik S. (2010). Sleep impairment during pregnancy: possible implications on mother-infant relationship. Med Hypotheses, 75(6): 578–582.

Reck C., Stehle E., Reinig K., Mundt C. (2009). Maternity blues as a predictor of DSM-IV depression and anxiety disorders in the first three months postpartum. J Affect Disord, 113(1–2): 77–87.

Reck C., Struben K., Backenstrass M., Stefenelli U., Reinig K., Fuchs T., Sohn C., Mundt C. (2008). Prevalence, onset and comorbidity of postpartum anxiety and depressive disorders. Acta Psychiatr Scand, 118(6): 459–468.

Ross L. E., Gilbert Evans S. E., Sellers E. M., Romach M. K. (2003). Measurement issues in postpartum depression part 1: anxiety as a feature of postpartum depression. Arch Womens Ment Health, 6(1): 51–57.

Ross L. E., McLean L. M. (2006). Anxiety disorders during pregnancy and the postpartum period: A systematic review. J Clin Psychiatry, 67(8): 1285–1298.

Smith M. V., Rosenheck R. A., Cavaleri M. A., Howell H. B., Poschman K., Yonkers K. A. (2004). Screening for and detection of depression, panic disorder, and PTSD in public-sector obstetric clinics. Psychiatr Serv, 55(4): 407–414.

Sutter-Dallay A. L., Giaconne-Marcesche V., Glatigny-Dallay E., Verdoux H. (2004). Women with anxiety disorders during pregnancy are at increased risk of intense postnatal depressive symptoms: a prospective survey of the MATQUID cohort. Eur Psychiatry, 19(8): 459–463.

Tronick E. Z., Bruschweiler-Stern N., Harrison A. M., Lyons-Ruth K., Morgan A. C., Nahum J. P., Sander L. W., Stern D. N. (1998). Dyadically expanded states of consciousness and the process of therapeutic change. Infant Mental Health Journal, 3, 290–299.

Van den Bergh B. R., Marcoen A. (2004). High antenatal maternal anxiety is related to ADHD symptoms, externalizing problems, and anxiety in 8- and 9-year-olds. Child Dev, 75: 4085–4097.

Van den Bergh B. R., Van Calster B., Smits T., Van Huffel S., Lagae L. (2008). Antenatal maternal anxiety is related to HPA-axis dysregulation and self-reported depressive symptoms in adolescence: a prospective study on the fetal origins of depressed mood. Neuropsychopharmacology, 33: 536–545.

Van den Bergh B. R., Mennes M., Oosterlaan J., Stevens V., Stiers P., Marcoen A., Lagae L. (2005). High antenatal maternal anxiety is related to impulsivity during performance on cognitive tasks in 14- and 15-year-olds. Neurosci Biobehav Rev, 29: 259–269.

Wagner L. K. (2004). Diagnosis and management of preeclampsia. Am Fam Physician, 70(12): 2317–2324.

Weisberg R. B, Paquette J. A. (2002). Screening and treatment of anxiety disorders in pregnant and lactating women. Womens Health Issues, 12(1): 32–36.

Wenzel A., Haugen E. N., Jackson L. C., Brendle J. R. (2005). Anxiety symptoms and disorders at eight weeks postpartum. J Anxiety Disord, 19(3): 295–311.

Wenzel A., Haugen E. N., Jackson L. C., Robinson K. (2003). Prevalence of generalized anxiety at eight weeks postpartum. Arch Womens Ment Health, 6(1): 43–49.

Wisner K. L., Gelenberg A. J., Leonard H., Zarin D., Frank E. (1999). Pharmacologic treatment of depression during pregnancy. JAMA, 282, 1264–1269.

4.7 Scham und Angst im Kontext Inkontinenz
Anne Ahnis

4.7.1 Einleitung

Mit dem unfreiwilligen Verlust von Harn und/oder Stuhl sind wichtige Lebensbereiche wie Partnerschaft und Sexualität sowie Gefühle wie Scham, Angst, Schuld oder Ekel in komplexer Weise miteinander verbunden. Diese Gefühle auf Seiten der Betroffenen, aber auch auf Seiten der Behandler tragen neben Vorurteilen sowie fehlendem Wissen über Ursachen und Behandlungsmöglichkeiten zur Tabuisierung der Erkrankung in unserer Gesellschaft bei. Die Folge ist eine fehlende oder inadäquate Behandlung der Betroffenen. In diesem Beitrag werden Prävalenz und Formen von Harn- und Analinkontinenz vorgestellt und zwei in Zusammenhang mit Inkontinenz bedeutsame Emotionen – Scham und Angst – aus der Perspektive der Betroffenen unter Einbezug empirischer Daten näher beleuchtet.

4.7.2 Inkontinenz

Die «International Continence Society» (ICS) (Abrams et al., 2002) definiert Harninkontinenz als jeglichen unfreiwilligen Harnverlust. Unter Analinkontinenz («anal incontinence») versteht die ICS jeglichen unfreiwilligen Abgang von Darmwinden, flüssigem, weichem/schmierigem oder festem/geformtem Stuhl (Norton et al., 2002).

Inkontinenz ist – vor allem im Alter – weit verbreitet: Internationale Studien berichten über Harninkontinenz-Prävalenzdaten bei über 60-jährigen Frauen von 12–58 %, bei Männern von 4–28 % (Hunskaar et al., 2002); 0,5–17 % der Frauen und Männer sind von Analinkontinenz betroffen (Norton et al., 2002; Stenzelius et al., 2004). Ist die Harninkontinenz in der Altersgruppe der 60- bis 75-jährigen Frauen noch doppelt so hoch wie bei Männern, gleichen sich die Prävalenzraten der Geschlechter bei Hochaltrigen an (Cheater/Castleden, 2000; Hunskaar et al., 2002; Niederstadt et al., 2007). Bezüglich der Analinkontinenz heben sich die Unterschiede der Prävalenzraten zwischen den Geschlechtern bei den über 75-Jährigen gänzlich auf (Stenzelius et al., 2004). Harn- und Analinkontinenz können kombiniert auftreten. Etwa 20–69 % der analinkontinenten Personen sind auch harninkontinent (Edwards/Jones, 2001; Roche et al., 2002); umgekehrt leiden bis zu 31 % der harninkontinenten Frauen an Stuhlinkontinenz (Khullar et al., 1998; Selcuk et al., 2012).

Abhängig von der Ursache und Ausprägung der Inkontinenz werden verschiedene Formen und Schweregrade differenziert.

Bei Frauen über 60 Jahre dominiert die Mischform aus Belastungs- und Dranginkontinenz (40–45 %), gefolgt von der Belastungsinkontinenz (30–40 %), der Dranginkontinenz (10–20 %) und anderen Formen (3–15 %) (Hannestad et al., 2000).

Bei der Belastungs- oder Stressharninkontinenz wird bei körperlicher Belastung (Stress) unwillkürlich Urin verloren, ohne dass ein Harndrang auftritt. Charakteristisch für die Drangharninkontinenz ist unwillkürlicher Harnabgang, der mit einem starken, nicht zu unterdrückenden Harndrang aufgrund von unwillkürlichen Detrusorkontraktionen (Hyperaktivität) einhergeht (Norton et al., 2002).

Bei Männern ist die Dranginkontinenz die häufigste Harninkontinenzform (40–80 %), gefolgt von den Mischformen (10–30 %) und der Belastungsinkontinenz (< 10 %) (Hunskaar et al., 2002). Bezüglich der Analinkontinenz dominiert bei Frauen und Männern der Verlust von Winden (60 %), gefolgt von flüssigen (54 %) und festen (36 %) Stuhlanteilen (Nelson et al., 1995; MacLennan et al., 2000).

Zur Diagnosestellung gehören nicht nur eine ausführliche Anamnese, körperliche Untersuchung sowie, bei Verdacht auf Harninkontinenz, ein Miktionsprotokoll, Harnanalyse, Hustentest und Pad-Test, sondern auch invasive und für die Betroffenen teils belastende Verfahren (z. B. Restharnbestimmung mithilfe eines Blasenkatheters oder Zystoskopie bzw. Urethro-Zystoskopie zur Diagnostik der Harninkontinenz, anorektale Ballonblähung oder Elektromyographie der Sphinktermuskulatur zur Beurteilung einer Analinkontinenz) [Geile et al., 2004]).

Abhäng von der jeweiligen Ursache der Inkontinenz existieren wirksame konservative, medikamentöse und operative Maßnahmen sowie Inkontinenzhilfsmittel, die Harn- und Analinkontinenz verhindern, beseitigen, verbessern oder kompensieren können (Buchmann, 2003; Frudinger, 2002; Melchior, 2003; Niederstadt/Doering, 2005; Primus et al., 2003; Probst, 2004; Thüroff et al., 1998; von Siebenthal, 2003).

4.7.3 Scham und Inkontinenz

Neben den diagnostischen und therapeutischen Verfahren, die Nacktsein voraussetzen und daher in besonderem Maße Scham bei den Betroffenen auslösen (Rasmussen/Ringsberg, 2010), wird allein die Vorstellung an Inkontinenz zu erkranken von Nichtbetroffenen als beschämend empfunden. So gaben befragte kontinente Personen in Österreich (60%) unabhängig vom eigenen Geschlecht, Alter und Bildungsgrad an, dass sie die Vorstellung, an Harninkontinenz zu leiden, deutlich beschämender finden als beispielsweise das Vorliegen der Diagnosen Depression oder Krebs (Elenskaia et al., 2011).

Mit Scham und Sich-Schämen wird die Reaktion auf das Erleben des Bloßgestelltseins, Versagthabens sowie den Ehrverlust bezeichnet (Dorsch, 1998), häufig begleitet von vegetativen physiologischen Sensationen, wie zum Beispiel Erröten, Abwenden des Blickes, Senken oder Wegdrehen des Kopfes oder des ganzen Körpers, unruhigen Augenbewegungen, Blinzeln, Einrollen der Lippen oder Lippenbeißen. Das verbale Verhalten äußert sich in Sprachlosigkeit, Stottern, unangebrachten Bemerkungen oder darin, dass auf die Situation mit einem Redefluss oder verlegenem Lachen reagiert wird (Izard, 1994). Das Sich-Schämen ist nach Wurmser (1993) eine existenzielle Grunderfahrung, ein Gefühl, das sich auf den ganzen Menschen, auf sein komplettes psychisches und physisches Dasein bezieht (Pernlochner-Kügler, 2004). Scham besteht nach Wurmser (1993) aus der Spannung bzw. Diskrepanz zwischen dem, was erwartet wird, und dem, was man an sich selbst beobachtet, also dann, wenn unser Ich (aktuelles Selbst) von unserem eigenen Ideal (Selbstbild) abweicht und der Teil des Über-Ich, der das Gesellschaftliche des Individuums repräsentiert, diese Diskrepanz signalisiert (Groening, 2000; Stadelmann, 1999).

Scham ist kein einheitliches Phänomen, sondern lässt sich über verschiedene Inhalte oder Anlässe definieren. Dazu gehören nach Kalbe (2002):

- soziale und körperliche Abweichungen sowie Persönlichkeitsmerkmale (z. B. physische Defekte, Krankheit, Nacktheit, Schmutzigsein, Schuld)
- Versagen und Misserfolge (z. B. Körperfunktionen nicht beherrschen, Kontrollverlust, sexuelles Versagen)
- Überschreitungen und grenzverletzendes Verhalten (z. B. Normbrüche, Verletzung von Regeln, erzwungene Nacktheit, Geringschätzung).

Inkontinente Personen sehen sich im Allgemeinen und in Pflegesituationen oder im medizinischen Setting im Besonderen mit allen drei Formen von Schamauslösern konfrontiert, wie auch eigene halbstrukturierte Interviews – ausgewertet mittels qualitativer Inhaltsanalyse nach Mayring (2000, 2003) – von 112 harn- und/oder analinkontinenten Frauen und Männern im Alter von 59 bis 93 Jahren bestätigen (Ahnis, 2009; Ahnis/Knoll, 2008).

Die interviewten Frauen und Männer berichten davon, wie unangenehm es ihnen sei, eine Erkrankung wie die Inkontinenz zu haben. Sie schämen sich zu riechen oder wenn sich Vorlagen unter der Kleidung abzeichnen. Die Betroffenen berichten aber auch über fremdausgelöste Scham, also Scham, die durch vermeintliche Blicke anderer ausgelöst oder verstärkt wird.

So schildert Herr W., 69 Jahre alt, belastungsinkontinent seit 4 Jahren, eine Scham auslösenden Situation in der U-Bahn wie folgt:

[…] hält ja nun ooch nur ne gewisse Zeit, dieser Kleber, oder was dit da is [Klebestreifen, mit dem das Kondomurinal am Penis befestigt ist, Anm. der Autorin], wat meinse als ick mal mit der Bahn gefahren bin mit der 49, ist dit abgegangen und dit war noch die Zeit wo dit so viel läuft und vorne

saßen die jungen Mädchen und ick denn, ein Glück, wissen sie was dit für ein Gefühl ist, und da habe ick die Hose runter, und dann habe ich das da hinten, ein Glück, stellen Sie sich mal vor da kiekt eener, denkt ja der alte Kerl was macht der denn da, und die Mädchen da, wissen Sie dit kommt ja noch dazu, kommt ja dazu, wenn man ja so schön sagt, ach der Mann kann pullern gehen am Baum, wenn ich rasch aus dem Auto bin, ja ich muss erst die Hose runter ziehen, dass ich an die Windeln rankomme, und das sind alles Sachen, dit sage ich Ihnen, dit macht mich am meisten in letzter Zeit krank [...]

Das Gefühl der Scham stellt sich auch ein und belastet die Betroffenen, wenn deutlich wird, dass der Partner bzw. die Partnerin sich zum Beispiel beim Waschen der beschmutzten Unterhose ekelt. Bewohner von Pflegeheimen berichten, dann Scham zu empfinden, wenn das Pflegepersonal die Vorlagen wechselt. Eine interviewte analinkontinente Frau berichtet, es sei ihr unangenehm und verletze sie darüber hinaus sehr, dass Familienangehörige denken, sie habe eine ansteckende Krankheit – ein Verdacht, der ihr regelmäßig angetragen wird, wenn eine Person aus der Familie Durchfall hat.

Bei genauerer Betrachtung wird deutlich, dass Scham eng mit anderen Emotionen, wie Schuld, Ekel oder Angst, verknüpft ist. So beinhaltet die Schamdefinition nach Wurmser (1993) neben dem eigentlichen Schamaffekt und der Schamhaftigkeit die Emotion Angst in Form der so genannten Schamangst, die dann empfunden wird, wenn Gefahr in Form von Bloßstellung, Demütigung und Zurückweisung droht. Nach Wurmser (1993) gründet Schamangst auf das Trauma bereits erfahrener Hilflosigkeit (s. obiges Zitat) oder sie ist die Antwort auf eine Erniedrigung.

Schamaffekt und -angst führen dazu, dass Betroffene schweigen, statt über Inkontinenz zu sprechen, auch wenn dies den Alltag erschwert, wie Rasmussen und Ringsberg (2010) in ihrer qualitativen Befragung analinkontinenter Frauen im Alter zwischen 28 und 50 Jahren aufzeigen: So berichtet eine Frau, sie sei unfähig, ihren Arbeitgeber zu fragen, ob die Bereitstellung eines Bidets oder einer Handdusche möglich wäre, obwohl dies eine enorme Erleichterung für sie bedeuten würde. Sie räumt ein, sie würde im Falle von zum Beispiel Asthma nicht zögern, ihren Arbeitgeber um die Bereitstellung einer Sauerstoffflasche zu bitten.

Betroffene nehmen ihr verändertes Verhalten, das sie teilweise als Veränderung ihrer Persönlichkeit erleben, zwar wahr, können es jedoch nicht ändern. So berichtet eine von Rasmussen und Ringsberg (2010) befragte Frau, dass beim Thema Analinkontinenz für sie gewohnte aktive Bewältigungsformen versagen und sie stattdessen dazu neigt, sich in sich zu kehren und zu schweigen. Sie erlebe einen Verlust ihrer psychischen Kraft vor dem Hintergrund des wahrgenommenen Nicht-gerecht-werden-Könnens der Frauenrolle zum Beispiel hinsichtlich Sexualität. Daraus resultieren in ihrem Erleben Insuffizienzgefühle und geringes Selbstbewusstsein (Rasmussen/Ringsberg, 2010).

Während die Analinkontinenz bei Frauen und Männern zumindest vor dem Hintergrund des aktuell in unserer Gesellschaft wahrgenommenen identischen Tabuisierungsgrades ähnlich schambesetzt sein dürfte, zeigt sich hinsichtlich der Harninkontinenz ein anderes Bild: Lagro-Janssen et al. (2008) fanden auch nach der Kontrolle von Harninkontinenzform und Schweregrad bei Männern signifikant höhere Ausprägungen auf der Skala Scham (Incontinence Impact Questionnaire) als bei Frauen. Eine Überlegung für diesen Geschlechterunterschied liegt in der Tatsache begründet, dass Harninkontinenz in unserer Gesellschaft als typische Frauenkrankheit wahrgenommen wird, was durch die «kommerzielle Feminisierung» (Wilson, 2004) der Harninkontinenz durch Medien und Presse, aber auch aus professioneller Richtung – die Ärzteschaft beispielsweise befragt häufiger Frauen als Männer nach einer Inkontinenz (Cohen et al., 1999) – verstärkt wird.

4.7.4 Angst und Inkontinenz

Neben dem Schamerleben ist Angst bei inkontinenten Personen allgegenwärtig. So zeigt die bereits erwähnte eigene Befragung harn- und/oder analinkontinenter Personen (Ahnis/Knoll, 2008), dass die Betroffenen unter einer Angst bzw. Unsicherheit leiden, Urin und/oder Stuhl in der Öffentlichkeit zu verlieren und andere (fremde) Personen dadurch auf ihre Inkontinenz aufmerksam zu machen.

Frau T., 73 Jahre alt, mischinkontinent (Sandvik's Severity Index [SSI, Sandvik et al., 2000] = 8) seit 22 Jahren, versorgt mit großen Vorlagen, erzählt:

Äh zum Beispiel wenn ich ... raus aus dem Haus gehe und so und gerade im Sommer und man hat helle Hosen an, da habe ich immer Angst, dass ... dass das doch voll wird. Ist mir schon passiert, dass die Binde eben doch voll wird. Und dass die dann trotzdem ... Also ich habe immer Angst. Und ich habe immer noch eine extra in der Tasche. Also ich finde es einfach ganz belastend. [...] Weil ich ... weil da ziemlich viel ist. Und wenn ich unterwegs bin so irgendwo und ich kann irgendwo gehen, dann wechsle ich schon, dass das nicht ... wenn das dann zu viel ist, dass das dann ... mir ist das schon passiert, dass es so viel war, dass dann die Hosen nass wurden, ja? [...] Dass es dann durchkommt. Ich passe schon auf, aber ... Ja, wenn ich rausgehe im Winter, das ist es ... habe ich ein bisschen mehr Ruhe. [...] Habe ich ja einen Mantel an. Aber im Sommer helle Hosen und so und so. Und da habe ich auch immer Angst [...]

Ebenfalls als belastend empfunden wird die Angst davor, zu riechen, nicht sauber zu sein oder Vorlagen unterwegs zu vergessen. Auch wenn der Geruch, objektiv gesehen, nicht vorhanden ist, empfinden die Betroffenen dies meist anders und vergewissern sich selbst oder bei eingeweihten Personen, so auch Frau D., 66 Jahre alt, leicht dranginkontinent (SSI = 4) seit 2 Jahren, zum Schutz zwei Slipeinlagen (gleichzeitig) tragend:

Na, also ich hatte da andere mal so gefragt, die haben immer gesagt, also du spinnst, dit riecht nicht. Ich sage, ich riech dis aber. [...] Unsere Freundschaft habe ich zum Beispiel gefragt, unsere Tochter habe ich gefragt, meine Schwester und die haben immer gesagt: nee; ich sage aber doch. [...] Hach wie soll ich sagen, ich komme mir so ein bisschen unsauber vor. Wissen Sie, wenn Sie auf Toilette gehen, und Sie, und Sie, ick hab immer schon so ne Lappen hier, so ne Feuchttücher und so und dit riecht trotzdem. Irgendwie fühlen Sie sich da nicht wohl.

Einige Personen fürchten sich auch davor, durch die Inkontinenz vom gesellschaftlichen Leben ausgeschlossen zu werden, nichts mehr zu schaffen oder dass der Zustand sich verschlimmert.

Herr M., 69 Jahre alt, analinkontinent für Winde und schmierigen Stuhl (Rockwood's Severity Index [RSI, Rockwood et al., 1999] = 18) seit 3 Jahren, keine Inkontinenzhilfsmittel, schildert diese Angst wie folgt:

[...] Ich habe Angst davor, dass es schlimmer wird und dass ich es nicht mehr beherrschen kann. Ja? Jetzt denke ich, dass ich es beherrsche. Also ... äh es hat bisher noch keiner gemerkt, dass ich es habe, außer meiner Frau, die es weiß, oder mein Sohn, der nun sehr oft bei uns ist. Wir sind auch am Wochenende immer zusammen und schlafen auch zusammen. Und dem habe ich eben mal gesagt, dass ich ein Problem habe. [...]
Im Haus hatten wir ältere Leute, bei denen das so war. Und wenn die kamen, dann war es mir unangenehm, weil es sehr zu riechen war. Und die haben es gar nicht mehr gemerkt. Und da sagte ich, ... sagt mir bloß Bescheid, wenn das irgendwie [riecht, Anm. d. Autorin] ... Ich sage, das ist mir dann nicht peinlich, ich brauche das. Und sagt es mir auch, ja? [...]

Quantitative Untersuchungen untermauern die qualitativen Ergebnisse hinsichtlich des Vorkommens von Angst bei den Betroffenen (Bogner et al., 2011; Coyne et al., 2012; Damon et al., 2008; Felde et al., 2012; Lim et al., 2007; Maeda et al., 2009; Perry et al., 2006; Selcuk et al., 2012).

Bogner et al. (2011) konnten in einer prospektiven Studie zeigen, dass die Wahrscheinlichkeit bei harninkontinenten Personen, die aufgrund des Verlustes von Urin konkrete Einschränkungen in ihrem Alltag bemerken, 11 Jahre später eine Angststörung zu entwickeln (strukturiertes Interview gemäß DSM-III-Kriterien: Panikstörung, Agoraphobie, Soziale Phobie, Zwangsstörung) höher ist als bei kontinenten Personen (vgl. auch Perry et al., 2006: Dranginkontinenz prädiziert Angst [Hospital Anxiety and Depression Scale, HADS] ein Jahr nach Baseline-Messung). Dieser Effekt blieb auch stabil nach Kontrolle von Alter, ADL- und IADL-Level (ADL, «activities of daily living»;

IADL, «instrumental activities of daily living») sowie Einschränkungen durch andere chronische Erkrankungen. Die höchsten Angstwerte (HADS) zeigten sich in einer Untersuchung von Felde et al. (2012) an über 5000 Frauen und Männern im Alter zwischen 40 und 44 Jahren bei den Harninkontinenzformen Mischinkontinenz (vgl. auch Coyne et al., 2012; Perry et al., 2006) und Dranginkontinenz. Unter Konstanthaltung des Einflusses von Alter, Bildungsgrad, Body-Mass-Index und Nikotinkonsum prädizierten am stärksten die Mischinkontinenz sowie die Schwere der Harninkontinenz die Angst (HADS) (Felde et al., 2012). Ein ähnliches Bild ergibt sich bei Analinkontinenz: Damon et al. (2008) konnten nachweisen, dass Patienten mit Analinkontinenz deutlich höhere Angstwerte (HADS) aufweisen als kontinente Personen und dass Angst mit der Schwere der Analinkontinenz positiv korreliert. Ein Geschlechterunterschied konnte nicht gefunden werden (Maeda et al., 2009).

Patientinnen, die zusätzlich zur Harninkontinenz eine Analinkontinenz aufweisen, zeigten höhere Angstwerte (Beck Anxiety Inventory, BAI) als harninkontinente Frauen ohne Analinkontinenz (Selcuk et al., 2012)

4.7.5 Schlussfolgerung

Insgesamt wird deutlich, in welchem Ausmaß inkontinente Frauen und Männer mit den Emotionen Scham und Angst konfrontiert sind. Gerade die Belastungen auf psychischer Ebene müssen daher in der Behandlung der Inkontinenz eine tragende Rolle erhalten. Entsprechende Hilfsangebote, mit denen diesen spezifischen Belastungen mit zielgerichteter und bedarfsgerechter Information begegnet wird, sind wünschenswert. Ärzte und Ärztinnen, Pfleger und Pflegerinnen müssten während ihrer Ausbildung mit ausreichendem Fachwissen im psychologischen Bereich ausgestattet werden. So können sie psychische Belastungen bei inkontinenten Personen rechtzeitig erkennen und Betroffene an Psychotherapeuten weitervermitteln (s. a. Molinuevo/Batista-Miranda, 2012), die kompetent psychologische Entlastungsarbeit leisten und etwaige komorbide psychische Störungen adäquat behandeln können (weitere Handlungsempfehlungen finden sich bei Ahnis/Knoll, 2008 und Ahnis et al., 2008).

Literatur

Abrams P., Cardozo L., Fall M., Griffiths D., Rosier P., Ulmsten U. et al. (2002). The standardisation of terminology of lower urinary tract function: report from the Standardisation Sub-committee of the International Continence Society. Neurology and Urodynamics, 21, 167–178.

Ahnis A. (2005). Inkontinenz, Scham, Ekel – sprechen wir darüber?! In: Kuhlmey A., Rosemeier H. P., Rauchfuß M. (Hrsg.) Tabus in Medizin und Pflege. Frankfurt am Main: Peter Lang, 115–133.

Ahnis A. (2009). Bewältigung von Inkontinenz im Alter. Subjektives Belastungserleben, Krankheitsverarbeitung und subjektives Wohlbefinden bei alten Menschen mit Harn- und Analinkontinenz. Bern: Verlag Hans Huber.

Ahnis A., Knoll N. (2008). Subjektives Belastungserleben bei alten Menschen mit Inkontinenz – eine qualitative Analyse. Zeitschrift für Gerontologie und Geriatrie, 41, 251–260.

Ahnis A., Boguth K., Braumann A., Kummer K., Seizmair N., Seither C. (2008). Inkontinenz bei alten Menschen. Pflege & Gesellschaft, 1, 62–76.

Bogner H. R., O'Donnell A. J., de Vries H. F., Northington G. M., Joo J. H. (2011). The temporal relationship between anxiety disorders and urinary incontinence among community-dwelling adults. Journal of Anxiety Disorders, 25, 203–208.

Buchmann P. (2003). Operative Therapie der Stuhlinkontinenz. Therapeutische Umschau, 60, 289–295.

Cheater F. M., Castleden C. M. (2000). Epidemiology and classification of urinary incontinence. Baillière's Clinical Obstetrics and Gynaecology, 14, 183–205.

Cohen S. J., Robinson D., Dugan E., Howard G., Suggs P., Pearce K. F. et al. (1999). Communication between older adults and their physicans about urinary incontinence. The Journal of Gerontology: Series A: Biological Sciences & Medical Sciences, 54, M34–M37.

Coyne K. S., Kvasz M., Ireland A. M., Milsom I., Kopp Z. S., Chapple C. R. (2012). Urinary incontinence and its relationship to mental health and health-related quality of life in men and women in Sweden, the United Kingdom, and the United States. European Urology, 61, 88–95.

Damon H., Schott A. M., Barth X., Faucheron J. L., Abramowitz L., Siproudhis L. et al. (2008). Clinical characteristics and quality of life in a cohort of

621 patients with faecal incontinence. International Journal of Colorectal Disease, 23, 845–851.
Dorsch F. (1998). Dorsch Psychologisches Wörterbuch. 13. Auflage. Bern: Verlag Hans Huber.
Edwards N. I., Jones, D. (2001). The prevalence of faecal incontinence in older people living at home. Age Ageing, 30, 503–507.
Elenskaia K., Haidvogel K., Heidinger C., Doerfler D., Umek W., Hanzal E. (2011). The greatest taboo: urinary incontinence as a source of shame and embarrassment. Wiener Medizinisches Wochenschreiben, 123, 607–610.
Felde G., Bjelland I., Hunskaar S. (2012). Anxiety and depression associated with incontinence in middle-aged women: a large Norwegian cross-sectional study. International Urogynecology Journal, 23, 299–306.
Frudinger A. (2002). Anale Inkontinenz. Gynäkologisch Geburtshilfliche Rundschau, 42, 153–157.
Geile D., Osterholzer G., Rosenberg R. (2004). Diagnostik und konservative Therapie der Stuhlinkontinenz. Wiener Medizinisches Wochenschreiben, 154, 76–83.
Groening K. (2000). Entweihung und Scham: Grenzsituationen in der Pflege alter Menschen. 2. Auflage. Frankfurt am Main: Mabuse-Verlag.
Grond E. (1992). Psychosoziale Aspekte der Inkontinenz. In: Füsgen I. (Hrsg.) Der inkontinente Patient. Bern: Verlag Hans Huber, 45–84.
Hannestad Y. S., Rortveit G., Sandvik H., Hunskaar S. (2000). A community-based epidemiological survey of female urinary incontinence: The Norwegian EPINCONT study. Epidemiology of incontinence in the county of Nord-Trondelag. Journal of Clinical Epidemiology, 53, 1150–1157.
Hayder D., Cintron A., Schnell M. W., Schnepp W. (2009). Dealing with sensitive interview topics – insights into the research project «Everyday life of people with urinary incontinence». Pflege, 22, 351–359.
Hunskaar S., Burgio K., Diokno A., Herzog A. R., Hjälmas K., Lapitan M. C. (2002). Epidemiology and natural history of urinary incontinence (UI). In: Abrams P., Cardozo L., Khoury S., Wein A. (Hrsg.) Incontinence. Plymouth: Plymbridge Distributors, 165–201.
Izard C. E. (1994). Die Emotionen des Menschen: eine Einführung in die Grundlagen der Emotionspsychologie. 2. Auflage. Weinheim: Beltz.
Kalbe W. (2002). Scham – Komponenten, Determinanten, Dimensionen. Dissertation, Psychologisches Institut der Universität Hamburg.
Khullar V., Damiano R., Toozs-Hobson P., Cardozo L. (1998). Prevalence of faecal incontinence among women with urinary incontinence. British Journal of Obstetrics and Gynaecology, 105, 1211–1213.
Lagro-Janssen T. A., Hilkens C. J., Klaasen R. I., Teunissen D. (2008). Greater emotional and social effect of urinary incontinence in men than women. Journal of The American Geriatrics Society, 56, 1779–1781.
Lim J. R., Bak C. W., Lee J. B. (2007). Comparison of anxiety between patients with mixed incontinence and those with stress urinary incontinence. Scandinavian Journal of Urology and Nephrology, 41, 403–406.
MacLennan A. H., Taylor A. W., Wilson D. H., Wilson D. (2000). The prevalence of pelvic floor disorders and their relationship to gender, age, parity and mode of delivery. BJOG: An International Journal of Obstetrics and Gynaecology, 107, 1460–1470.
Maeda Y., Vaizey C. J., Hollington P., Stern J., Kamm M. A. (2009). Physiological, psychological and behavioural characteristics of men and women with faecal incontinence. Colorectal Disease, 11, 927–932.
Mayring P. (2000). Qualitative Inhaltsanalyse. In: Flick U., v. Kardorff E., Steinke I. (Hrsg.) Qualitative Forschung. Reinbek bei Hamburg: Rowohlt, 468–475.
Mayring P. (2003). Qualitative Inhaltsanalyse: Grundlagen und Techniken. 8. Auflage. Weinheim: Beltz.
Melchior H. (2003). GIH-Manual: Harninkontinenz & Miktionsstörungen. Melsungen: Bibliomed.
Molinuevo B., Batista-Miranda, J. E. (2012). Under the tip of the iceberg: psychological factors in incontinence. Neurourology and Urodynamics, 31, 669–671.
Nelson R., Norton N., Cautley E., Furner S. (1995). Community-based prevalence of anal incontinence. Journal of American Medical Association, 274, 559–561.
Niederstadt C., Doering T. (2005). DEGAM-Leitlinie Nr. 5: Harninkontinenz [Online]. http://www.degam.de/leitlinien/LL_Harninkontinenz.pdf [06.10.2007].
Niederstadt C., Gaber I., Füsgen I. (2007). Harninkontinenz. Berlin: Robert Koch Institut.
Norton C., Christiansen J., Butler U., Harari D., Nelson R. L., Pemberton J. et al. (2002). Anal incontinence. In: Abrams P., Cardozo L., Khoury S., Wein A. (Hrsg.) Incontinence. 2nd edn. Plymouth: Plymbridge Distributors, 987–1043.
Pernlochner-Kügler C. (2004). Körperscham und Ekel – wesentliche menschliche Gefühle. Münster: LIT-Verlag.

Perry S., McGrother C. W., Turner K. (2006). An investigation of the relationship between anxiety and depression and urge incontinence in women: development of a psychological model. British Journal of Health Psychology, 11, 463–482.

Primus G., Heidler H., Bliem F., Budinsky M., Dietersdorfer F., Ebner M. et al. (2003). Leitlinien Blasenfunktionsstörungen. Journal für Urologie und Urogynäkologie, 4, 19–44.

Probst M. (2004). Stuhlinkontinenz – Ursachen, Diagnostik und Therapie [Online]. http://www.gih.de/stuhl_inko.html [06.06.2013].

Rasmussen J. L., Ringsberg, K. C. (2010). Being involved in an everlasting fight – a life with postnatal faecal incontinence. A qualitative study. Scandinavian Journal of Caring Sciences, 24, 108–115.

Reuschenbach B. (2004). Scham auslösende Situationen in der Pflege: Manchmal fehlen die Worte … Pflegezeitschrift, 2, 113–116.

Roche B., Chautems R., Rakotoarimanana R., Berclaz O., Marti M. C. (2002). Epidemiologie der Analinkontinenz. Chirurgische Gastroenterologie, 18, 282–285.

Rockwood T. H., Church J. M., Fleshman J. W., Kane R. L., Mavrantonis C., Thorson A. G. et al. (1999). Patient and surgeon ranking of the severity of symptoms associated with fecal incontinence: The fecal incontinence severity index. Diseases of the Colon and Rectum, 42, 1525–1532.

Sandvik H., Seim A., Vanvik A., Hunskaar, S. (2000). A severity index for epidemiological surveys of female urinary incontinence: Comparison with 48-hour pad-weighing tests. Neurourology and Urodynamics, 19, 137–145.

Selcuk S., Cam C., Asoglu M. R., Karateke A. (2012). The effect of concealed concomitant anal incontinence symptoms in patients with urinary incontinence on their quality of life. International Urogynecology Journal, 23, 1781–1784.

Stadelmann W. (1999). … und möchte am liebsten im Boden versinken. Pflege Aktuell, 1, 20–23.

Stenzelius K., Mattiasson A., Hallberg I. R., Westergren A. (2004). Symptoms of urinary and faecal incontinence among men and women 75+ in relations to health complaints and quality of life. Neurourology and Urodynamics, 23, 211–222.

Thüroff J. W., Chartier-Kastler E., Corcus J., Humke J., Jonas U., Palmtag, H. et al. (1998). WHO Konsensus Konferenz: Harninkontinenz im Alter. Pharmakotherapie und Medikamentennebenwirkungen. Urologe [B] Supplement 2, 38, S23–S36.

von Siebenthal M. (2003). Inkontinenzhilfen. Therapeutische Umschau, 60, 296–304.

Wilson M. M. (2004). Urinary incontinence: a treatise on gender, sexuality, and culture. Clinics in Geriatric Medicine, 20, 565–570.

Wurmser L. (1993). Die Maske der Scham: die Psychoanalyse von Schamaffekten und Schamkonflikten. Berlin: Springer.

4.8 Ängste im Pflegesetting der Langzeitbetreuung

Christina Köhlen

4.8.1 Einleitung

Im Jahre 2012 wurden in Deutschland 673 570 Kinder lebend geboren (Statistisches Bundesamt, 11.7.2013). Von diesen Kindern ist nur ein sehr kleiner Teil von Frühgeburtlichkeit, Fehlbildungen oder anderen schwerwiegenden Krankheiten oder Syndromen betroffen. Aber was bedeutet dieses Schicksal für die betroffenen Familien?

Zunächst erscheint alles, was für andere werdende Eltern «normal» ist, hier in scheinbar unerreichbare Ferne zu rücken. Es sind keine «normalen» Kinder mit normalen Entwicklungsprognosen. Es sind besondere Kinder mit besonderen Bedürfnissen, deren Tragweite häufig erst nach einem langen bis sehr langem Zeitraum absehbar wird.

Es kommt vor, dass die Namen und Auswirkungen der Krankheiten und Syndrome auf Anhieb noch nicht einmal die kennen, die es wissen sollten, betreuende Pflegende und Ärzte, so selten ist ihr Vorkommen statistisch gesehen. Für die Eltern, die Familie ist die Statistik irrelevant, denn sie sind betroffen. Was auf sie zukommt, kann ihnen häufig niemand genau sagen.

Angst und Sorge bringen das Gleichgewicht der Familie, die Kongruenz, ins Wanken, bevor sie nach der Geburt des Kindes überhaupt wieder erreicht werden konnte. Denn die Geburt eines Kindes bedeutet für jede Familie eine gravierende Veränderung, die von der Familie eine gewisse Anpassungsleistung erfordert. Der Familienalltag verändert sich. Der Rhythmus im Tagesablauf ist ein anderer. Die Eltern müssen sich in ihre Elternrolle finden, die Geschwister in die Rolle der großen Schwester oder des großen Bruders. Das alles sind große Herausforderungen für jede Familie. Ist das Kind krank, kommen weitere Herausforderungen auf die Familie zu, an die sie sich irgendwie anpassen muss. Diese Herausforderungen machen Angst, da Familien häufig mit dem Ungewissen leben lernen müssen. Dies schaffen sie in der Regel nicht ohne Hilfe von außen.

In diesem Beitrag werden die Lebenssituationen betroffener Familien und ihre Ängste näher betrachtet, indem die Wechselwirkung auf betreuende Pflegende Berücksichtigung findet. Um ihre Situation besser nachvollziehen zu können, werden zunächst die chronischen Beeinträchtigungen schwerstpflegebedürftiger Kinder und deren Folgen skizziert. Anschließend werden das Verständnis von Angst in einem familien- und umweltbezogenen Pflegeverständnis anhand der Theorie des systemischen Gleichgewichts sowie die Rolle der Pflegenden vorgestellt. Die komplexe Lebens- und Pflegesituation einer betroffenen Familie wird schließlich vor diesem Hintergrund analysiert und Rückschlüsse für die Praxis werden gezogen.

4.8.2 Chronische Beeinträchtigungen und die Folgen

Immer mehr Familien durchleben eine Situation, wie sie oben umrissen wurde. Die Ergebnisse des Kinder- und Jugend-Survey des Robert Koch-Instituts zur Gesundheit von Kindern und Jugendlichen in Deutschland von 2003 bis 2006 sprechen für sich und geben Aufschluss darüber, dass die Zahl der chronischen Beeinträchtigungen im Kindes- und Jugendalter in Deutschland zunimmt. Das Spektrum der Kinderkrankheiten verändert sich. Bei den «alten» Kinderkrankheiten meinte man in der Regel Infektionskrankheiten, bei den «neuen» Kinderkrankheiten, von denen nun die Rede ist, handelt es sich um chronische Erkrankungen (Schlack, 2005; Köhlen, 2010). Die Zahl der «neuen» Kinderkrankheiten lässt sich jedoch nur schwer erfassen. So wird die Zahl der seltenen Erkrankungen im Kindes- und Jugendalter häufig nur durch Einschätzungen ihrer Höhe ermittelt. Die Krebserkrankungen mit ca. 1800 Kindern, die jährlich erkranken, Mukoviszidose (zystische Fibrose) mit jährlich 300–400 Neuerkrankungen, Zöliakie mit 750–900 Neuerkrankungen jährlich, juvenile chronische Arthritis mit sehr ungenauen Schätzungen, Muskelatrophien und -dystrophien sowie Langzeitbeatmung, über die es ebenfalls keine stichhaltigen Daten gibt, gehören dazu, um nur einige zu nennen (Peter/Richter, 2009). Von der häuslichen Kinderkrankenpflege ist bekannt, dass ihr Aufgabenbereich ebenfalls durch die Pflege von Kindern mit chronischen Erkrankungen geprägt ist. Hier gehören zu den häufigsten Beeinträchtigungen vor allem akute und chronische Erkrankungen der oberen und unteren Atemwege, Mehrfachbehinderungen, neurologische Erkrankungen, Stoffwechselerkrankungen, Frühgeburtlichkeit sowie Ernährungs- und Gedeihstörungen (Böll/Wetzel, 2008). Häufig werden Pflegende in der häuslichen Kinderkrankenpflege mit zum Teil sehr seltenen Krankheiten konfrontiert (u. a. Undine-Syndrom, Pierre-Robin-Syndrom, West-Syndrom, Zellweger-Sydrom, Trisomie 18, Mucopolysaccharidose) (Gessenich, 2009).

Mag die Datenlage bei der Erfassung chronischer Beeinträchtigungen im Kindes- und Jugendalter dürftig sein, so bleibt festzuhalten, dass ein Leben damit von biografischen Anpassungsleistungen und dauerhafter Krankheitsbewältigung sowohl von den Kindern als auch ihren betreuenden Personen (Familie) geprägt ist (Peter/Richter, 2009). Häufig folgt daraus ein Leben in Ungewissheit und Angst. Diese Ängste übertragen sich mitunter auf die Betreuungssysteme in der direkten Umgebung, sprich die Pflegenden der häuslichen Kinderkrankenpflege. Auch wenn die Anzahl der betroffenen Familien auf den ersten Blick gering erscheint, sollte sie nicht darüber hinwegtäuschen, dass sie zum einen ungenau ist, daher auch höher ausfallen kann, und zum anderen das Ausmaß und die Folgen dieser Erkrankungen und der daraus resultierenden Beeinträchtigungen für die Erkrankten und ihre Familien häufig umso schwerwiegender sind.

In Fachkreisen wird davon ausgegangen, dass Erkrankungen, die vor 20 Jahren noch als lebenslimitierend galten, es heute nicht mehr unbedingt sind. Das bedeutet, dass die Anzahl der betroffenen Kinder und Familien zunehmen wird. Der medizinische Fortschritt in der Pädiatrie wird diese Entwicklung weiter vorantreiben (Peter/Richter, 2009), zumal dadurch Krankenhausaufenthalte verkürzt und zum Beispiel vermehrt beatmungspflichtige Kinder zu Hause in ihrer Familie betreut und versorgt werden (ebd.; Josten, 2007) oder auch spezialisierte ambulante Palliativversorgung zunehmend zum Betreuungsangebot der häuslichen Kinderkrankenpflege gehört (Gessenich, 2009). Schließlich hat der medizinische Fortschritt eine zunehmende Chronifizierung zur Folge, die in ihrer Tragweite für die Lebensläufe der Betroffenen und ihrer Familien sowie für die Rolle der pflegerischen Versorgung dieser Kinder bisher nicht geklärt ist. Dieser Umstand macht deutlich, dass Familien teilweise über einen sehr langen Zeitraum und in sehr krisenhaften Lebenssituationen gepflegt, begleitet und betreut werden. Traditionell sind in der Kinderkrankenpflege die Eltern bzw. Familien der zu betreuenden Kinder zentraler Bestandteil der Pflege- und Betreuungskonzepte, jedoch wird die wahre Bedeutung dessen nicht immer reflektiert (Beier, 2003). Eine Besonderheit der häuslichen Kinderkrankenpflege besteht gerade in dieser expliziten Familiennähe. Bei der Pflege der chronischen Beeinträchtigungen wird deutlich, dass nicht nur das Kind, sondern die ganze Familie betroffen ist. Das Leben mit einer chronischen Krankheit hat Einfluss auf die Familiendynamik. Am Beispiel dauerbeatmeter Kinder, die in ihren Familien leben, ist leicht nachvollziehbar, wie groß der Einfluss des Pflegebedarfs auf den Familienalltag ist. Hier sind zuweilen 24 Stunden am Tag, 7 Tage die Woche Pflegende im Familienhaushalt anwesend, die zudem häufig wechseln können. Für die betroffenen Familien ist die Welt damit auf den Kopf gestellt. Familienalltag und Normalität sehen hier anders aus.

Diese belastende, häufig ungewisse oder auch bedrohliche Situation hat sowohl enormen Einfluss auf die Familienmitglieder, auf das Familienleben und damit auf die Familiengesundheit, als auch auf die Pflegenden, auf ihre berufliche Tätigkeit und auf ihr Rollenverständnis als Pflegende. Als Konsequenz daraus entstehen viele bewusste und unbewusste Ängste, die es zu berücksichtigen, auszuhalten und anzunehmen gilt. Geschieht dies nicht, wie im unten dargestellten authentischen Fallbeispiel, kann es zu Konflikten in der Familie, im familiären Umfeld und unter den Pflegenden kommen.

4.8.3 Angst in der Theorie des systemischen Gleichgewichts

4.8.3.1 Familienprozesse

Menschen sind soziale Wesen, daher organisieren sie ihr Leben und Zusammenleben in Gruppen. Die Erfahrung, dass dies nicht immer einfach ist, hat jeder von uns schon gemacht. Im Zeitalter von Globalisierung und Internet bekommt diese Organisation eine bisher nicht gekannte Dimension. Wir können uns immer und ständig mit anderen verbinden, vernetzen, austauschen. Die Keimzelle unserer ersten prägenden «Gruppenerfahrung» ist jedoch nach wie vor die Familie, die ganz unterschiedlich aussehen und zusammengesetzt sein kann (zum Beispiel Einelternfamilien, Patchworkfamilien, Einkindfamilien, Mehrgenerationenfamilien). Die Familie hat von jeher eine tragende Bedeutung in Gesellschaften, da sie Werte und Normen der jeweiligen Kultur weitergibt. Dabei entwickelt jede Familie ihren eigenen (Lebens-)Stil, man könnte auch sagen, ihre eigene Familienkultur. Wie eine Familie mit den Herausforderungen des Lebens in einer Gesellschaft umgeht, prägt ihre Mitglieder kulturell und emotional. Dazu gehört auch der Umgang mit Ängsten und Lebenskrisen. Um diesen entgegenzuwirken, ist die Familie, wie jedes soziale System, bestrebt, nach innen und nach außen ein möglichst ausgewogenes Gleichgewicht (Kongruenz) herzustellen. Um das zu erreichen, sind Familien aktiv. Sie verteilen Rollen und Aufgaben innerhalb der Familie (Systemerhaltung), sie fühlen sich zusammengehörig und sind einander zugewandt (Kohärenz), sie lassen sich gegenseitig Freiraum zur persönlichen Entwicklung (Individuation) und sie sind in der Lage, Neues auszuprobieren, falls das erforderlich wird (Systemänderung). Gesunde Familien und ihre Mitglieder fühlen sich in der Regel im Einklang mit sich und der Umwelt. Sie empfinden ein emotionales und soziales Gleichgewicht als Ausdruck ihrer Kongruenz (Friedemann/Köhlen, 2010: 46 f.).

Anhaltende Inkongruenz bzw. ein dauerhaft empfundenes Ungleichgewicht im Familiensystem, zum Beispiel hervorgerufen durch wiederkehrende Ängste, kann der Auslöser von Unzufriedenheit und Krankheit sein. Familiengesundheit ist ein dynamischer Prozess, indem je nach Situation immer wieder auf neue Art Kongruenz hergestellt wird. Nach Friedemann zeichnet sich Familiengesundheit dadurch aus, dass die Familie ihre Prozesse gestaltet, d.h. nach Stabilität und Wachstum strebt, dass aber auch Regulations- und Kontrollmechanismen greifen, um die Familie zu organisieren, und dass spirituelle Prozesse dem Zusammenhalt und Handeln der Familie einen Sinn geben. Dadurch nähert sich die Familie der Kongruenz innerhalb und außerhalb an. Das äußert sich darin, dass die Familienmitglieder wenig Angst empfinden und mit der Familie im Großen und Ganzen zufrieden sind. Wie bereits erwähnt, entwickelt jede Familie ihren individuellen Familienstil (ebd.). Im Falle anhaltender Angst, verursacht zum Beispiel durch eine schwerwiegende Erkrankung, kann es schwierig sein, in der Krise Kongruenz zu bewahren bzw. erneut zu erreichen. Dadurch kann die Familie dauerhaft destabilisiert werden und die Familiengesundheit gefährdet sein, mit den bekannten Folgen, wie Überforderung, wiederum Krankheit oder Depression. Wichtig ist jedoch, dass Angst eine gesunde Reaktion ist, der man Raum geben sollte, damit sie wahrgenommen werden kann und ein gesunder Umgang mit ihr gefunden wird.

So verstanden ist Angst in der Theorie des systemischen Gleichgewichts das Symptom von Inkongruenz, die bewusst oder auch unbewusst empfunden wird. Es können ganz unterschiedliche angstauslösende Momente identifiziert werden. So können die Bedrohung der Kohärenz bei fehlender Anerkennung und Selbstbestätigung, die Bedrohung der Individuation bei Über- oder Unterforderung und die Bedrohung der Systemerhaltung und -änderung bei mangelnder Zuversicht, sich Anforderungen gewachsen zu fühlen, angstauslösend wirken. Wie die Ängste sich beim Einzelnen und in der Familie ausdrücken, kommt darauf an, wie auf Stress im Allgemeinen reagiert, wie die Situation wahrgenommen und welche Bedeutung ihr verliehen wird.

4.8.3.2 Pflegeprozesse

Die Theorie des systemischen Gleichgewichts ist eine pflegewissenschaftliche Theorie, die sich das Wissen aus der systemischen Familientherapie nutzbar macht und für die Pflege neu formuliert. Konsequenterweise wird daher ein entsprechend familienbezogenes Pflegeverständnis vertreten. Dabei ist es von großer Bedeutung, sich den Unterschied zur Familientherapie bewusst zu machen. Familienbezogene Pflege versteht sich ressourcenorientiert und die gesunden Anteile der Familie identifizierend.

Davon ausgehend wird Pflege als ein Prozess verstanden, der das Streben nach Kongruenz in der Familie erleichtert oder ermöglicht. Vorrangiges Ziel ist dabei, die Gesundheit und damit empfundene Kongruenz der Familie zu stärken, zu fördern bzw. wiederzuerlangen. Die individuelle Pflege und die Pflege der Familie sind dabei kaum unterscheidbar, da beide Ebenen in Wechselwirkung zueinander stehen. Dieses grundsätzliche Verständnis ist besonders bei der Pflege von Kindern und ihren Familien hilfreich. Die Pflegeperson agiert je nach Bedarf auf der Ebene des Kindes und der Ebene der Familie. Sie wird dadurch den Anforderungen der Situation im direkten Austausch mit allen Familienmitgliedern gerecht (Friedemann, 1989).

Im Prozess der Pflege werden das Kind und die Familie in der akuten bzw. neuen Lebenssituation gestärkt, um dadurch gemeinsames Wachstum und Stabilität zu erreichen. Eine weitere vordergründige Aufgabe besteht nach Friedemann darin, die Situation des jeweiligen Familiensystems gemeinsam zu erfassen und kreativ zu nutzen. Pflege richtet sich weniger auf die Probleme, sondern vor allem auf Fähigkeiten, Ressourcen und Gesundheit der Familie, wobei ihre Bedürfnisse ebenfalls berücksichtigt werden (Friedemann/Köhlen, 2010: 48f.).

Mit größtmöglicher Offenheit und Vorurteilsfreiheit besteht die Aufgabe der Pflegenden darin, sowohl gesundheitsfördernde und störende Prozesse wahrzunehmen als auch mit der Familie Prozesse zur Erhaltung, Wiederherstellung oder Behinderung von Kongruenz in der Familie zu identifizieren. Das ist nicht immer einfach, vor allem, wenn man die Familie gut kennt. Die Familie sollte währenddessen aktiv sein und die Richtung selbst bestimmen. Auch dies ist schwierig, wenn man mit der Familie ein «eingespieltes» Team ist, sowohl im positiven als auch im negativen Sinne. In langen Betreuungs- und Pflegeprozessen fehlt es häufig an professioneller Distanz, was die Situation kompliziert und Konflikte heraufbeschwören kann. Normalerweise sollte die Familie, sobald sie sich in ihrem Streben nach Gesundheit sicher fühlt, dieses selbstständig für sich übernehmen (Friedemann/Köhlen, 2010: 61ff.). In den hier beschriebenen Lebenssituationen der Familien müssen Formen der Selbstständigkeit immer wieder ausprobiert und angepasst werden, vor allem, wenn sich der Gesundheitszustand des Kindes verändert. Hier kommt der Individuation und damit dem (persönlichen) Wachstum aller Beteiligten große Bedeutung zu. In ihrer Selbstständigkeit gefördert werden sollten sowohl die Familie als auch das betroffene Kind.

Daher liegt die Betonung bei der Pflege auf der aktiven, respektvollen Zusammenarbeit zwischen der Pflegenden, dem Kind und der Familie mit dem Ziel, die Gesundheit beider Systeme zu fördern sowie die familiären Ressourcen zu aktivieren. Pflegende tragen die Verantwortung für die professionelle Gestaltung der pflegerischen Beziehung. Dabei betonen sie die Stärken der Familie und erkennen den Einzelnen und die Familie als Experten an (Friedemann/Köhlen, 2010). Hier können offene Gespräche am Anfang des Pflegeprozesses, bei denen unter anderem deutlich gemacht wird, welches Pflegeverständnis dem pflegerischen Handeln zugrunde liegt, sehr hilfreich sein.

Damit dies gelingen kann, müssen zwei wichtige Bedingungen erfüllt sein. Zum einen sollten alle Pflegenden, die an der Pflege beteiligt sind, soweit reflektiert sein, dass sie sich ihrer Stärken und Schwächen (Ängste) sowie ihrer Grenzen einigermaßen bewusst sind, und zum anderen sollte die Familie möglichst kooperativ und einigermaßen offen für Neues sein. Ansonsten kann es zu sehr schwierigen, angstbeladenen Situationen kommen, aus denen es nur schwer einen Ausweg gibt und in denen anderweitige professionelle Hilfe erforderlich werden kann. Im nun folgenden Fallbeispiel der Familie Grün zeigt sich, wie eine scheinbar verfahrene Situation entspannt werden konnte. Stellvertretend für ähnliche Situationen, die in diesem Pflegesetting immer wieder auftreten können, wird diese Situation nun analysiert und reflektiert, um ein größtmögliches Verständnis für alle Beteiligten zu erreichen.

4.8.3.3 Angst als Ausdruck des Ungleichgewichts im Familiensystem

Die Situation

Sarah ist ein zweijähriges Mädchen mit Charge-Syndrom, einem seltenen genetischen Defekt, bei dem verschiedene Organe betroffen sind. Bei Sarah führten die Fehlbildungen zu einer Ösophagusstenose, einer Atresie der Nasengänge, Schwerhörigkeit sowie einer respiratorischen Insuffizienz, die bei Bedarf mit Sauerstoff kompensiert wird. Des Weiteren muss sie regelmäßig abgesaugt werden, da sie einen Reflux hat. Ihre Nahrung bekommt sie überwiegend über ein Jejunalstoma. Sarah wird seit eineinhalb Jahren von einer Einrichtung der häuslichen Kinderkrankenpflege betreut. Die Pflegenden konnten zu Sarah eine gute Beziehung aufbauen. Sie reagiert sehr positiv auf sie. Zurzeit sind die Pflegenden täglich im Durchschnitt 16 Stunden (insgesamt monatlich 540 Stunden) in der Familie. Es gibt ein Pflegeteam mit einer Bezugspflegenden, die als Hauptansprechpartnerin für die Eltern da ist. Da das Haus, das die Eltern bauen, noch nicht fertig ist, wohnt Sarah mit ihrer Familie im Moment in einer sehr beengten Mietwohnung. Beide Eltern gehen arbeiten. Sarah hat noch einen sechsjährigen Bruder. Nach Aussagen der Pflegenden kümmert sich der Vater wenig um die Pflege von Sarah, da er beruflich sehr eingespannt ist. Die Mutter arbeitet als medizinische Assistentin und hat sehr klare Vorstellungen davon, wie Sarah gepflegt und versorgt werden soll. Nach Aussagen der Pflegenden hat sich die Situation zwischen Frau Grün und den Pflegenden in der letzten Zeit sehr verschlechtert. So ist Frau Grün außer sich, wenn zu viel Wäsche verbraucht wird oder die Pflegenden nachts, wenn Sarah schläft, ihren Laptop anhaben, da dieser Strom verbraucht. Einige Pflegende weigern sich inzwischen, in die Familie zu gehen.

Der Konflikt

Solche oder ähnliche Situationen kommen im Pflegesetting der häuslichen Kinderkrankenpflege immer wieder vor. Schon in dieser kurzen Situationsbeschreibung wird deutlich, dass alle Beteiligten unter enormer Anspannung stehen. Für alle ist es eine Herausforderung, auf so engem Raum zurechtzukommen. Bei näherem Hinschauen treten die Unsicherheiten und Ängste sowohl der Familie als auch der Pflegenden zutage. Für Familie Grün ist es ihr Zuhause, für die Pflegenden ist das ihr Arbeitsplatz. Unterschiedlicher könnte die Ausgangssituation kaum sein.

Zunächst wird die Perspektive der Familie Grün betrachtet. Seit fast 2 Jahren lebt sie unter solchen Umständen. Die Mutter hatte ganz andere Pläne. Sie wollte beruflich viel erreichen, vielleicht noch studieren. Sie ist eine Frau, die genau weiß, was sie will und wie sie es will. Daher plant sie viel. Sie organisiert, reguliert und kontrolliert. Damit hat sie einiges erreicht. Nun hat sie ein Kind, bei dem sie das so nicht mehr machen kann. Sie musste viel aufgeben, so beispielsweise einen Teil ihrer Zukunftspläne.

Herr Grün überlässt das Planen und Organisieren gerne seiner Frau. Er ist etwas jünger als Frau Grün. Er geht zurzeit zwei Tätigkeiten nach, da er sich selbstständig machen will. Der Hausbau muss schließlich finanziert werden. Die Eheleute gehen dabei arbeitsteilig vor. Es fließt aber bei beiden viel Energie in die Stabilität und Regulation/Kontrolle des Familiensystems.

Um sich in die Situation der Familie hineinversetzen zu können, ist es wichtig zu wissen, dass sie lange im Ungewissen darüber war, wie die Überlebenschancen und die Prognose für Sarah aussehen. Insbesondere Frau Grün fiel es daher schwer, sich zunächst auf Sarah einzulassen und eine Beziehung zu ihr aufzubauen. Die Kohärenz, das Zusammengehörigkeitsgefühl, der Familie litt sehr darunter. Dieses Zusammengehörigkeitsgefühl ist jedoch für die Stabilität einer Familie enorm wichtig, da es dem gemeinsamen Handeln und dem Zusammenhalt einen Sinn verleiht. Es stabilisiert die Familie, da es dem menschlichen Bedürfnis nach Verbindung mit anderen Menschen nachkommt. Die Familie konnte es zunächst mit Sarah als neuem Familienmitglied nicht im ausreichenden Maß entwickeln. Daher lässt sich auch der große Energieaufwand von Frau Grün im Bereich der Systemerhaltung erklären. Damit versucht sie die Familie zu stabilisieren, zu regulieren und zu kontrollieren, um sich vor der ungewissen Zukunft mit Sarah zu schützen, welche ihr Angst macht. Diese Angst geht auch mit einem Gefühl der Unzulänglichkeit einher, anders ausgedrückt, mit der Angst zu versagen. Das ist ihre Form der Anpassung an schwierige Situationen, um Probleme zu lösen. Sie versucht alles «in den Griff» zu bekommen, womit sie in der Vergangenheit viel Erfolg hatte. In dieser Situation ist diese Strategie jedoch auf Dauer unzureichend, was sie bisher aber nicht erkennen kann.

Dieser Teufelskreis schließt sich für Frau Grün (und die Familie), da sie die Situation als Bedrohung der Stabilität, Regulation/Kontrolle und damit der Systemerhaltung empfindet, was dazu führt, dass sie Angst hat, der Lage nicht mehr gewachsen zu sein. Daher reagiert sie mit einem Bedürfnis nach noch mehr Regulation und Kontrolle, das sich in Form ihres Umgangs mit den Pflegenden ausdrückt. Denn die Pflegenden kritisieren genau dieses Kontrollbedürfnis von Frau Grün. Sie werfen ihr vor, sie schenke ihrem Kind zu wenig Zuwendung und Aufmerksamkeit. Zudem verstehen sie zum Beispiel nicht, warum sie mit Sarah nicht nach draußen gehen dürfen, wenn das Wetter schön ist. Doch Frau Grün lehnt dieses Ansinnen ab. Einige Pflegende entwickeln dazu die Phantasie, dass Frau Grün sich ihres Kindes schämt, es nicht annimmt. Warum können sie mit Sarah nicht nach draußen gehen, wenn sie es schon nicht tut? Was die Pflegenden hier kritisieren, ist das, was oben als Mangel an Kohärenz beschrieben wurde, den sie wahrnehmen und der sich für einige Pflegende in emotionaler Kälte und mangelndem Verständnis gegenüber ihrer Tochter (und den Pflegenden) ausdrückt. Sie sind leider nicht in der Lage, sich emotional zu distanzieren und Verständnis für Frau Grüns Situation aufzubringen und können ihr daher nicht entgegenkommen.

Es gibt aber auch einen kleinen Teil der Pflegenden, darunter auch die Bezugspflegende, der mit Frau Grün gut zurechtkommt und nicht so sehr verstrickt ist. Daraus ergeben sich aber zunächst neue Probleme. Die Bezugspflegende L. sieht sich nun ihrerseits in einer Sandwichposition, die sie sehr anstrengt. Zum einen versucht sie bei Frau Grün Verständnis für die Pflegenden zu vermitteln, zum anderen versucht sie Verständnis für Frau Grün und ihre schwierige Lebenssituation aufzubringen und es

den Kolleginnen näherzubringen, was ihr ihrerseits einige übel nehmen. Für einige ist Frau Grün übermäßig streng, schwer zugänglich, sehr empfindlich, extrem penibel und gefühlskalt. Sie trauen sich nach eigenen Aussagen kaum noch, sich in der Wohnung zu bewegen. Die Bezugspflegende L. ergreife angeblich die Partei von Frau Grün. Die Kolleginnen fühlen sich von ihr nicht verstanden.

Erweitert man nun die systemische Perspektive und bezieht die Pflegenden ein, ergibt sich für die Systemebene «Familie und Pflegende» ein ähnliches Bild wie auf familiärer Ebene. Das ist nicht verwunderlich, da hier Übertragungsphänomene unreflektiert wirken können. Gerade für die Bezugspflegende ist es bei dieser Gemengelage schwer, einen klaren Kopf zu behalten. Aus der Sicht der Bezugspflegenden L. ist Frau Grün eine erschöpfte Frau, die viel von sich und anderen verlangt. In den Gesprächen mit L. kann sich Frau Grün etwas öffnen und ihre Ängste und ihre Erschöpfung artikulieren. Sie spürt natürlich die Ablehnung einiger Pflegender, weiß aber auch nicht, wie sie es ändern soll. Sie versteht nicht, warum es für die Pflegenden nicht zu verstehen ist, wie wichtig es ihr ist, dass Sarah nach ihren Vorstellung versorgt, gepflegt und erzogen wird. Sie ist die Mutter. Aber sie hat einige «Mitmütter» an ihrer Seite, die natürlich eine Beziehung zu Sarah haben und damit auch Einfluss auf die gesamte Familiensituation nehmen, ob sie es wollen oder nicht. Sarah versteht sich mit den Pflegenden sehr gut. Sie sind immer da und spielen mit ihr. Sie verbringen fast mehr Zeit mit ihr als ihre Mutter. Daraus ergibt sich eine unbewusste Konkurrenzsituation zwischen den Pflegenden und der Mutter, die bisher nicht reflektiert wurde. Dadurch, dass die Beteiligten unbewusst als Konkurrentinnen agieren, sich gegenseitig keine Anerkennung und Bestätigung geben, ist die Kohärenz, das Zusammengehörigkeitsgefühl, im System «Familie und Pflegende» empfindlich gestört bzw. bedroht. Das spüren beide Seiten, da sie darunter leiden und sich Ängste auf beiden Seiten aufbauen. Sie sind aber bisher nicht in der Lage, aufeinander zuzugehen und damit den Kreislauf von Vorwürfen und gegenseitiger Verletzung zu durchbrechen. So gesehen kann die angeblich Gefühlskälte von Frau Grün auch als

Schutz gegen empfundene Verletzungen durch die Pflegenden interpretiert werden, die sie als Mutter in Frage stellen. Dabei versucht sie alles, was ihr möglich ist, um eine gute Mutter zu sein.

Sie hat als Mutter das Recht zu sagen, dass sie nicht möchte, dass eine Pflegende allein mit Sarah spazieren geht, da sie es für zu gefährlich hält, mit Kinderwagen und Beatmungsgerät ohne weitere Hilfe alleine durch das Treppenhaus die drei Stockwerke nach unten zu gehen. Sie meint, Sarah könne später in ihrem Garten draußen sein. Dann sei alles viel einfacher und weniger riskant, wenn alle und alles im Erdgeschoss sei. Wenn man es so betrachtet, ist ihr Handeln nachvollziehbar. Und natürlich ist ihr klar, dass sich ihr Leben mit Sarahs Geburt radikal verändert hat. Aber das zu akzeptieren, fällt ihr unendlich schwer. Sie liebt Sarah, hat aber immer auch ihre schwerwiegende Krankheit und ihre schwierige Prognose vor Augen. Sicherlich empfindet sie auch so etwas wie Schuld Sarah gegenüber. Bisher hat sie auf Ungewissheit immer gleich reagiert. Je größer die Ungewissheit, desto mehr versucht sie durch Kontrolle, die Dinge in den Griff zu bekommen. Dazu gehört nach ihrer Vorstellung auch, die Pflegenden zu kontrollieren. Ihr ist nicht klar, dass das auf Dauer nicht gut gehen kann. Um außerhalb dieses Denkmusters Alternativen zu entwickeln, braucht sie Unterstützung. Diese sollte so sein, dass sie sie auch annehmen kann. Bisher sieht sie die Schwierigkeiten eher in den äußeren Umständen. Sie hat die große Hoffnung, dass sich die Lage entspannt und alle entlastet sind, wenn das Haus fertig gestellt ist und sie umgezogen sind. Das wird die Lage sicherlich entspannen, denn es ist auch ein größerer Bereich für Sarah vorgesehen, wo sich auch die Pflegenden freier bewegen können. Aber ändern wird das die Situation nicht grundsätzlich. Frau Grün kann ihren Anteil noch nicht sehen bzw. annehmen. Auch die Pflegenden brauchen Hilfe, um neue Sichtweisen zu entwickeln. Beide Seiten brauchen Beistand, um wieder aufeinander zugehen zu können.

Die Annäherung

Während einer Fallbesprechung mit Supervisionscharakter wird mit den beteiligten Pflegekräften die Situation analysiert und der Konflikt erhellt. Zusätzlich räumen die Pflegenden auch Ängste der Eltern bezüglich etwaiger Gesundheitskrisen Sarahs, bedingt durch ihr Krankheitsbild, ein. Diese Ängste, die die Systemerhaltung des Kindes auf seiner körperlichen Ebene betreffen, rückten aufgrund der angespannten Situation fast in den Hintergrund.

In dem Moment, wo die Pflegenden sich ihrer Ängste bewusst wurden, nämlich, dass sie sich ihrerseits nicht von Frau Grün anerkannt (Bedrohung der Kohärenz) und sich durch ihr Verhalten auch überfordert fühlen (Bedrohung der Individuation), können sie beginnen, diese Ängste auch zu akzeptieren. Sie sind nun zunehmend in der Lage, über ihre Erwartungen Frau Grün gegenüber nachzudenken und ihr Verhalten selbstkritisch zu reflektieren. Vorher war ihr Denken von Projektionen und Übertragungen geprägt, nun können sie Frau Grün in ihrer Not sehen. Jetzt ist es möglich, mit dem Pflegeteam, das bei der Familie Grün ist, neue Möglichkeiten für die Pflege der Familie zu eruieren, denn sie tragen die Verantwortung für die professionelle Pflegebeziehung – und nicht die Familie bzw. Frau Grün. Dabei wird auch ihr Status als Gast in der Familie angeschaut. Man ist sich einig, dass die Vorstellungen von Frau Grün bei genauerem Hinsehen gar nicht so abwegig sind. Herausgearbeitet wird auch, dass ein Teil von ihnen ihr familienbezogenes Pflegeverständnis weiterentwickeln sollte, um auch künftig weiter in diesem Pflegesetting arbeiten zu können. Das ist nicht einfach und dieser Wachstums- und Individuationsprozess braucht vor allem Zeit und Selbstreflektion.

Schließlich einigt man sich auf das weitere Vorgehen, zu dem auch der Wunsch zweier Pflegekräfte, in eine andere Familie zu wechseln, gehört. Die Bezugspflegende wird ein Gespräch mit Frau Grün führen, indem sie ihr Verständnis für ihre Lebenssituation vermittelt, aber auch die Grenzen der Pflegenden aufzeigt. Es soll dabei herausgearbeitet werden, dass sie mit der Familie arbeiten möchten und nicht gegen sie. Um die Kohärenz zwischen Familie und Pflegenden zu stärken, wird die gemeinsame Leistung anerkannt. Es geht darum, ein gemeinsames Verständnis von der Situation zu entwickeln. Mit gegenseitiger Anerkennung und respektvoller Wertschätzung kann die Kohärenz zwischen Familie und Pflegenden gesteigert werden. Indem beide Seiten aufeinander zugehen, können sie auch voneinander lernen und ihre Individuation fördern. Das führt im System «Familie und Pflegende» zu Wachstum und einem neuen Gleichgewicht (Kongruenz), sowohl auf Seiten der Pflegenden als auch auf Seiten der Familie. Schließlich verändert sich das System dadurch, dass es versucht, einen neuen Weg zu gehen.

Wichtig ist, dass alle Beteiligten verstehen, was passiert ist, wie es dazu kommen konnte, um für die Zukunft daraus zu lernen. Denn die Pflege wird sich aus dieser Familie nicht zurückziehen, wenn diese ihr Gleichgewicht erreicht hat, wie es normalerweise der Fall wäre. Die Pflegenden werden in der Familie bleiben, um Sarah zu pflegen. Darin liegt die Crux. Sie pflegen das Kind und gleichzeitig doch auch die Familie, auch wenn ihr Auftrag offiziell ein anderer sein mag. Vor dieser Realität können die Pflegenden nicht die Augen verschließen. Da das so ist, wird es auch wieder ähnliche Krisen geben können, wie in jedem anderen sozialen System, das im Prozess ist. Doch auf die Erfahrung des gemeinsamen Wachstumsprozesses können beide Seiten zurückgreifen und dadurch Problemsituationen früher erkennen.

Schließlich bleibt festzuhalten, dass die Bezugspflegende ein Gespräch mit der Mutter wie vereinbart geführt hat. Frau Grün war sehr dankbar und erleichtert, fühlt sich als Mutter nun anerkannt. Gemeinsam besprachen sie alle strittigen Punkte und suchten nach Alternativen. Seither ist die Situation entspannt.

4.8.4 Fazit

In diesem Beitrag konnte das Thema Angst in der Lanzeitbetreuung im Pflegesetting der häuslichen Kinderkrankenpflege aus unterschiedlichen Perspektiven zwar beleuchtet, aber nicht erschöpfend diskutiert werden. Allerdings ist hinreichend deutlich geworden, dass solche Pflegesettings, wie in dem Fallbeispiel skizziert, für alle Beteiligten anstrengend sein und eine große Herausforderung darstellen können. Um sich als Pflegende darauf vorbereiten zu können, ist die Auseinandersetzung mit einem familienbezogenen Pflegeverständnis hilfreich. Dazu bedarf es pflegewissenschaftlicher Konzepte (z. B. der Theorie des systemischen Gleichgewichts) entsprechender Rahmenbedingungen auf institutioneller Ebene (z. B. regelmäßiger Fallbesprechungen) und nicht zuletzt der persönlichen Motivation jeder einzelnen Pflegekraft, sich dieser Auseinandersetzung zu stellen.

Das soll nicht darüber hinwegtäuschen, dass jede Pflegende anders ist und daher eine andere Beziehung zur Familie und zum jeweiligen Kind entwickelt. Diese Individualität soll nicht negiert werden, weil durch sie die Beziehungen authentisch und damit lebendig werden. Das trägt zur Kohärenz und damit zur Gesundheit des Systems «Pflegende und Familie» sowie indirekt auch zur Familiengesundheit bei.

Ebenso entwickelt jede Familie ihren individuellen Stil. Was für die eine Familie gut und richtig zu sein scheint, muss für die andere noch lange nicht so sein. Dies zu akzeptieren gehört zu einem familienbezogenen Pflegeverständnis. Familien können sich nicht auf solche Situationen vorbereiten. Sie sind betroffen und brauchen die Unterstützung der Pflegenden. Die Familien haben ein Recht auf gut qualifiziertes Personal, das in der Lage ist, die Situation professionell zu gestalten, damit sie zum einen wissen, woran sie sind, und zum anderen die Möglichkeit bekommen, sich auf ihre Lebenssituation einzustellen, um ihre Familiengesundheit zu erhalten. Dies braucht Zeit und viel Verständnis von professioneller Seite, damit die Krankheitsbewältigung, die viele Familien auch mit dem Thema Schuld konfrontiert, gelingen kann. Bei Familie Grün ist das so, auch wenn in diesem Beitrag kein Augenmerk darauf gelegt wurde. Sollte das Gleichgewicht daher in der Familie dauerhaft empfindlich gestört und die Situation in der Familie so kritisch und angstvoll sein, dass Pflegende keine Möglichkeit sehen, die Kongruenz und Familiengesundheit nachhaltig mit der Familie zu erhalten, sollte auch offen darüber gesprochen werden. Hier gilt es, die Grenzen und Möglichkeiten der Pflege gleichermaßen zu wahren und der Familie andere Unterstützungssysteme (z. B. Familientherapie) vorzuschlagen. Auch das ist erlaubt und steht für ein professionelles, familienbezogenes Pflegeverständnis. Aus Angst zu schweigen, wäre hier fatal.

Literatur

Beier J. (2003). Patienten- und familienorientierte Information und Beratung in der «Häuslichen Kinderkrankenpflege» in Deutschland – ein Stiefkind pflegewissenschaftlicher Forschung? Pflege, 16(2), 63–65.

Böll M., Wetzel E. (2008). Große Chance mit Hürden. Häusliche Pflege, 7, 46–48.

Friedemann M.-L. (1989). The Concept of Family Nursing. Journal of Advanced Nursing, 14, 3, 211–216.

Friedemann M.-L., Köhlen C. (2010). Familien- und umweltbezogene Pflege. Die Theorie des systemischen Gleichgewichts. 3. erw. und vollst. überarb. Auflage. Bern: Verlag Hans Huber.

Gessenich H. (2009). Die häusliche Kinderkrankenpflege in Deutschland – Eine quantitative Studie zur Situation der Dienstleistung im Arbeitsfeld der häuslichen Kinderkrankenpflege im Jahr 2009. Katholische Fachhochschule Nordrhein-Westfalen, Abteilung Köln, Fachbereich Gesundheitswesen.

Josten S. (2007). Rainer und das Pustballfeld. Reportage. Pflegen Intensiv, 4(3), 14–17.

Köhlen C. (2010). Pflegebedürftige Kinder und Jugendliche – Aufgaben der Pflege. In: Schaeffer D., Wingenfeld K. (Hrsg.) (2010). Handbuch Pflegewissenschaft. 2., erw. u. vollst. überarb. Auflage. Weinheim: Juventa, 311–327.

Peter C., Richter M. (2009). Chronische Erkrankungen und Beeinträchtigungen im Kindes-und Jugendalter. In: Schaeffer D. (Hrsg.) (2009). Bewältigung chronischer Krankheit im Lebenslauf. Bern: Verlag Hans Huber, 297–319.

Schlack H. G. (2005). Die neuen Kinderkrankheiten – Einflüsse der Lebenswelten auf Gesundheit und Entwicklung. Kinderkrankenschwester, 24(6), 245–248.

Statistisches Bundesamt (2013). https://www.destatis.de/DE/ZahlenFakten/GesellschaftStaat/Bevoelkerung/Bevoelkerungsvorausberechnung/Bevoelkerungsvorausberechnung.html [11.07.2013].

4.9 Angst bei Menschen mit einer Demenzerkrankung

Johannes van Dijk

4.9.1 Einleitung

Fast alle Menschen, auch die nicht an Demenz erkrankten, haben Situationen erlebt, in denen sie Angst hatten. Angst ist ein Grundgefühl, das sich in Situationen, die als bedrohlich empfunden werden, in Gestalt von Besorgnis und Erregung äußert. Eigentlich ist Angst eine normale Reaktion auf Bedrohung. Evolutionsgeschichtlich hat sie die Funktion, die Sinne zu aktivieren, um eine Reaktion (z. B. Flucht) einzuleiten; so wird es möglich, sich gegen folgenschwere Auswirkungen (z. B. Verletzung oder gar Tod) zu schützen.

Es gibt viele Ursachen für Angst: Körperliche Beschwerden, wie Atemnot und/oder starke Schmerzen, können ein Gefühl der Lebensbedrohung auslösen. Gleichgewichtsstörungen können Angst vor Stürzen verursachen. Seh- und Hörprobleme können dazu führen, dass Situationen falsch gedeutet werden und dass zum Beispiel eine bekannte Person als Einbrecher gesehen wird. Zunehmender Abbau mentaler Fähigkeiten im Verlauf einer Demenzerkrankung kann weitere Ängste auslösen: Nicht mehr wissen, wo ich bin, … Nicht wissen, wohin, … Die «bekannte» Bezugsperson nicht finden, … Angst vor fremden Menschen, … Nicht zu verstehen, was die wollen, … Nicht zu wissen, ob ich etwas tun soll, … Nicht mehr wissen, wie … Angst, etwas falsch zu machen, … Angst vor Bestrafung, vor Schamgefühlen, Unsicherheit und Stress, …

4.9.2 Vertiefung

Ob eine Situation von einem Menschen mit Demenz als bedrohlich empfunden wird und wie er darauf reagiert, kann von Person zu Person sehr stark variieren (s. a. Kap. 3.3). Manchmal sind Angst und Ursache klar erkennbar, etwa, wenn sie noch ausgesprochen werden können: «Mein Schlüssel ist weg! Jetzt komme ich nicht in mein Zimmer! Wo soll ich heute Nacht schlafen?» Viel öfter sind leider sowohl die Angst als auch die Ursache nicht deutlich zu erkennen. Eine demenzkranke Frau wollte nicht trinken. Weil sie laut Trinkprotokoll «zu wenig» getrunken hatte, reichte eine Pflegekraft ihr freundlich etwas zu trinken und setzte ihr dabei den Becher an den Mund. Die Frau zuckte zusammen, wandte abrupt den Kopf zur Seite und schlug den Becher weg.

Diese Situation wurde Gegenstand einer Fallbesprechung. Allen beteiligten Pflegenden war klar, dass das Schlagen nicht als «nur» aggressiv gedeutet werden sollte und dass die Reaktion mit dem Versuch zusammenhing, ihr etwas zu trinken zu geben. Die Tochter der demenzkranken Frau gab eine plausible Erklärung für ihr Verhalten. Durch Gehprobleme war sie in den vergangenen Jahren zunehmend nicht mehr in der Lage, selbst zur Toilette zu gehen. Sie bat nicht gern um Hilfe, war immer eigenständig gewesen und wollte anderen Menschen nicht zur Last fallen. Sie hatte demzufolge zunehmend weniger getrunken, weil sie Angst hatte, in die Hose zu machen. Die Hilfe der Pflegekraft hatte diese Angst wieder geweckt und weil sie sich nicht mehr verbal ausdrucken konnte, hatte sie mit den ihr noch verbliebenen Möglichkeiten reagiert.

Zu der Frage, wie oft Menschen mit Demenz Angst haben, fand ich in der Fachliteratur (Halek/Bartholomeyczik, 2006) nur einige allgemeine Angaben: 12,8 % der Menschen mit Demenz haben Angstprobleme. Nach Agitiertheit sind Depressivität, Angst und Aggressivität die häufigsten verhaltensbezogenen und psychologischen Symptome bei Demenz.

Bei Fallbesprechungen, in denen «herausfordernde Verhaltensweisen» von Menschen mit Demenz besprochen wurden, stellte ich oft fest, dass Agitiertheit, Aggressivität, Unruhe und Weglaufverhalten durch Angst ausgelöst wurden. Die Angst wurde sehr oft nicht erkannt.

In Bezug auf Angst bei Demenz besteht noch Forschungsbedarf. Unter www.angst-auskunft.de wird das in einem Artikel «Weniger Angst im Alter» bestätigt:

Eine genauere Untersuchung der möglichen Zusammenhänge zwischen Angst und Demenz erscheint in mehrfacher Hinsicht sinnvoll. So ist es einerseits wichtig zu wissen, ob Angstkrankheiten potenzielle Risikofaktoren für kognitive Störungen im Alter sind; andererseits wäre es sinnvoll, die Angst bei Demenz-Kranken zu behandeln, wenn diese neben der Demenz fortbesteht. Für ein besonderes Zusammenwirken von Angst und Demenz spricht, dass viele «Verhaltensstörungen» (wie Unruhe und Erregung) bei Demenz-Kranken typischen Angstsymptomen ähneln.

4.9.3 Praxisbeispiele: Wie zeigt sich Angst?

Angst kann sehr verschiedene Reaktionen auslösen. Es seien dazu einige Praxisbeispiele gegeben. Alle Personen in diesen Beispielen sind demenzerkrankt und leben stationär zusammen mit anderen Menschen mit Demenz in einem Altenpflegeheim.

■ Fallbeispiel 1

Herr K., 85 Jahre alt, 1,84 m groß, kräftig gebaut, konnte ohne Hilfsmittel gehen. Er war früher Geschäftsführer einer großen Firma und daran gewöhnt, dass andere Menschen tun, was er sagt. Er konnte verbale Anweisungen nicht mehr verstehen und sich auch nicht mehr verbal ausdrücken. Die Kommunikation verlief weitgehend nonverbal.

Bei der morgendlichen Grundpflege gab es anfangs große Probleme. Herr K. konnte sich nicht mehr selbst waschen und brauchte wegen seiner Inkontinenz Unterstützung bei der Intimpflege. Mit nonverbalen Signalen zeigte die Pflegende auf seine Hose und durfte sie öffnen und herunterziehen. Sobald jedoch der Waschlappen die Haut im Intimbereich berührte, reagierte Herr K., wie von einer Wespe gestochen, akut sehr aufgeregt. Er schrie laut, versuchte zu spucken, ballte die Fäuste und drohte die Pflegende zu schlagen. Die Intimpflege war dann nicht mehr möglich.

In einem Gespräch mit dem Sohn wurde dieses Problem thematisiert. Es stellte sich heraus, dass Herr K. nach dem 2. Weltkrieg mehrere Jahre in russischer Kriegsgefangenschaft gewesen war. Er hatte einmal angedeutet, dass es da sexuelle Übergriffe gegeben hat, wollte aber nicht weiter darüber reden. Am Rücken und an den Beinen hatte er mehrere Narben. Möglicherweise hat er traumatische Erfahrungen gemacht und seine Abwehr war eine Folge davon. Weil wir nicht mehr feststellen konnten, ob seine Reaktionen damit zusammenhingen, suchten wir nach Möglichkeiten, die Berührung seines Intimbereichs so weit wie möglich zu vermeiden.

Der Sohn erzählte, Herr K. dusche gern und ginge gern in die Badewanne. Dies war noch immer so. Er bekam zweimal pro Woche eine Badewanne angeboten und wurde sonst bei Bedarf geduscht. Die Intimpflege war dabei leichter und für Herrn K. deutlich weniger belastend. ■

■ Fallbeispiel 2

Frau A., 88 Jahre alt, 1,68 m groß, konnte noch selbstständig zu Fuß gehen, konnte sprechen, aber ihre Wünsche nicht mehr deutlich artikulieren. Sie hatte sich in ihrem Leben vor allem um ihre Familie gekümmert, war selten alleine gewesen und hatte immer viel Wert auf ihr äußeres Erscheinungsbild gelegt. Seit einiger Zeit wohnte sie in einem Einzelzimmer im Altenheim. Sie schaffte es nicht mehr alleine, sich zu waschen und kleiden. Nach dem Aufwachen wirkte sie meist zunehmend verwirrt, unruhig und fragte wiederholt, wo sie wäre und wohin sie gehen sollte. Diese Fragen wurden meist nur einmal beantwortet. Auf die Wiederholung der gleichen Fragen wurde nicht mehr oder gar leicht verärgert reagiert. Eine Bitte, sich selbst auszuziehen oder ihr Gesicht zu waschen, verstärkte die Unruhe sofort. Sie wirkte überfordert. Nach kurzer Zeit sagte sie dann, ihr sei «schwindelig». Dieser Schwindel wurde über längere Zeit medikamentös behandelt. Nach einiger Zeit stellten wir fest, dass sie sich beruhigte, als die Pflegende ihr wiederholt mit ruhiger Stimme sagte, sie ließe sie nicht alleine und würde ihr genau zeigen, was sie tun und wohin sie gehen sollte. Dann war sie wieder in der Lage, sich aus- und anzuziehen und sich das Gesicht zu waschen. Beim Verlassen des Zimmers reichte die Pflegende Frau A. die Hand und gab ihr damit Halt. Sie freute sich sichtlich darüber. Über Schwindel klagte sie nicht mehr. Wir stellten fest, dass der gezielte Kontakt und die Ruhe der Pflegenden Frau A. Sicherheit gaben. Ohne diesen

Halt wirkte sie nach kurzer Zeit wieder unruhig, fragte wiederholt und klagte über Schwindel. Wir hatten zunehmend den Eindruck, dass sie damit ihrer Angst vor dem Alleinsein und dem wachsenden Orientierungsverlust Ausdruck verlieh. ■

■ Fallbeispiel 3

Herr G., 83 Jahre alt, 1,78 m groß und schlank gebaut, konnte noch gut gehen. Oft lief er wie suchend umher. Er beschäftigte sich unter anderem mit Türklinken, Fenstern und Waschbecken. Er konnte noch einzelne Worte sagen, aber seine Wünsche nicht mehr verständlich mitteilen. Inwieweit er Anweisungen und Fragen der Pflegenden verstand, war unklar. Er war früher selbstständig als Handwerker tätig.

Im Wohnbereich gab es vermehrt Probleme, als er den Arbeitswagen der Reinigungskräfte mitnahm. Oft war er nicht bereit, den Wagen wieder loszulassen oder zurückzugeben, als diese Mitarbeiter ihn freundlich darum baten. Als sie dann versuchten, ihm den Wagen abzunehmen, klammerte er sich daran fest oder versuchte selbst, den Wagen mitzunehmen. Mehrfach beschimpfte er dabei die Reinigungskräfte, manchmal drohte er sogar mit Schlägen. Eine Pflegende kam auf die Idee, Herrn G. einen anderen Wagen anzubieten. Den nahm er gerne und ließ dafür den Arbeitswagen der Reinigungskräfte los. So konnte diese Konfliktsituation meist entschärft werden.

Die Situation wurde mit seinen Kindern besprochen. Sie erzählten, dass Herr G. bei seiner früheren Arbeit auch einen Wagen hatte, der seine Arbeitsmaterialien und Werkzeuge enthielt. Er brauchte diesen Wagen «zum Geldverdienen». Oft hatte er zu wenige Aufträge und hatte sehr oft Angst gehabt, seine Familie nicht versorgen zu können. Dies hatte ihn stets sehr belastet. Einmal wurde der Wagen gestohlen und er hatte dadurch längere Zeit kein Einkommen. Dies war für ihn eine sehr traumatische Erfahrung gewesen. Wir hatten den Eindruck, dass diese Gefühle in der Situation mit dem Arbeitswagen der Reinigungskräfte möglicherweise wiederbelebt wurden, und verstanden dadurch, wie wichtig der Ersatzwagen für ihn sein konnte. ■

In diesen drei Fallbeispielen zeigten sich aufgrund der von uns angenommenen Angstprobleme deutlich sichtbare Reaktionen, wie tendenziell aggressives Abwehrverhalten, Unruhe, wiederholte Fragen, Schwindelgefühle und Sich-Festklammern. Angst kann sich aber auch weniger deutlich in Passivität und Inaktivität äußern.

Vor allem in der Anfangsphase einer Demenzerkrankung spüren Menschen noch, ob sie in einer Situation etwas tun sollten. Sobald jedoch die Fähigkeit, selbstbewusst und zielorientiert aktiv zu werden, abnimmt und die Betroffenen kaum oder gar nicht mehr wissen, wie etwas geht, können Schamgefühle und Ängste, Fehler zu machen, dazu führen, dass sie sich nicht mehr trauen. Wenn sich Situationen, in denen diese Gefühle ausgelöst werden, wiederholen, kann das Interesse, überhaupt noch etwas zu tun, weiter schwinden. Dadurch können noch vorhandene Fähigkeiten weiter abnehmen, was wie in einem Teufelskreis dazu führen kann, dass diese Schamgefühle und die Angst, Fehler zu machen, noch eher eintreten. Zur Vorbeugung dieser unangenehmen Gefühle entscheiden sich die an Demenz Erkrankten, sich passiv und inaktiv zu verhalten. Auch völlige Lustlosigkeit kann die Folge sein.

Die Betreuenden können diesen «Abbau-Prozess» beschleunigen! Stress und Überforderung können Verwirrtheit fördern und dazu führen, dass noch vorhandene Fähigkeiten nicht mehr adäquat umgesetzt werden können. Verurteilungen und Anklagen bei Fehlern können Angst- und Schamgefühle steigern. Wenn zu viel übernommen wird, können eigene Fähigkeiten verlorengehen. Wenn nicht mehr gefragt oder gar erzwungen wird, etwas (mit-)zumachen, was das Gegenüber nicht möchte, können Widerstände und Resignation ausgelöst werden.

Die Betreuenden können die Selbstständigkeit auch unterstützen! In einer sicheren, entspannten Atmosphäre, bei Förderung der noch vorhandenen Fähigkeiten, unter Rücksichtnahme auf die persönlichen Wünsche, mit Wertschätzung und Akzeptanz – unabhängig von den verbliebenen (Un-)Fähigkeiten, wird sich eine Person mit Demenz mehr trauen und mehr können!

Bei Menschen mit Demenz sind emotionale Reaktionen oft ausgeprägter, weil die Fähigkeiten zur Kontrolle und Beherrschung schwinden. Situationen, die für Nichtbetroffene eher leicht beängstigend erscheinen, können bei Menschen mit Demenz zu existenzieller Angst führen, die sie überflutet. Ausgeprägtes Leiderleben mit Panikreaktionen und daraus resultierenden starken, herausfordernden Verhaltensweisen können die Folge sein.

4.9.4 Empfehlungen für den Umgang mit Angstproblemen

In der Einrichtung, in der ich arbeite, gibt es eine Leitlinie, die beschreibt, wie mit Angst bei Menschen mit Demenz umgegangen werden soll. Das Ziel der Betreuung ist «Beseitigung der Angst, oder weitestmögliche Besserung des Wohlbefindens». Um dieses Ziel zu erreichen, sollen Pflegende zuerst «die Angst anhand des Verhaltens, der Äußerungen und der Körpersymptome erkennen und beschreiben». Anschließend sollen mögliche «Auslöser der Angst anhand der Situation, der Erkrankung und der Biografie eingeschätzt werden». Aus dieser Information und «in Rücksprache mit dem behandelnden Facharzt sollen erforderliche Betreuungsmaßnahmen in einem individuellen Pflegeplan beschrieben werden».

Zur Betreuung werden folgende Empfehlungen gegeben:

1. Vorhandene Auslöser von Angst und Bedingungen, die diese verstärken, sollen ausgeschaltet werden.
2. Es sollen konstante Bezugspersonen benannt werden (möglichst für jede Schicht).
3. Die Qualifikation der Bezugspersonen ist zu gewährleisten: Pflegefachkräfte und angeleitete Mitarbeiter.
4. Das Pflegepersonal soll während des ganzen Tages «sicht- und hörbar» bleiben.
5. Die Tages- und Wochenstrukturierung mit Vereinbarung individueller Ziele und Abläufe ist zu beachten.
6. Individuell abgestimmte spezifische Betreuungsmaßnahmen (Ergotherapie, Musiktherapie, Bewegungstherapie, Entspannungsverfahren, Selbstsicherheitstraining) sind wichtig.
7. Angehörige sind über Angstprobleme aufzuklären und in Maßnahmen einzubeziehen.
8. Die Wirkung und Nebenwirkungen der Medikation sollen beschrieben werden.

In der Pflegedokumentation soll «immer bei Veränderungen, mindestens einmal wöchentlich» ein Eintrag bezüglich der Angstprobleme gemacht werden. Dabei soll die Angst bewertet werden – so weit wie möglich durch die betroffene Person, sonst durch die Bezugspersonen.

In der Leitlinie wird nicht über die Grundhaltung der Pflegenden geschrieben. Diese wird im Pflegeleitbild erläutert. Eine personenzentrierte Haltung, in der unter anderem Validation einen festen Platz hat, wird vorausgesetzt.

In der Leitlinie wird meines Erachtens zu Recht an erster Stelle erwähnt, dass die Pflegenden in der Lage sein sollten, Angst und ihre Ursachen zu erkennen und zu beschreiben. Dazu sollten sie in der Ausbildung lernen, welche Angstformen und -ursachen es gibt und woran sie zu erkennen sind. Es sollte erklärt werden, wie Angst oft versteckt andere Verhaltensweisen, wie zum Beispiel Aggressivität, auslöst. Die Schulung und Sensibilisierung der Pflegenden sollten im Pflegealltag weitergeführt werden. Bei Übergaben und gezielt in Fallbesprechungen sollten mögliche Ängste der Menschen mit Demenz beachtet und besprochen werden – mit dem Ziel, die Betroffenen besser zu verstehen und so weit wie möglich mitfühlen zu können, was sie erleben.

Hierbei kann die «verstehende Diagnostik», das «NDB-Modell», empfohlen werden. Das NDB-Modell bedeutet: «*N*eed *D*riven Dementia Compromised *B*ehaviour Model» bzw. «bedürfnisorientiertes Verhaltensmodell bei Demenz». Die Situation wird aus der Perspektive der Betroffenen mit Demenz betrachtet. Diese Herangehensweise wird in den «Rahmenempfehlungen zum Umgang mit herausforderndem Verhalten bei Menschen mit Demenz in der stationären Altenhilfe» (2007) empfohlen. Zusammengefasst werden folgende Schritte durchlaufen:

1. Hintergründe zur Person sammeln (z. B. die Fähigkeit, sich zu bewegen und Situationen zu verstehen, das Sprachvermögen, das Gedächtnis, sensorische Fähigkeiten und wichtige biographische Daten, wie etwa über

früher bekannte Ängste und die Reaktionen darauf)
2. physiologische und psychosoziale Bedürfnisse erraten
3. die Umgebung «räumlich» und «sozial» anschauen.
4. Dann wird das Verhalten genau beschrieben.
5. Das Verhalten wird erst danach so weit wie möglich gedeutet.
6. Ziele und Maßnahmen für die Pflege/Behandlung werden erst danach erstellt.

Um sich Angsterlebnisse der betreuten Personen besser vorzustellen und sich in sie einzufühlen, ist zu empfehlen, eigene Angsterlebnisse zu reflektieren. Zu der Vorstellung, wie es sich anfühlt, wenn eine Person mit Demenz eine Tür öffnet und jedes Mal erneut in eine ihr völlig unbekannte Umgebung schaut, hilft folgendes Bild: Während eines längeren Spaziergangs in einem größeren Wald möchte ich zurück zu dem Parkplatz, wo mein Auto steht. An einer Kreuzung von Sandwegen erinnere ich mich nicht mehr, von wo ich gekommen bin. Alle Wege sehen ähnlich aus. Ich habe einen Termin und werde in etwa einer Stunde erwartet. Ich gehe weiter und werde immer unruhiger, als ich den richtigen Weg nicht finde. Irgendwann melden sich Angstgefühle, das Auto nicht wiederzufinden, zu spät zu kommen … Was würden die sagen …? Je länger ich gehe, desto mehr steigern sich diese Gefühle.

Eine andere Situation, in die sich viele Menschen versetzen können: Ich stehe spät abends vor meiner Wohnung und suche meine Türschlüssel. Ich finde sie nicht, durchsuche alle Taschen und werde immer unruhiger und erregter. Als klar wird, dass ich die Schlüssel nicht finde und mir einfällt, dass der Nachbar, bei dem mein Ersatzschlüssel liegt, nicht zuhause ist, kommt Angst auf. Wo soll ich hin? Wo soll ich schlafen?

Eine ähnliche Angst kann eine Person mit Demenz bekommen, wenn sie vor einer geschlossenen Tür steht, hinter der sie ihre Wohnung zu haben glaubt.

In der Leitlinie wird das «Ausschalten von Angstauslösern und angstverstärkenden Bedingungen» als erste konkrete Maßnahme beschrieben. Angstsituationen sollte weitestmöglich vorgebeugt werden. Dafür sollen die Pflegenden der Menschen mit Demenz wissen, wie und wobei Angst entstehen kann. Gespräche mit Angehörigen über frühere Ängste und gezielte Beobachtung möglicher Ängste in der Pflegesituation können die nötige Information dafür geben.

In der Pflegesituation kann Angst ausgelöst werden durch Pflegende, Mitbewohner und andere Personen im Umfeld, etwa wenn sie zu schnell oder von hinten kommen oder die Person unerwartet berühren. Angst kann auch durch Einflüsse aus der räumlichen Umgebung, wie zum Beispiel lautes Schließen einer Tür oder mangelhafte Beleuchtung, ausgelöst werden. Neben diesen externen Auslösern kann Angst auch durch in der betroffenen Person selbst vorhandene Auslöser, wie zum Beispiel Fehlinterpretationen, Wahnideen oder Halluzinationen, entstehen.

Das Wichtigste bei der Vorbeugung von Angst ist eine angemessene Kontaktaufnahme: Wenn Menschen mit Demenz in sich zurückgezogen wirken, soll die Kontaktaufnahme behutsam, ruhig, auf den Menschen zukommend geschehen. Wichtig ist, dass wir gesehen werden können und die Betreffenden nicht erschrecken. Wenn möglich, sollten Störgeräusche abgestellt und Blickkontakt sollte hergestellt werden, am besten auf Augenhöhe. Dabei sollte überprüft werden, ob wir gesehen werden bzw. ob die Person mit Demenz auf uns reagiert. In Verbindung mit der Ansprache sollte Körpernähe geschaffen werden. Wir sollten ruhig und deutlich sprechen, Betonungen verwenden, kurze und einfache Sätze bilden und Erinnerungen nutzen. Eine klare Gestik kann das Gesprochene besser verständlich machen. Wir sollten überprüfen, ob wir gehört und verstanden werden bzw. das Gesagte, wenn nötig, in Ruhe wiederholen. Der Einsatz gut ausgebildeter oder angeleiteter Bezugspersonen, die Menschen mit Demenz dauerhaft betreuen, kann bewirken, dass seltener Angst entsteht. Es kann ein vertrautes Gefühl, vielleicht sogar ein Vertrauensverhältnis entstehen. Bezugspersonen lernen die Menschen mit Demenz besser kennen und verstehen. Es ist zu erwarten, dass sie in der Beziehung zur Bezugsperson mehr Geborgenheit und Sicherheit empfinden, wodurch weniger schnell Angst entsteht. Wenn Mitbewohner oder andere Personen Angst auslösen, sollte versucht werden, dass diese so wenig wie möglich mit den Betroffenen in Kontakt kommen. Oft ist eine räumliche Trennung möglich. Wenn nicht, ist eine adäquate Begleitung erforderlich. In der Leitlinie wird dazu das «Sicht- und Hörbar-Bleiben der Pflegenden während des ganzen Tages» empfohlen.

Die Präsenz Pflegender im Wohnzimmer einer Altenpflegeeinrichtung bewirkt bei den Anwesenden meist ein Gefühl von Geborgenheit und Sicherheit. Ohne diese Präsenz gibt es vermehrt Passivität oder Unruhe und Konflikte zwischen Bewohnern und eine größere Chance, dass Ängste ausgelöst werden. Wenn Elemente der räumlichen Umgebung Angst auslösen, sollten sie so bald wie möglich geändert werden. Auch eine gute Belüftung, Beleuchtung und Farbgestaltung können das Wohlbefinden steigern und dazu beitragen, dass die Menschen mit Demenz weniger schnell in Angst geraten.

Die Empfehlungen 5 bis 8 aus der «Leitlinie Angst» können im Einzelfall zur Linderung oder Vorbeugung von Angst beitragen. Eine klare Tagesstruktur kann Sicherheit geben. Ergotherapie kann helfen, weiterhin selbst aktiv zu bleiben und das Selbstvertrauen zu erhalten. Andere Therapieformen können zum Beispiel durch Freude oder Entspannung das Wohlbefinden und Selbstwertgefühl steigern. Zusammensein mit vertrauten Angehörigen kann guttun. Im Einzelfall können Medikamente nötig und hilfreich sein, wenn die nichtmedikamentösen Angebote nicht ausreichen.

Geborgenheit und Sicherheit gegen Angst
Das Wichtigste ist der menschliche Kontakt. Carol Bowlby Sifton beschreibt das in «Das Demenz-Buch» (Bowlby Sifton, 2008: 96) sehr schön:

Wir Menschen leben im Schutz, den wir einander bieten. [...] Mit Gedächtnisverlust zu leben, kann beängstigend sein. Das Bedürfnis nach Rückversicherung, nach bekannten Wegmarken, ist unverändert vorhanden. Demenz beschädigt die Gehirnzellen, nicht jedoch das Menschsein des Kranken. Sie brauchen nach wie vor den Kontakt zu anderen Menschen und wollen nach wie vor als wertvolles Individuum geschätzt werden. [...] Wer wir sind, begreifen wir alle erst im Laufe der Zeit durch unsere Beziehungen und Interaktionen mit anderen Menschen. Damit Demenzkranke ihr Gefühl für das eigene Ich bestätigt bekommen, sind sie auf positive zwischenmenschliche Beziehungen angewiesen.

Beim Fortschreiten der Demenz werden Betroffene immer mehr von den sie betreuenden Personen abhängig. Dies gilt auch für deren Wohlbefinden! Sie können immer weniger allein, gemeinsam mit Betreuenden aber oft lange noch viel erledigen. Sichtbare Präsenz der Betreuenden kann Sicherheit und Geborgenheit geben und dem Entstehen beängstigender Situationen vorbeugen.

Literatur
Halek M., Bartholomeyczik S. (2006). Verstehen und Handeln. Witten: Private Universität Witten/Herdecke gGmbH.
Bowlby Sifton C. (2008). Das Demenz-Buch, Bern: Verlag Hans Huber.
Bundesministerium für Gesundheit (2006). Rahmenempfehlungen zum Umgang mit herausforderndem Verhalten bei Menschen mit Demenz in der stationären Altenhilfe. https://www.bundesgesundheitsministerium.de/fileadmin/fa_redaktion_bak/pdf_publikationen [19.11.2013].

5 Pflegende in Bedrängnis

5.1 Aggression macht Angst – Angst macht Aggression
Johannes Nau, Gernot Walter

5.1.1 Einleitung

Aggression und aggressive Verhaltensweisen gehören zum menschlichen Verhaltensrepertoire und damit zum Leben. Besonders in Ausnahmesituationen werden Impulse zu aggressiven Reaktionsweisen weniger unterdrückt. Das Gesundheitswesen ist häufig der Ereignisort für Ausnahmesituationen. Folglich kommen aggressive Verhaltensweisen in vielen Bereichen des Gesundheitswesens häufiger vor als im normalen Alltag. Solche Ereignisse sind mit Stress, Überforderung, erlebter Provokation, Frustration, Unsicherheit, Angst und vielem mehr verbunden. Die genannten Gefühle stehen oft auslösend hinter aggressiven Verhaltensweisen, sind dem Aggressor in der Situation jedoch selten bewusst. Angst ist also eine der Erlebensweisen, die für die Auslösung aggressiven Verhaltens recht häufig eine Rolle spielt. Gleichzeitig ist Angst eine der häufigsten Reaktionen auf erlebte Aggression.

Aggressive Ereignisse haben also häufig einen Ursprung im Angsterleben. Dies ist oft nicht im Bewusstsein. Eher erhält der Aggressor die Attribution «böse». Wenn nun aber Angst aggressiv machen kann und Aggression ihrerseits Angst bereiten kann, so ist – oberflächlich betrachtet – die Frage naheliegend: Was war zuerst da – das Huhn oder das Ei?

Aus zwei Gründen greift diese Einstiegsfrage allerdings zu kurz. Zum einen sollte man nicht die Ebenen verwechseln, von denen gerade gesprochen wird. Es macht einen Unterschied, ob Angst als Reaktion auf unmittelbare konkrete Bedrohung entsteht und somit eine vernünftige lebenserhaltende Funktion hat, oder ob sich Angst als Angst vor dem Phänomen Aggression und Gewalt einstellt, ohne dass im Augenblick eine konkrete Gefahr identifizierbar ist, gegen die sich zu wehren möglich wäre (Gerrig/Zimbardo, 2008: 460). Zum anderen sind Aggressions- und Gewaltereignisse so fundamental unterschiedlich, dass sie sich keineswegs wie ein Ei dem anderen gleichen.

Neben der Henne-Ei-Perspektive lassen sich solche Situationen im Gesundheitswesen aber auch als Teufelskreis wahrnehmen. Angst erzeugt eine aggressive Abwehrreaktion, die wiederum Angst auslöst und ihrerseits eine aggressive Abwehrreaktion erzeugt. Eine solche Eskalationsspirale gilt es im Sinne des professionellen und kompetenten Umgangs zu durchbrechen. Auch hierauf wird an dieser Stelle eingegangen.

Dieser Beitrag gibt einen Überblick des Phänomens Angst im Kontext von Aggression und Gewalt. Anhand einer Betrachtung von Fallbeispielen soll im Besonderen die Rolle der Interaktion und des Aggressionsmanagements beleuchtet werden. Im Ergebnis wird dargestellt, wie im Kontext des Gesundheitswesens Aggressionsprävention und Schaffung einer angstfreien Haus- und Teamkultur ineinandergreifen. Eine große Rolle wird dabei ein situationsbezogener Ansatz spielen, der Interaktion und Rahmenbedingungen berücksichtigt.

Der Beitrag wird sich auf die Erscheinung «reaktive Aggression», also Aggression als Reaktion auf ein bestimmtes Erleben beschränken. Proaktive Aggression, wie zum Beispiel ein geplanter Banküberfall oder Amoklauf, ist nicht Gegenstand.

Wenn von Aggression gesprochen wird, orientieren wir uns an den Definitionen, wie sie Morrison in Rückgriff auf die American Psychiatric Association verwendet hat (Morrison, 1990), und Anderson, wie er sie für die fast gleichlautende American Psychological Association verwendet hat (Anderson, 2000). Demnach kann bei Menschen von aggressivem Verhalten gesprochen werden, bei dem der Aggressor sich oder anderen oder Eigentum physisch, verbal oder nonverbal Schaden zufügt oder damit droht. Wichtig ist, dass er sich (mehr oder weniger bewusst) in der Vorstellung befindet, dass der andere dieses Ereignis nicht möchte. Zerstört ein Abbruchunternehmer auftragsgemäß ein Haus, so ist das kein aggressiver Akt. Zündet ein Nachbar A. dem Nachbarn B. die Scheune an, so ist das ein aggressiver Akt, solange A. nicht wusste, dass B. sie schon immer gern «warm abbrechen» lassen wollte. Hätte A. das gewusst, wäre er kein Aggressor gewesen, sondern hätte B. einen Freundschaftsdienst erwiesen.

Wir betreiben außerdem keine definitorische Abgrenzung zwischen Aggression und Gewalt, sondern schlagen mit Anderson (2000) vor, der Person, die Aggression/Gewalt erlebt, die Definitionsmacht zu geben, ob es noch Aggression oder schon ihre stärkere Ausprägung namens Gewalt war. Das bedeutet, die subjektive Wirklichkeit der Zielperson zu respektieren. Somit wäre auch das Phänomen eingefangen, dass jemand (z. B. ein Patient) eine pflegerische Handlung (z. B. eine Intimpflege) als aggressiven Übergriff erlebt und bewertet und darauf seinerseits mit (aggressiver) Notwehr reagiert, obgleich es ursprünglich als gut gemeinte Hilfeleistung angelegt war.

5.1.2 Wie friedliche Menschen aus Angst aggressiv werden

> **■ Fallbeispiele, Gruppe A – Eigenes aggressives Verhalten aus Angst**
>
> Ein 70-jähriger Architekt im postoperativen organischen Psychosyndrom hat eine junge Auszubildende der Gesundheits- und Krankenpflege verletzt: Sie wollte mit angefeuchteten Tupfern an einer Peanklemme die Mundpflege durchführen. Er wollte das nicht und schob die Hand der Auszubildenden zur Seite. Diese – in der Auffassung, dass dringend und jetzt die Mundpflege auszuführen sei – insistierte und unternahm einen erneuten Versuch, in die Mundhöhle zu kommen. Da schlug der Patient nach ihr.
>
> Ein 30-jähriger Vater wartet auf Nachricht, wie es seinem dramatisch verunfallten Kind geht, rastet schließlich in der Wartezone der Notaufnahme aus und brüllt die Ärztin an.
>
> Ein alter Mann möchte die Pflegestation verlassen. Es ist Heilig Abend und er möchte nach Hause. Eine Praktikantin stellt sich vor die Tür. Als ihm das Entweichen zu gelingen scheint, hält sie ihn am Ärmel fest. Ein schwerer Schlag mit seinem Ellbogen in ihre Lendengegend lässt sie zu Boden gehen. ■

Allen im Kasten angeführten Fallbeispielen ist eines gemein: Keine der Personen stand vorher in dem Ruf, gewalttätig zu sein. Auch handelte es sich nicht um sonstwie «böse» Menschen. Vielmehr sind sie in eine Situation geraten, in der sie überfordert waren und/oder in der aus ihrer Sicht zu viel auf dem Spiel stand.

Wie kann es zu solchen Zwischenfällen kommen? Um das zu verdeutlichen, soll die Situation des Architekten genauer betrachtet werden: Er öffnet die Augen und kann einen metallenen Gegenstand mit zwei Rundungen zum Hineinstecken der Finger erkennen (**Abb. 5-1**). Aus 40 Jahren Berufstätigkeit kennt er solche Gegenstände: Es muss eine Schere sein. In diesem Beispiel sind die metallischen Rundungen der Schlüsselreiz. Betrachtet man die Entstehung einer aggressiven Episode genau, lässt sie sich bis zu einem Schlüsselreiz zurückverfolgen. Dieser Schlüsselreiz wird gedeutet. Die Deutung war eine Schere. Mit der Deutung stellt sich die entsprechende emotionale Reaktion ein: Gefahr und Angst um die eigene Unversehrtheit.

Diese Gefahrenwahrnehmung ist, das sei hervorgehoben, in Anbetracht des Wahrgenommenen vollkommen realistisch und trotz demenzieller Beeinträchtigung eine zu würdigende adäquate intellektuelle Leistung. Keiner von uns würde eine Schere in einem fremden Setting (also außerhalb des Verhaltensskripts bei einem Friseur) so nah am Gesicht dulden – und schon gar nicht, wenn sie zu den Lippen hingeführt wird. In sich ruhende, kommunikativ versierte

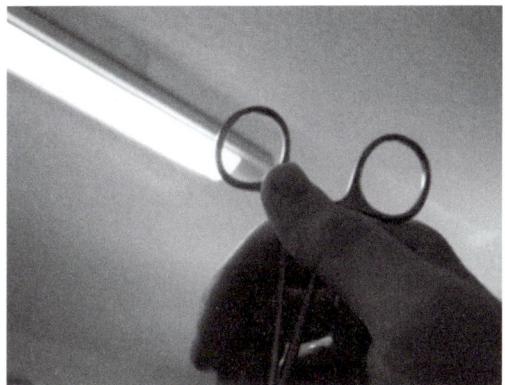

Abbildung 5-1: Die Situation der Mundpflege aus der Perspektive des Architekten. Foto: J. Nau

und angstfreie, zuversichtliche Menschen könnten differenziert kommunizieren. Sie würden dann sagen: «Oh, passen Sie bitte auf, das sieht aus wie eine Schere. Bitte nicht so nah an mein Gesicht.» Da unser Patient aber gerade nicht in der Lage ist, differenziert zu kommunizieren und die für ihn gefährlich erscheinende Situation andauert, setzt er sich schließlich körperlich zur Wehr. Diese Reaktion ist zwar in ihrer körpersprachlichen Ausdrucksform weniger differenziert als in der oben dargestellten verbalen Ausdrucksform, sie ist aber dennoch eine sehr deutliche Mitteilung und wird zur Mitteilung erlebter Angst. Grundsätzlich kann diese Mitteilung aber mit dem Erleben von Missachtung, Verzweiflung und Schmerz oder mit Nicht-verstanden-Werden und der Furcht, sich nicht mehr behaupten zu können, zusammenhängen.

Die aggressiv erscheinende Art des Mitteilungsversuchs darf als missglückt gelten und aus guten Gründen ist eine solche Mitteilungsweise sozial nicht erwünscht, aber – und das sei hier betont – es ist ein Mitteilungsversuch.

Es stellt sich nun die Frage, wie sich so etwas verhindern ließe und was – wenn es schon nicht zu verhindern war – eine geeignete Reaktion sein könnte. Dieses Anliegen wird weiter unten nochmals aufgenommen werden. Zunächst soll es darum gehen, wie es der anderen Seite, also dem Personal ergehen kann.

5.1.3 Auswirkungen von Aggressionsereignissen auf Personal

> ■ **Fallbeispiele, Gruppe B – Angst vor aggressivem Verhalten anderer**
>
> Frau Smollna hat ihre Kündigung eingereicht und beginnt eine Umschulung. Sie ist Pflegefachkraft und hat es satt. Sie ist nicht des Berufs an sich überdrüssig, sondern der Tatsache, so oft gezwickt, angeschrien und erniedrigt worden zu sein.
>
> Eine Pflegeschülerin bekommt Beklemmungsgefühle und Herzrasen, als sie 3 Tage nach einem versuchten sexuellen Übergriff das betreffende Zimmer betreten soll. Ihr ist bekannt, dass der betreffende Patient nicht mehr auf Station ist.
>
> Ein Krankenpfleger möchte nach 6 Wochen seine Arbeit wieder aufnehmen. Er war lange arbeitsunfähig, da er auf dem Stationsgang zusammengeschlagen worden war. Auf dem Boden liegend war noch auf ihn eingetreten worden. Er bekommt Konflikte mit seinem Team, da er sich nicht mehr traut, das Stationszimmer zu verlassen. ■

Ein Aggressionsereignis kann beim Betroffenen Nachwirkungen haben. Dabei muss es nicht zu einer körperlichen Verletzung gekommen sein. Die Nachwirkungen sind gegebenenfalls nicht deutlich sichtbar, wirken aber psychisch nachhaltig beeinträchtigender als das Verletzungsereignis an sich. Dabei muss es sich nicht einmal um pathologisch zuordenbare Reaktionen handeln.

Buijssen (1997) hat verdeutlicht, dass Menschen sich grundsätzlich in unterschiedlichen Gemütszuständen befinden können: sehr glücklich sein, sich wohl fühlen, im normalen Gemütszustand sein, sich elend fühlen, sehr unglücklich sein. Ein als dramatisch erlebtes Ereignis (z. B. der Tod einer engen Bezugsperson) oder ein traumatisches Ereignis (z. B. ein Unfall) führt nach einer Betäubungsphase, über die Betroffene berichten, sie fühlten in diesem Augenblick nichts, steil nach unten, d. h. in den Gemütszustand, sehr unglücklich zu sein. Entgegen der verbreiteten Erwartung, es gebe einen linearen Erholungsprozess, entwickelt sich ein Auf und Ab im Besserungsverlauf – ohne klare Regeln, wie lange die Verarbeitung andauert. Es ähnelt dem, wie man es nach einer gescheiterten Liebesbeziehung kennt: Es ging einem nach gewisser Zeit ganz ordentlich, bis man zum Beispiel in einer bestimmten Situation jene Musik wieder hörte, bei der man vielleicht miteinander etwas Besonderes, Gemeinsames erlebt hatte. Eine vorwurfsvolle Reaktion der Umwelt, nach dem Motto: «Jetzt ist es doch schon X Tage/Wochen/Monate her und sie hätte das ja inzwischen mal bewältigen können» ist völlig unangebracht und dennoch im Alltag des menschlichen Zusammenlebens leider häufig anzutreffen.

Die insgesamt mildeste akute Reaktion eines Betroffenen ist eine Stresserholungssymptomatik als physiologische Reaktion auf Phasen höchster Erregtheit. Diese können beispielsweise auch bei einem gerade noch verhinderten Unfall auftreten (z. B. weiche Knie, Erschöpfungsgefühl) und haben also zunächst noch nichts mit dem Inhalt dessen zu tun, was einem physisch oder psychisch angetan worden ist. Die stärkere unmittelbare Reaktion wird in Form einer Krankheitsdiagnose als *akute Belastungsstörung* beschrieben und in der Internationalen Klassifikation der Krankheiten (ICD-10) aufgeführt (**Tab. 5-1**).

Eine noch stärkere Reaktion charakterisiert eine *posttraumatische Belastungsstörung* nach ICD (**Tab. 5-2**).

Bisher konnte bei dem Betroffenen keine lineare Beziehung zwischen der Stärke des Ereignisses und der Stärke des Effekts festgestellt werden. Aufzuführen wäre, dass ...

- ... ein schwerer Körperschaden nach einem Aggressionsereignis zunächst zu einer größeren posttraumatischen Belastung führt, aber auch, dass ...
- ... Betroffene in Situationen ohne Körperschaden größere Belastungen erleben können als bei Erlebnissen mit geringem Körperschaden (Richter, 2007).

Das ist besonders erwähnenswert, da innerhalb des pflegerischen und medizinischen Teams sowie in arbeitsmedizinischen Untersuchungen bisher hauptsächlich Körperschäden Beachtung finden und dokumentiert werden.

Tabelle 5-1: Akute Belastungsstörung nach ICD-10-GM, Version 2010, F43.0

- Entwicklung innerhalb von Minuten, Rückgang innerhalb von Stunden bis Tagen
- Betäubung
- gewisse Bewusstseinseinengung und eingeschränkte Aufmerksamkeit
- Unfähigkeit, Reize zu verarbeiten
- Desorientiertheit
- Sich-Zurückziehen oder Unruhezustand, Überaktivität
- vegetative Zeichen panischer Angst
- Amnesie kann vorkommen

Tabelle 5-2: Posttraumatische Belastungsstörung (Post-traumatic Stress Disorder PTSD), ICD-10-GM, Version 2010, F43.1

- ab Dauer von einem Monat, Regeneration i. d. R. in 3 Monaten
- verlängerte oder verzögerte Reaktion auf Ereignis oder Situation (evtl. Latenzzeit von Wochen bis Monaten).
- wiederholtes Erleben des Traumas: sich aufdrängende Erinnerungen, Träume, Alpträume
- Teilnahmslosigkeit, Freudlosigkeit, Vermeidung von Situationen, die Erinnerung auslösen können
- Übererregtheit, Schreckhaftigkeit, Schlafstörungen
- keine lineare Dosis-Wirkung-Beziehung

Tabelle 5-3: Faktoren mit Einfluss auf den Verarbeitungsverlauf (Quelle: Richter, 2007)

- Persönlichkeitsfaktoren
- frühere Erfahrungen und psychische Reaktionen auf Stressereignisse
- Schwere des Ereignisses
- Unkontrollierbarkeit und Unvorhersagbarkeit
- subjektiv erlebte Traumatisierung
- soziale Umweltbedingungen (v. a. die wahrgenommene soziale Unterstützung)

Eindeutig ist: Jeder Betroffene reagiert anders – auch abhängig von der erlebten Aggression. Der Verlauf der Verarbeitung der Aggressionserfahrungen wird von mehreren Determinanten beeinflusst (**Tab. 5-3**).

Eine psychische und/oder psychische Verletzung im Arbeitsumfeld infolge eines Aggressionsereignisses ist durch die gesetzliche betriebliche Unfallversicherung (Unfallkassen, Berufsgenossenschaften, zum Beispiel für Gesundheit und Wohlfahrtspflege) versichert (von Hirschberg et al., 2009). Aber bis jetzt ist auch das Arbeitsunfall-Meldesystem eher auf Körperschäden ausgerichtet, obgleich eigentlich nichts dagegen spricht, die Formulare auch für die Dokumentation psychischer Verletzungen zu verwenden. Eine mögliche Ursache könnte darin liegen, dass nur die Frage nach verletzten Körperteilen explizit auf dem Erfassungsbogen für die Unfallanzeige hinterlegt ist und dass Durchgangsärzte, die nach einem Arbeitsunfall aufgesucht werden, eher über chirurgische Deutungssysteme verfügen. Aus wissenschaftstheoretischen Reflexionen heraus ist jedoch bekannt, dass die Theorie, mit der ein Sachverhalt untersucht wird, auch bestimmt, was der Untersucher sehen kann. Der Betroffene sollte daher im Zweifelsfall den Arzt auf psychische Auswirkungen ansprechen. Die betrieblichen Unfallversicherungen gehen dazu über, unbürokratisch und rasch auf telefonischem Wege die Kostendeckungszusage für probatorische Sitzungen bei einem Psychotherapeuten zu geben, allerdings wird dabei die Meldung/Erfassung des Unfalls vorausgesetzt.

5.1.3.1 Angst vor Blamage und Kritik

Belastende Ereignisse müssen bewältigt werden können. Über das Erlebte und die dazugehörigen Gefühle reden zu können, ist dazu ein wesentlicher Beitrag (Buijssen, 1997): Gleich dem Kämmen des Haares glättet sich das Erlebte. Es gibt aber auch dysfunktionale Coping-Versuche (engl.: «to cope with something» = etwas bewältigen) wie Sich-Zurückziehen, Patientenkontakt meiden oder Flucht in Alkohol oder Tabletten.

Aus Angst vor Blamage oder Kritik, belächelt zu werden oder als inkompetent zu erscheinen, neigen von Aggressionsereignissen Betroffene dazu, das Erlebte nicht zu erzählen. In einer Untersuchung an Auszubildenden der Gesundheits- und Krankenpflege fasste eine Person zusammen:

> *Niemals hätte ich jemand darauf ansprechen können und sagen: «Ich fühl mich schlecht jetzt – was kann ich tun?» Du ziehst dich zurück und glaubst, du kannst es bewältigen.*
>
> (Nau et al., 2007: 938)

Oft scheint es eben gerade nicht der Fall zu sein, dass man es selbst bewältigen kann. Auch gibt es große Unterschiede, was den Betroffenen außerhalb ihres Arbeitsbereichs an sozialem Unterstützungsnetzwerk zu Verfügung steht und ob dysfunktionale Bewältigungsmechanismen, wie zum Beispiel Alkohol, eingesetzt werden.

5.1.3.2 Angst vor Zweittraumatisierung

> *Dass der Patient gemeint hat, mich gefährlich bedrängen zu müssen, hätte ich noch gepackt, aber wie mein Stationsleiter danach mit mir umgegangen ist, verzeihe ich ihm nie.*

So beschrieb eine Auszubildende der Gesundheits- und Krankheitspflege ihre Situation, nachdem sie eine massive Bedrohung erlebt hatte. Nach der ersten Traumatisierung durch das Patientenverhalten erfolgt für die Betroffene in dieser Situation eine weitere Traumatisierung, die so genannte Zweittraumatisierung, durch das Verhalten des Kollegen. So kann eine gesunde Bewältigung von belastendem Erleben ausgerechnet durch das Verhalten der KollegInnen erschwert werden (Correia et al., 2001). Leider sind Aussagen, wie: «Stell dich nicht so an», «Halb so schlimm», «Selbst schuld, warum passt du nicht auf», Reaktionen des Umfelds, die häufig berichtet werden. Diese Aussagen lassen eine reichlich paradoxe Situation entstehen: Ein Mitmensch hat einen Schaden erlitten und statt Zuwendung und Hilfe zu erhalten, die für das heilende Erzählen-Können (s. o.) grundlegend sind, bekommt er Vorwürfe und Beleidigungen obendrauf gepackt. Lerner et al. (1978, 1998) beschreiben dieses Verhalten als Folge einer Störung der persönlichen Gerechte-Welt-Hypothese («just world belief»). Diese Theorie beschreibt, dass Menschen aus der Balance kommen, wenn sie von einer ungerechten oder gar verabscheuungswürdigen Tat, wie zum Beispiel einer Vergewaltigung, erfahren. Die Suche nach Wiedererlangen der inneren Balance richtet sich zunächst auf den Täter und die Wiedergutmachung seiner Missetat. Ist der Täter jedoch nicht identifizierbar oder eine Wiedergutmachung nicht durchführbar (Gestohlenes lässt sich zurückgeben, eine *Straftat* gegen die *körperliche* Unversehrtheit dagegen nicht ungeschehen machen), so kann versucht werden, die Dissonanz zu reduzieren, indem der betroffenen Person – dem «Opfer» – eine Mitschuld zugeschrieben wird. Dann sind Äußerungen zu vernehmen, wie: «Man steht ja auch nicht abends allein an der Bushaltestelle» oder: «Womöglich war sie aufreizend angezogen» – als könnte eine Frau von einer in Frieden lebenden Gesellschaft nicht erwarten, sich frei und jederzeit in der Stadt bewegen zu dürfen. Bringt man in solche Reaktionen etwas Licht, so erscheint besonders krass, dass die geschädigte, verletzte Person durch solche Reaktionen nicht nur zusätzlich erniedrigt und verletzt wird, sondern auch noch das Verhalten des Täters ein Stück weit in Schutz genommen wird. Hier muss klar konstatiert werden: Lerner erklärt mit der Theorie der Gerechte-Welt-Hypothese das Verhalten der Mitmenschen, die etwa einem Vergewaltigungsopfer auch noch Mitschuld zuschreiben – aber er entschuldigt dieses Verhalten nicht. Grundsätzlich gilt: Nur der Aggressor ist der Aggressor und es ist unangebracht der betroffenen Person einer Straftat auch noch Vorwürfe zu machen, statt ihr beizustehen (Lerner, 1978).

5.1.4 Das NOW-Modell – Hilfe für Beteiligte

Es wurde gezeigt, wie aggressive Verhaltensweisen und Angstreaktionen entstehen und ineinandergreifen. Wie aber lässt sich eine Aggressionssituation relativ rasch verstehen, in ihren unterschiedlichen Facetten wahrnehmen und wie lassen sich dabei gleichzeitig hilfreiche Handlungsoptionen ableiten?

5.1.4.1 Die interaktionelle Ebene zwischen zwei Menschen

Der situationsspezifische interaktionistische Ansatz würdigt Beiträge anderer Theorien zur Klärung der Gesamtsituation und bereitet den Boden für eine schnelle Deutung des aktuellen Ereignisses (**Abb. 5-2**). Er lenkt darauf hin, den Schlüsselreiz zu identifizieren und somit die eigentliche Ursache einer angespannten Situation zu beseitigen. In den situationsspezifischen interaktionistischen Ansatz fließen verschiedene wissenschaftliche Diskussionen zusammen (Tedeschi/Felson, 1994; Breakwell, 1998; Whittington/Richter, 2006). Der Ansatz formuliert, dass es für jede aggressive Situation einen Schlüsselreiz gibt und dass gleichzeitig das Auftreten sowie der weitere Verlauf des Ereignisses von multifaktorieller und interaktiver Natur sind. Dieser Ansatz kann ganz wesentlich zu schneller Klarheit und deeskalierender Handlungskompetenz beitragen.

Gemäß dem Kommunikationsmodell von Schulz von Thun (1985) wohnen einer Botschaft vier Aspekte inne: Selbstoffenbarung, Sachinhalt, Appell und Beziehung. Demnach könnte das Umfeld sich fragen: Was ist mit ihm, von welcher Sache spricht er, was will er von mir? Freilich wäre es auch möglich, sich zu fragen: «Wie redet der eigentlich mit mir?» Man liefe damit aber sogleich Gefahr, in die Eskalationsspirale einzusteigen.

Aber welche der drei relevanten Fragen wäre auszuwählen? Statt zu raten, sollte die Auswahl dem Klienten überlassen werden. Ein Einstieg

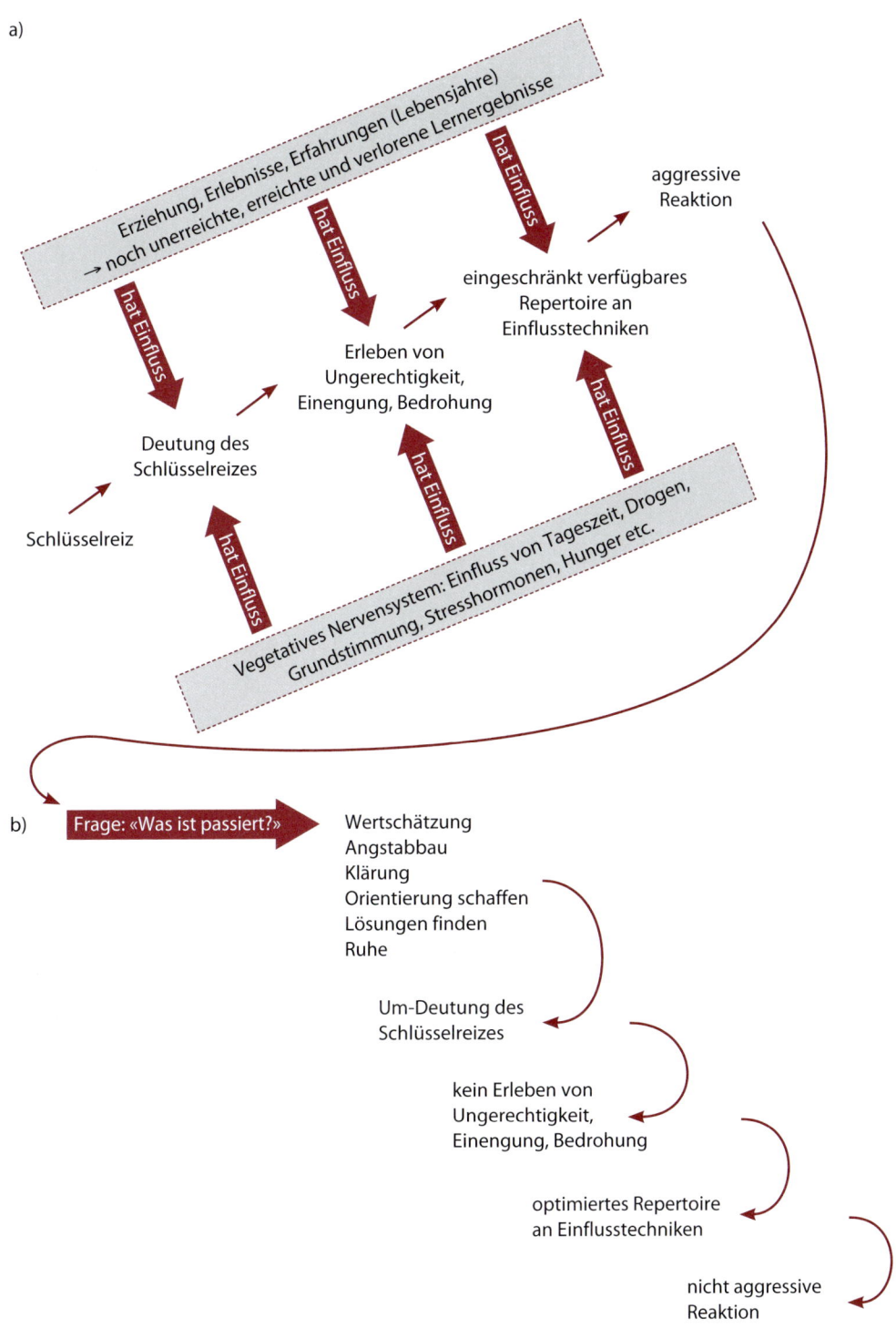

Abbildung 5-2: Vom Schlüsselreiz über die Interaktion zur Deeskalation – ein Beispiel (Quelle: Walter et al., 2012: 406)

kann über die «Was-ist-passiert-Frage» gefunden werden. Diese Frage verdient genauere Betrachtung. In ihr sind sechs deeskalative Schlüsselverhalten, wie sie von Nau et al. (2009) in einer psychometrischen Untersuchung herausgearbeitet wurden, hinterlegt:

- Wertschätzung
- Klären
- Orientieren
- Lösungen vereinbaren
- Ruhe und schließlich
- Angstabbau.

Wer diese Frage stellt, signalisiert gleichzeitig, dass ihm das Gegenüber wichtig ist. Er möchte klären – und diese Klärung führt zur Reduktion (unbegründeter) Ängste, schafft Orientierung und sucht nach Lösungen. Freilich kann es nicht darum gehen, den Patienten alle Wünsche zu erfüllen, aber es ist immer wieder erstaunlich, welche kreativen Lösungen sich finden lassen, wenn man sich gemeinsam auf den Weg macht. Ein zusätzliches Kriterium einer erfolgreichen Deeskalation ist allerdings zu erwähnen: Nie sollte ein Risiko für die eigene Gesundheit eingegangen werden (Nau et al., 2009a, 2009b).

5.1.4.2 Sicherheitsgefühl und Gleichgewicht durch das NOW-Modell

An dem oben dargestellten Ansatz gibt es mit Blick auf den Interaktionsansatz viel zu würdigen. Für eine übergreifende Analyse von Aggressionsereignissen im Gesundheits- und Sozialwesen ist der oben dargestellte Ansatz aus heutiger Sicht jedoch weder hinreichend noch umfassend genug.

Vor diesem Hintergrund haben Walter, Oud und Nau (Nau et al., 2010; Walter et al., 2012), unter Auswertung des aktuellen Diskussionsstandes zu Aggressionsereignissen im Gesundheitswesen, ein Metamodell – das NOW-Modell – entworfen und im internationalen Kreis der KollegInnen zur weiteren Überarbeitung in die Diskussion eingebracht (**Abb. 5-3**).

Nach dem NOW-Modell liegt der Schlüssel zum Verständnis der aggressiven Situation in der momentbezogenen Auswirkung unterschiedlicher Faktoren. Dieses Modell fasst den derzeit verfügbaren «body of evidence» in eine Gesamtschau zusammen und bietet für Studierende, beruflich und sonstig Interessierte einen Erschließungsweg an, der dann je nach Interesse und Bedarf verfeinert werden kann.

Die ausdrückliche Perspektive des NOW-Modells ist die durch Interaktion geprägte Hier-und jetzt-Situation, wie sie im Gesundheitswesen häufig gegeben ist und stärker als bisher in den Mittelpunkt gestellt werden muss («here and now»). Dieser Schwerpunkt wurde zum Namen gebenden Element. Wichtig war: Das NOW-Modell durfte trotz der Betonung der Frage: «Was läuft hier gerade jetzt?» nicht die temporalen und situativen Aspekte vernachlässigen. (Dass der Name gleichzeitig die Anfangsbuchstaben der Autoren wiedergibt, ist ein eher mit Humor zu nehmender nebensächlicher Zufall.)

Das NOW-Modell ist durch die interaktiven Momente zweier Personen (i. d. R. ein Mitglied des Personals und ein Klient/Bewohner/Patient, gegebenenfalls ergänzt durch Dritte, wie z.B. Angehörige) in ihrer situativen Einbettung geprägt, ohne außer Acht zu lassen, dass diesen Momenten ein Werdegang vorausging und ihnen eine Zukunftsbedeutung innewohnt. Es ist im Blick, dass Beteiligte einer aggressiven Situation jeweils ihre personalen Faktoren (Prägungen, Erfahrungen etc.) einbringen. Es gibt keine Täter-Opfer-Dichotomie, sondern man geht von Betroffenen aus. Die Betroffenen interagieren innerhalb einer bestimmten Rahmenbedingung, wie zum Beispiel (nicht) verfügbare Hilfe, gute oder schlechte räumliche Verhältnisse, Beistehende oder Zuschauer, offene oder restriktive Teamkultur. Wichtig ist, nicht nur die aggressionsfördernden Aspekte, sondern auch die vorhandenen Sicherheitsgefühl und Gleichgewicht fördernden Elemente zu erkennen. Dann entsteht ein Ergebnis, das entweder durch respektvoll integrierendes oder ein durch Zwang geprägtes Problemlöseverhalten geprägt ist. Bei ersterem kann sich eine Win-Win-Situation oder gar eine neue, vorher ungeahnte Perspektive entwickeln (Galtung, 2007). Letzteres fördert entweder eine Win-Lose-Situation (mindestens ein Verlierer und Lösungen nach dem Motto «entweder/oder») oder eine Lose-Lose-Situation (zwei Verlierer, Motto: «weder/noch»). So oder so endet die Episode mit prägenden Elementen, die dann das Repertoire der persona-

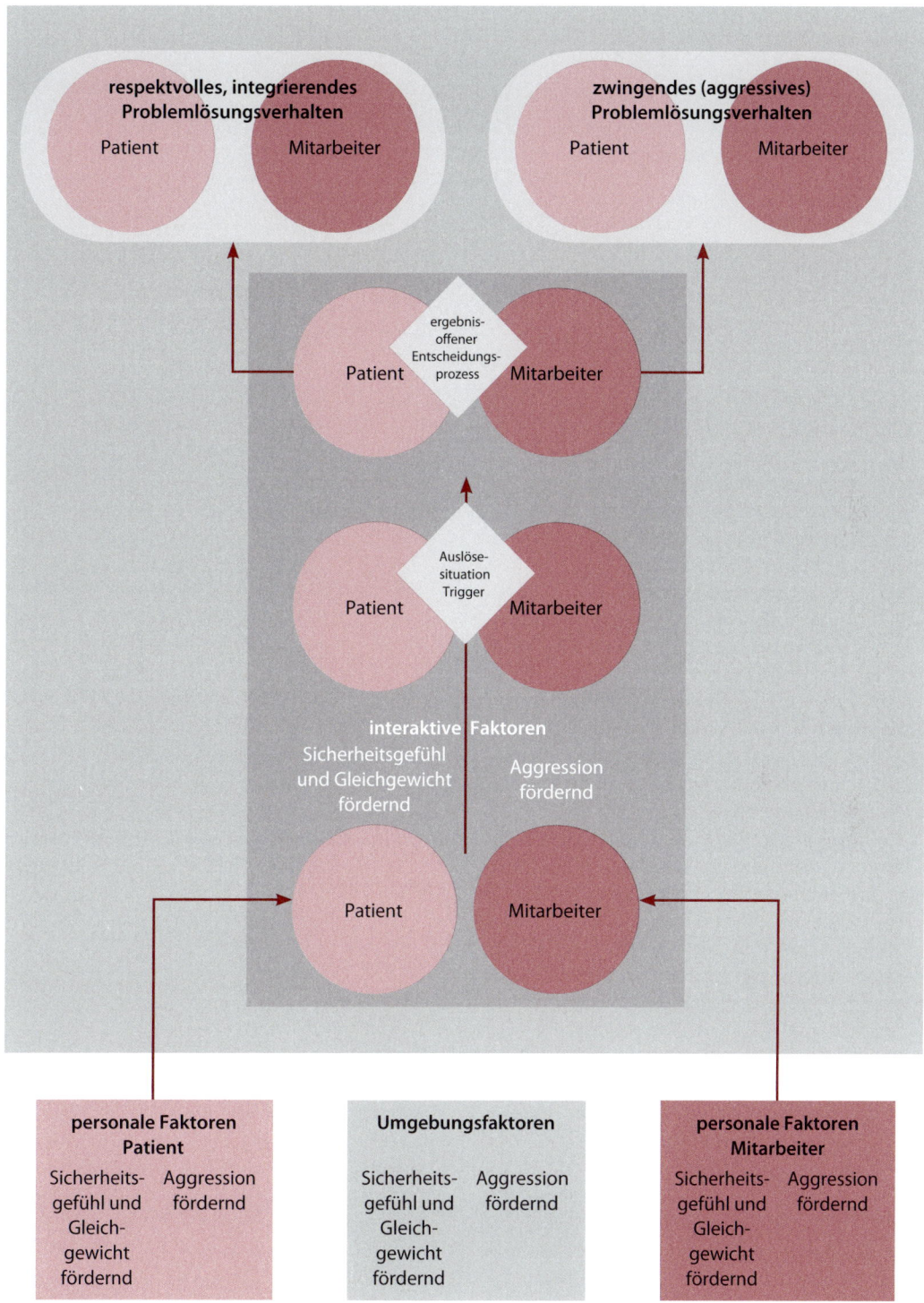

Abbildung 5-3: Das NOW-Modell, ein integratives, interaktionistisches Situationsmodell zur Entstehung und zum Verlauf von Aggressionsereignissen im Gesundheitswesen (Quelle: Nau et al., 2010: 395)

Tabelle 5-4: Check-Raster zur Bestimmung ursächlicher Faktoren von Aggression
(Quelle: Nau et al., 2010: 396)

Faktoren	Gleichgewicht und Sicherheitsgefühl fördernd	aggressives Verhalten fördernd
personale Faktoren beim Klienten		
personale Faktoren beim Mitarbeiter		
Umgebungsfaktoren (stabile und variable)		
interaktionelle Faktoren		
Beispiele für Auslöser		

len Faktoren bei den Interagierenden entweder hilfreich oder belastend ergänzen und so in eine zukünftige Episode eingebracht werden.

Auf der Basis dieses Modells konnte ein Raster erstellt werden, das eine Einordnung von Wirkfaktoren ermöglicht (**Tab. 5-4**). Dabei war wichtig, nicht nur problematisierend zu denken, sondern sich gleichermaßen auch positive Wirkfaktoren bewusst zu machen. Die Anwendbarkeit in unterschiedlichsten Settings wurden von Walter, Nau und Oud (Walter et al., 2012) aufgezeigt. Erfreulich sind im Besonderen die guten Erfahrungen aus der Anwendung in Schulungen und Workshops. Die Bearbeitung und Diskussion von Aggressionsereignissen anhand dieses Rasters stärkte die Sensibilität für Faktoren, die einen in angespannten Situationen im Gleichgewicht halten, für eigene Einflussmöglichkeiten und hier besonders für präventives Handeln.

Mit Hilfe des Modells und des Rasters kann das Augenmerk verstärkt auf die präventiven Faktoren gelegt werden, also auf die Frage: «Was hält uns im Gleichgewicht und lässt uns uns sicher fühlen?» Da Angst ein entscheidender Wirkfaktor bei der Entstehung und beim Verlauf von Aggressionssituationen darstellt, kann man nun also gezielt danach suchen, welche Faktoren Angst eher triggern und welche Angst eher abbauen helfen bzw. verhindern. Hier ist anzumerken, dass Mitarbeiter, die mit den Situationen im Gesundheitswesen vertraut sind und sich der auftretenden Erlebnisweisen bei sich selbst und beim Gegenüber vorab bewusst sein können, auch eher in der Lage sein dürften, zu Angstfreiheit beizutragen und dabei entsprechende Einflussfaktoren zu nutzen.

Zwei Beispiele aus der Praxis, also Anwendungen des NOW-Modells und des Ermittlungsrasters, sollen dies verdeutlichen.

■ **Praxisbeispiel 1**

Bei einem Auffrischungstraining in einer psychiatrischen Klinik identifizierten die anwesenden Mitarbeiter der psychiatrischen Institutsambulanz die räumliche Gestaltung des Notfallzimmers als für potenzielle Notfallpatienten angstauslösend, da man beim Betreten des Zimmers sozusagen fast über das vorgerichtete «Fixierbett» fällt und ansonsten wenig Bewegungsfreiheit besteht. Es kam die Idee auf, das Notfallzimmer umzugestalten, indem die Möbel anders arrangiert wurden, so dass mehr freier Raum entstand und das Fixierbett mit einer Tagesdecke in freundlichen Farben abgedeckt wurde. Die Wirkung auf die Notfallsituationen wurde von allen positiv bewertet. ■

■ **Praxisbeispiel 2**

Bei einem Workshop für die Pflege- und Betreuungsmitarbeiter einer Sozialstation wurde bei der Reflexion mittels des Rasters folgendes festgestellt: Die zeitlich enge Vorgabe (variabler Umgebungsfaktor) bezüglich der Körperpflege (Auslösesituation) wirkt sich bei dementen Patienten über den innerlich erlebten und nicht immer ganz zu unterdrückenden Zeitdruck der Pflegenden (personaler Faktor Mitarbeiter) auf die Befindlichkeit der Patienten aus. Verbale, paraverbale und Körpersignale (Interaktionsfaktor), werden mit starken affektiven Antennen sensibel wahrgenommen. Die Patienten werden verunsichert und überfordert. Auch Angst kommt hier mit ins Spiel und aufgrund kognitiver Beeinträchtigung und mangels anderer Ausdrucksmöglichkeiten kann mit aggressiven Verhaltensweisen reagiert werden (zwingende Lösungsstrategie).

Das Team überlegte dann, wie sich im kombinierten Einsatz von Pflege- und Betreuungsmitarbeitern – letztere haben bezüglich der Betreuung größere Zeitressourcen – eine entspanntere Atmosphäre (Interaktionsfaktor) mit weniger Zeitdruck organisieren ließe (variabler Umgebungsfaktor), die sich positiv auf die beteiligten Personen (personale Faktoren Patient und Mitarbeiter) auswirkt. ∎

5.1.5 Zusammenfassung und Ausblick

Betrachtet man sich an dieser Stelle nochmals das NOW-Modell, so wird deutlich, dass dieses Flussdiagramm nichts Geringeres skizziert als die Begegnung und Interaktion zweier (und ggf. mehrerer) Persönlichkeiten. Es skizziert die Entwicklung einer aggressiven Episode und hebt dabei besonders darauf ab, dass sich Menschen mit ihren mitgebrachten Möglichkeiten (aggressiv zu werden und im Gleichgewicht zu bleiben) interaktiv begegnen. In diesem Moment sind Gestaltungsfähigkeiten gefordert. Für Gestaltungsmöglichkeiten in der aktuell gegebenen Situation wirkt die Berücksichtigung aller Faktoren gewinnbringend, die es ermöglichen, im Gleichgewicht zu bleiben und Sicherheitsgefühl zu entwickeln. Der Blick auf die Situation sollte auch die vorgefundenen Rahmenbedingungen berücksichtigen. Auch sie sind von Menschen gestaltet worden und müssen weiter von Menschen gestaltet werden. Auch wenn letzteres manchmal einen längeren Atem braucht, ist ein Aspekt jedoch dringend zu betonen: Wir sind schwierigen und belastenden Anforderungen eigentlich nicht ausgeliefert, sondern können gestalten.

Literatur

Anderson C. A. (2000). Violence and Aggression. In: Kazdin A. D. (eds.) (2000). Encyclopedia of Psychology. Vol. 8. Oxford/New York: American Psychological Association & Oxford University Press, 162–169.
Breakwell G. (1998). Aggression bewältigen. Umgang mit Gewalttätigkeit in Klinik, Schule und Sozialarbeit. Bern: Verlag Hans Huber.
Buijssen H. (1997). Über den Berg – Selbsthilfe und Nachbetreuung bei traumatischen Ereignissen (Self-help and aftercare after traumatic incidents). Utrecht: 1997.
Correia I., Vala J., Aguiar P. (2001). The Effects of Belief in a Just World and Victim's Innocence on Secondary Victimization, Judgements of Justice and Deservingness. Social Justice Research, 14(3), 327–342.
Galtung J. (2007). Konflikte und Konfliktlösungen. Berlin: Kai Homilius Verlag.
Gerrig R. J., Zimbardo P. G. (2008). Psychology and Life. Boston: Pearson.
Lerner M. J., Miller D. T. (1978). Just World Research and the Attribution Process: Looking Back and Ahead. Psychological Bulletin, 85(5), 1030–1051.
Montada L., Lerner M. J. (1998). Responses to Victimizations and Belief in a Just World. New York, London: Plenum Press.
Morrison, E. F. (1990). Violent psychiatric inpatients in a public hospital. Scholarly inquiry for nursing practice, 4, 1, 65–82.
Nau J., Dassen T., Halfens R., Needham I. (2007). Nursing students' experiences in managing patient aggression. Nurse Education Today, 27(8), 933–946.
Nau J., Halfens R., Needham I., Dassen T. (2009a). Student nurses' de-escalation of patient aggression: a pretest-posttest intervention study. International Journal of Nursing Studies, 47, 699–708.
Nau J., Needham I., Dassen T., Halfens R. (2009b). Development and Psychometric Testing of the De-escalating Aggressive Behaviour Scale. Journal of Advanced Nursing, 65, 9, 1956–1964.
Nau J., Oud N. E., Walter G. (2010). Explaining, Reflecting and Managing Aggression and Violence in Health Care using the NOW-Model. In: Needham, I. et al. (eds.) Proceedings of the second International Conference on Workplace Violence in the Health Sector: From Awareness to Sustainable Action. Kavanah: Dwingeloo, 394–398 (395).
Richter D. (2007). Patientenübergriffe – Psychische Folgen für Mitarbeiter. Theorie, Empirie, Prävention. Bonn: Psychiatrie-Verlag.
Schulz von Thun F. (1985). Miteinander reden: Störungen und Klärungen – Psychologie der zwischenmenschlichen Kommunikation. Reinbek bei Hamburg: Rowohlt.
Tedeschi J. T., Felson R. B. (1994). Violence, Aggression and Coercive Actions. Washington: American Psychological Association.

von Hirschberg K.-R., Zeh A., Kähler B. (2009). Gewalt und Aggression in der Pflege – Ein Kurzüberblick. Hamburg: Berufsgenossenschaft für Gesundheitsdienst und Wohlfahrtspflege – BGW. http://www.bgw-online.de/internet/generator/Inhalt/OnlineInhalt/Medientypen/bgw_20forschung/EP-PUGA-Gewalt-und-Aggression-in-der-Pflege-Kurzueberblick,property=pdfDownload.pdf [03.12.2011].

Walter G., Nau J., Oud N. (2012). Aggression und Aggressionsmanagement: Praxishandbuch für Gesundheits- und Sozialberufe. Bern: Verlag Hans Huber.

Whittington R., Richter D. (2006). From the Individual to the Interpersonal: Environment and Interaction in the Escalation of Violence in Mental Health Settings. In: Whittington R., Richter D. (eds.) (2006). Violence in Mental Health Settings: Causes, Consequences, Management. New York: Springer, 47–68.

5.2 Sekundäre Traumatisierung (ST) als Berufsrisiko

Jacqueline Rixe, Lena Ragge, Christiane Schätz, Claudia Schephörster, Dorothea Sauter, Michael Schulz

5.2.1 Einleitung

Aus der eigenen beruflichen Praxis und aus dem Austausch mit Kolleginnen wissen wir, dass es uns nachhaltig aus der Fassung bringen kann, wenn uns Patientinnen schlimme/traumatische Erlebnisse erzählen. Nicht nur das direkte Traumaerlebnis (primäre Traumatisierung), auch das «Hören von Traumageschichten» (sekundäre Traumatisierung) kann die Integrität von Personen verletzen. Die Sorge, durch die Traumageschichten der Patientinnen belastet zu werden, kann Ängste und in der Folge Vermeidungsverhalten auslösen. Doch wenn Pflegende zum Schutz vor dieser Bedrohung den engen und empathischen Patientenkontakt meiden, werden sie ihrer Berufsrolle nicht gerecht.

Die Ausführungen dieses Beitrags beschreiben das Phänomen «sekundäre Traumatisierung» (ST) und zeigen, welche Relevanz sie in der psychiatrischen Pflege hat. Es folgen Überlegungen, wie Pflegende sich davor schützen können. Zu wünschen ist, dass sich Pflegende ohne Angst um ihre eigene Integrität den Patientinnen und ihren Erlebnissen stellen können.

5.2.2 Das Phänomen der sekundären Traumatisierung (ST)

5.2.2.1 Zum Begriff

Aktuell wird die ST in den obligaten Klassifikationssystemen (DSM-IV/ICD-10) nicht als solche aufgeführt, da nicht ausreichend erforscht ist, ob ihre Symptome tatsächlich eine klinische Beeinträchtigung darstellen und Krankheitswert haben (Daniels, 2006). Da die DSM-IV-Kriterien für eine PTBS (Posttraumatische Belastungsstörung) bzw. eine PTSD (Posttraumatic Stress Disorder) unter anderem die Konfrontation mit Ereignissen, die andere Menschen betreffen, und eine Hilflosigkeit, denen auch Therapeutinnen unterliegen können, beschreiben, ließe sich die ST nach DSM-IV zunächst gegebenenfalls als PTBS/PTSD diagnostizieren (Figley, 2002; Munroe, 2002). Diesen Spielraum gewährt die Definition einer PTBS (F43.1) in der ICD-10 (Dilling et al., 2011) in diesem Maße jedoch nicht.

Zwar berufen sich die Fachartikel, auf die in diesem Beitrag zurückgegriffen wird, auf die ICD-10 und das DSM-IV, es sollte aber an dieser Stelle erwähnt sein, dass auch das DSM-V, das 2013 erschienen ist und in dem der Teil der traumaassoziierten Diagnosen verändert und erweitert wurde, die ST nicht als Krankheit aufgegriffen hat. Im Kriterium A.4. wird jedoch unter anderem folgender Weg, an einer als 309.81 codierten PTBS zu erkranken, benannt:

> A. Exposure to actual or threatened death, serious injury, or sexual violence in one (or more) of the following ways:
> [...] 4. Experiencing repeated or extreme exposure to aversive details of the traumatic event(s) (e.g., first responders collecting human remains, police officers repeatedly exposed to details of child abuse).
> (American Psychiatric Association, 2013: 271)

Neben den oben beschriebenen Schwierigkeiten der konkreten Zuordnung der ST stellt bei der Auseinandersetzung mit dem Thema eine weitere Hürde dar, dass sie bisher nicht einheitlich definiert wurde, da die Forscherinnen verschiedene Voraussetzungen nutzten und ihre Schwerpunkte unterschiedlich gesetzt waren. Lediglich die Gruppe der Re- und Wiedertraumatisierungen ist in den überwiegenden Definitionen ausgeschlossen (Lemke, 2010). Vielfach genutzt wird die Definition der Psychotraumatologieforschung, die im deutschsprachigen Raum vor allem von Judith Daniels in ihren verschiedenen Arbeiten aufgegriffen wurde (s. Kasten).

Definition

Sekundäre Traumatisierungen ...

... sind «Traumatisierungen, die ohne direkte sensorische Eindrücke des Ausgangstraumas sowie mit (zumeist größerer) zeitlicher Distanz zum Ausgangstrauma entstehen» (Daniels, 2006: 2).

Diese Art der Traumatisierung umfasst zum einen die Traumatisierung von Familienangehörigen, deren Angehörige ein Trauma erfahren hat und ihre bestehenden Symptome auf die Familie überträgt, zum anderen die Traumatisierung der Psychotherapeutinnen oder anderen professionellen Helferinnen, die im Rahmen ihrer Arbeit mit Traumaopfern eine ST erleiden (Daniels, 2008).

Laut Lemke (2010) gibt es neben dem Begriff der ST in der Literatur insgesamt weitere 24 Begriffe, die dieses Phänomen beschreiben und von denen einige dargestellt werden (s. Kasten).

> **Weitere Begriffe, die das Phänomen der sekundären Traumatisierung (ST) beschreiben**
>
> - *Compassione fatigue* (CF, dt.: Mitgefühlserschöpfung): Der Forscher Charles R. Figley wollte einen weniger pathologisierenden und stigmatisierenden Begriff schaffen und betonte, die Compassion Fatigue sei «eine natürliche, vorhersehbare, behandelbare und verhinderbare unerwünschte Folge der Arbeit mit leidenden Menschen» (Figley, 2002: 41). Seine Beschreibung der CF weist viele Parallelen mit dem Burnout auf, was laut Jurisch et al. (2009) im Definitionsbereich eher zu Verwirrungen als zu mehr Klarheit führte.
> - *Vicarious traumatization* (VT, dt.: stellvertretende Traumatisierung): Laurie A. Pearlman und ihr Team (McCann/Pearlman, 1990) verwenden diesen Begriff, um eine ganzheitliche Sicht der ST darzustellen und sowohl die negativen Folgen, aber auch die durchaus positiven Seiten, die in der Literatur unter anderem als «posttraumatic growth» (s. u.) bezeichnet werden, darzustellen (Lemke, 2010).
> - *Secondary traumatic stress disorder* (STSD, dt.: sekundäre traumatische Belastungsstörung [STBS]: Die STSD ist eine Belastungsstörung, die sich aus sekundärem traumatischem Stress über einen längeren Zeitraum hinweg entwickeln kann (Figley, 2002; Jurisch et al., 2009).

5.2.2.2 Verwandte Konzepte

Primäre versus sekundäre Traumatisierung

Auch wenn die ST in der offiziellen Diagnostik unter der primären Traumatisierung einzuordnen ist, haben sich doch Kriterien herausarbeiten lassen, die eine Abgrenzung ermöglichen. Dies geschieht vor allem über drei Punkte: Vorhersehbarkeit, Verlauf und Bewältigungskompetenz.

Sind diese Punkte bei der primären Traumatisierung nicht beeinflussbar, so sind sie im Rahmen einer ST durchaus zu steuern. Die traumatisierenden Sitzungen sind geplant, in ihrem Verlauf lenkbar und der berufsbedingte Wissensvorsprung der Therapeuten sollte bei der Bewältigung und Früherkennung hilfreich sein (Daniels, 2008).

Ob bezüglich Traumasymptomen bei Ersthelferinnen (Feuerwehr, Rettungssanitäterinnen etc.) von primärer oder sekundärer Traumatisierung gesprochen werden sollte, ist fachlich umstritten. Rettungshelferinnen erleben direkte sensorische Eindrücke, sie haben keine zeitliche Distanz zur Traumasituation. Damit erfüllen sie die Kriterien der Definition von Daniels (s. Kap. 5.2.2.1) nicht. Allerdings sind sie nicht am direkten Trauma der Opfer beteiligt und erfahren durch Berichte dieser Opfer von der Art des Traumas und können so aus der Sicht einiger Forscherinnen durchaus eine ST entwickeln (Andreatta, 2010; Sendera/Sendera 2013).

Burnout versus sekundäre Traumatisierung (ST)

Der Begriff des Burnouts taucht in der ST-Forschung immer wieder auf. Dies ist darauf zurückzuführen, dass sich die Symptomatik beider Begriffe überschneidet und sich nicht völlig getrennt voneinander betrachten lässt. Auch die indifferente Nutzung des ST-Begriffs durch Charles Figley, der die ST in seinen Arbeiten als eine Art Burnout bezeichnet und so selbst keine klaren Grenzen zwischen den Begriffen zieht (Jurisch et al., 2009), trägt nicht zu einer klaren Differenzierung bei.

Betrachtet man die Fülle der verschiedenen Verständnisse des Burn-out selbst und der ST dazu, so bleibt als Hauptunterscheidungskriterium nur die Ursache des jeweiligen Phänomens. Burnout entsteht durch allgemeine berufsbedingte Stressoren, wie zum Beispiel Überbelastung, sowie durch eine geringe Unterstützung des Umfeldes, wohingegen die ST die indirekte Konfrontation mit Traumamaterial aufweist und sich nicht nur über berufsbedingte Stressoren entwickelt (Frank, 2010).

Sekundäre Traumatisierung und das Konzept der Gegenübertragung

Etliche Autorinnen der ST-Forschung beziehen sich in ihren konzeptionellen Überlegungen auf die Gegenübertragung von Sigmund Freud, die in jeder Therapie vorhanden ist, ihre Grundlage bildet und nicht zwingend krank macht. Im Rahmen der ST erfolgt jedoch eine Ausweitung des klassischen Begriffs durch eine vermehrte Beteiligung seitens des Therapeuten mit seinen persönlichen Reaktionen (Lemke, 2010).

5.2.2.3 Symptome

Neben den Parallelen zur PTBS, die hinsichtlich der Diagnose und der Definition bestehen, weisen auch die Symptome der ST Überschneidungen zur PTBS auf (Daniels, 2006). So lassen sich auch bei einer ST die drei Hauptsymptome einer PTBS vorfinden (s. Kasten), die bei Daniels (2008) einzeln aufgeführt und erläutert werden.

> **Hauptsymptome der Sekundären Traumatisierung (ST)**
>
> 1. *Hyperarousal* (anhaltende starke Erregung)
> 2. *Intrusion* (Wiedererleben eines traumatischen Ereignisses, zum Beispiel Flashbacks/Albträume)
> 3. *Vermeidung* (von traumaassoziierten Reizen, zum Beispiel bestimmten Aktivitäten und Situationen)

Unter *Hyperarousal* werden demnach überdauernde Angstsymptome oder Indikatoren eines dauerhaft erhöhten Erregungslevels gefasst, die zum Beispiel mit Einschlafstörungen, Konzentrations- und Merkfähigkeitsstörungen, eingeschränkter Belastbarkeit und Gereiztheit einhergehen.

Mit *Intrusion* ist, wie in der ICD-10 bei der PTBS beschrieben, «eine wiederholte unausweichliche Erinnerung oder Wiederinszenierung des Ereignisses in Gedächtnis, Tagträumen oder Träumen» (Dilling et al., 2011: 208) gemeint, die häufig mit dem plötzlichen, sich aufdrängenden Sich-Erinnern an das Ereignis (Nachhallerinnerungen, Flashbacks) einhergeht. Figley (2002) führt auch die Belastung, die dadurch entsteht, im Symptomkomplex Intrusion mit auf. Eine Studie von Krans et al. (2010) belegt hierbei die Tatsache, dass durch das Hören von Berichten über traumatische Ereignisse visuelle Intrusionen hervorgerufen werden können. Im Kontext einer PTBS bildet laut Daniels (2008) die Intrusion das Leitsymptom, als Indikator einer ST stellt sich das Kriterium der gedanklichen Intrusion jedoch laut Daniels (2006) nicht als hinreichend dar, während das Vorhandensein von Albträumen ein zuverlässiger Indikator sei.

Unter *Vermeidung* lassen sich nach Daniels (2008) Verhaltensweisen zusammenfassen, die bewusst dazu dienen, traumaassoziierte Reize (z. B. bestimmte Orte, Aktionen und Situationen) zu vermeiden. Ebenso gehört eine Abflachung der allgemeinen Reagibilität (Interessenverlust, sozialer Rückzug, Entfremdung) zu diesem Symptom-Cluster.

Laut Daniels (2008) können neben diesen PTBS-ähnlichen Symptomen auch weitere Symptome komorbid auftreten. Hierzu zählen die depressive Verarbeitung, Substanzmissbrauch zur Regulation der Hyperarousalsymptomatik und eine Entgrenzung, die durch die Sogwirkung des Themas Trauma und der daraus resultierenden mangelnden Balance zwischen Arbeit und Erholung entstehen kann. Des Weiteren kann ein pseudopsychotisches Bedrohungserleben auftreten, das sich aufgrund des bestehenden Realitätsbezugs von psychotischen Phänomenen unterscheidet. Angst als Symptom ist in diesem Zusammenhang von besonderer Bedeutung.

Auch eine Tabelle von Figley (2002: 49), die die Symptome einer PTBS den Symptomen einer ST gegenüberstellt, liefert einen umfassenden Überblick über den Symptomkatalog. Aus ihr geht hervor, dass sich ST und PTBS lediglich hinsichtlich des vorliegenden Stressors bzw. der betroffenen Person unterscheiden.

5.2.2.4 Auswirkungen

Neben den oben beschriebenen akuten Symptomen kann sich eine ST auch längerfristig auf die Gefühlswelt und das Verhalten der Betroffenen auswirken. Auch ihre Folgen ähneln Andreatta und Unterluggauer (2010) zufolge den durch Primärtraumatisierungen hervorgerufenen. Dementsprechend kann sich eine ST auf die emotionale, die soziale und/oder die körperliche Ebene auswirken und/oder das Selbst- und Weltbild erschüttern (Andreatta, 2010; Andreatta/Unterluggauer, 2010). In diesem Kontext lassen sich zum Beispiel ein Verlust von Grundsicherheit und das Infragestellen innerer Werte beobachten. Während laut Andreatta und Unterluggauer (2010) auf der körperlichen Ebene vor allem typische Stresssymptome (Erschöpfung, Müdigkeit, innere Unruhe etc.) festzustellen sind, zeichnen sich auf der sozialen Ebene vor allem Misstrauen und Rückzug ab. Auch als längerfristige Auswirkung einer ST kommt dem Gefühl (diffuser) Angst auf der emotionalen Ebene neben Scham- und Schuldgefühlen, Gefühlsschwankungen und Leere eine besondere Bedeutung zu.

Die Auswirkungen einer ST können wie bei einer PTBS jedoch nicht ausschließlich negativer Natur sein, sondern im Sinne eines «posttraumatic growth» (PTG) – also eines posttraumatischen Wachstums – ebenfalls positive Auswirkungen haben (Andreatta/Unterluggauer, 2010; Daniels, 2006). Von Rösing (2007: 70) wird dieses Thema sogar als «modisch» beschrieben. Tedeschi und Calhoun (1995), die sich schon zu Beginn der Traumaforschung mit diesem Phänomen bei der primären Traumatisierung auseinandergesetzt und es analysiert haben, beschreiben vor allem einen Zuwachs von (Lebens-)Weisheit und eine Steigerung von Lebensqualität, wenn ein erfolgreiches Coping im Umgang mit dem Trauma erfolgt. Laut Von Eichborn (2010), die sich vielfach auf die Ergebnisse von Tedeschi und Calhoun beruft, lässt sich posttraumatisches Wachstum in drei unterschiedliche Kategorien einteilen. So lässt sich ein Wachstum sowohl im Bereich der veränderten Selbstwahrnehmung, der veränderten zwischenmenschlichen Beziehungen und der veränderten Lebensphilosophie finden.

5.2.2.5 Assessment und Diagnostik

Wie oben beschrieben ist die ST aktuell als solche nicht nach den gängigen Klassifikationssystemen diagnostizierbar, ließe sich aber gegebenenfalls als PTSD/PTBS klassifizieren.

Für die Erforschung der ST gibt es mehrere Assessmentinstrumente (vorgestellt in der Übersichtsarbeit von Beck, 2011), von denen die «Secondary Traumatic Stress Scale» (STSS) am wenigsten umstritten ist (Jenkins/Baird, 2002; Jurisch et al., 2009; Hatcher et al., 2011). Sie gilt als valides und reliables Instrument für die empirische Forschung der ST bei im Sozialbereich Tätigen («social workers») und anderen helfenden Professionen und stellt ein geeignetes Instrument für die Diagnostik und die Prävention dar (Bride et al., 2004). Der STSS umfasst laut Bride et al. (2004) 17 Punkte bzw. drei Subskalen zu den Symptomkomplexen Vermeidung, Intrusion und Arousal, um sowohl den Grad der Belastung einschätzen und längerfristig überwachen zu können als auch symptomreduzierende Strategien auf deren Wirksamkeit zu prüfen.

Im deutschsprachigen Raum wurde von Daniels (2006) ein Fragebogen zur ST entwickelt, der in einer ersten Evaluation sehr gute Gütekriterien aufwies (Daniels 2008) und die Grundlage der deutschen pflegespezifischen Ergebnisse bildet.

5.2.2.6 Behandlung

In der Fachliteratur wird klar konstatiert, dass Helferinnen mit einer ST-Symptomatik Hilfe benötigen (Daniels, 2010b; Geller et al., 2004). Wie diese Hilfe allerdings konkret aussehen soll, ist – wie vieles rund um die ST – bislang noch nicht eindeutig geklärt. Derzeit lassen sich in der Literatur lediglich Behandlungsempfehlungen finden.

Daniels formuliert in einem Debriefingpapier auf ihrer Homepage FST-Fortbildungsinstitut für Sekundärtraumatisierung (Daniels, 2010b), dass beim Auftreten von ST-Symptomen mit Hilfe eines Supervisoren ein Debriefing durchgeführt werden sollte. Des Weiteren empfiehlt sie, stabilisierende Imaginationsübungen einzusetzen, mehr Sport zu treiben und das verstärkte Grübeln durch angenehme Tätigkeiten zu durchbrechen. Beim Auftreten von Intrusionen befürwortet sie imaginative Distanzierungsübungen (z. B. die Tresorübung) und gegebenenfalls die Bearbeitung der betreffenden Traumainhalte mit einem Supervisor.

Da sich die Behandlungsempfehlungen, die in der Literatur zu finden sind, weitestgehend mit Vorschlägen zur Prävention überschneiden, werden sie im Präventionsteil ausführlicher beschrieben (s. u.).

5.2.2.7 Relevanz der sekundären Traumatisierung (ST)

«There is a cost to caring.»
(Figley, 1995: 1)

Epidemiologie

Laut Lemke (2010) stellt die ST-Forschung einen relativ jungen Teilbereich der Traumaforschung dar, der sich erst in den 90er-Jahren des 20. Jahrhunderts fest etabliert hat, wobei sich die meisten Forschungsaktivitäten zur Prävalenz und Inzidenz mit ST bei Psychotherapeutinnen befassen.

Als Risikogruppen für eine berufsbedingte Sekundäre Traumatisisrung benennt Daniels (2004) neben Therapeutinnen auch (Bezugs-)Pflegende und weitere pflegerische, beratende und komplementäre Berufsgruppen wie Psychiatripflegende, Sozialarbeiterinnen und Ergotherapeutinnen (Daniels, 2010a). Wie oben beschrieben herrscht in der Fachwelt Uneinigkeit, ob bei Ersthelferinnen von einer sekundären oder von einer primären Traumatisierung gesprochen werden kann. Zählt man diese Gruppe dazu, so sind alle unterstützenden Berufsgruppen von der unmittelbaren Erstversorgung (z. B. Feuerwehr, Polizei, Rettungsdienst) über die weiterführende Behandlung bis hin zu längerfristigen beratenden und therapeutischen Angeboten dem Risiko einer ST ausgesetzt (Andreatta/Unterluggauer, 2010).

Zu Traumatisierungen im beruflichen Kontext allgemein sind empirische Daten vorhanden. So wird die Punktprävalenz bei Feuerwehrleuten auf 5–21 %, bei Rettungsassistentinnen auf 10–20 % und bei Polizistinnen auf 5–7 % geschätzt, wobei klinisch relevante subsyndromale Störungsbilder laut Siol et al. (2001) wesentlich häufiger zu beobachten sind.

Daniels, die sich besonders im deutschsprachigen Raum mit dem Phänomen der ST beschäftigt hat, veröffentlichte erstmals 2010 Forschungsergebnisse von ST bei Pflegenden (Daniels, 2010a). In der dort beschriebenen Online-Studie zeigte sich, dass mehr als ein Drittel der 189 Befragten (Psychiatriepflegende, Sozialarbeiterinnen und Ergotherapeutinnen) über ein ST-Symptomausmaß mit deutlicher Belastung verfügt. 11,7 % der Befragten zeigten sogar eine besonders schwere Symptombelastung. Bei 22,5 % der als «sekundär traumatisiert» Diagnostizierten klangen Symptome nach einem Monat ab, bei weiteren 16,9 % dieser Subgruppe nach sechs Monaten. Eine ST-Chronifizierung traf auf 8,8 % der gesamten Stichprobe zu. Anhand dieser Studie wurde von Daniels belegt, dass Pflegende und weitere soziale Berufsgruppen einem vergleichbar hohen ST-Risiko unterliegen wie Therapeutinnen, bei denen sich laut einer Studie von 2006 die Inzidenz auf 29,1 % beläuft (Daniels, 2006).

Im englischsprachigen Raum werden in einer Übersichtsarbeit (Beck, 2011) sieben Studien aufgeführt, in denen die ST bei Pflegenden untersucht wurde. Mehreren Studien zufolge liegt die Prävalenz der ST unter den forensisch Pflegenden bei 25 % und unter den palliativ Pflegenden bei 78 %. Einschränkend muss gesagt werden, dass Beck bei allen Studien deren Aussagekraft in Frage stellt und als signifikantes Ergebnis seiner Recherche hervorhebt, dass es im englischsprachigen Raum keine aussagefähige Studie gibt, die sich mit ST bei psychiatrisch Pflegenden beschäftigt. Ebenso scheint dabei offen zu bleiben, ob es sich bei den Befragten um sekundär Traumatisierte nach Daniels Definition handelt.

Insgesamt konstatiert Daniels für das Thema der ST sowohl für psychotherapeutisch Tätige als auch für Pflegende «eine konkrete Relevanz» (Daniels, 2010a: 202) und beschreibt sie als eine «relevante arbeitsbedingte Belastung» (Daniels, 2006: 279), die aufgrund ihres hohen Chronifizierungsrisikos durch Supervision behandelt werden sollte (Daniels, 2008). Auch Andreatta und Unterluggauer (2010) zufolge stellt die ST ein möglicherweise unterschätztes Risiko dar.

Andere Beiträge hinterfragen jedoch die Existenz und Evidenz der ST. So kritisieren Elwood et al. (2011) und Jurisch et al. (2009) die wissenschaftlichen Ergebnisse als inkonsistent und nicht ausreichend belegt, zumal ihrer Meinung nach nicht auszuschließen ist, dass die Symptome auf eigene traumatische Erfahrungen der Therapeutinnen zurückzuführen sind (Jurisch et al., 2009).

Ätiologie

Eine bereits früh in der ST-Forschung benannte und noch immer anerkannte Ursache stellt die (übermäßige) Empathiefähigkeit der Helfenden dar (Andreatta/Unterluggauer, 2010; Beck, 2011; Canfield, 2005; Daniels, 2007, 2008; Figley, 1995; Pross, 2006).

Die Theorie, die auf den Konzepten Empathie und Exposition an traumatischen Informationen aufbaut (Beck, 2011; Figley, 2002), wird auch von Daniels anhand neurobiologischer Modelle bestätigt und um zwei weitere Ebenen ergänzt (Daniels, 2008). Das empathische Einfühlen ist, wie Carr et al. (2003) beschreiben, mit einer in der limbischen Region stattfindenden internen Simulation der gespiegelten Emotionen verbunden.

Daniels (2007) erklärt die traumatogene Verarbeitung des Traumamaterials und die Ätiologie der ST anhand dreier neurophysiologischer Prozesse. Beruhend auf Empathieprozessen mit einhergehender Stimulation durch Spiegelneurone verursache das so genannte «Kindling» der Amygdala (eine durch die Stimulation permanent verursachte Übererregung) eine Dissoziation mit einhergehendem Ausfall der Selbst- und Fremddifferenzierung. Laut Daniels führt die emotionale Dämpfung der Therapeutinnen während der Schilderungen der Patientinnen dazu, sich später im Rahmen von Intrusionen als hilflose Zuschauerinnen zu erleben und es komme zu einem dissoziativen Depersonalisationserleben (Verlust des Hier-und-Jetzt-Bezugs mit Wahrnehmungsveränderung der eigenen Person). Auch in diesem Kontext können diffuse Angst- und Bedrohungsgefühle auftreten.

Somit bestehen laut Daniels (2006, 2010a) nicht nur hinsichtlich der Symptomatik, sondern auch hinsichtlich der Entstehung Parallelen zur PTBS, da der Dissoziation mittlerweile auch bei der Entstehung einer PTBS nach primärer Traumatisierung eine große Prädiktorfunktion zugeschrieben wird (Hofmann et al., 2001).

Vulnerabilitäts- und Schutzfaktoren

Obgleich die empirischen Studien nicht ausreichend konvergieren, um eine fundierte Aussage über Risiko- und Schutzfaktoren für die ST darzustellen (Daniels, 2008), können drei verschiedene Vulnerabilitätsfaktoren aufgrund der Forschungsergebnisse als sehr wahrscheinlich angesehen werden (s. Kasten).

> **Vulnerabilitätsfaktoren der sekundären Traumatisierung (ST)**
>
> 1. *Ausgeprägte Empathiefähigkeit* (Andreatta/Unterluggauer, 2010; Beck, 2011; Canfield, 2005; Daniels, 2007; Daniels, 2008; Figley, 1995; Pross, 2006)
> 2. *Summe der Arbeitszeit mit Traumatisierten* (Bober/Regehr, 2006; Chrestman, 2002; Daniels, 2004, 2006, 2008)
> 3. *Geringe Berufserfahrung* (Daniels, 2006; Jurisch et al., 2009)

Die dissoziative Verarbeitung stellt zwar laut Daniels einen signifikanten Prädiktor und somit einen Vulnerabilitätsfaktor dar (Daniels, 2008), scheint jedoch aufgrund der Studienlage (noch) nicht eindeutig belegt. Nach Daniels (2008, 2010a) handelt es sich bei der dissoziativen Verarbeitung sogar um den relevantesten Risikofaktor für eine ST.

Weibliches Geschlecht, mangelnde Supervision, geringer Ausbildungsstand, Arbeit mit traumatisierten Kindern und Arbeitzufriedenheit gelten hingegen aufgrund der widersprüchlichen Forschungsergebnisse als nicht bestätigt (Daniels, 2004; Jurisch et al., 2009). Faktoren wie mangelnde soziale Unterstützung und eingeschränkte Reflektionsfähigkeit könnten von Bedeutung sein, sind aber bisher nicht untersucht worden.

Ob eine eigene Vortraumatisierung als Risiko- oder als Schutzfaktor betrachtet werden muss, wird anhand der Studienlage ebenso widersprüchlich diskutiert (Daniels, 2004, 2006; Jurisch et al., 2009). Empirisch belegt scheint die allgemeine Hypothese, dass die prätraumatische

Stabilität ein guter Schutzfaktor gegen traumabedingte «Labilisierung» ist (Flatten et al., 2001: 68).

Hilfekonzepte und ihre Implikationen für Prävention und Selbsthilfe

Alle Forscherinnen, die wirksame Präventionsstrategien entwickeln und vorschlagen, ziehen verschiedene Hilfekonzepte zu Rate. Sie nutzen Theorien und Erkenntnisse, die sich allgemein mit dem Thema Selbstschutz von Therapeutinnen befassen, in die auch Konzepte zur Burnout-Prophylaxe und Strategien zum Schutz vor Gegenübertragung einfließen. Weitere Impulse geben die Konzepte der Resilienz und der Salutogenese, die aus der Forschung mit traumatisierten Menschen entstanden sind. Wegen des hohen Traumatisierungsrisikos für Ersthelferinnen wurden in diesem Bereich sehr konkrete Programme entwickelt und beforscht. In den vergangenen beiden Jahrzehnten wurden auch für die psychiatrische Arbeit Hilfekonzepte für Mitarbeiterinnen entwickelt, die sich jedoch auf Patientenübergriffe beziehen. Auch wenn es sich dabei eher um primäre als um sekundäre Traumatisierungen handelt, lassen sich diese Programme auf die mögliche Nutzbarkeit zur Prävention in der Pflege prüfen.

Im Folgenden werden diese Hilfekonzepte kurz vorgestellt. Zusammenfassend werden daraus Implikationen für die Entwicklung von Schutzstrategien abgeleitet.

Präventionskonzepte für Ersthelferinnen

Mittlerweile liegen unterschiedliche Konzepte zur Prävention von berufsbedingten Traumatisierungen und/oder Belastungen vor (s. Kasten), von denen das in New York von Supervisoren der Jewish Board of Family and Children's Services (JBFCS) entwickelte «Clinical Risk Management Team» (CRMT) scheinbar das einzige ST-spezifische Konzept darstellt, das nicht für Ersthelferinnen, sondern für Behandlungsteams von psychisch traumatisierten Menschen entworfen wurde und sowohl kurativ als auch präventiv eingesetzt werden kann (beschrieben bei Geller et al., 2004).

Das auf die ST abgestimmte Modell soll Gedanken mit traumatischem Inhalt strukturieren, diskutieren und helfen, im Behandlungsteam

> **Relevante Präventionskonzepte**
>
> - *CRMT (Clinical Risk Management Team)* als teambasiertes, strukturiertes Konzept für Behandlerinnen von primär traumatisierten Patientinnen in der gemeindenahen Versorgung
> - *CISM (Critical Incident Stress Management)* als Vorbereitungsprogramm auf besonders belastende Ereignisse im Einsatzwesen
> - *CISD (Critical Incident Stress Debriefing)* als Debriefing-Intervention im Rahmen des CISM-Konzepts
> - *PSNV (Psychosoziale Notfallversorgung)* als Standard in der psychosozialen Notfallversorgung in Deutschland

ein besseres Verständnis für die Problematiken der Mitarbeiter zu hervorzurufen. Das Konzept besteht aus zwei fundamentalen Komponenten. Erstens wird ein strukturiertes Protokoll geführt, das helfen soll, eine Ausgeglichenheit der Denkmuster zu erlangen, zweitens wird das Team im Sinne einer kollegialen Beratung einbezogen. Mithilfe des CRMT soll eine Atmosphäre hergestellt werden, in der die Arbeit konstruktiv miteinander reflektiert wird. Die Einbeziehung des ganzen Teams stellt dabei ein bewusst herausstechendes Merkmal dar, um ein Gefühl der Mitverantwortung den Kollegen gegenüber zu entwickeln. Dem CRMT-Modell folgend werden verschiedene spezifische Rollen vergeben, die berufsgruppenübergreifend verteilt werden. So hat eine Person die Aufgabe des Gruppenleiters, eine zweite Person behält den zeitlichen Rahmen im Auge und die dritte Person fungiert als Moderator. Somit teilen sich die Teilnehmer die Verantwortung und haben miteinander Kontrolle über den Prozess.

Obgleich, wie in Kapitel 5.2.2.1 beschrieben, das Auftreten der ST bei Ersthelferinnen wie Notfallpsychologinnen, Notfallseelsorgerinnen, Kriseninterventionsteams usw. kontrovers diskutiert wird, bietet es sich dennoch an, auch aus diesem Bereich Präventionskonzepte heranzuziehen. Dies lässt sich durch den Mangel an spezifischen Konzepten für die (psychiatrische) Pflege und Behandlung von Patientinnen mit

PTBS und dadurch begründen, dass sich auch Ersthelferinnen um Personen kümmern, die eine Katastrophe erlebten und dabei Angehörige oder Freundinnen verloren haben. Die im Rahmen eines Einsatzes unmittelbar erlebte Konfrontation mit Hilflosigkeit, Trauer und Schmerz stellt für Einsatzkräfte eine erhebliche Belastung dar und kann in Kombination mit Erzählungen und Geschichten der zu Betreuenden nach Brauchle (2007) auch zu einer ST führen. Präventive Maßnahmen sollen dabei als Schutzfaktoren verstanden werden, um Symptome einer Traumatisierung zu verhindern oder zu mildern (Schwarzer, 2010).

Das im vorangehenden Kasten aufgeführte «Critical Incident Stress Management» (CISM) wurde in den 80er-Jahren des 20. Jahrunderts entwickelt (Mitchell, 1983). Einsatzkräften sollte damit geholfen werden, psychisch besonders belastende Ereignisse besser zu bewältigen. Das Kernelement des CISM als umfassendes Präventionsprogramm besteht aus der Vorbereitung auf berufsbedingten Stress und Förderung und/oder Beschleunigung von Erholung und Gesundung. Nach Hausmann (2005) dient das CISM dazu, traumatische Belastungsreaktionen zu verhindern und/oder aufzufangen. Einen besonderen Bestandteil stellt dabei das «Critical Incident Stress Debriefing» (CISD) dar, das als einmalige Intervention in der Gruppe nach belastenden Einsätzen durchgeführt wird (Everly/Michell, 2000).

In Deutschland durch das Zugunglück in Eschede veranlasst (Helmerichs et al. 1999; Brückner, 2005), wurde im Auftrag des Bundesamtes für Bevölkerungsschutz und Katastrophenhilfe die «Psychosoziale Notfallversorgung» (PSNV) als Standard, der Empfehlungen für ein Netzwerk zur bundesweiten Strukturierung und Qualitätssicherung psychosozialer Notfallversorgung ausspricht, entwickelt (BBK, 2012). Die PSNV beinhaltet Nachsorgekonzepte sowohl für die direkt Betroffenen als auch für Helferinnen und gewährleistet die Früherkennung psychosozialer Belastungsfolgen nach belastenden Einsatzsituationen, die Bereitstellung adäquater Unterstützung und die Behandlung von Traumafolgestörungen (BBK, 2012).

Konzepte der primären Prävention im Einsatzwesen folgen Andreatta und Unterluggauer (2010) zufolge der Annahme, dass das Internalisieren von Handlungsabläufen eine Möglichkeit ist, sich vor Kontrollverlust zu schützen. Wenn demnach gewisse Abläufe quasi wie im Schlaf beherrscht werden, bleibt im Einsatzstress die Handlungsfähigkeit erhalten. Dies wird als zentral angesehen, denn das Gefühl, einer schlimmen Situation ohnmächtig und hilflos ausgeliefert zu sein, gilt nach Fischer und Riedesser (2009) als zentrales Merkmal der Traumaerfahrung. Das Durchspielen so genannter «Worst-case-Szenarien» vermittelt das Gefühl, auf den schlimmsten Fall vorbereitet zu sein und ihn auch bewältigen zu können. Klare Ziele, Aufgaben und Prozedere helfen dabei, handlungsfähig zu bleiben und einer Hilflosigkeitserfahrung zu entgehen. Laut Andreatta und Unterluggauer (2010) müssen unter Belastung und Stress Hilfestrategien so automatisiert werden, dass es möglich wird, in traumatisierenden Situationen auf sie zuzugreifen.

Von den beschriebenen Konzepten wurde in den vergangen Jahren vor allem das CISM/CISD kontrovers diskutiert. Keine andere Methode der Einsatznachsorge wurde wissenschaftlich so intensiv untersucht wie das Debriefing, für das mittlerweile viele Einzelstudien und mehrere Metaanalysen vorliegen (Butello/Krüsmann, 2007). Dennoch sind die Forschungsergebnisse weder eindeutig noch einheitlich. Obwohl die Methode inzwischen weltweite Aufmerksamkeit und Verbreitung gefunden hat, wurde die Effektivität des CISM im Speziellen und des Debriefing im Allgemeinen bis heute nicht eindeutig nachgewiesen (Karutz, 2008). Debriefings dürfen laut Schützwohl (2000) nicht das einzige Nachsorgeangebot darstellen, sondern müssen in ein Gesamtkonzept mit mehreren unterschiedlichen Maßnahmen integriert werden.

Resilienz, Widerstandsressourcen und Kohärenz

Menschen reagieren unterschiedlich auf Stressoren oder herausfordernde Lebenssituationen. Die Frage, was die Widerstandsfähigkeit gegenüber Belastungen erhöht oder welche Ressourcen die Betroffenen schützen, ist eine Kernfrage in vielen Konzepten der Gesundheitsförderung. Fengler (2004) sieht in den Konzepten der Salutogenese und der Resilienz viele Möglichkeiten,

Belastungen besser ertragen und den Helferberuf genießen zu können.

Antonovskys Konzept der Salutogenese (s. Kasten) ist vielleicht das bekannteste und grundlegendste Modell zur Gesundheitsförderung. Laut Antonowsky sind Stressoren/Belastungen neutrale Reize. Ob ein Stressor eine Stressreaktion auslöst und ob dann die Stressreaktion tatsächlich schädlich ist – das hängt vom individuellen Bewertungsraster und persönlichen Widerstandsressourcen ab (Antonovsky, 1997; Bengel et al., 2000). Gesunde Menschen verfügen laut Antonovsky über ein breites Spektrum von Widerstandskräften, mit denen sie Problemen, Spannungen und Stresssituationen begegnen. Dieses Spektrum besteht aus individuellen, kulturellen und sozialen Fähigkeiten und Möglichkeiten, Probleme zu lösen und Schwierigkeiten zu meistern.

> **Exkurs: Salutogenese**
>
> Der Medizinsoziologe Aaron Antonovsky (1923–1994) generierte mit dem Modell der Salutogenese einen Gegenpol zur Pathogenese. Für Antonovsky war nicht ausschlaggebend, was Menschen krank macht, sondern was Menschen – obwohl sie ständig Belastungen und Risiken ausgesetzt sind – gesund erhält. Antonovsky beschrieb den Perspektivenwechsel der Salutogenese durch eine Metapher, in der er das Leben mit einem Fluss verglich: Die Menschen schwimmen in verschiedenen Flüssen, deren Verschmutzung, Gefahrenquellen, Strudeln und Stromschellen variieren. Niemand ist am sicheren Ufer. Die pathogenetisch orientierte Medizin legt das Augenmerk darauf, Ertrinkende aus dem Fluss zu ziehen. Die Salutogenese beschäftigt sich jedoch mit der Frage: Wie wird man in einem Fluss, dessen Natur von historischen, soziokulturellen und physikalischen Umweltbedingungen bestimmt ist, ein guter Schwimmer? (Antonovsky, 1997; Bengel et al., 2000)

Kohärenzgefühl

Antonovsky erforschte, ob es Muster, Verhaltenstendenzen, Einstellungen oder ähnliches gibt, die erklären können, warum Menschen nach starken Traumata gesunden und ein stabiles Leben führen können. Die Grundhaltung eines Menschen, die Welt als zusammenhängend und sinnvoll zu erleben, bezeichnete er als Kohärenzgefühl. Antonovsky fand drei Komponenten, die er in diesem Konzept zusammenfasste. Sie waren regelmäßig bei gesundheitlich stabilen traumatisierten Menschen stärker ausgeprägt als bei traumatisierten Menschen, die unter verschiedenen psychischen und physischen Problemen litten (Antonovsky, 1997):

- *Verstehbarkeit* («comprehensibility»): Damit ist die Fähigkeit gemeint, Ereignisse in einen Kontext einordnen zu können und zu wissen, warum etwas so ist und nicht anders (kognitives Verarbeitungsmuster).
- *Handhabbarkeit* («manageability»): Dies fügt dem kognitiven Aspekt des Verstehens eine aktionale Komponente bei: Wer in schwierigen Situationen Handlungsressourcen entdeckt und wahrnimmt, kann diese eher bewältigen als jemand, der sich in eine hilflose Opferrolle gedrängt fühlt (kognitiv-emotionales Verarbeitungsmuster).
- Bedeutsamkeit («meaningfullness»): Dieser Faktor meint die Fähigkeit, dem Geschehen einen wie auch immer gearteten Sinn zuzuweisen. Dies beinhaltet die emotional-motivationale Seite menschlichen Erlebens. Die Verankerung in einer Sinngebung scheint dazu beizutragen, dass Menschen nach Traumatisierungen wieder gesunden können.

Ein positiver Zusammenhang zwischen Kohärenzgefühl und Traumaverarbeitung ist belegt (Hausmann, 2005, zit. in Gräbener, 2013)

Resilienz

Das Konzept der Resilienz ist ursprünglich in der Pädagogik und Entwicklungspsychologie beheimatet. Es entstand zu Beginn der 70er-Jahre des 20. Jahrhunderts im Umfeld entwicklungspsychopathologischer Fragestellungen mit einem besonderen Schwerpunkt auf kindlichen Entwicklungsverläufen, bei denen es trotz stark beeinträchtigender Lebensbedingungen zu guten bzw. sozial unauffälligen Entwicklungsresultaten kam (Fooken, 2009). Als wichtige Resilienzfaktoren gelten neben sozialen Ressourcen die

Fähigkeiten zur Selbstwahrnehmung, zur Selbststeuerung und -regulation, die Selbstwirksamkeit, die Soziale Kompetenz, die Problemlösekompetenz und Kompetenzen im Umgang mit Stress (Fröhlich-Gildhoff/Rönnau-Böse, 2011).

Die aktuelle Forschungslage zeigt, dass Menschen mit ausgeprägter Resilienz nicht an traumatischen Situationen zerbrechen müssen, sondern sogar daran wachsen können (Fooken, 2009).

Auf diesen Gedanken beruhende Resilienztrainings sind mittlerweile auch für psychiatrisch Pflegende entwickelt worden (Gruhl et al., 2011; Thomet/Richter, 2012), stellen aber auch in anderen Berufskontexten mit zu erwartenden Extremsituationen (z. B. in der US-Army) einen wichtigen Ansatzpunkt dar.

Selbstfürsorge und Burn-out-Prophylaxe

Selbstfürsorge meint Themen wie Psychohygiene und Achtsamkeit, aber auch die kollegiale Sorge. Selbstfürsorgestrategien gelten als zentral wichtig, um den Auswirkungen der Arbeit mit traumatisierten Menschen entgegenwirken zu können und einen heilsamen Umgang mit besonderen Beanspruchungen zu ermöglichen (u. a. Hoffmann/Hofmann, 2008; Huber, 2006; Pearlman, 2002; Williams/Sommer, 2002; als Übersicht bei Frank, 2010: 61). Zum wirksamen Selbstschutz gehört die sorgsame Wahrnehmung erster Symptome (Frank, 2010).

Selbstfürsorgedefizit, Burn-out und Dissoziation

Viele Helferinnen überschätzen ihre Fähigkeiten und halten Situationen für beeinflussbarer und kontrollierbarer als sie sind. Solche unreflektierten Illusionen verführen dazu, die realen Risiken von Überlastung oder sekundärer Traumatisierung zu unterschätzen und auftretende Symptome zu ignorieren (Hausmann, 2010; Herman, 2003). Empathische Menschen und Personen mit hohem Burn-out-Risiko sind besonders gefährdet, Symptome der ST zu entwickeln (Figley, 2002; Hoffmann/Hofmann, 2008; Jurisch et al., 2009).

Zur hochvulnerablen Gruppe gehören weiterhin Helferinnen mit eigenen Traumaerfahrungen in der Lebensgeschichte (Williams/Sommer, 2002) sowie Personen, die dazu neigen, während der Traumaexposition zu dissoziieren (Daniels, 2008). Zwischen Burn-out und Dissoziation besteht wiederum ein Zusammenhang: Erschöpfung bzw. beginnender Burn-out erhöht laut Williams/Sommer (2002) das Dissoziationsrisiko. Auch Hoffmann/Hofmann (2008) betonen, dass psychische Phänomene des «Ausbrennens» das Hyperarousal und Intrusionen sein können: Das Abgrenzungsvermögen im Patientenkontakt nehme ab und negative Emotionen und Geschichten von Patientinnen drängen tief und kognitiv nicht integrierbar ins Bewusstsein der Beraterinnen ein – in diesem Zustand sei das ST-Risiko besonders hoch.

Burn-out ist ein erheblicher Risikofaktor einer ST. Selbstfürsorge hilft zu einem heilsameren Umgang mit besonderen Beanspruchungen (Fengler, 2001; Hoffmann/Hofmann, 2008) und dient damit der Prävention von beidem. Die richtige Selbstfürsorgestrategie ist diejenige, die dem Betroffenen ermöglicht «die eigenen Bedürfnisse zu verstehen und adäquat auf sie zu reagieren» (Pearlman, 2002: 79).

Grundprinzipien und Ziele

Der Selbstfürsorge wird eine sehr breite Palette von Aktivitäten zugeordnet. Einige Grundprinzipien bzw. Ziele von Selbstfürsorgehandlungen lassen sich generalisieren (s. Kasten):

- *Identität, Gefühle, Ich-Grenzen, Empathie:* Hilfreich sind alle Übungen, die dazu verhelfen, die Integrität der Identität zu wahren, die Selbstachtung aufrechtzuerhalten, die Affekttoleranz zu erhöhen und den Kontakt zu den Gefühlen wiederherzustellen (Pearlman, 2002). Zu diesem Themenkomplex gehört auch die Frage, wie viel Empathie Helferinnen ihren Klientinnen gegenüber aufbringen können und sollen. Die Forscherin Pearlman (2002) gibt konkrete Empfehlungen, wie sich Therapeutinnen während der Konfrontation mit belastendem Traumamaterial durch hilfreiche Kognitionen schützen können.
- *Reflektion:* Williams/Sommer (2002) formulieren konkrete Fragen für die Selbstreflektion, damit Helferinnen ihre persönlichen Schwachstellen leichter identifizieren können. Sie schlagen den Therapeutinnen vor, die Auswirkungen ihrer Arbeit unter ande-

rem im Hinblick auf die eigenen kognitiven Schemata, das eigene Gefühl von Sicherheit und Vertrauen, das eigene Selbstwertgefühl und die eigene Einstellung zu Nähe immer neu zu hinterfragen. Kollegialer Austausch oder Supervision kann Williams und Sommer zufolge diesen Prozess sehr unterstützen. Reflektion gepaart mit Achtsamkeit und Wissen über ST ermöglicht den Helferinnen festzustellen, ob die Voraussetzungen für eine Traumaexposition in einem konkreten Moment gegeben sind oder nicht.

- *Sicherheit und Stabilität:* In jeder Traumatherapie ist die Herstellung von Sicherheit und Stabilität für den Betroffenen die erste und wichtigste Handlung als Voraussetzung für jegliche Auseinandersetzung mit dem Traumaerlebnis (Fischer/Riedesser, 2009; Herman, 2003; Sachsse/Reddemann, 1997). Auch Erfahrungen sekundärer Traumatisierung erschüttern das Gefühl von Sicherheit in vielerlei Hinsicht (Rosenbloom et al., 2002). Vertrauen ist die zwischenmenschliche Komponente von Sicherheit; Selbstwertgefühl ein Teil der intrapsychischen Sicherheit. Beide Seiten – Helferinnen und Klientinnen – brauchen Sicherheit, bevor sie sich der gemeinsamen Traumabearbeitung stellen können (Williams/Sommer, 2002). Sicherheit seitens der Helferinnen entsteht zum Beispiel durch das Gefühl von Kompetenz, durch eine Atmosphäre des Respekts und gute Absprachen in der Therapiebeziehung, durch kollegialen Rückhalt etc.
- *Verbundenheit* kann haltgebend sein. Ein Merkmal der ST ist laut Pearlman (2002) und Rosenbloom et al. (2002) der «Bruch im Bezugsrahmen», dies bedeute eine Beeinträchtigung von «Identität, Weltsicht und spirituellen Überzeugungen». Durch die Traumatisierung geht das «Gefühl einer sicheren Basis» (Maragkos, 2003: 100) verloren. Haltgebende private Kontakte, fachlicher Austausch und Supervision, aber auch Spiritualität können Verbundenheit geben (Pearlman, 2002). Auch Werte schützen: Helferinnen mit festen ethischen Überzeugungen und Werten, die mit der Arbeit, die sie tun, in Einklang stehen, sind weniger verletzlich und traumatisierbar (Williams/Sommer, 2002).
- *Ressourcen und Kompetenzen:* Mangelnde persönliche Ressourcen und Bewältigungsmechanismen tragen zur Entstehung einer ST bei (Lemke, 2010: 17); umgekehrt wurde die Bedeutung von Theoriekenntnissen und Kompetenzentwicklung zur Prophylaxe einer ST festgestellt (vgl. Williams/Sommer, 2002: 217 ff.). Spezielle Kenntnisse über das Phänomen der ST zu haben, senkt laut Pryce et al. (2007) das ST-Risiko. Psychotherapeutisches Wissen verhilft Frank (2010) zufolge zu einem heilsameren Umgang mit Gefühlen.

Das ABC zum Schutz vor sekundärer Traumatisierung (ST)

Als sehr bedeutsam beschreiben Pearlman und Saakvitne (1995: 382; zit. in Frank, 2010: 63) die «drei primären Strategien zum Schutz vor ST»: die Achtsamkeit («awareness»), die Balance («balance») und die Verbindung («connection») – sie sprechen vom «ABC des Schutzes vor sekundärer Traumatisierung». Achtsamkeit unterstützt die Körper- und Selbstwahrnehmung, die Wahrnehmung von Bedürfnissen, Grenzen und Ressourcen (Frank, 2010) und ermöglicht eine umfassende Patientenbeobachtung (Heidenreich et al., 2011). Die Balance meint das Gleichgewicht zwischen Arbeit und Freizeit und zwischen Stress und Entspannung. Die Verbindung bedeutet, im Austausch mit Freundinnen und Familie sowie mit Kolleginnen zu sein. Vor allem der fachliche Austausch mit Kolleginnen stellt eine zentrale und wirksame Selbstfürsorgestrategie dar (z. B. Frank, 2010; Herman, 2003; Pearlman, 2002; William/Sommer, 2002).

5.2.3 Strategien zum Schutz vor sekundärer Traumatisierung (ST)

Angst geht immer mit einer realen Bedrohung oder der Vorstellung einer Bedrohung einher. In der Arbeit mit traumatisierten Menschen kann die Konfrontation mit möglicherweise traumatisierenden Ereignissen oder Berichten nie sicher verhindert werden.

Aus den skizzierten, in der Theorie sehr unterschiedlichen Hilfekonzepten lässt sich eine Reihe gemeinsamer Befunde ableiten, wie Pflegende sich vor ST schützen können:

- Nicht nur *Verhaltensprävention*, auch *Verhältnisprävention* ist im Rahmen von Burnout-Prophylaxe und Selbstschutz erforderlich. Laut der Studie von Bober und Regehr (2006) ist die Arbeitszeit, die Therapeutinnen mit traumatisierten Patientinnen verbringen, der größte Prädiktor einer ST. Sie fordern daher strukturelle statt individuelle Maßnahmen zur Prävention. Auch die Hilfekonzepte aus dem Rettungswesen und die Theorien zur Gesundheitsförderung betonen die Bedeutung der Umgebungsfaktoren. Die Organisation ist gefragt, wenn es darum geht, förderliche Arbeitsbedingungen herzustellen, ein tragfähiges soziales Klima zu fördern und eine Kultur der Achtsamkeit für sich selbst und andere zu entwickeln. Damit verbunden ist die Sensibilität der Organisation für Hinweise auf Überlastung, Burn-out oder Symptome einer ST. Die Organisation muss passende Hilfeangebote vorhalten (Nachsorgekonzepte für Mitarbeiterinnen, die einer möglicherweise traumatisierenden Situation ausgesetzt sind). Gezielte Reflektion unter anderem von möglichen Gegenübertragungsprozessen muss institutionalisiert sein. Hierfür können Modelle der Intervision (z. B. das CRMT) oder der Supervision, die laut Gerding (2012) bisher nur unzureichend angeboten wird, unterstützend eingesetzt werden.
- *Handlungsfähigkeit* in Krisen mindert das Dissoziationsrisiko. In den Präventionskonzepten für Ersthelferinnen werden hierfür sehr konkrete Vorschläge gemacht (u. a. durch das Antizipieren solcher Situationen). Das Salutogenesekonzept gibt vor allem durch die Beschreibung des Kohärenzgefühls klare Impulse. Die Handlungsfähigkeit wird unter anderem durch eine stabile Identität und die Reflexionsfähigkeit psychodynamisch gestärkt. Ein weiterer Faktor ist umfängliches Fachwissen (u. a. bezüglich Traumatheorien).
- *Stabilität und Verbundenheit* gelten als Resilienzfaktoren, die durch Kohärenz und Widerstandskraft gekennzeichnet sind. Zusammen mit Achtsamkeit stellen sie Selbstschutzfaktoren dar, die sowohl von Arbeitsteams wie auch von Einzelpersonen aktiv gepflegt werden können. Hatcher et al. (2011) betonen die Bedeutung «informeller Hilfsnetzwerke».
- *Achtsamkeit* beinhaltet auch eine Aufmerksamkeit für mögliche Symptome von Burnout oder ST sowie für die Neigung, in emotional beanspruchenden Situationen «neben sich zu stehen», zu dissoziieren. Wichtig: Solange solche Symptome vorliegen, sollten Helferinnen die Konfrontation mit möglichem Traumamaterial meiden. Hatcher et al. (2011) empfehlen Mitarbeiterinnen, bereits frühzeitig über die Existenz und Symptomatik der ST zu informieren, um ein Bewusstsein für das Syndrom zu entwickeln und sich frühzeitig Hilfe einzufordern. Elwood et al. (2011) stehen diesem Ansatz jedoch skeptisch gegenüber und befürchten, dass ein Fokus auf der Wahrnehmung von ST-Symptomen zu «self-fulfilling-prophecies» führen könnte.

Sekundäre Traumatisierung (ST) ist ein reales Risiko vor allem für Pflegende, die sich mit großer Empathie den Patientinnen und ihren Lebensgeschichten stellen. Das Risiko kann jedoch deutlich gemindert werden – und nur selten muss dafür die Patientin in ihrer Not an andere Personen verwiesen werden.

Literatur

American Psychiatric Association (2000). Diagnostic and Statistical Manual of Mental Disorders (Text Revision, 4th Edn.). Washington, DC: American Psychiatric Association.

American Psychiatric Association (2013). Diagnostic and Statistical Manual of Mental Disorders (5th Edn.). Arlington, VA: American Psychiatric Association.

Andreatta M. P. (2010). Erschütterung des Selbst- und Weltverständnisses durch Traumata. 2. Auflage. Kröning: Asanger Verlag.

Andreatta M. P., Unterluggauer K. (2010). Das Phänomen der sekundären Traumatisierung. In: Wagner R. (Hrsg.) Sekundäre Traumatisierung als Berufsrisiko? Konfrontation mit schweren Schicksalen anderer Menschen. 1. Auflage. Bonn: bub, 47–60.

Antonovsky A. (1997). Salutogenese: Zur Entmystifizierung der Gesundheit (Deutsche Übersetzung von A. Franke). Tübingen: dgvt Verlag.

BBK: Bundesamt für Bevölkerungsschutz und Katastrophenhilfe (Hrsg.) (2012). Psychosoziale Notfallversorgung: Qualitätsstandards und Leitlinien Teil I und II. 3. Auflage. Rheinbach: Moser Druck und Verlag GmbH.

Beck C.T. (2011). Secondary Traumatic Stress in Nurses: A Systematic Review. Archives of Psychiatric Nursing, 25(1), 1–10.

Bengel J., Strittmatter R., Willmann H. (2000). Was erhält Menschen gesund? Antonovskys Modell der Salutogenese – Diskussionsstand und Stellenwert. In: Bundeszentrale für gesundheitliche Aufklärung (Hrsg.). Forschung und Praxis der Gesundheitsförderung. 5. Auflage, Bd. 6. Köln: BZgA, 5–138.

Bober T., Regehr C. (2006). Strategies for Reducing Secondary or Vicarious Trauma: Do they work? Brief Treatment and Crisis Intervention, 6(1), 1–9.

Brauchle G. (2007). Zur Aufrechterhaltung sekundärer Traumatisierung bei psychosozialen Einsatzkräften. Zeitschrift für Psychotraumatologie, Psychotherapiewissenschaft, Psychologische Medizin (ZPPM), 5(3), 31–40.

Bride B.E., Robinson M.M., Yedigis B., Figley C.R. (2004). Development and Validation of the Secondary Traumatic Stress Scale. Research on Social Work Practice, 14(1), 27–35.

Brückner B. (2005). Krisenintervention. Den Helfern helfen. Der Neurologe & Psychiater, 9, 22–26.

Butello W., Krüsmann M. (2007). Prävention im Einsatzwesen, Abschlussbericht für das Bundesministerium des Inneren (Forschungsprojektnummer: B1.40-7001/07, Laufzeit 05/07 – 06/08), Untersuchung des langfristigen Adaptionsprozesses nach unterschiedlichen Nachsorgemaßnahmen im Kontext von Katastrophen und extrem belastenden Einsätzen. Ludwig-Maximilians-Universität München (Hrsg.) http://www.einsatzkraft.de/Langzeitstudie [03.07.2011].

Canfield J. (2005). Secondary Traumatization, Burnout and Vicarious Traumatization: A Review of the Literature as It Relates to Therapists Who Treat Trauma. Smith College Studies in Social Work, 75(2), 81–101.

Carr L., Iacoboni M., Dubeau M.C., Mazziotta J.C., Lenzi G.L. (2003). Neural mechanism of empathy in humans: A relay from neural systems for imitation to limbic areas. Proceedings of the National Academy of Sciences of the United States of America (PNAS), 100(9), 5497–5502.

Chrestman K.R. (2002). Sekundäre Trauma-Exposition und Selbstberichte von Therapeuten über ihre Belastungen. In: Hudnall Stamm B. (Hrsg.) Sekundäre Traumastörungen; Wie Kliniker, Forscher & Erzieher sich vor traumatischen Auswirkungen ihrer Arbeit schützen können. Paderborn: Junfermann, 60–65.

Daniels J. (2004). Sekundäre Traumatisierung von Pflegern und Pflegerinnen? Psych Pflege Heute, 10(5), 256–260.

Daniels J. (2006). Sekundäre Traumatisierung – kritische Prüfung eines Konstruktes. Dissertation. Universität Bielefeld.

Daniels J. (2007). Eine neuropsychologische Theorie der Sekundären Traumatisierung. Zeitschrift für Psychotraumatologie. Psychotherapiewissenschaft, Psychologische Medizin (ZPPM), 5(3), 49–61.

Daniels J. (2008). Sekundäre Traumatisierung; Interviewstudie zu berufsbedingten Belastungen von Psychotherapeuten. Psychotherapeut, 53(2), 100–107.

Daniels J. (2010a). Sekundäre Traumatisierungen von Pflegerinnen und Pflegern; Ergebnisse einer Onlinestudie. Psych Pflege Heute, 16(4), 202–205.

Daniels J. (2010b). Forschungsinstitut für Sekundärtraumatisierung. Diplompsychologin Dr. J. Daniels (Hrsg.). http://www.sekundaertraumatisierung.de/ [17.08.2013].

Dilling H., Mombour W., Schmidt M.H. (Hrsg.) (2011). Internationale Klassifikation psychischer Störungen: ICD-10 Kapitel V (F), Klinisch Diagnostische Leitlinien. 8., überarb. Auflage. Bern: Verlag Hans Huber, Hogrefe AG.

Elwood L.S., Mott J., Lohr J.M., Galovski T.E. (2011). Secondary trauma symptoms in clinicians: A critical review of the construct, specifity, and implications for trauma-focused treatment. Clinical Psychology Review, 31, 25–36.

Everly G., Mitchell J.T. (2000). The Debrifing «Controversy» and Crisis Intervention: A Review of Lexical and Substantive Issues. International Journal of Emergency Mental Health, 2(4), 211–225.

Fengler J. (2001). Helfen macht müde (Leben lernen 77, 6. Aufl.). Stuttgart: Pfeiffer bei Klett-Cotta.

Fengler J. (2004). Resilienz und Salutogenese – wie wir den Helferberuf erträglich gestalten können. In: Gunkel S., Kruse G. (Hrsg.) Salutogenese, Resilienz und Psychotherapie. Was hält gesund? Was bewirkt Heilung? Hannover: Hannoversche Ärzte-Verlags-Union, 349–369.

Figley C.R. (1995). Compassion fatigue as a secondary traumatic stress disorder: An overview. In: Figley C.R. (Hrsg.) Compassion fatigue: Coping with Secondary Traumatic Stress Disorder in those who Treat the Traumatized. New York: Brunner-Routledge, 1–20.

Figley C. R. (2002). Mitgefühlserschöpfung – der Preis des Helfens. In: Hudnall Stamm B. (Hrsg.) Sekundäre Traumastörungen; Wie Kliniker, Forscher & Erzieher sich vor traumatischen Auswirkungen ihrer Arbeit schützen können. Paderborn: Junfermann, 41–59.

Fischer G., Riedesser P. (2009). Lehrbuch der Psychotraumatologie. 4. Auflage. München: Ernst Reinhardt.

Flatten G., Hofmann A., Galley N., Liebermann P. (2001). Ätiopathogenetische Modelle der Posttraumatischen Belastungsstörung. In: Rudolf G., Eich W. (Hrsg.) Posttraumatische Belastungsstörung; Leitlinie und Quellentext. Stuttgart: Schattauer GmbH, 59–70.

Fooken I. (2009). Resilienz und posttraumatische Reifung. In: Maercker A. (Hrsg.) Posttraumatische Belastungsstörungen. 3. Auflage. Heidelberg: Springer Medizin Verlag, 66–85.

Frank C. (2010). Sekundäre Traumatisierung, Umgang mit Gefühlen und Selbstfürsorgestrategien bei pädagogischen Fachkräften. Diplomarbeit. Universität Wien.

Fröhlich-Gildhoff K., Rönnau-Böse M. (2011). Resilienz. 2. Auflage. Stuttgart: UTB.

Geller J. A., Madsen L. H., Ohrenstein L. (2004). Secondary Trauma: A Team Approach. Clinical Social Work Journal, 32(4), 415–430.

Gerding A. (2012). Prevention of Vicarious Trauma: Are Coping Strategies Enough? Master of Social Work Clinical Research Papers. Paper 27. http://sophia.stkate.edu/msw_papers/27 [25.05.2013].

Gräbener J. (2013). Basiswissen: Umgang mit traumatisierten Patienten. Köln: Psychiatrie-Verlag.

Gruhl M., Lippert V., Thormann A. (2011). Resilienz: Was macht belastbar, stark und hält gesund? Psych Pflege Heute, 17(6), 304–308.

Hatcher S. S., Bride B. E., Oh H., Moultrie King D., Franklin Catrett J. J. (2011). An Assessment of Secondary Traumatic Stress in Juvenile Justice Education Workers. Journal of Correctional Health Care, 17(3), 208–217.

Hausmann C. (2005). Handbuch Notfallpsychologie und Traumabewältigung, Grundlagen, Interventionen, Versorgungsstandards. Wien: Facultas Universitätsverlag.

Hausmann C. (2010). Notfallpsychologie und Traumabewältigung. Ein Handbuch. 3. Auflage. Wien: Facultas Verlags- und Buchhandels AG.

Heidenreich T., Junghanns-Royack K., Michalak J. (2011). Mindfullness-based therapy: Achtsamkeit vermitteln. In: Frank R. (Hrsg.) Therapieziel Wohlbefinden. Ressourcen aktivieren in der Psychotherapie. 2. Auflage. Berlin: Springer-Verlag, 69–82.

Helmerichs J., Bengel J., Leonhardt J. (1999). Einsatznachsorge beim ICE-Unglück in Eschede. Notfall- und Rettungsmedizin, 6, 362–366.

Herman J. L. (2003). Die Narben der Gewalt. Traumatische Erfahrungen verstehen und überwinden. Paderborn: Junfermann.

Hoffmann N., Hofmann B. (2008). Selbstfürsorge für Therapeuten und Berater. Weinheim: Beltz Verlag.

Hofmann A., Liebermann P., Flatten G. (2001). Diagnostik der Posttraumatischen Belastungsstörung. In: Rudolf G., Eich W. (Hrsg.) Posttraumatische Belastungsstörung; Leitlinie und Quellentext. Stuttgart: Schattauer GmbH, 71–83.

Huber M. (2006). Wege der Traumabehandlung. Trauma und Traumabehandlung, Teil 2. 3. Auflage. Paderborn: Junfermannsche Verlagsbuchhandlung.

Jenkins S. R., Baird S. (2002). Secondary Stress and Vicarious Trauma: A Validational Study. Journal of Traumatic Stress, 15(5), 423–432.

Jurisch F., Kolassa I. T., Elbert T. (2009). Traumatisierte Therapeuten? Ein Überblick über sekundäre Traumatisierung. Zeitschrift für Klinische Psychologie und Psychotherapie, 38(4), 250–261.

Karutz H. (2008). Einsatznachsorge durch Strukturierte Gruppengespräche: Debriefing Pro – Contra. Rettungsdienst, 31, 352–360.

Krans J., Näring G., Holmes E. A., Becker E. S. (2010). «I see what you're saying»: Intrusive images from listening to a traumatic verbal report. Journal of Anxiety Disorders, 24, 134–140.

Lemke J. (2010). Sekundäre Traumatisierung. Klärung von Begriffen und Konzepten der Mittraumatisierung. 3. Auflage. Kröning: Asanger Verlag GmbH.

Maragkos M. (2003). Bindung und Posttraumatische Belastungsstörung. In: Butello W., Hagel M. (Hrsg.) Trauma, Selbst und Therapie; Konzepte und Kontroversen in der Psychotraumatologie. Bern: Verlag Hans Huber, 91–108.

McCann L., Pearlman L. A. (1990). Vicarious Traumatization: A Framework for Understanding the Psychological Effects of Working with Victims. Journal of traumatic stress, 3(1), 131–149.

Mitchell J. T. (1983). When disaster strikes … The Critical incident stress debriefing process. Journal of Emergency and Medical Services, 13(11), 49–52.

Munroe J. F. (2002). Ethische Aspekte der Sekundärtraumatisierung von Therapeuten. In: Hudnall Stamm B. (Hrsg.) Sekundäre Traumatisierung; Wie Kliniker, Forscher und Erzieher sich vor traumatischen Auswirkungen ihrer Arbeit schützen können. Paderborn: Junfermann, 201–214.

Pearlmann L. A. (2002). Linderung der Auswirkungen einer indirekten Traumatisierung. In: Hudnall Stamm B. (Hrsg.) Sekundäre Traumastörungen; Wie Kliniker, Forscher & Erzieher sich vor traumatischen Auswirkungen ihrer Arbeit schützen können. Paderborn: Junfermann, 77–86.

Pross C. (2006). Burnout, vicarious traumatization and its prevention – what is burnout, what is vicarious traumatization? Torture, 16(1), 1–9.

Pryce J. G., Shackelford K. K., Pryce D. H. (2007). Secondary Traumatic Stress and the Child Welfare Professional. Chicago and Illinois: Lyceum Books.

Rosenbloom D. J., Pratt A. C., Pearlman L. A. (2002). Die Reaktion von Helfern in der Traumaarbeit. Verstehen und Intervenieren in einer Organisation. In: Hudnall Stamm B. (Hrsg.) Sekundäre Traumastörungen; Wie Kliniker, Forscher & Erzieher sich vor traumatischen Auswirkungen ihrer Arbeit schützen können. Paderborn: Junfermann, 87–98.

Rösing I. (2007). Vom Konzept des verwundeten Heilers zur Sekundären Traumatisierung. Zeitschrift für Psychotraumatologie, Psychotherapiewissenschaft, Psychologische Medizin (ZPPM), 5(3), 65–75.

Sachsse U., Reddemann L. (1997). Traumazentrierte Psychotherapie mit Imaginationen. Fundamenta Psychiatrica, 11, 169–178.

Schützwohl M. (2000). Frühinterventionen nach traumatisierenden Erfahrungen (Ein Überblick über Maßnahmen und deren Wirksamkeit). Fortschr Neurol Psychiat, 68, 423–432.

Schwarzer S. (2010). Prävention – Schutz – Heilung. In: Wagner R. (Hrsg.) Sekundäre Traumatisierung als Berufsrisiko? Konfrontation mit Schicksalen anderer Menschen. 1. Auflage. Bonn: bub, 61–70.

Sendera A., Sendera M. (2013). Trauma und Burnout in helfenden Berufen. Erkennen, Vorbeugen, Behandeln – Methoden, Strategien und Skills. Wien: Springer.

Siol T., Flatten G., Wöller W. (2001). Epidemiologie und Komorbidität der Posttraumatischen Belastungsstörung. In: Rudolf G., Eich W. (Hrsg.) Posttraumatische Belastungsstörung; Leitlinie und Quellentext. Stuttgart: Schattauer, 41–58.

Tedeschi R. G., Calhoun L. G. (1995). Trauma & Transformation. Growing in the Aftermath of Suffering. London/New Dheli: SAGE.

Thomed C., Richter D. (2012). Resilienzförderung in der psychiatrischen Pflege. Psych Pflege Heute, 18(1), 24–29.

Von Eichborn V. (2010). Sexuelle Gewalterfahrung – Die Kraft der Betroffenen. Posttraumatisches Wachstum und biographische Bildungsprozesse. Marburg: Tectum Verlag.

Williams M. B., Sommer J. F. (2002). Selbstfürsorge und die Verletzlichkeit von Therapeuten. In: Hudnall Stamm B. (Hrsg.) Sekundäre Traumastörungen; Wie Kliniker, Forscher & Erzieher sich vor traumatischen Auswirkungen ihrer Arbeit schützen können. Paderborn: Junfermann, 215–226.

5.3 Scheitern? Die RN4Cast-Studie im Licht der Angstproblematik

Britta Zander, Reinhard Busse

5.3.1 Einleitung

Mit dem Scheitern von Aufgaben, die an eine Person gestellt werden – besonders in einem beruflichen Kontext – sind fast immer negative Gefühle verbunden, denn ein Scheitern greift oft das Selbstwertgefühl eines Menschen an bzw. ruft Versagensängste hervor, die wiederum ein erneutes Scheitern begünstigen könnten. Je nach individueller Stressbewältigung, persönlicher Reife und Umfeld bzw. Arbeitsumfeld geht jeder Mensch anders damit um: Der eine nimmt es in Kauf und verbucht es als Lehre für das nächste Mal, ein anderer wendet sich einfach anderen Aufgaben zu, die ihm leichter fallen, und ein weiterer gibt sich selbst die Schuld an dem Versagen und stellt seine ganze Person in Frage. In diesem Kontext lastet vor allem auf den «helfenden Berufsgruppen», wie zum Beispiel Pflegeberufe, Ärzte, Lehrer etc., die von einem intensiven Einsatz für andere Menschen geprägt sind, ein besonderer Druck: Sie wissen, dass ein Scheitern in ihrem Job nicht nur negative Folgen für sie selbst bedeuten kann, sondern mitunter weitreichende Folgen für die ihnen anvertrauten Menschen hätte, was besonders in einem Arbeitsumfeld, das nicht von Verständnis und Vertrauen gekennzeichnet ist, zu Versagensängsten führen bzw. eine Negativspirale auslösen kann (Kutschera, 2007).

Im Pflegeberuf könnte ein Scheitern zum einen daran messbar werden, ob relevante Pflegetätigkeiten aus Zeit-, Personal- oder sonstigem Mangel vernachlässigt werden, die unter Umständen schwerwiegende Folgen für die Qualität der Patientenversorgung bedeuten könnten. Aber auch wenn Pflegekräfte aufgrund mangelhafter Zustände oder weil sie sich an ihrer individuellen Belastungsgrenze bewegen mit ihrer Arbeitssituation unzufrieden sind, kann das als Scheitern in einem gesellschaftlichen Sinne gesehen werden, besonders dann, wenn die Folgen davon erhöhte Krankheitsstände oder gar Kündigungen sind. Scheitern Pflegekräfte nun aber an sich selbst oder an den äußeren Normen und Strukturen, die sie umgeben, beziehungsweise lässt sich das überhaupt wirklich voneinander abgrenzen? Ist es überhaupt möglich, ein derartiges Scheitern zu messen?

In diesem Beitrag soll versucht werden, einen Blick auf die Gründe zu werfen, die für ein potenzielles Scheitern in der Pflege verantwortlich sein können, bzw. Bereiche zu identifizieren, in denen man bereits scheitert. Dafür wird auf Studienergebnisse der 2012 abgeschlossenen internationalen Pflegestudie RN4Cast (Registered Nurse Forecasting) zurückgegriffen. In einem ersten Schritt werden äußere Struktur- und Prozessparameter sowie deren potenzieller Einfluss auf das stationäre Pflegegeschehen in Akutkrankenhäusern analysiert. Anschließend werden Pflegetätigkeiten herausgearbeitet und diskutiert, die am ehesten aus Zeit- und/oder Personalmangel vernachlässigt werden. Abschließend wird der Fokus auf Unzufriedenheit und Burnout als persönliche Folgen bzw. Ursachen eines beruflichen Scheiterns gelegt.

5.3.2 Die Pflegestudie RN4Cast – Hintergrund

Die internationale Pflegestudie RN4Cast (Registered Nurse Forecasting) hat zwischen 2009 und 2011 in einer großangelegten Querschnittsstudie in zwölf europäischen Ländern insgesamt 33 659 Pflegekräfte in 488 Akutkrankenhäuser umfassend zu sämtlichen Aspekten ihres pflegerischen Arbeitsalltags befragt. Ziel der Studie war es, Zusammenhänge zwischen bestimmten Krankenhauscharakteristika, Pflege- und Patientenergebnissen herzustellen und aufzudecken, um erstmals eine umfassende Bestandsaufnahme liefern zu können, sowie aktuelle Problemfelder in einem europäischen Kontext abbildbar zu machen. (**Abb. 5-4**). Das Hauptdatenerhebungsinstrument aufseiten des Pflegepersonals bildete dabei ein komplexer Fragebogen aus 118 Fragen zu den Bereichen Arbeitsumgebung in der Pflege, Burn-out, Arbeitszufriedenheit, wahrgenommene Versorgungsqualität und Personalbesetzung (Zahlen und Ausbildung/Weiterbildung). Zusätzlich

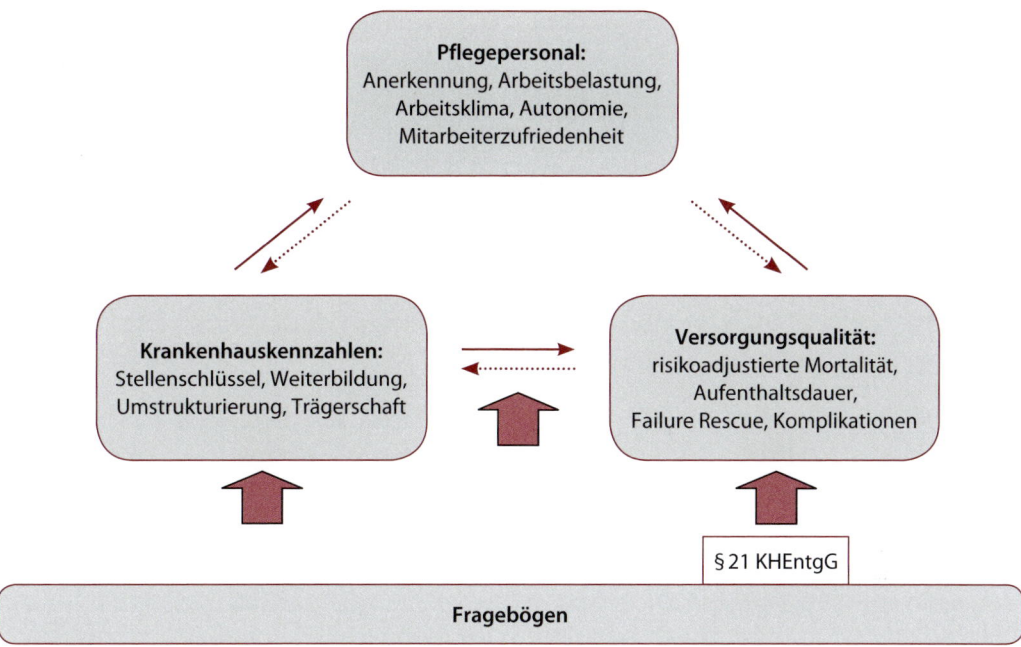

Abbildung 5-4: Die RN4CAST-Studie (Registered Nurse Forecasting)

wurden in Deutschland Patienten(routine)daten nach § 21 KHEntgG (Art der Aufnahme und Entlassung, demografische Angaben, Haupt- und Nebendiagnosen, Prozeduren und Aufenthaltsdauer) verwendet und relevante Krankenhauskennzahlen erhoben.

In Deutschland wurden 1511 examinierte Pflegefachkräfte in 49 Akutkrankenhäusern befragt. Abhängig von der Größe der Krankenhäuser wurden zwei bis sechs chirurgische und/oder internistische Stationen einbezogen, auf denen pseudonymisierte Fragebögen an das examinierte Pflegepersonal verteilt wurden. Die Teilnahme war freiwillig, die Fragebögen wurden auf den Stationen durch eine Kontaktperson verteilt. Zum Schutz der Anonymität wurden die teilnehmenden Pflegefachkräfte aufgefordert, die ausgefüllten Fragebögen mittels beiliegender frankierter Rückumschläge selbstständig an das Forscherteam der TU Berlin zurückzuschicken. Die Rücklaufquote betrug 44 %.

Die durchschnittliche Bettenzahl der Studienkrankenhäuser lag bei 600. Im Schnitt waren die befragten Pflegefachpersonen 39 Jahre alt, knapp 70 % von ihnen verfügten über mindestens 10 Jahre Berufserfahrung. Weitere Informationen zu den Krankenhäusern und Pflegepersonen finden sich in **Tabelle 5-5**.

5.3.2.1 Die deutschen Ergebnisse in einem internationalen Kontext

Für ein besseres Verständnis der deutschen Ergebnisse bzw. Problematik bietet es sich an, ausgewählte, für das Thema relevante internationale Ergebnisse vorweg zu betrachten. Es existiert bereits eine Vielzahl internationaler und deutschsprachiger Publikationen zu den RN4Cast-Studienergebnissen, die an verschiedener Stelle veröffentlicht wurden (Semeus et al., 2011; Aiken et al. 2012; Zander et al. 2012, 2013). Die Ergebnisse in **Tabelle 5-6** machen sichtbar, dass Deutschland nur im Mittelfeld liegt, mit sinkender Tendenz. Besonders auffällig sind die schlechten Ergebnisse zur Personalbesetzung, da ein Großteil der befragten Deutschen (80 %) der Meinung war, die Personalbesetzung würde nicht ausreichen, um gute Pflege gewährleisten zu können. In der Schweiz und in Norwegen sind das vergleichsweise nur 49 % bzw. 59 %.

Tabelle 5-5: Kennzahlen der Studienkrankenhäuser und Pflegefachpersonen in der RN4Cast (Registered Nurse Forecasting)

Krankenhauskennzahlen	49
freigemeinnützig	41 %
gemeinnützig	57 %
privat	2 %
durchschnittliche Bettenanzahl	599
< 200 Betten	7
200–600 Betten	28
> 600 Betten	13
Kennzahlen der befragten Pflegefachkräfte	**1511**
Durchschnittsalter in Jahren	38,8
männlich	10,7 %
mit mindestens 10 Jahren Berufserfahrung	68,6 %
Teilzeit	33,9 %
Angaben zu den befragten Stationen	
auf internistischen Stationen	49,7 %
auf chirurgischen Stationen	47,7 %
auf gemischten Stationen	2,6 %

Diese subjektive Wahrnehmung wird von der realen Patienten/Pflegekraft-Relation unterstützt, da sich in Deutschland eine Pflegekraft um durchschnittlich zehn Patienten kümmert, verglichen mit vier bzw. fünf Patienten in Norwegen und in den Niederlanden. Auch die Arbeitsumgebung wird in Deutschland als vergleichsweise schlecht empfunden, da sich die Hälfte der Befragten nicht wirklich wohlzufühlen scheint. Es gibt zwar auch Länder, in denen die Arbeitsumgebung als deutlich schlechter empfunden wird, wie zum Beispiel in Polen oder Griechenland, aber auf der anderen Seite gibt es auch Länder wie Norwegen oder die Schweiz, wo sich die Mehrheit an ihrem Arbeitsplatz wohler zu fühlen scheint (s. **Tab. 5-6**). Da über ein Drittel der deutschen Teilnehmer auch der Versorgungsqualität nicht die besten Noten gibt, stellt sich die Frage, ob ein Zusammenhang mit Aspekten der Arbeitsumgebung, personellen Ressourcen und/oder Zufriedenheit besteht. Auch die Stimmung unter den Berufsgruppen wird als unterdurchschnittlich gut empfunden, nur in Polen wird sie als noch schlechter wahrgenommen.

5.3.2.2 Wie lassen sich die deutschen Ergebnisse erklären?

Lassen sich Gründe für die Lage in Deutschland finden? Ein Blick auf einige wichtige Entwicklungen und Änderungen in der Krankenhauslandschaft des vergangenen Jahrzehnts vermag einige der Antworten zu geben. Folgt man nämlich den Zahlen in **Tabelle 5-7**, so ist die Bettenzahl in deutschen Akutkliniken und psychiatrischen Krankenhäusern seit 1999 langsamer als die durchschnittliche Aufenthaltsdauer gesunken; das gleichzeitig höhere Patientenaufkommen konnte dies nicht ausgleichen, so dass insgesamt die Patiententage gesunken sind. Diese Entwicklung traf und trifft die im Krankenhaus beschäftigten Gruppen unterschiedlich: So ist die Anzahl der Ärzte um 29 % (in VZÄ) gestiegen, wodurch die Arzt/Patienten-Relation spürbar gesenkt wurde, und zwar gemessen an Tagen und an Fällen. Im Pflegebereich stellt sich diese Entwicklung anders dar, weil eine um 7 % (in VZÄ) gesunkene Anzahl von Beschäftigten mehr Fälle pro Pflegekraft sowie eine deutlich verschlechterte Pflege/Arzt-Relation bedeuten.

Lassen sich nun aber Aussagen darüber treffen, ob diese Veränderungen dafür verantwortlich sind, dass sich das (pflegerische) Versorgungsgeschehen verändert hat? Zur Überprüfung dieser Annahme wurden die Ergebnisse der RN4Cast-Studie mit Ergebnissen ihrer Vorgängerstudie – der International Hospital Outcome Study (IHOS) – gemeinsam analysiert und verglichen. Die IHOS wurde von 1997 bis 1999 in fünf Ländern bzw. Regionen (USA, Kanada, England, Schottland und Deutschland) durchgeführt. Ausführliche Informationen zu dieser Studie finden sich bei Körner et al. (2001). Die Analyse beider Studien demonstrierte sowohl signifikante Verschlechterungen bei verschiedenen Aspekten der Arbeitsumgebung, als auch bei

Tabelle 5-6: Ausgewählte internationale Ergebnisse der Pflegestudie RN4Cast (Registered Nurse Forecasting)

Anzahl Pflegefachkräfte [%]	BE	GB	FI	DE	GR	IE	NL	NO	PL	ES	SE	CH
Patienten/Pflegekraft-Relation (absoluter Wert)	5,1	5,6	5,2	9,9	9,1	5,9	4,8	3,7	9,7	10,2	5,4	5,3
… finden, dass die Personalbesetzung nicht ausreicht, um gute Pflege zu gewährleisten.	84	76	68	80	85	77	68	59	83	78	63	49
… fühlen sich in ihrer Arbeitsumgebung nicht wohl.	51	56	52	52	69	54	44	29	76	52	57	37
… sind mit ihrer jeweiligen Arbeitssituation unzufrieden.	22	39	27	37	56	42	11	21	26	38	22	21
… sind emotional erschöpft.	25	42	22	30	78	42	10	24	40	30	29	15
… haben die Absicht, das Krankenhaus innerhalb des nächsten Jahres zu verlassen.	30	44	49	36	49	44	19	25	44	27	34	28
… schätzen die Versorgungsqualität als schlecht ein.	28	19	13	35	47	11	35	13	26	32	27	20
… bewerten die Stimmung zwischen Pflege und Ärzteschaft als schlecht.	30	11	21	37	34	23	19	10	44	34	11	11
… haben kein Vertrauen, dass die Pflegeleitung im Konfliktfall hinter ihnen steht.	80	64	81	58	87	63	81	74	85	86	73	75

der wahrgenommenen Versorgungsqualität sowie der Arbeitszufriedenheit und emotionalen Erschöpfung bei Pflegekräften. Ferner wurde analysiert, ob die verschlechterten Arbeitsumgebungsfaktoren, wie zum Beispiel die Personalsituation und das Arbeitsklima, Einfluss auf die Qualität der Patientenversorgung sowie auf die Zufriedenheit des Personals und die emotionalen Erschöpfung bzw. psychischen Belastung hatten. Die Ergebnisse offenbaren, dass ein signifikanter Einfluss sowohl auf die Versorgungsqualität als auch auf Zufriedenheit und emotionale Erschöpfung gemessen werden konnte (Zander et al., 2013). Die **Abbildungen 5-5** bis **5-7** (S. 271–272) veranschaulichen die analysierten Bereiche genauer und zeigen die Werte aus beiden Studienjahren. Auffällig ist in **Abbildung 5-6**, dass die Einschätzung der Patientensicherheit eher zunahm, obwohl die Qualität der Patientenversorgung in den Augen der Pflege abnahm.

Dies kann als Indiz dafür gewertet werden, dass die Patientenversorgung unter den Qualitätseinbußen noch nicht massiv zu leiden scheint.

Die wachsende Unzufriedenheit beim Personal sowie der starke Anstieg an emotionaler Erschöpfung unter dem Personal zeigt deutlich, welche Spuren die derzeitig angespannte Situation hinterlässt. **Abbildung 5-8** (S. 272) veranschaulicht noch einmal das Zusammenspiel der teilweise wechselseitigen Einflüsse externer Faktoren, des Versorgungsgeschehens und der Pflegekräfte selbst. Im Folgenden werden die Auswirkungen auf die Versorgungsqualität und die Pflegekräfte detaillierter analysiert.

5.3.3 Einfluss auf die Versorgungsqualität

Wie eingangs erwähnt, sind die Folgen eines Scheiterns in der Pflege nicht nur für die Betroffenen selbst schwerwiegend, sondern können

Tabelle 5-7: Struktur- und Prozessparameter in deutschen Akut- und psychiatrischen Krankenhäusern, 1999 und 2011 (Quelle: Zander et al., 2013, Gesundheitswesen [im Druck])

	1999	2011	Veränderung
Krankenhausbetten (× 1000)	565,3	501,6	−11 %
Durchschnittliche Aufenthaltsdauer (in Tagen)	9,9	7,7	−22 %
Patientenaufnahmen (× 1 000 000)	17,1	18,3	+ 7 %
Patientenaufnahmen pro Bett	30,2	36,5	+21 %
Patientenage (× 1 000 000)	169,7	141,6	−17 %
Ärzte[1] (× 1000) VZÄ[2]	107,9	139	+29 %
Patientenage pro Arzt VZÄ	1573	1019	−35 %
Patientenaufnahmen pro Arzt VZÄ	158,5	131,7	−17 %
Pflegepersonen[3] (× 1000) VZÄ	334,9	310,8	− 7 %
Patientenaufnahmen pro Pflegeperson VZÄ	51,0	58,9	+16 %
Patientenage pro Pflegeperson VZÄ	506,7	455,6	−10
Relation Pflege : Ärzte	3,1 : 1	2,2 : 1	−29 %

[1] Hauptamtliche Ärzte (ohne Belegärzte und ohne Zahnärzte), bis 2003 einschließlich Ärzte im Praktikum. Seit 1.10.2004 ist der «Arzt im Praktikum» abgeschafft.
[2] Beschäftigte umgerechnet auf die volle tarifliche Arbeitszeit. Anteilig einbezogen sind auch die Beschäftigten, die nicht am 31.12. im Krankenhaus angestellt waren, sondern nur für einen Zeitraum innerhalb des Jahres.
[3] Personal im Pflegedienst umfasst Pflegedienstleitung sowie Pflege- und Pflegehilfspersonal. Dazu gehören auch Pflegekräfte in Intensivpflege und -behandlungseinrichtungen sowie Dialysestationen; ferner Schüler und Stationssekretärinnen, soweit diese auf die Besetzung der Stationen mit Pflegepersonal angerechnet werden.

negative Folgen für die Patienten bedeuten, etwa dann, wenn relevante Pflegetätigkeiten vernachlässigt werden und dadurch die Qualität sinkt. Dafür konnte die Studie RN4Cast Zahlen liefern, die belegen, was im Krankenhausalltag eigentlich schon jeder weiß: Bei der Patientenpflege wird rationiert, vor allem im Bereich der psychosozialen Versorgung und der Dokumentation, aber auch bei adäquater Patientenüberwachung und Schmerzmanagement (**Abb. 5-9**, S. 273) (Zander et al., noch nicht erschienen).

Dieses Thema der verdeckten Rationierung ist keinesfalls ein neues Phänomenen; tatsächlich gab es in der stationären Pflege in den vergangenen Jahren schon einige Hinweise auf Rationierungen in nicht unerheblichem Umfang. Doch trotz erster repräsentativer Zahlen aus dem Pflegethermometer im Jahre 2010 (Badura et al., 2013) wurden die Effekte bisher – ebenso wie in der ärztlichen Versorgung – noch in keiner Studie systematisch erfasst. Daher fehlen empirische Daten zum Vorkommen und zu den Auswirkungen, obwohl sie nötig gebraucht werden. Implizite Rationierung wird definiert als das Vorenthalten bzw. Nichtdurchführen von notwendigen pflegerischen Maßnahmen. Die Grundlage ist ein Mangel an zeitlichen, personellen und/oder fachlichen Ressourcen. Sie erfolgt implizit oder verdeckt, was bedeutet, dass es keine klar definierten Auswahlkriterien oder Informationen gibt und es daher zu einer Ungleichbehandlung von Patienten kommen kann. Die einzelne Pflegekraft muss demnach entscheiden, welche Pflegetätigkeiten sie vor-

5.3 Scheitern? Die RN4Cast-Studie im Licht der Angstproblematik

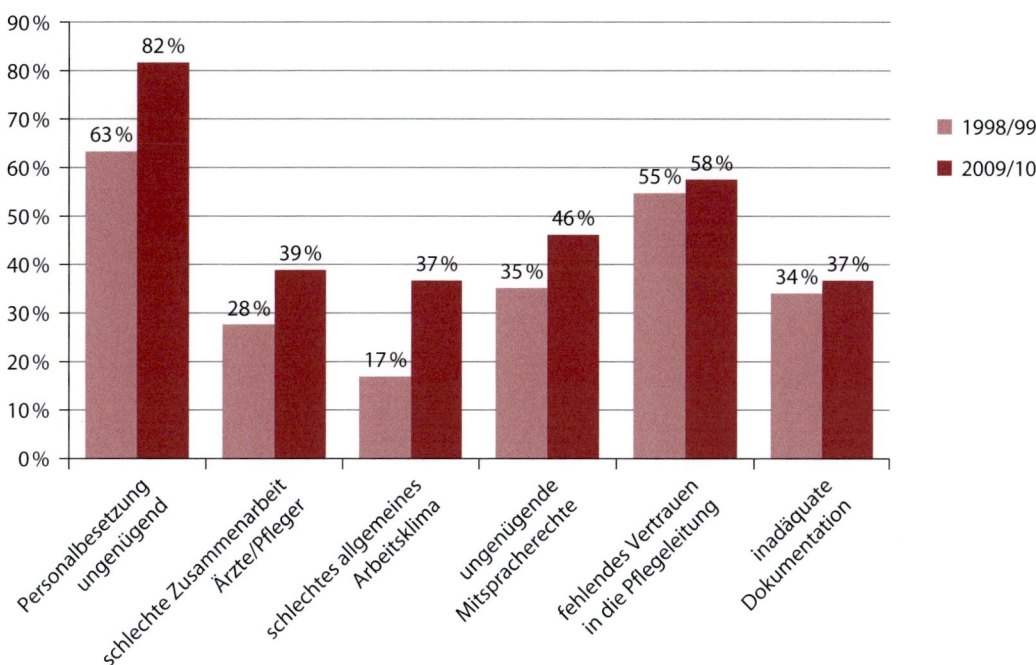

Abbildung 5-5: Veränderungen bei ausgewählten Parametern in der Arbeitsumgebung (1999–2009)

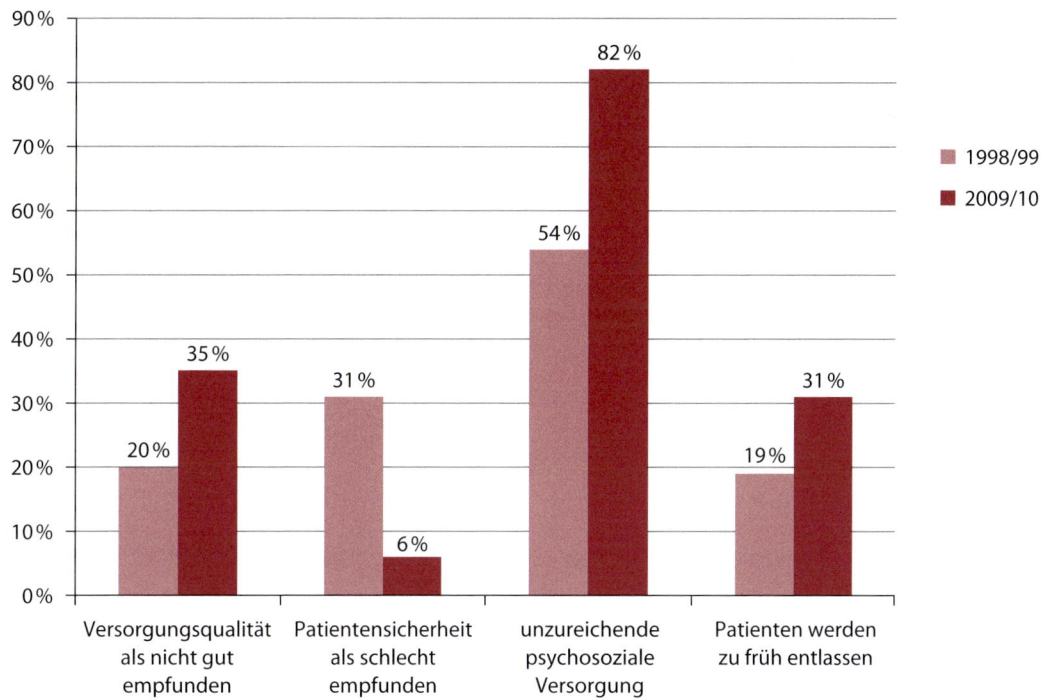

Abbildung 5-6: Die eingeschätzte Qualität und Patientensicherheit (1999–2009)

5. Pflegende in Bedrängnis

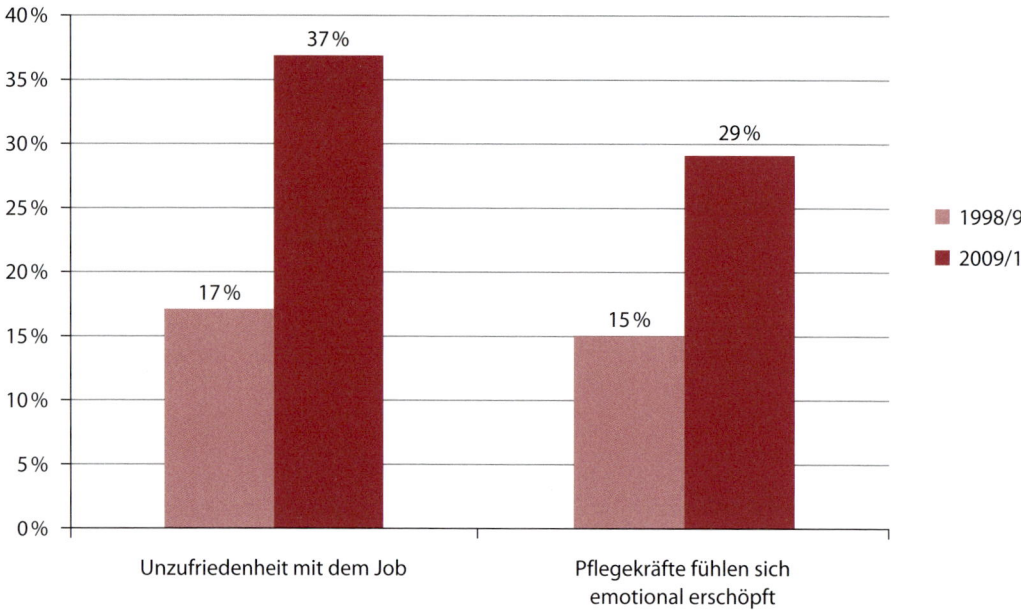

Abbildung 5-7: Anstieg der Unzufriedenheit und der emotionalen Erschöpfung (1999–2009)

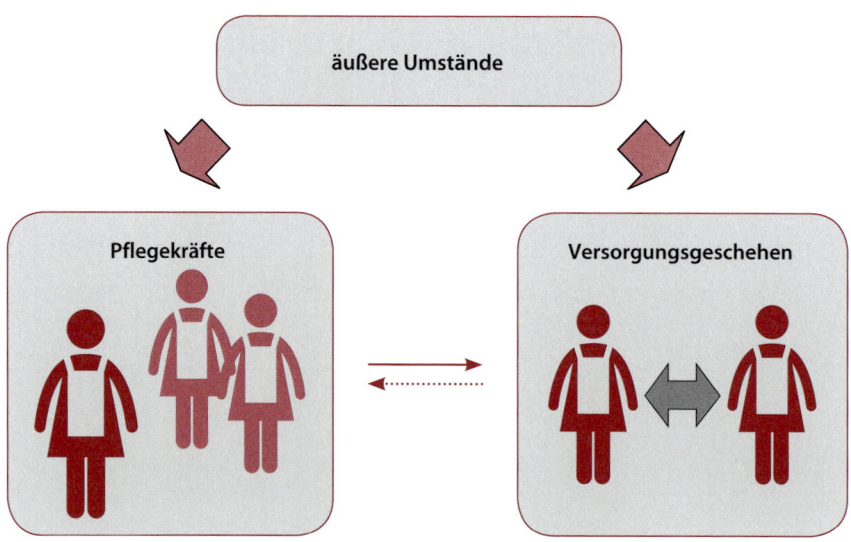

Abbildung 5-8: Auswirkungen externer Einflüsse auf Versorgung und Pflegekräfte

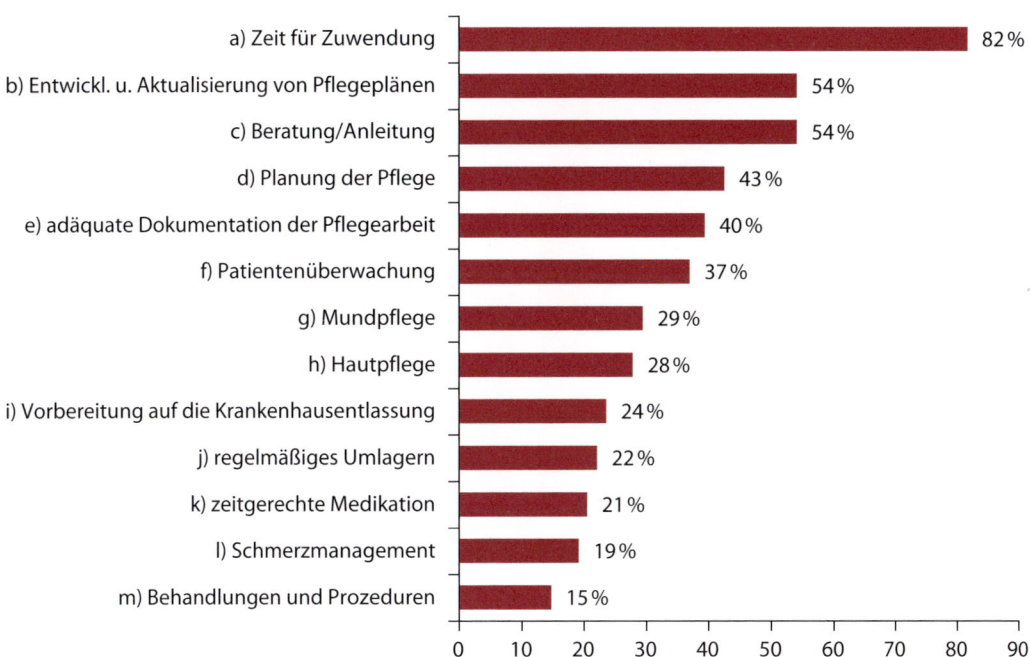

Abbildung 5-9: Rangliste der Pflegetätigkeiten, die aus Zeit- oder Personalmangel während der letzten Schicht vernachlässigt wurden (Quelle: Zander et al., 2013, Gesundheitswesen [im Druck])

nimmt und welche nicht, sie priorisiert also, welche Pflegetätigkeiten bevorzugt getätigt werden bzw. als erste unterbleiben. An der Patienten/Pflegekraft-Schnittstelle kann es dadurch zu teilweise erheblichen Rationierungseffekten als Ergebnis individueller Entscheidungen kommen. Durchschnittlich wurden in den deutschen RN4Cast-Krankenhäusern fünf Pflegetätigkeiten gemessen, die vernachlässigt bzw. rationiert wurden: Am häufigsten waren es Tätigkeiten, bei denen die Auswirkungen auf den Gesundheitszustand des Patienten als weniger gefährlich eingeschätzt oder bei denen der Zeitaufwand im Vergleich zu eher therapeutischen Tätigkeiten oder adäquater Überwachung in der Regel besser kalkulierbar war (s. **Abb. 5-9**).

Diese Priorisierung suggeriert, dass die Pflegekräfte scheinbar einschätzen können, welche Tätigkeiten das Patientenwohl gefährden und daher nicht rationiert werden dürfen, und welche vernachlässigt oder auch aufgeschoben werden sollten. Trotz dieser Priorisierung ist fraglich, …

- … wie lange eine Beschneidung des psychosozialen Versorgungsauftrags durch Berufsethos und Pflegeverständnis vonseiten der Pflege noch toleriert wird, und
- … wann dieses Verhalten zu ernsthaften Problemen bei der Patientenversorgung führt.

Denn gerade durch fehlende Gespräche mit den Patienten besteht die Gefahr, dass Zeichen oder Symptome, die auf Komplikationen hindeuten, nicht rechtzeitig bemerkt werden, es also fatal ausgehen kann, wenn Pflegekräfte die notwendige Überwachung nicht leisten können. Die Pflegekräfte erfahren ebenfalls viel Anerkennung und Wertschätzung aus dem direkten Patientenkontakt, woraus viele ihre Energie ziehen, um sich jeden Tag aufs Neue zu motivieren. Beim Blick auf **Abbildung 5-10** (S. 274) wird offensichtlich, dass die Patienten die Missstände in der Pflege durchaus schon wahrnehmen. Da es sich hierbei um berichtete Beschwerden von Patienten handelt, können Dunkelziffern weitaus höher liegen.

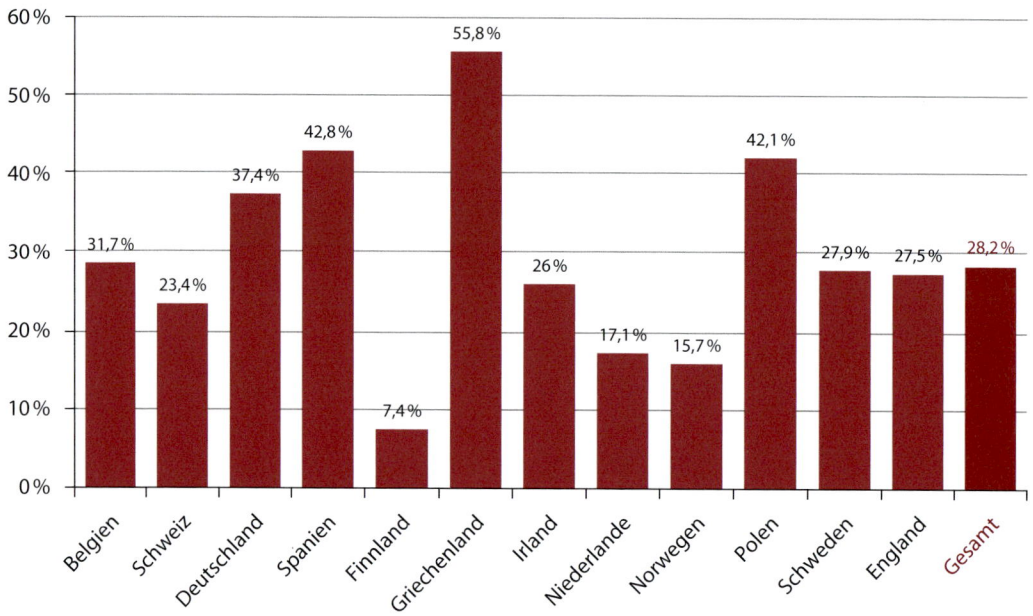

Abbildung 5-10: Beschwerden von Patienten (Angaben des Pflegepersonals)

«Scheitern» im Sinne von emotionaler Erschöpfung und Burn-out

Die Studienergebnisse zeigten eine starke signifikante Wechselwirkung zwischen der abnehmenden Qualität und emotional stark erschöpften bzw. unzufriedenen Pflegekräften. Das erscheint in vielerlei Hinsicht als ernstzunehmendes Problem, vor allem, weil emotionale Erschöpfung kontinuierlich anzusteigen scheint (s. **Abb. 5-7**); zum einen kann eine Negativspirale ausgelöst werden, bei der sich die sinkende Versorgungsqualität und die schlechte Stimmung unter dem Personal gegenseitig negativ beeinflussen, zum anderen ist hohe emotionale Belastung signifikant assoziiert mit der Absicht, den Arbeitsplatz sowie den Beruf zu wechseln, und führt über kurz oder lang zu höheren Abgängen.

Laut den Ergebnissen sieht alles danach aus, dass Pflegekräfte in Deutschland an den sie umgebenen Umständen scheitern – besonders die Defizite in der Versorgungsqualität scheinen ihnen dabei zu schaffen zu machen, aber auch fehlendes Lob und Anerkennung vonseiten der Ärzte und Vorgesetzten. Dabei hat besonders Anerkennung erwiesenermaßen einen erheblichen Effekt auf die Motivation und kann damit protektiv auf Burn-out wirken. Die Folgen von emotionaler Erschöpfung und Burnout sind vielfältig und reichen von Krankschreibungen über sinkende Qualität bis hin zur Berufsaufgabe: (Alten)pflegekräfte weisen mittlerweile mit 25,1 Tagen – neben Bus- und Straßenbahnfahrern (25,4), Angestellten der industriellen Gießerei (27,5) sowie der Ver- und Entsorgung (29,4) – die höchsten Fehlzeiten unter den Berufsgruppen auf. Ärzte fehlen hingegen nur 6,7 Tage pro Jahr (Badura et al., 2013). In der Literatur findet sich die oft vertretene Meinung, dass die als hochbelastet eingestuften Menschen oft die engagiertesten Arbeitskräfte seien, die durch ständige Mehrarbeit Gefahr laufen, auszubrennen. Auch in der RN4Cast-Studie gab die Hälfte der Befragten an, regelmäßig Überstunden zu leisten, und mehr als zwei Drittel gaben an, während der Schicht oft zusätzlich nichtpflegerische Tätigkeiten zu übernehmen. Durch diese Zusatzbelastung kann sich schnell das Gefühl einstellen, den Anforderungen des Jobs nicht mehr gewachsen zu sein, da die eigentliche Arbeit – die Patientenpflege – dadurch auf der Strecke bleibt. Die Folgen – starke Unzufriedenheit, Erschöpfungszustände, Selbstzweifel bis hin zum Burn-out – stellen für die Betroffenen eine große Last dar, mit der sie sich oft alleingelassen fühlen (**Abb. 5-11**).

Um das tatsächliche Burn-out-Level optimal messen zu können, wurde in der RN4Cast-Studie zur Messung von Überlastung und Burnout das Maslach Burn-out Inventory (MBI) eingesetzt (Maslach et al., 1996). Dieses Instrument umfasst 22 Fragen, die die drei Dimensionen emotionale Erschöpfung, reduzierte persönliche Leistungsfähigkeit und Depersonalisation messen. Um mit dem MBI Burn-out festzustellen, müssen hohe Werte für «emotionale Erschöpfung», hohe Werte für «Depersonalisation» und/oder hohe Werte für «reduzierte persönliche Leistungsfähigkeit» vorhanden sein. Die Antwortmöglichkeiten sind siebenstufig und sollen messen, wie häufig die jeweiligen Vorkommnisse auftreten (0 = nie bis 6 = täglich). Dabei wurde zum Beispiel gefragt, ob die Pflegekräfte sich durch die Arbeit ausgelaugt fühlen oder ob es ihnen gut gelänge, sich in die Patienten hineinzuversetzen. Die Auswertung der Dimensionen erfolgte unabhängig voneinander und ergab für 14,5 % der befragten deutschen Pflegekräfte ein bereits bestehendes Burn-out.

Die Einzelwerte sind in **Abbildung 5-12** (S. 276) aufgeführt: Depersonalisation bedeutet in diesem Zusammenhang Distanziertheit und Gefühllosigkeit im Umgang mit Patienten, das heißt, dass Pflegekräfte nicht mehr mit der benötigten Empathie auf die Belange und Bedürfnisse ihrer Patienten eingehen können (Kutschera, 2007). Von 1512 untersuchten Pflegekräften wurde bei 120 (8 %) von ihnen dieser Zustand festgestellt (s. **Abb. 5-12**). Emotionale Erschöpfung ist eine Folge konstanter psychischer Belastung und entsteht oft durch engen und emotional fordernden Kontakt mit anderen Menschen. In der Literatur wird emotionale Erschöpfung oft mit Burn-out gleichgesetzt. Wie bereits mehrfach erwähnt, wurden bei 29 % der befragten Pflegekräfte hohe Werte für emotionale Erschöpfung ermittelt. Reduzierte persönliche Leistungsfähigkeit ist oft eine Folge von empfundenem Misserfolg und Mangel an Kompetenz, was sich mitunter als Resignation und Rückzug ausdrücken kann (Kutschera, 2007).

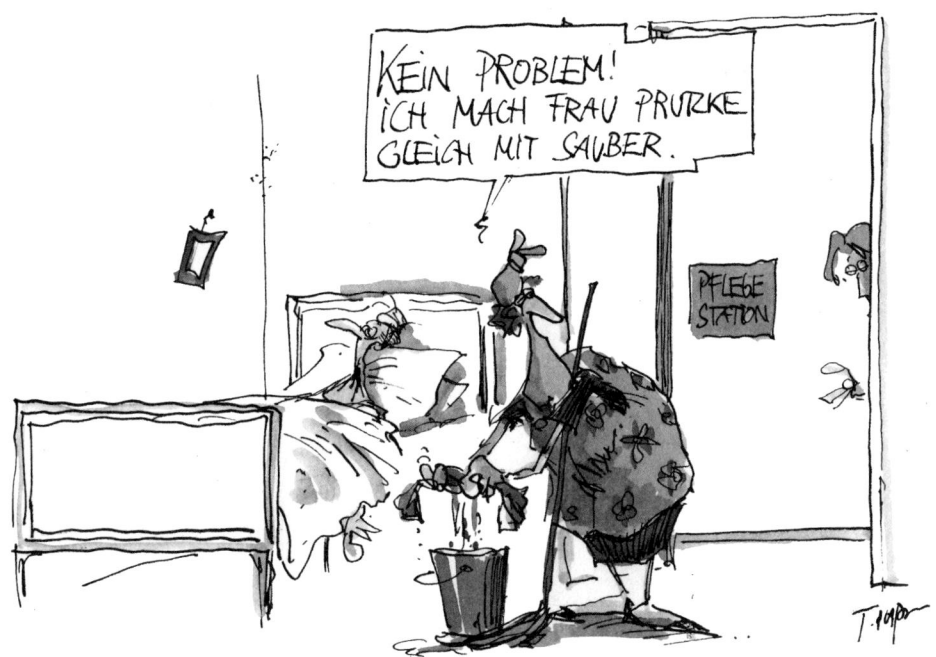

Abbildung 5-11: Durch Zusatzbelastungen kann sich das Gefühl einstellen, den Anforderungen des Jobs nicht mehr gewachsen zu sein, da die eigentliche Arbeit auf der Strecke bleibt.
(Quelle des Cartoons: © Thomas Plaßmann)

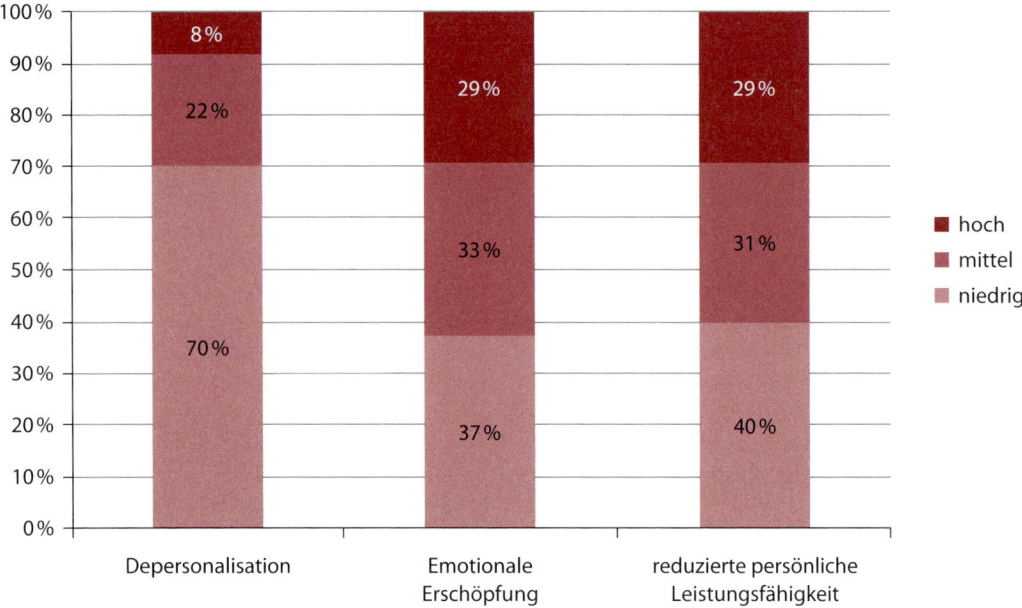

Abbildung 5-12: Gefährdung für Burn-out

Unter den Befragten ließen sich bei 29 % entsprechend hohe Werte feststellen.

Die Spannbreite bei den Ausprägungen für Burnout in den einzelnen deutschen Krankenhäusern war in Deutschland relativ groß und reichte von 0 % bis 67 %. Es gibt also durchaus Krankenhäuser, deren Pflegekräfte die Arbeitsbelastung besser aushalten können als andere, was Fragen nach den dahinterstehenden Erfolgsfaktoren aufwirft.

5.3.4 Diskussion

Empirische Daten zur Situation in Deutschland wurden in diesem Beitrag durch die Studie RN4Cast geliefert. Es konnte gezeigt werden, dass die Pflege in deutschen Akutkrankenhäusern teilweise bereits an ihre Grenzen stößt, mit dem Resultat, dass sowohl die pflegerische Arbeit als auch die psychische Verfassung der Pflegekräfte darunter leidet. Es bleibt nun die Aufgabe, diese Erkenntnisse auch tatsächlich sinnvoll zu nutzen – sowohl vonseiten der Politik als auch von Krankenhausseite. Gehen wir einen Schritt weiter und werfen einen Blick über den Tellerrand auf die Pflegeforschung in anderen Ländern, so erkennen wir, dass in Großbritannien, Belgien und Nordamerika bereits negative Auswirkungen einer schlechten Personalbesetzung und Arbeitsumgebung auf Mortalitätsraten, Komplikationen und verlängerte Verweildauer gemessen wurden, die Situation sich also durchaus verschärfen kann bzw. es derzeit schon tut (Van den Heede et al., 2009; Rafferty et al., 2007; Aiken et al., 2002; Lucero et al., 2010).

Das Problem ist die Sensibilität des Themas, da es immer noch ein großes Tabu ist, in Zusammenhang mit deutschen Krankenhäusern öffentlich über ein «Scheitern» zu sprechen. Ebenso ungern wird das Thema Burn-out bzw. psychische Probleme angeschnitten, da sie von einem Großteil unserer Gesellschaft oft immer noch als menschliche Schwäche angesehen werden, was dazu führt, dass sich der Druck bei den Betroffenen verschärft.

Sicher ist, dass sich etwas ändern muss, denn viele Interessierte gehen heute schon nicht mehr in die Pflege, weil sie wissen dass die Arbeit dort kaum zu leisten sei. Hinzu kommt, dass 16 % der deutschen Pflegekräfte laut RN4Cast die Absicht haben, den Beruf komplett aufzugeben, was die ohnehin angespannte Personalsituation in Deutschland noch einmal drastisch verschärfen würde (Heinen et al., 2013). Daher müsse der Pflegeberuf attraktiver gestaltet werden, um langfristig Fluktuationsraten niedrig zu halten und erfolgreich neues Personal anzuziehen. Kurzfristige, leicht umsetzbare Schritte könnten dabei auf Seiten der Pflegeleitung darin bestehen, die Pflegekräfte nicht alleinzulassen, auf Augenhöhe in ständigem Kontakt mit ihnen zu stehen, ein angenehmes Team- und Arbeitsklima zu schaffen, und – ganz wichtig – mehr Anerkennung zu zollen, auch (und gerade) von Seiten der Ärzteschaft. Denn nur indem man miteinander spricht, können Probleme rechtzeitig entdeckt und gemeinsam sinnvolle Lösungsstrategien gefunden werden.

Literatur

Aiken L.H., Clarke S.P., Sloane D.M., Sochalski J., Silber J.H. (2002). Hospital nurse staffing and patient mortality, nurse burnout, and job dissatisfaction. *JAMA*, 288(16), 1987–1993.

Aiken L.H., Sermeus W., van den Heede K., Sloane D.M., Busse R., McKee M., Bruyneel L., Rafferty A.M., Griffiths P., Moreno-Casbas M.T., Tishelman C., Scott A., Brzostek T., Kinnunen J., Schwendimann R., Heinen M., Zikos D., Sjetne I.S., Smith H.L., Kutney-Lee A. (2012). Patient safety, satisfaction, and quality of hospital care: cross sectional surveys of nurses and patients in 12 countries in Europe and the United States. British Medical Journal, 344: e1717.

Badura B., Ducki A., Schröder H., Klose J., Meyer M. (2013). Fehlzeiten-Report 2013: Verdammt zum Erfolg – die süchtige Arbeitsgesellschaft.

Heinen M.M., van Achterberg T., Schwendimann R., Zander B., Matthews A., Kózka M., Ensio A., Strømseng Sjetne I., Moreno Casbas T., Ball J., Schoonhoven L. (2013). Nurses' intention to leave their profession: A cross sectional observational study in 10 European countries. International Journal of Nursing Studies, 201, 50(2): 210–218.

Isfort M., Weidner F., Neuhaus A., Kraus S., Köster V.H., Gehlen D. (2009). Pflege-Thermometer 2009. Eine bundesweite Befragung von Pflegekräften zur Situation der Pflege und Patientenversorgung im Krankenhaus. Köln: Deutsches Institut für angewandte Pflegeforschung e. V. (dip).

Körner T., Hoopmann M., Busse R. (2001). Erfolgsfaktor Organisation. Gesundheit und Gesellschaft, 4(2): 16–17.

Kutschera S. (2007). Burnout Syndrom: Ursachen und Bewältigungsstrategien unter Berücksichtigung von persönlichkeits- und strukturzentrierten Ansätzen. Wien, ARGE Bildungsmanagement 2007 [Online]. http://www.kutscheracommunication.com/pdf-dokumente/artikel-texte/DiplomarbeitBurnout_1_081107.pdf [12.11.2013].

Lucero R.J., Lake E.T., Aiken L.H. (2010). Nursing care quality and adverse events in US hospitals. J Clin Nurs, 19(15–16): 2185–2195.

Maslach C., Jackson S.E., Leiter M.P. (1996). Maslach Burnout Inventory: Manual (3rd edn.). Palo Alto, CA: Consulting Psychologists Press.

Rafferty A.M., Clarke S.P., Coles J., Ball J., James P., McKee M., Aiken L.H. (2007). Outcomes of variation in hospital nurse staffing in English hospitals: Cross-sectional analysis of survey data and discharge records. International Journal of Nursing Studies, 44(2): 175–182.

Sermeus W., Aiken L.H., Van den Heede K., Rafferty A.M., Griffiths P., Moreno-Casbas M.T., Busse R., Lindqvist R., Scott A.P., Bruyneel L., Brzostek T., Kinnunen J., Schubert M., Schoonhoven L., Zikos D., and RC Rn4cast (2011). Nurse Forecasting in Europe (RN4CAST): Rationale, design and methodology. BMC Nursing, 10(1): 6.

Van den Heede K., Sermeus W., Diya L., Clarke S.P., Lesaffre E., Vleugels A., Aiken L. (2009). Nurse staffing and patient outcomes in Belgian acute hospitals. International Journal of Nursing Studies, 46(7): 928–939.

Zander B., Bluemel M., Busse R. (2013). Nurse migration in Europe – can expectations really be met? Combining qualitative and quantitative data from Germany and eight of its destination and source countries. International Journal of Nursing Studies, Feb. 50(2): 210–218.

Zander B., Dobler L., Bäumler M., Busse R.: Implizite Rationierung von Pflegeleistungen in deutschen Akutkrankenhäusern – Ergebnisse der internationalen Pflegestudie RN4Cast. Das Gesundheitswesen (im Review-Prozess).

Zander B., Dobler L., Busse R. (2012). Pflegepersonaleinsatz: Studie zeigt alarmierende Entwicklung. Die Schwester Der Pfleger, 51, 05/12.

Zander B., Dobler L., Busse R. (2013). The introduction of DRG funding and hospital nurses' changing perceptions of their practice environment, quality of care and satisfaction: Comparison of cross-sectional surveys over a 10-year period. International Journal of Nursing Studies, Feb, 50(2): 219–229.

5.4 Die Angst vor dem Patientensuizid

Anja Kusserow

5.4.1 Einleitung

In psychiatrischen Kliniken stellen Patienten mit Suizidgefährdung 20–40 % der Aufnahmen und sind somit für psychiatrisch Pflegende keine Ausnahme (Wolfersdorf, 2006). Etwa die Hälfte der Pflegenden ist durch den Suizid eines Patienten betroffen (Schmidtke/Schaller, 2012). Der Umgang mit suizidalen Patienten gehört für sie demnach zu ihrer alltäglichen Arbeit.

Pflegende sind üblicherweise näher am Patienten als ärztliche oder psychologische Therapeuten. Sie sind diejenigen, die den Patienten rund um die Uhr zur Verfügung stehen, in den therapiefreien Zeiten und an den Wochenenden. In suizidalen Krisen sind sie die ersten Ansprechpartner im therapeutischen Team, veranlassen und führen begründete Interventionen durch. Die mitunter große Nähe und Verbindlichkeit bewirkt ein außerordentliches Gefühl der Verantwortlichkeit für die Patienten, generiert aber auch Ängste, da das Risiko der Selbsttötung des Patienten selbst unter den besten Rahmenbedingungen von Fürsorge, Kommunikation und Kontrolle bestehen bleibt (Wolfersdorf, 2012b). Suizidale Patienten lösen bei Pflegenden unterschiedliche und widerstreitende Gefühle aus. Es ist unumgänglich, die eigenen Emotionen im Umgang mit suizidalen Patienten ständig zu reflektieren. Droht Gefahr, dass die Arbeitsfähigkeit unter der Unvereinbarkeit der Gefühle leidet, ist es unerlässlich, sich professionelle Unterstützung zu holen.

Sowohl die Kommunikation als auch die Beziehungsgestaltung stellt Pflegende vor eine anspruchsvolle, herausfordernde Aufgabe. Damit eine vertrauensvolle und offene Zusammenarbeit gelingen kann, sind die Kenntnis der persönlichen Werte sowie die Integration der eigenen Lebensgeschichte und Erfahrungen bedeutsam. Nähe zuzulassen erfordert die Bereitschaft, eine professionelle Beziehung mit dem Patienten einzugehen und stellt Pflegende damit vor die Herausforderung, Nähe und Distanz professionell zu regulieren. Es bedarf einer Balance zwischen dem «Sich-Öffnen» und dem Aspekt der Selbstfürsorge.

Pflegende müssen wissen, wie sie über den Suizid denken. Sich seiner eigenen Haltung zum Thema Suizid bewusst zu sein, ist ausschlaggebend in der Bewältigung des Konflikts, einen Suizid in jedem Fall verhindern zu müssen und andererseits den Patienten angesichts seines Leidens in seinem Wunsch, nicht mehr leben zu können, auch zu verstehen. Suizidprävention ist Pflicht pflegerischen Handelns. Die Tatsache, dass Pflegende im unmittelbaren Kontakt zum Patient stehen, verstärkt das Gefühl der Verantwortung und schürt damit die Angst, Suizidalität nicht zu erkennen oder falsch einzuschätzen. Assessmentinstrumente helfen bei der Einschätzung von Suizidalität (s. a. Kasten). Das Zentrum pflegerischen Handelns bildet jedoch das offene und direkte Gespräch, eine sichernde fürsorgliche Beziehung zum und mit dem Patienten. Suizide zu verhindern, beinhaltet das Umsetzen von Interventionen, die dem Schutz und der Sicherung des Patienten gelten, jedoch vielleicht dem Willen des Patienten widersprechen und ihn in seiner Würde und Freiheit beschneiden.

> **Definition**
>
> Suizidalität ist die Summe aller Denk-, Erlebens- und Verhaltensweisen von Menschen oder Gruppen von Menschen, die in Gedanken, durch aktives Handeln, Handeln-Lassen oder passives Unterlassen den eigenen Tod anstreben bzw. als möglichen Ausgang einer Handlung in Kauf nehmen. (Woltersdorf, 2010; Etzersdorfer, 2011)

Wird die Beziehung durch einen Suizid jäh beendet, sehen sich Pflegende persönlichen und rechtlichen Konsequenzen ausgesetzt. Ferner werden Pflegende wie alle, die in einer Beziehung zum Suizidenten standen, zu «Hinterbliebenen», die durch dieses einschneidende, traumatische Ereignis in ihrem Fühlen erschüttert werden. Fragen, die sich aus haftungsrechtlichen

Aspekten eines Suizids ergeben, zeigen das Dilemma auf, das sich aus dem absoluten Lebensschutz durch Freiheitsentzug einerseits und der Erhaltung von Lebensqualität andererseits stellt.

5.4.2 Welche Gefühle lösen suizidale Patienten aus?

Pflegende sind in ihrem unbewussten Fühlen den Patienten ausgesetzt. Suizidale Patienten lösen bei Pflegenden Gefühle wie Beunruhigung und Angst, aber auch Ärger, Ohnmacht und Ablehnung aus. Die Folge ist oft eine übermäßige gedankliche und emotionale Beschäftigung mit den Patienten und den eigenen unvereinbaren Gefühlen. Diese emotionale und gedankliche Auseinandersetzung hält häufig über die Arbeitszeit hinaus an und wird nicht selten «mit nach Hause» genommen. Es entsteht ein Konflikt aus dem Gefühl der Zuständigkeit und Sorge für den Patienten einerseits und der persönlichen Verletzung oder Provokation andererseits. Diese Verstrickung kann die Arbeitsfähigkeit deutlich beeinträchtigen, wenn nicht gar lähmen.

Die unbewussten, unreflektierten und unbearbeiteten Gefühle belasten den Kontakt mit dem Patienten oft erheblich und begünstigen auf beiden Seiten den Rückzug. Aus diesem Blickwinkel heraus ist unerlässlich, die eigenen Reaktionen, Gefühle und Ängste wahrzunehmen, zuzulassen und kritisch zu reflektieren. Das interdisziplinäre Team sollte einen Rahmen schaffen, in dem Pflegende angstfrei über ihr umfassendes Erleben sprechen können. Die gleiche Professionalität und wertschätzende Haltung, die den Patienten entgegengebracht wird, sollte auch dort gelten, so dass Pflegende Rat und Unterstützung suchen und finden und darüber Halt und Entlastung erfahren. Sollten Gefühle wie Abweisung und Ablehnung in der Beziehung zum Patienten nicht zu kontrollieren sein, so ist über einen Wechsel in der Bezugspflege nachzudenken.

5.4.3 Kommunikation und Beziehungsgestaltung

Suizidale Patienten zeigen oft Probleme in der Beziehung zu anderen. Sie reagieren häufig mit Rückzug und wiederholen damit frühere Beziehungserfahrungen. Aus diesem Verhalten bestätigen sie sich, dass sie zu Beziehungen nicht in der Lage sind. Pflegende haben zur Aufgabe, die Beziehung zum Patienten professionell zu gestalten und überdies zu erkennen, dass sie für die Patienten eine Ersatzfunktion innehaben. Mit ihnen machen Patienten Beziehungserfahrungen, an ihnen testen sie ihre Grenzen und nehmen sich selbst in einer Beziehung wahr (Friederich, 2010). Wie Pflegende die Beziehung zu ihren Patienten gestalten entscheidet darüber, ob eine vertrauensvolle, offene Kommunikation und Zusammenarbeit entstehen kann. Der unmittelbare Kontakt lässt Probleme und die daraus resultierenden Lösungsstrategien erkennen, die gemeinsam bearbeitet werden können. Damit kann ein anderer Weg als der des Suizids aufgezeigt werden. Die «Rund-um-die-Uhr-Verfügbarkeit» und das «Zum-Greifen-nah-Sein» sind eine einzigartige Chance, Beziehung zu gestalten, können jedoch zur Belastungsprobe werden und Ängste und Unsicherheiten auslösen. Beziehung zu wollen, erfordert die Bereitschaft, den Patienten als eigenständige Person zu begreifen und neugierig auf die Einzigartigkeit des Patienten zu sein. Eine warme, persönliche «Mensch-zu-Mensch-Beziehung» ermöglicht dem Patienten das Gefühl, etwas wert zu sein. Er merkt, dass sich jemand um ihn sorgt, sich für ihn interessiert und er so nicht mehr alleine ist (Friederich, 2010). Um sich öffnen zu können, benötigen Patienten von Seiten Pflegender ein deutliches Beziehungsangebot und die verbale und nonverbale Versicherung, dass es erlaubt ist, Gefühle zu zeigen. Die Zuverlässigkeit in der Beziehungsgestaltung und die Zuwendung zum Patienten legen den Grundstein, auch negative Gefühle auszudrücken, eigene Hilflosigkeit wahrzunehmen und Hilfebedarf mitzuteilen. Gelingt es Pflegenden, Interesse zu zeigen und wirklich zuhören zu wollen, kann ein Gefühl der Gleichheit und Gemeinschaft entstehen. Gedanken und Gefühle können offen und ohne Angst kommuniziert werden. Dies macht das Öffnen innerer Wunden möglich und ist damit Grundlage, Verzweiflung zu mindern. Suizidale Patienten sind sehr verletzlich und fühlen sich «in sich selbst oft nicht zu Hause». Treten Pflegende in Kontakt mit ihnen, kann es ihnen ganz genau so ergehen.

Um das Leid und die Verzweiflung der Patienten mittragen zu können, ist es für Pflegende wichtig, ihre eigenen Wunden zu kennen und bearbeitet zu haben. Das beinhaltet, dass Pflegende sich ihren eigenen Lebensereignissen, Gedanken, Gefühlen, ihrem Wissen und ihren Werten öffnen müssen. Nur wenn Pflegende in sich selbst ruhen, können sie sich Zeit für den Patienten nehmen, ihn sehen, ihm zuhören und präsent sein. Dies ist die Grundlage, damit Pflegende und Patient eine Gemeinschaft bilden und auf Augenhöhe zusammenarbeiten können. Pflegende teilen mit den Patienten deren Gefühle, nehmen diese an und vereinen sie mit ihren eigenen Erfahrungen. Gelingt dies, können sie ihre eigenen Grenzen und die der Patienten erkennen. Probleme werden gemeinsam bearbeitet, Not und Verzweiflung zugelassen unter der Gewissheit, diesen auch standzuhalten und damit Trost und Hoffnung zu spenden (Friederich, 2010).

5.4.4 Nähe und Distanz

Bezugspflegende haben, wie bereits erwähnt, durch ihre unmittelbare Zuständigkeit eine besondere Nähe zu ihren Patienten. Nähe herzustellen bedeutet, sich zu öffnen und bedarf der Fähigkeit, sowohl sich selbst als auch den Patienten zu «sehen». Dies erfordert aber auch, sich professionell abzugrenzen. Öffnen sich Pflegende, so lassen sie die Konfrontation mit dem Leid und der daraus resultierenden Hoffnungslosigkeit zu. Sie nehmen Anteil an der existenziellen Verzweiflung des Patienten. Dies geht mit einem besseren Verständnis für das Leid der suizidalen Patienten einher, erfordert jedoch, sich nicht zu sehr mit deren Verzweiflung und Not zu identifizieren (Friederich, 2010; Gilje et al., 2007). Sich zu öffnen erfordert die eigene Reflexion über Gedanken, Gefühlen, Wissen und Werte zum Thema Leid. Dem Wunsch des Patienten, zu leben oder zu sterben, muss der Pflegende Akzeptanz entgegenbringen. Die Gegenwärtigkeit des individuellen Leids des Patienten zeigt die Notwendigkeit einer Balance zwischen der Selbstfürsorge Pflegender durch Abgrenzung einerseits und dem «Da-Sein» für den Patienten andererseits (Gilje et al., 2007).

Abgrenzung und Distanz dürfen nicht als Zurückweisung, Misstrauen oder Selbstfokussierung der Pflegenden verstanden werden. Vielmehr sollte man das «Sich-Distanzieren-Können» als eine sinnvolle Fertigkeit und bewusste Pflegeintervention sehen, die emotionale Nähe und Verbundenheit mit dem Patienten wünscht, ohne Gefahr zu laufen, mit ihm zu verschmelzen. Verlust der Distanzierungsfähigkeit bedeutet Verlust der Objektivität und damit die Zunahme der Patientengefährdung. Eine professionelle Pflege-Patienten-Beziehung ist unter dieser Voraussetzung unmöglich.

5.4.5 Persönliche Haltung zum Suizid

Der Psychologe Walter A. Scobel (zit. n. Finzen 1997) formuliert:

Jeder suizidale Mensch, ob er nun krank ist oder gesund, verdient Achtung statt Ächtung, Anteilnahme statt Ablehnung, Verständnis statt intoleranter Verurteilung, Mitgefühl statt Bestrafung und Entmündigung, Hilfe statt Gleichgültigkeit. Tot sein und nicht mehr weiterleben wollen sollte als möglicher und einsehbarer Impuls der menschlichen Psyche akzeptiert und nicht länger tabuisiert und diskriminiert werden.

(Ebd.: 26)

Suizidgefährdung ist keine Krankheit, kann jedoch Symptom zahlreicher psychischer Störungen sein. Man muss davon ausgehen, dass es psychiatrische Behandlung ohne Auseinandersetzung mit dem Problem Suizidalität nicht gibt. Suizidalität entsteht aus tiefer Hoffnungslosigkeit und Verzweiflung und erzeugt so viel Leid, dass sich der Betroffene irgendwann aus dem Gefühl der Ausweglosigkeit heraus die Frage stellt, ob er so weiterleben kann oder will (Finzen, 1997). Suizidgedanken sind auch unter Gesunden nicht selten. So sind bei Menschen, bei denen keine psychischen Störungen bekannt sind, Hoffnungslosigkeit und Verzweiflung ebenfalls die wichtigsten Risikofaktoren, die zu einer Suizidhandlung führen können. Wer sich um suizidale Patienten bemüht, wird mit den Themen Tod und Leben konfrontiert und muss sich eigenen Ängsten, wie Strafe, Schuld und dem Gefühl zu versagen, aber auch der übesteigerten Vorstellung der Möglichkeit einer Einflussnahme, stellen (Greulich, 2003). Pflegende müssen und wollen den Suizid ihrer Patienten verhindern, können aber angesichts des Leidens der Patienten den Wunsch, nicht mehr leben zu wollen, auch verstehen (Finzen, 1997). Befürworten Pflegende die freie Entscheidung zum Suizid, so befinden sie sich in einem ethischen Dilemma. Es ergibt sich aus der Haltung, den Suizid zumindest zu akzeptieren und zu verstehen, und der Verpflichtung, den suizidalen Patienten am Leben zu erhalten, wenn notwendig sogar unter Zwang (Greulich, 2003).

Im Hinblick auf die Frage nach der Verantwortung oder Schuld an einem Suizid ist die persönliche innere Haltung, dass eine Therapie auch scheitern kann, ein wesentlicher Aspekt. Man wird dazu gezwungen, die Begrenztheit und Hilflosigkeit des eigenen Handelns anzuerkennen und die damit verbundenen Ängste und Aggressionen anzunehmen.

5.4.6 Suizidalität erkennen und «richtig» einschätzen

Suizidversuche sollen durch präventive Maßnahmen verhindert werden. Dennoch wird es nicht möglich sein, auch unter optimalen, fürsorglichen Bedingungen eine absolut sichere Suizidprävention durchzuführen (Kozel et al., 2007). Pflegende sind prädestiniert, Veränderungen und Hinweise im Verhalten der Patienten früh wahrzunehmen, richtig einzuschätzen und folgerichtige Interventionen umgehend umzusetzen (Käfer, 2009). Voraussetzung ist ein solides Wissen um Warnsignale wie suizidale Gedanken, Gefühle und Verhaltensänderungen. Mangelndes Wissen über Suizidalität führt zu Überforderung, weshalb Suizidpräventionsschulungen regelhaft durchgeführt werden müssen (Abderhalden et al., 2005). Die Einschätzung der Suizidalität kann jedoch äußerst schwierig sein, weil sich das Risiko sehr rasch ändern kann. Aus diesem Grund muss die Suizidalität immer wieder neu beurteilt werden (Käfer, 2009).

Assessmentinstrumente dienen der genauen Einschätzung von Suizidalität auf der Grundlage einer systematischen Informationssammlung. Im deutschsprachigen Raum finden nur wenige Einschätzungsinstrumente Verwendung. Die NGASR-Skala (Nurses-Global-Assessment-of-Suicide-Risk-Skala) ist eines der wenigen Instrumente, mit dem anhand erhobener Risikofaktoren eine genaue, systematische Einschätzung der Suizidalität vorgenommen wird. Der Fragenkatalog nach Pöldinger (1982) ist eine weitere, häufig angewendete Beurteilungsmethode und dient vor allem als Gesprächsgrundlage zur Beurteilung des akuten Suizidrisikos.

Der Einsatz von Assessmentinstrumenten bringt Vorteile. Junge und unerfahrene Pflegende fühlen sich sicherer, wenn sie mit Instrumenten arbeiten, die verhindern, dass wichtige Informationen über die Patienten verloren gehen. Zudem schärft und unterstützt eine Vereinheitlichung des Einschätzungsprozesses die subjektive Bewertung. Um Assessmentinstrumente sicher und zuverlässig anwenden zu können, sind regelmäßige Schulungen und die Verwendung von Durchführungsanleitungen erforderlich (Kozel et al., 2007).

Akute Suizidalität kann im Gespräch mit dem Patienten, durch sorgfältige Verhaltensbeobachtung, unter Beachtung nonverbaler Hinweise oder durch Anwendung spezifischer Einschätzungsinstrumente festgestellt werden. Subtile Warnhinweise, zum Beispiel das Verschenken persönlicher Gegenstände, erfordern eine sensible Wahrnehmung und sind von besonderer Bedeutung. Sie beziehen sich auf Veränderungen in Beziehungen und Kommunikation, Entwertung der eigenen Person, Bagatellisierungstendenzen, Aggressionshemmung oder Einengung von Interessen und Gedanken (Käfer, 2009). Die Basis jeglicher Suizidprävention ist eine sichernd-fürsorgliche Beziehung (Wolfersdorf, 2012a). Das Wichtigste, was Pflegende zur Einschätzung zur Verfügung haben, ist das «Sich-Gedanken-Machen» um die suizidale Verfassung des Patienten. Im Zentrum stehen das Gespräch mit dem Patienten, das direkte Nachfragen nach Ruhe- und Todeswünschen, nach aktuellen Suizidgedanken oder Suizidabsichten. Die aktuellen Suizidideen und Suizidabsichten sind die deutlichsten Hinweise für eine akute Suizidgefährdung.

Das «Gefühl», welches sich im Gespräch zum Patienten entwickelt, ist ebenfalls ein wesentlicher Prädiktor zur Einschätzung von Suizidalität. Schätzt nur ein Pflegender im Team einen Patienten als suizidal ein, so ist dies ernst zu nehmen (Wolfersdorf, 2012b). Pflegende scheuen sich oft, Suizidalität direkt anzusprechen. Die Angst, «schlafende Hunde zu wecken», stellt sich jedoch als unbegründet heraus. Vielmehr reagieren die meisten Patienten mit Erleichterung, die quälenden und drängenden, oft auch als schamhaft erlebten Suizidgedanken jemandem anvertrauen zu können. Das Aussprechen von Suizidgedanken bringt den Patienten große Entlastung und erzeugt Vertrauen zum Pflegenden (Greulich, 2003). Dennoch ist zu beachten, dass Patienten unterschiedlich offen mit dem Thema Suizid umgehen. Einige Patienten spüren einen starken Druck, das Thema anzusprechen, andere zeigen sich zurückhaltend und äußern sich kaum. Besonders junge Menschen haben Mühe, über ihre Suizidalität zu reden und sind dadurch schwer einzuschätzen.

Vor äußerst schwierigen Situationen steht das therapeutische Team bei Patienten, deren Gefährdung nicht bekannt ist, weil sie sie möglicherweise aktiv verbergen (Finzen, 1997). Vertrauen in die therapeutisch-pflegerische Beziehung und die Akzeptanz der eigenen Suizidalität begünstigen, dass Patienten sich ihrer Suizidalität öffnen. Auch Patienten, die ihre Suizidalität aufgrund von Persönlichkeitsmerkmalen sowie ihrer Haltung zur eigenen Person und zur Mitwelt unterschiedlich zum Ausdruck bringen, erfordern Wachsamkeit von Seiten Pflegender. Erfolgreiche, sozial angesehene Patienten verstecken häufig ihr inneres Erleben und können oder wollen ihre Gedanken und Gefühle nicht zum Ausdruck bringen. Diese Patienten sind meist sehr gefährdet, da sie große Schwierigkeiten haben, psychische Erkrankung und Suizidalität in ihr Leben zu integrieren und Hilfe zuzulassen. Extrovertierte, soziale Patienten hingegen können negativen wie positiven Gefühlen Ausdruck verleihen und somit auch ihre suizidalen Tendenzen mitteilen. Chronisch suizidale Patienten mit unzureichenden Sozialkontakten und externalisierten Ressourcen finden außerhalb des klinischen Settings kaum Halt. Diese Patienten bleiben teilweise bewusst länger suizidal, um in der Klinik bleiben zu können. Eine weitere Patientenkategorie bilden diejenigen, die dem Tod sehr nahe sind, immer über Suizid nachdenken und auf den richtigen Moment warten, um Suizid zu begehen (Carlén et al., 2007). Aus dieser «Typisierung» ergibt sich die Notwendigkeit, Beurteilungsinstrumente zu entwickeln, welche die zuvor beschriebenen individuellen Anforderungen berücksichtigen.

5.4.7 Schutz und Sicherheit versus Kontrolle und Unfreiheit?

Pflegende haben mit Patienten zu tun, die nicht mehr leben wollen. Sie übernehmen Verantwortung für das Leben der Patienten, müssen und wollen den Suizid ihrer Patienten verhindern. Oft können sie ihre Patienten auch verstehen. Eugen Bleuler (1911) schrieb zu Beginn des vergangenen Jahrhunderts:

Man zwingt Leute, denen aus guten Gründen das Leben verleidet ist, weiterzuleben, das ist schon schlimm genug. Aber ganz schlimm ist es, wenn man mit allen Mitteln den Kranken das Leben noch unerträglicher macht, indem man sie einer peinlichen Überwachung unterwirft.

(Ebd.: 394)

Der Respekt vor dem Leiden des Patienten erschüttert manchmal die Entschlossenheit Pflegender, Suizide zu verhindern und wirft Fragen auf. Wie viel Hilfe und Schutz bedarf der Patient in Auseinandersetzung mit seiner Suizidalität? Inwieweit kann er für sich selbst die Verantwortung übernehmen? Ist es moralisch gerechtfertigt, Patienten gegen ihren Willen festzuhalten und unter strenge Beobachtung zu stellen, damit sie sich nichts antun (Hewitt/Edwards, 2009)? Um einen Suizid zu verhindern, setzen Pflegende ärztliche Anordnungen, wie engmaschige Überwachung und freiheitsentziehende Maßnahmen, um, die vielleicht dem Willen des Patienten widersprechen. Die damit verbundene Beschneidung der Würde und Freiheit, die Art und Weise, wie der Patient von anderen behandelt wird, beeinflusst seine Sichtweise der eigenen Person und kann das Gefühl, ein nichtiges Leben zu führen, verstärken und das Suizidrisiko damit letztlich noch erhöhen.

Zu viel Kontrolle wird vom Patienten als Bedrohung erlebt. Er reagiert mit Rückzug. Die Beziehung zum Patienten und das Arbeitsbündnis stehen auf dem Spiel. Es bleibt ein Balanceakt zwischen der Einschränkung der Eigenverantwortlichkeit des Patienten und dem Wahren der Würde desselben. Daher ist es von großer Wichtigkeit, die pflegerischen Interventionen so verständlich wie möglich zu erklären, gemeinsam mit dem Patienten Lösungen zu finden, ihn in die Planung der Maßnahmen einzubeziehen und seine Zustimmung zu erreichen. Über Entscheidungen ist der Patient möglichst genau und umfassend zu informieren. Pflegerische Fürsorge beinhaltet, die Verantwortung für den Aufbau einer partnerschaftlichen Beziehung zu übernehmen und empathisch am Schicksal des Patienten teilzunehmen. Sie orientiert sich an den Bedürfnissen des Patienten, mit dem Wunsch, den Menschen ganzheitlich zu sehen und dies als Leitfaden zur Entscheidungsfindung zu nutzen. Respekt und Akzeptanz gebühren dabei der Autonomie des Patienten (Hewitt/Edwards, 2009). Erleben Patienten andauerndes Leid und Hoffnungslosigkeit, gilt dies als Ausdruck ihrer derzeitigen Lebenslage und Erfahrung. Verständnis und Anteilnahme schließen Pflegeinterventionen nicht aus, sondern erfordern eine empathische Verantwortlichkeit, Suizidhandlungen zu verhindern. Gerade, wenn pflegerische Interventionen im Widerspruch zu den Wünschen des Patienten stehen und mit einer Verletzung der Autonomie und Privatsphäre einhergehen, ist es die zentrale Aufgabe Pflegender, in Beziehung zu bleiben (Hewitt/Edwards, 2009).

5.4.8 Nach einem Suizid

Einen Patienten durch Suizid zu verlieren, gehört für Pflegende zu den schwersten und traumatischsten Erlebnissen überhaupt. Mit dem Suizid geht ein unwiderruflicher Abbruch der Beziehung einher, die oft über Wochen und Monate bestanden hat. Deutlicher kann das eigene «Versagen» nicht vor Augen geführt werden. In der Pflege suizidaler Patienten ist die Angst, einen Patienten durch Suizid zu verlieren, immer gegenwärtig. Werden die zu Lebzeiten bestehende Nähe und Wertschätzung zum Patienten abrupt durch Suizid beendet, löst dies Trauer und Bestürzung, aber auch ein ausgeprägtes Verlusterleben aus, das aus dem Gefühl der Verantwortung und der Sorge um den Patienten hervorgeht.

Je näher Pflegende am Suizidenten waren, desto betroffener sind sie. Die Angst, Fehler gemacht, etwas versäumt oder übersehen zu haben und vielleicht schuldig geworden zu sein, ist die Folge. Bleibenden Fragen und Zweifeln entspringt das Bedürfnis, das Geschehen bzw. die Abläufe vor dem Suizid nachzuvollziehen. Das eigene Handeln im Vorfeld des Suizids wird exzessiv überprüft und mündet in quälendem Nachdenken über Möglichkeiten zur Verhinderung als Versuch, die Kontrolle zurückzugewinnen. Zur eigenen Angst und Verunsicherung kommt die Angst vor der Begegnung mit den Angehörigen, Kritikäußerungen und Schuldzuweisungen von Seiten der Klinik und schließlich vor juristischen Konsequenzen.

Außer dem In-Frage-Stellen der eigenen Kompetenzen und dem Selbstvorwurf, als Helfer versagt zu haben, erleben Pflegende massive depressive Gefühle und Ängste. Sie fühlen sich schutzlos und instabil und leiden unter diesen Selbstvorwürfen, die das Befinden so massiv beeinträchtigen können, dass das eigene Leben in Frage gestellt wird. Pflegende reagieren aber auch aus der persönlichen Verbundenheit zum Patienten auf die jäh abgebrochene Beziehung mit Gefühlen wie Ärger und Wut. Es bleibt vielleicht der Eindruck, hintergangen, getäuscht und angelogen worden zu sein. Daraus resultieren eine tiefe Kränkung und Verletzung (Finzen, 1997; Schmidtke/Schaller, 2012). Das traumatische Ereignis «Suizid» macht Pflegende, besonders Bezugspflegende, auch zu «Hinterbliebenen» (Wolfersdorf/Franke, 2006). Pflegende verhalten sich in ihren Reaktionen und ihrem Fühlen ähnlich wie die Familienangehörigen, erleben wechselhafte Gefühle und Ängste und benötigen Zeit zum Trauern. Der Austausch im professionellen Team über die eigene Betroffenheit trägt dazu bei, sich nicht alleingelassen zu fühlen. Eine ungestörte, angstfreie Atmosphäre mit Raum und Zeit, offen zu reflektieren, eigene Sichtweisen beizutragen, Trauer zuzulassen und Abschied zu nehmen, ermöglicht die Entlastung und Unterstützung jedes Einzelnen. Um das Geschehene gemeinsam tragen und verarbeiten zu können, bedarf es einer empathischen, emotionalen, unterstützenden, ressourcenorientierten und nichtwertenden Haltung. Die gemeinsame Bewältigung eines Suizidereignisses kann das Gefühl der Gemeinschaft fördern und die Qualität der Arbeit erhöhen. Wenn Ängste reduziert werden und der Betroffene emotionale Unterstützung erfährt, werden die Aufrechterhaltung und Wiedererlangung der Arbeitsfähigkeit erreicht (Lewitzka, 2012; Wolfersdorf/Felber, 2000).

Suizidbetroffene Pflegende benötigen bei Bedarf Unterstützung, die die Klinikleitung in Form von Supervisionsmöglichkeiten anbieten sollte. Der Schutz vor externen Vorhaltungen sowie das Bestreben, die Betroffenen bei der Bewältigung des Suizidereignisses und dem Erhalt der Arbeitsfähigkeit zu unterstützen, sind dabei vorrangig.

5.4.9 Rechtliche Konsequenzen

Nach einem Suizid stellen sich allen Teambetroffenen Fragen nach Fehlern oder Versäumnissen, die hätten verhindert werden können. Es entsteht die Angst vor zivil- oder haftungsrechtlichen Konsequenzen. Daraus leiten sich Fragen nach der Vorhersehbarkeit des Suizids und den Maßnahmen, die zur Verhinderung erforderlich gewesen wären, ab. Wie groß ist der Umfang und wo sind die Grenzen pflegerischer Pflichten? Gibt es eine absolute Sicherung suizidgefährdeter Patienten vor sich selbst? Das Dilemma ist, dass strenge Sicherheitsmaßnahmen Nachteile für den Patienten bringen. Ist die Gewährleistung eines wirksamen, umfassenden Schutzes des Lebens und der Gesundheit mit einer menschenwürdigen Behandlung, die das Freiheitsbedürfnis des Patienten respektiert und gewährleistet, vereinbar? Sind besonders strenge Maßnahmen, wie die Unterbringung in einer geschlossenen Abteilung, Einzelbeobachtung oder Fixierung für den Patienten zumutbar oder nicht auch dazu geeignet, suizidale Tendenzen noch zu verstärken und Heilungschancen zunichtezumachen?

5.4.10 Fazit

Pflegende erleben Angst im Umgang mit suizidalen Patienten und vor einem Suizid. Das Wissen, dass es keinen sicheren Schutz für den Patienten gibt, erzeugt Beunruhigung und Hilflosigkeit. Jede Entscheidung und folgerichtige Intervention konfrontiert Pflegende mit der Frage, was im Umgang mit suizidalen Patienten gut, richtig und verantwortbar ist.

Dabei ist der Kern jeder Suizidprävention eine Beziehung zum Patienten, die auf Akzeptanz, Verständnis und Vertrauen beruht. Eine auf Gleichwertigkeit und Gemeinschaft beruhende Zusammenarbeit ermöglicht es, sich zu öffnen, damit Not und Verzweiflung freizugeben und darüber hinaus, Hilfe zuzulassen.

In eine Beziehung zum Patienten zu treten erfordert die Bereitschaft, sein eigenes Fühlen, Denken und Handeln vor dem Hintergrund der eigenen Lebensgeschichte immer wieder zu reflektieren. Suizidgefährdete Patienten, die mitunter durch aggressives, abweisendes oder auch feindliches Verhalten in Kontakt treten, stellen Pflegende dabei vor die besondere Herausforderung, in der Beziehung und dabei offen, annehmend und empathisch zu bleiben. Kränkung, Verletzung, aber auch Ärger als Reaktion auf zersetzendes Verhalten suizidaler Patienten bedürfen der Klärung. Die notwendige Entlastung, Halt und Unterstützung erfahren Pflegende in ihrem Team. Voraussetzung dafür ist ein offenes, akzeptierendes und empathisches Mit- und Füreinander. Schutz und Beistand durch das eigene Team sind vor allem dann sehr bedeutsam, wenn ein Patient sein Leben durch Suizid beendet.

Literatur

Abderhalden C., Grieser M., Kozel B., Seifritz E., Rieder P. (2005). Wie kann der pflegerische Beitrag zur Einschätzung der Suizidalität systematisiert werden? Bericht über ein Praxisprojekt. Psych Pflege Heute, 11, 160–164.

Bleuler E. (1911). Dementia praecox oder die Gruppe der Schizophrenien. Leipzig: Deuticke.

Bronisch T. (2012). Krisenintervention bei Suizidalität. Psychotherapie im Dialog, 2, 12–14.

Carlèn P., Bengtsson A. (2007). Suizidal patients as experienced by psychiatric nurses in inpatient care. International Journal of Mental Health Nursing, 9, 611–621.

Etzersdorfer E. (2011). Krisenintervention bei akuter Suizidalität. MedReport, 37, 10–11.

Finzen A. (1997). Suizidprophylaxe bei psychischen Störungen: Prävention – Behandlung – Bewältigung. Bonn: Psychiatrie-Verlag.

Friederich B. (2010). Pflegerische Kommunikation und Beziehungsgestaltung mit suizidalen Patientinnen in der Akutpsychiatrie – Chancen und Hindernisse. Hochschule für Angewandte Wissenschaften Hamburg. Dualer Studiengang. Pflege (BA). http://opus.hawhamburg.de/volltexte/2012/1627/pdf/WS.Pf.BA.ab12.19.pdf [25.12.2012].

Gilje F., Talsetz A., Norberg A. (2007). Die Reaktionen psychiatrischer Fachpflegekräfte auf suizidale Patienten: Im Kampf mit sich selbst und dem Kranken. Psych Pflege, 13, 207–213.

Greulich B. (2003). Der Suizid – ein Thema, das zum Leben gehört. Psych Pflege, 9, 142–146.

Hewitt J., Edwards S. (2009). Ethische Überlegungen zur Verhütung von Suizid in der Psychiatrie. Psych Pflege, 15, 60–66.

Käfer M. (2009). Sekundäre Prävention bei suizidalen Patienten – aus der Sicht der Pflegeforschung. Eine systematische Literaturanalyse. Diplomarbeit. http://othes.univie.ac.at/7503/1/2009-11-20_0502834.pdf [25.12.2012].

Kiehne W. (2005). Suizidalität und Umgang mit suizidalen Patienten. Psych Pflege, 11, 17–22.

Kozel B., Grieser M., Rieder P., Seifritz E., Abderhalden C. (2007). Nurses Global Assessment of Suicide Risk-Skala (NGASR): Die Interrater-Reliabilität eines Instrumentes zur systematisierten pflegerischen Einschätzung der Suizidalität. Zeitschrift für Pflegewissenschaft und psychische Gesundheit, 1(2), 17–26.

Lewitzka U. (2012). Hochakut suizidgefährdete Patienten. Eine besondere Herausforderung. PID, 2, 8–14.

Pöllinger W. (1982). Familie und Suizid. Ärztezeitung 63(12), 668–673.

Schmidtke A., Schaller S. (2012). Postvention bei suizidalen Handlungen. Psychotherapie im Dialog, 13, 50–54.

Vogel R., Wolfersdorf M. (2001). Umgang mit dem Patientensuizid in therapeutischen Teams psychiatrischer Kliniken. Ergebnisse einer Umfrage. Psychiatrische Praxis, 28, 323–325.

Wolfersdorf M. (2012a). Suizid und Suizidalität aus psychiatrisch-psychotherapeutischer Sicht. Psychotherapie im Dialog, 2, 2–7.

Wolfersdorf M. (2012b). Suizidprävention im psychiatrischen Krankenhaus. Suizidalität und Psychiatrisches Krankenhaus. Psych Pflege Heute 18, 262–267.

Wolfersdorf M., Franke C. (2006). Suizidalität – Suizid und Suizidprävention. Fortschr Neurol Psychiat, 74, 400–419.

Wolfersdorf M. (2010). Kliniksuizid im psychiatrisch-psychotherapeutischen Fachkrankenhaus. Übersicht und Konsequenzen. http://www.lwl.org/527-download/pdf/Wolfersdorf.pdf [19.12.2013].

Wolfersdorf M., Felber W. (2000). Chronische Suizidalität. Krankenhauspsychiatrie, Sonderheft 2, 67–110.

5.5 Die Angst vor dem Schreiben und Dokumentieren

Klaus Reinhardt

5.5.1 Einleitung

Angst hat einiges gemein mit Schmerz: Nur die betroffene Person selbst kann Auskunft darüber geben, ob und wie stark sie darunter leidet. Falls Sie beruflich und privat gerne schreiben, mag es Ihnen lächerlich erscheinen, wenn etwas derart Banales wie das Schreiben hier als Angstursache aufgeführt wird. In diesem Fall überspringen Sie dieses Kapitel, nur zwei Warnungen möchte ich Ihnen noch mitgeben:

- Erstens habe ich oft die Erfahrung gemacht, dass Menschen, die sich wochenlang um fünf Seiten herumdrücken, am Ende die besseren Texte abliefern, weil sie die notwendigen Korrekturen antizipieren, während Leichtschreiber oft einer hartnäckigen «Überarbeitungsblockade» verfallen und jede Kritik am Text persönlich nehmen.
- Zweitens nützt es wie bei allen Ängsten wenig, wenn Sie Ängste, die andere vor dem Schreiben haben, als unbegründet abtun oder als Ausreden verdächtig machen. Es mag Menschen geben, die sich «nur aufraffen» müssen, bei denen es «nur unter Druck» klappt – aber mit Druck allein löst man das Problem selten (oder wenn, dann entstehen Last-Minute-Texte, die wir eher nicht lesen möchten).

Auch ohne «vernünftigen Grund» ist die Angst vor dem Schreiben real, und statt uns auf Trägheit, Unwillen oder Unerfahrenheit herauszureden, sollten wir sie als das benennen, was sie ist: als Angst. Wenn Sie eine Schreibaufgabe vor sich her schieben und nicht jetzt sofort dieses Buch beiseitelegen und mal eben eine Seite erledigen können, dann haben Sie Angst davor.

Andererseits schreit nicht jede Alltagsangst, sofern sie das Leben nicht massiv beeinträchtigt, gleich nach dem Psychiater. (Verschiedene psychotherapeutische Interventionen haben bei Angststörungen ausgezeichnete Ergebnisse; aber das ist nicht meine Expertise, und ich möchte auch nicht mit Kanonen auf Spatzen schießen.)

Charakteristisch für jede Form von Angst ist eine Schichtung von Gründen und Entstehungsmechanismen. Es gibt primäre und sekundäre Angstursachen; ich werde der Einfachheit halber von primären und sekundären Ängsten sprechen, obwohl sich Angst gleich welcher Ursache immer gleich anfühlt. Angst entsteht, indem sich um den Kern eines primären Angstgrundes herum sekundäre Ängste anlagern, die sich mit dem lerntheoretischen Modell des Vermeidungsverhaltens beschreiben lassen. Etwas – etwa das Schreiben – ist mir unangenehm, daher versuche ich es zu vermeiden. Die fehlende Erfahrung macht mich nicht geschickter darin, was mir peinlich ist, zumal, wenn es sich um etwas handelt, das anderen kein Problem zu machen scheint. Also investiere ich unangemessen viel Energie darin, dieser Sache aus dem Weg zu gehen, wodurch sie viel größer wird, als sie je war; und schließlich steht eine voll entwickelte Angst da. Ob das Sandkorn im Innern dieser Perle, die «Angst vor etwas» (wofür es auch das deutsche Wort «Furcht» gibt), noch von Bedeutung ist – oder ob die «Angst vor der Angst» längst die Oberhand gewonnen hat, ist nicht leicht zu entscheiden.

Aber das ist eine gute Nachricht: Denn die sekundären Ängste sind, wenn es gelingt, das Vermeidungsverhalten auszuschalten, viel einfacher zu bewältigen als die primären. Ich werde mich daher zunächst denjenigen Ängsten rund ums Schreiben zuwenden, die ich für sekundäre halte.

5.5.2 Die Angst vor dem Anfangen

Samstagvormittag. Sie sind ausgeruht und fröhlich und wollen endlich das Referat schreiben, das Sie am Montag abgeben müssen. Eigentlich ist es ja mehr ein «Referädle»: einen Aufsatz, den Sie schon gelesen und auch verstanden haben, auf zwei Seiten zusammenfassen. Andererseits … in der nächsten halben Stunde füllt sich das Blatt vor Ihnen mit Kringeln, das ist aber auch alles. Nicht zum ersten Mal denken Sie, dass eine Schnapsidee war, mit 35 noch ein Pflegestudium anzufangen. Wenn man sich dann noch zum Teil über Nachtwachen finanzieren muss – ach je, Freitag hab ich ja getauscht, muss ich mir gleich aufschreiben – jedenfalls sitzen Sie jetzt schon eine Stunde da, ohne einen vernünftigen Satz zustande gebracht zu haben. Dabei haben Sie sich extra das ganze Wochenende nichts vorgenommen (heute Abend mit Uli ins Kino, aber das war schon ewig ausgemacht), den Anrufbeantworter eingeschaltet, die Katze ausgesperrt, weil die sich immer quer auf den Schreibtisch legt – ach herrje, Katzenfutter! Und die Milch reicht auch grade noch für diesen Kaffee. Was noch? Tomatenmark (Dose, nicht Tube). Essig (Balsamico?). Salat (Bio!). Zwei Becher Sauerrahm. Klopapier!! Ach verdammt, was soll das denn! Jedes Mal, wenn ich daran bin, einen Gedanken hinzuschreiben, brüte ich so lange, bis sich der Einkauf, Dinge, die noch im Haushalt zu erledigen wären, oder weiß Gott was dazwischen drängt. Das bringt so nichts. Ich muss jetzt wirklich einkaufen gehen. Und morgen reicht mir dann die Zeit wieder nicht. Ich werde Uli ein ganz liebes Entschuldigungsbrieflein an die Tür stecken – und heute Abend voll Power ans Referat. Irgendwie wird es bei mir immer erst auf den letzten Drücker. Ich weiß nicht, aber Schreiben ist einfach nicht mein Ding.

Können Sie sich in diese Szene einfühlen? Gut, dann fragen Sie sich doch mal, was Sie da eben getan haben. Sie haben einen Termin *notiert*, einen Einkaufszettel *zusammengeschrieben*, einen rhetorisch sicher sehr geschickten Entschuldigungsbrief *verfasst*? Und Sie behaupten, Sie könnten nicht *schreiben*?

Warum konnten Sie diese Schreibaufgaben so mühelos dazwischen schieben? Weil Sie sie nicht angefangen haben. Sie waren gedanklich schon beim dritten Erledigungspunkt und beim zweiten Argument der Entschuldigung, während ihre Finger das davor Liegende zu Papier brachten. Anfangen dagegen – also einen Computer hochfahren, eine neue Datei anlegen und über einem ersten Satz brüten – ist für alle, auch die erfahrensten Schreibenden eine Tortur. Sie können die herrlichsten Schreibblockaden erzeugen, indem Sie einen genialen Anfangssatz verlangen. Oder denken Sie das nächste Mal, wenn Sie einen Termin notieren wollen, zunächst intensiv an dieses Vorhaben, ohne es umzusetzen; nehmen Sie sich ganz fest vor, in 5 Minuten Kalender und Bleistift zu zücken; wetten wir, dass Sie den Termin vergessen?

Hier kommt also das simple Rezept zur Beseitigung der Anfangsängste: Anfangen nervt – also lassen Sie es bleiben. *Niemals anfangen*, immer angefangen haben.

Was meine ich damit konkret, in einem Beispiel wie dem obigen? Nun, in dem vorgestellten Referat werden vermutlich Bruchstücke vorkommen, die Ihnen schon beim Lesen durch den Kopf gingen, wie:

- das Problem des Flüssigkeitsbedarfs von Menschen mit Demenz, das jedem vertraut sein dürfte, der
- quantitative Studie mit dem für diese Frage völlig unzureichenden
- interessante Vorschläge, die man unbedingt
- unsinniger Kreuzzug gegen.

Was, seit wir nicht mehr mit der Schreibmaschine schreiben, spricht dagegen, die Datei mit genau diesen Bruchstücken zu füllen? Wenn Ihnen während des Tippens eine Fortsetzung einfällt, umso besser; wenn nicht, dann haben Sie immerhin angefangen.

Wie minimal der Anfang sein muss, der die Angst vor dem Anfangen überwindet, können Sie in dem folgenden Experiment ausprobieren: Wählen Sie einen der folgenden Satzanfänge und schreiben Sie dann daran 10 Minuten lang weiter:

- Es fing damit an, dass morgens die Eieruhr stehen blieb. Als ich dann missmutig mein Frühstücksei kaute …
- Die uralte Tür knarrte, als ich sie vorsichtig aufschob und hinabstieg …
- Als ich morgens aus dem Haus trat, hatte sich der Garten in beunruhigender Weise verändert …
- Ich hatte Manuel lange nicht mehr gesehen, und er kam mir gleich seltsam vor …

Haben Sie's versucht? (Na los doch, es schaut niemand zu.) Dann haben Sie festgestellt, wie einfach es ist. Zwölf bis achtzehn Wörter, mehr braucht man nicht, um eine Geschichte zu beginnen. Sie haben auch gemerkt, dass die Geschichte eine ganz individuelle Färbung annimmt, weil sie in den ersten Sätzen Entscheidungen getroffen haben, wie realistisch oder wie verrückt, wie nüchtern oder wie blumig, wie beschreibend oder wie dramatisch Sie das Ganze angehen wollen. All das ergibt sich einfach, aber nur, wenn Sie es ausprobieren.

Zwölf bis achtzehn Wörter als Vorgabe, das müsste eigentlich immer zu schaffen sein. Wenn Sie morgen endlich anfangen wollen zu schreiben, legen Sie heute Abend die Datei an. Damit sie nicht ganz leer ist, schreiben Sie ein Stichwort hinein. Oh, da kommt ja schon eine Idee für einen Satz angeflogen! Also schreibe ich den hin, und vielleicht noch einen, der sich von selbst anschließt. Jetzt aber Schluss, sonst fange ich noch richtig an.

Sie überspielen einfach das Anfangsproblem, indem Sie einen minimalen Anfang schaffen – in der festen Absicht, danach sofort wieder aufzuhören.

Lassen Sie nie wieder die Situation entstehen, am Schreibtisch zu sitzen und nicht zu schreiben. Setzen Sie sich erst hin, wenn Sie einen halben Satz im Kopf haben; und anschließend belohnen Sie sich, indem Sie wieder aufstehen und etwas Nützliches tun. Sparen Sie sich jegliche Überlegungen, ob Sie jetzt wirklich zum Schreiben in Stimmung sind und ob Sie wissen, wie's weitergeht; schließlich schreiben Sie ja bloß einen halben Satz. Nicht umsonst spricht man von der «Angst vor dem leeren Blatt». Dagegen üben angefangene Texte einen Sog aus, und sei der Anfang noch so winzig, banal oder am Ende unbrauchbar.

Daher bin ich ein Fan von Notizbüchern, in denen sich ohne technischen Aufwand, zu jeder Uhrzeit und an jedem Ort ein halber Satz festhalten lässt; aber natürlich tut es jeder beliebige Zettel genauso gut. Sensiblen Naturen kann schon der Schreibtisch Angst einflößen. Dann schreiben Sie den ersten Satz eben im Stehen in der Küche.

Die sekundäre Angst vor dem Anfangen entsteht in dem Moment, in dem Sie anfangen möchten und es nicht tun. Lassen Sie diese Lücke nicht entstehen. Beginnen Sie statt mit dem Gedanken «Jetzt fange ich aber gleich an» damit, dass Ihre Finger sich in Bewegung setzen.

5.5.3 Blockaden

In ähnlicher Weise gehen Sie mit den Flauten und Blockadesituationen um, die bei jeder längeren Schreibarbeit eintreten. Auch hier ist die «Angst vor der Angst», die sekundäre Angst, nie wieder über diese Blockade hinauszukommen, das eigentliche Problem.

Eine gewisse Prävention von Schreibblockaden leistet dasselbe Verfahren wie oben: Lassen Sie immer Anfänge übrig. Hören Sie nie an einem Ende (einer Argumentation, eines Abschnitts usw.) auf zu schreiben. Am besten unterbrechen Sie die Arbeit an einer Stelle, wo völlig klar ist, wie es weitergehen würde, und verzichten schweren Herzens auf den Schluss des Gedankens, obwohl Sie gerade so schön im Fluss sind.

Trotzdem werden Blockaden eintreten, und sich darüber zu ärgern würde nur die Angst vor der Angst verstärken. Was wäre denn die natürliche Reaktion, wenn Ihnen nichts mehr einfällt (und wenn Sie kurz den Gedanken beiseitelassen, dass der Text nie, nie fertig werden wird)? In dem Konflikt zwischen Pflichtgefühl und der begründeten Ahnung, dass unter Zwang nichts Brauchbares mehr zustande käme, neigen wir alle zu dem, was man «Übersprungshandlungen» nennt: Die Fenster müssen unbedingt geputzt werden. Vielleicht sollte ich die roten Sandalen doch kaufen, bevor sie weg sind. Ich bin plötzlich so hungrig.

Wenn Sie wissen, dass nicht die Schreibblockade das Problem ist, sondern die Angst vor ihr, dann wissen Sie auch, wie Sie mit solchen Impulsen umzugehen haben: Geben Sie ihnen nach. Putzen Sie, kaufen Sie ein, essen Sie.

Manchmal löst sich die Blockade schon durch die bewusste Entscheidung, nicht mehr weiter zu schreiben. Vielen Schreibenden hilft es, wenn sie sich nach der Uhr zu Pausen zwingen. (Ohnehin sind allzu lange Schreibzeiten unsinnig: Ein, zwei Stunden kann man sich konzentrieren, 8 Stunden ganz sicher nicht.) In guten Zeiten werde ich die Spannung nach einer Stunde konzentrierten Schreibens los, indem ich joggen gehe (in schlechteren Zeiten gehe ich nur bis zum Kühlschrank). Nicht nur, dass sich beim Laufen ganz von alleine neue Einfälle ergeben. Oft passiert zuvor noch Folgendes: Während ich mich umziehe, fällt mir plötzlich der Satz ein, an dem ich eben noch hing. Also wandere ich gedankenverloren, eine Socke in der Hand, zurück zum Schreibtisch und schreibe ihn nieder. Dasselbe wiederholt sich beim Anziehen des linken, dann noch einmal des rechten Turnschuhs. Es ist mir schon passiert, dass eine ganze Seite entstand, bevor ich mich losreißen konnte. Die Entscheidung, für heute mit dem Schreiben Schluss zu machen, hat einen kreativen Schub ausgelöst, den das zwanghafte Weiterarbeiten unterdrückt hätte. Wenn ich allerdings einen Lauftrainer hätte, würde er mir sagen, dass ich mich mit dem Schreiben nur vor dem Training drücke.

Auch wenn es nicht immer so perfekt läuft: Immer wenn Ihnen nichts mehr einfällt, wählen Sie als Übersprungshandlung etwas, was Sie sonst ungern tun. Sie werden feststellen, dass viele langweilige Tätigkeiten wie Aufräumen, Belege ordnen, Essen, Bügeln, Putzen oder Einkaufen das Gehirn freilassen für kreative Ideen. Auch wenn Sie es nicht wollen, wird irgendwann ein neuer Satz in der verschmierten Fensterscheibe erscheinen. Innerlich Schreiben ist wie Musikhören eine wunderbare Ergänzung zu Routinearbeiten, die nur einen kleinen Teil des Gehirns beanspruchen. Sie werden einen etwas glasigen Blick bekommen, und nach einiger Zeit sollten Sie sich wohl zum Aufschreiben hinsetzen; aber es ist erstaunlich, wie viele Sätze man Stunden später rekonstruieren kann, wenn man sie einmal im Kopf formuliert hat. Wenn Sie die vielen langweiligen, geistlosen Situationen eines Werktages dazu nutzen, sich immer wieder einen Satz auszudenken, dann haben Sie mehr als nur Anfänge; dann haben Sie so viel geschrieben, dass die Blockade der lästigen Gewissheit gewichen ist, dass Sie das alles irgendwann noch abtippen müssen.

5.5.4 Die Angst, nichts zu sagen zu haben

In der Pflege ist das Gefühl weit verbreitet, nichts zu sagen zu haben – im doppelten Sinn fehlender Einflussmöglichkeiten und unzureichenden Artikulationsvermögens. Erstere ist eine reale Furcht, die nur durch Veränderungen der Realität zu bekämpfen ist. Die Angst, sich nicht gut ausdrücken zu können, hat ebenfalls einen handfesten historischen Kern: Die Dominanz der Medizin gründete sich jahrhundertelang fast ausschließlich in einer sorgfältig gepflegten Ausdrucksweise. Molières Eingebildeter Kranker parodiert die langatmige und mit Latinisierungen gespickte Sprache einer Ärzteschaft, deren reale Eingriffsmöglichkeiten sich auf Abführen, Schröpfen und Erbrechen beschränkten:

QUARTUS DOCTOR
  Erst gestern Krankus unus
  Fallavit in meas manus:
  Habet grossam Fiebram com Schüttelfrostibus,
  Grossum doloris capitis,
  Et grossum malum auf der Seite,
  Cum grossa difficultate
  Et Müha zu respirare:
  Wollas mihi dicere,
  Docte candidate,
  Quid illi facere?

BACCALAUREUS:
  Clysterium donare,
  Postea schröpfare,
  Sodanno purgare.

QUINTUS DOCTOR:
  Si aber maladia
  Hartnäckig est,
  Non vult se guarire,
  Quid illi facere?

BACCALAUREUS:
  Clysterium donare,
  Postea schröpfare,
  Sodanno purgare,
  Reschröpfare, repurgare et reclysterisare.

Nicht dass ich empfehlen würde, dem nachzueifern; aber so etwas können Sie auch. Insbesondere dokumentarische Aufzeichnungen haben auch in der Pflege allein durch ihre Knappheit, ihre Präzision und die Konzentration fachsprachlicher Begriffe ein Gewicht, das Außenstehende zu Recht beeindruckt. Es ist völlig in Ordnung zu schreiben:

Ich habe den Pat. zur Entlastung seines Dekubitus in der Steißregion in 30°-Seitenlagerung gelagert. Er sagte, die atemstimulierende Einreibung habe ihm gut getan.

Es ist nicht in Ordnung (wenn Sie nicht an einer neuen Version des Eingebildeten Kranken arbeiten), zu schreiben:

Bezüglich der aufgrund eines im kokzygealen Bereich befindlichen Dekubitus indizierten Entlastung erfolgte eine 30°-Seitenlagerung. Es liegen Angaben des Pat. vor, wonach von einer positiven Wirkung der atemstimulierenden Einreibung auszugehen ist.

Gegen die Fachbegriffe (Dekubitus, 30°-Seitenlagerung, atemstimulierende Einreibung) ist nicht das Geringste einzuwenden. Aber mit dem amtssprachlichen Brimborium darum herum (**Tab. 5-8**) erzeugen Sie Angst. Nicht so sehr bei Lesern, die werden eher genervt sein von der Anstrengung, daraus die Aussage zu destillieren. Sondern bei sich selbst und anderen Schreibenden.

Der Stil eines Sachtextes ergibt sich aus der Schnittmenge von natürlichem Ausdruck und fachlicher Präzision. Immer wenn Sie meinen, Sie müssten sich einer anderen Sprache befleißigen, arbeiten Sie an der Verbreitung einer sekundären Angst, die im Deutschen sehr verbreitet ist: der Angst, das man nur Gehör fände, wenn man nicht verstanden würde. Sie setzen eine ganz unsinnige Messlatte höher, und letztlich werden Sie selbst von dem stilistischen Popanz, den Sie errichtet haben, so abgeschreckt werden, dass Sie zunächst Widerwillen gegenüber ihrem Schreiben empfinden, dann den Wunsch, es aufzuschieben, und schließlich Angst.

Blasen Sie sich und Ihre Texte nicht auf. Das gilt auch im quantitativen Sinn. Jeder Schreibende denkt zu Beginn, dass die geforderte Seitenzahl unmöglich zu füllen wäre. Wenn Sie zwanzig Seiten abliefern sollen, aber denken, Sie hätten nur so viel zu sagen, wie sich in fünf Seiten darlegen lässt, dann versuchen sie nicht, die Sätze zu strecken; dadurch vergrößern Sie nur die Angst vor dem Berg, den es noch zu ersteigen gilt. Schreiben Sie die fünf Seiten. Währenddessen, spätestens beim Durchlesen fallen Ihnen Hunderte Dinge ein, die Sie vergessen haben; schreiben Sie ein kurzes Stichwort an den Rand. Wenn das nicht reicht, geben Sie den Text zwei, drei Leuten mit der Bitte, Fehlendes anzumerken und Unverständliches, zu knapp Dargestelltes, fehlende Überleitungen usw. anzustreichen.

Dann nehmen Sie sich die Zeit (die haben Sie ja, da Sie die Anfangsangst überspielt haben), alle diese Ideen gründlich einzuarbeiten. Siehe da, nun haben Sie dreißig Seiten und stehen vor der ungleich schwereren Aufgabe des Kürzens.

Länger wird jeder Sachtext mit jeder Überarbeitung von alleine. Viel wichtiger als ihn aufzublasen ist, ihn zu bändigen. Gegen das Gefühl, inhaltlich zu wenig oder zu viel zu sagen zu haben, helfen Gliederungsentwürfe oder nebenher geführte Listen von Stichwörtern. Am nützlichsten finde ich ein strenges formales Gerüst, etwa im Sinn von: «Alle fünfhundert Wörter mache ich eine neue Überschrift.» Wenn Ihnen der Umfang von außen vorgegeben ist, rechnen Sie genau aus, wie viele Zeichen oder Wörter das sind. Und dann arbeiten Sie diesen Plan stur ab: «zwölf der Fünfhundert-Wörter-Blöcke in sechs Schreibtagen, d. h. zwei am Tag». Im Idealfall kommen Sie in die Stimmung des Straßenkehrers Beppo in Momo, der immer nur den nächsten Pflasterstein kehrt und die ganze Straße so lange vergisst, bis er unversehens damit fertig ist.

5.5.5 Die Angst vor der Vollendung

Gegen fast alle sekundären Schreibängste hilft eine Reduktion des Anspruchs. Sehen Sie den entstehenden Text als bloße Rohfassung an, die fertig, aber alles andere als genial werden muss. Dann brauchen Sie zwar hinterher Zeit für Überarbeitungen, aber die haben Sie dann auch. Denn das eigentlich Zeitraubende am Schreiben ist das Nichtschreiben aus Angst. Natürlich dauert immer alles länger als geplant, aber was dauert, ist nicht das Schreiben, sondern das Zögern, Grübeln und Aufschieben (das sinnvoll sein kann, um einen Text innerlich reifen zu lassen, solange es nicht Angst erzeugt). Eine anspruchslose Rohfassung herunterzureißen geht dagegen schnell: Zwei bis drei Seiten pro Tag sind ein vernünftiges Ziel.

Die notwendigen Überarbeitungen der Rohfassung sind hier nicht mein Thema. Aber als Lektor fällt mir besonders unangenehm eine Angst auf, die sich bei vielen Autoren am Ende dieser Korrekturphase aufbaut: die Angst vor dem Fertigwerden. Ich weiß genau, dass das Manuskript, auf das ich warte, längst fertig ist, bis auf vielleicht fünf Literaturangaben und zwei

Tabelle 5-8: Angst erzeugende Stilmittel

Nominalstil: Inhalte werden durch Substantive statt Verben ausgedrückt, häufig Substantivierungen (die Durchführung, die Unterlassung, das Inverkehrbringen): «Aufgrund einer getroffenen Anordnung erfolgte die Durchführung einer Maßnahme.»
Papierpräpositionen: Statt eines Nebensatzes («weil ich entschied») wird ein Substantiv mit einer Präposition («aufgrund meiner Entscheidung») verwendet, die man mündlich nie gebrauchen würde, z. B.: • anhand • aufgrund • bezüglich • hinsichtlich.
Tote Verben: inhaltlose Verben mit «es» als Subjekt, z. B.: • es erfolgt • es kommt zu • es liegt vor • es besteht.
Streckverben: Ein Verb wird zur Nominalphrase verlängert, z. B.: • Beobachtungen anstellen (statt beobachten) • die Fähigkeit besitzen (statt können) • zum Ausbruch kommen (statt ausbrechen) • einen Beitrag leisten (statt beitragen) • eine Verbesserung vornehmen (statt verbessern).
Floskeln, die einen Satz nur verlängern, z. B.: • zum gegenwärtigen Zeitpunkt (statt jetzt) • durchaus keine Seltenheit (statt häufig) • in diesem Zusammenhang • ich würde sagen • meiner Meinung nach • auf der Ebene von • im Bereich von • unter dem Aspekt von.
Weiße Schimmel: Adjektive, deren Bedeutung schon im Substantiv enthalten ist, z. B.: • potenzielle Möglichkeit • drohende Gefahr • feste Überzeugung • gezielte Maßnahme.
Verwirrende Bilder, z. B.: • Das Spektrum der Aussagen schwankt zwischen verschieden gewichtigen Aspekten. • Brustkrebs sorgt in Deutschland jährlich für 17 000 Todesfälle. • Deutschland gehört zu einem Niedrigendemiegebiet.

Tabellen. Aber meinen Sie, ich würde es endlich bekommen, damit ich meine eigene Arbeit daran beginnen könnte? Schließlich gibt es an jedem Fach- oder Sachbuchmanuskript genug zu verbessern; aber die Autorin benimmt sich, als entstünde hier eine heilige Schrift, und so wird sie vermutlich auch auf meine Verbesserungsvorschläge reagieren. Noch schlimmer wird es, wenn die Angst vor dem Fertigwerden unmittelbar vor der Drucklegung zuschlägt. Meist weichen Autoren dann in ästhetische Fragen aus, etwa Diskussionen über die Umschlaggrafik;

oder sie stellen plötzlich den Buchtitel in Frage, nachdem wir ihn im ganzen Buchhandel bekannt gemacht haben. Zugrunde liegt dem aber die Angst, dass das Buch in seiner druckreifen, schrecklich vollendet anzusehenden Form in die Welt hinausgehen könnte, ohne dass sich daran noch etwas ändern ließe.

Eine mildere Version dieser Angst kennen wir wohl alle, wenn wir uns überwinden müssen, einen Text tatsächlich als fertig zu deklarieren. Ich weiß nicht, wie Journalisten damit umgehen, bei denen zwischen Schreiben, Korrigieren und Abgeben manchmal nur Minuten liegen; vermutlich lernt man irgendwann, die Dinge, die man immer noch hätte besser machen können, zügig zu vergessen oder für den nächsten Artikel zu verwenden. Das ist ein gutes Rezept, wenn Sie routinemäßig schreiben: Jeder fertige Text ist nur ein Zwischenstadium eines endlosen Work in Progress, das irgendwann Ihr Lebenswerk wird.

Auch wenn Sie denken, dass Sie von dieser speziellen Textsorte (etwa einer Qualifikationsschrift: Bachelor-, Master-, Doktorarbeit) im ganzen Leben nichts mehr produzieren werden, gibt es einen Punkt, wo die berechtigte Furcht vor übersehenen Fehlern in ein unproduktives Vermeidungsverhalten umschlägt. Es hilft, wenn Sie sich klar machen, dass nur aus Ihrer Sicht der fertige Text ein Unikat ist. Alle anderen, Leser, Beurteiler, Nutzer Ihrer Vorschläge, sehen darin einen mehr oder weniger nützlichen Baustein der unübersehbaren Menge an Texten, aus denen sich unser Wissen zusammensetzt. In diesem Sinn zeichnet es die Wissenschaftlichkeit eines Textes aus, dass er – anders als ein Gedicht, an dem man tunlichst nicht mehr herumpfuschen sollte – niemals «fertig» ist.

Es ist ein Gebot der Höflichkeit gegenüber Testlesern, Bearbeitern und Beurteilern, ihnen einen Text erst dann zu übergeben, wenn Sie ihn mehrfach durchgelesen haben und als fehlerfrei ansehen. Aber wenn Sie warten, bis der Text perfekt und nicht mehr zu verbessern ist, dann werden Sie nie etwas abgeben.

5.5.6 Die Angst vor Fehlern

Diese Angst steht an der Grenzlinie zwischen den sekundären und den primären Schreibängsten. Eigentlich gibt es keinen Grund, sich für einen Text zu schämen, der in Rechtschreibung, Zeichensetzung und vielleicht medizinischer Terminologie nicht ganz sattelfest ist, solange Sie inhaltlich wissen, was Sie sagen wollen. Die deutschen Klassiker sind sehr gut ohne eine normierte Rechtschreibung ausgekommen. Auf der anderen Seite sind Fertigkeiten, die weitgehend nutzlos, aber nur mit gewissem Aufwand zu erwerben sind, prädestiniert, um zur sozialen Distinktion eingesetzt zu werden, und dazu gehören neben Sauce Béarnaise und Krawattenbinden allemal auch die Rechtschreibung und das Küchenlatein der Mediziner. Wenn Sie «nähmlich», «trozdem», «Kathederisierung» und «Symtom» schreiben, wird man auf Sie herabsehen, als wäre nicht ernst zu nehmen, was Sie eigentlich zu sagen haben. Das ist kein Grund, dieses nicht aufzuschreiben, egal mit wie vielen Fehlern; aber es ist ein Grund, an den Fehlern zu arbeiten.

Im Gegensatz zu den bisher behandelten rein sekundären Schreibängsten ist es also hier mit einer kognitiven Umorientierung, mit dem Ignorieren der Angst nicht getan. Korrektes Schreiben ist Arbeit. Sicher hilft es, wenn ich Ihnen mit der Autorität eines Lektors versichere, dass wir Ihnen wegen ein paar Rechtschreibfehlern nicht den Kopf abreißen würden. Gleichzeitig muss ich Sie aber enttäuschen, wenn Sie meinen, ein Verlag würde die Fehler im Handumdrehen beseitigen. Das ist zeitaufwändige Arbeit, für die fast nie genug Geld da ist, und das Ergebnis hängt sehr vom Ausgangsmaterial ab. Eine Korrektur verdünnt Fehler, wie die OP-Technik Keimzahlen verdünnt, nicht absolut auf Null, aber auf ein erträgliches Maß; liefern Sie also Ihren Text halbwegs desinfiziert ein.

In **Tabelle 5-9** und **5-10** biete ich Ihnen meine Kurzfassung der Rechtschreib- und Zeichensetzungsregeln an. Während die Kommaregeln halbwegs logisch sind, spricht es gegen die derzeit geltende Rechtschreibung, dass sich Fragen wie «groß oder klein» und «zusammen oder getrennt» beim besten Willen nicht einfacher darstellen lassen.

Ansonsten zeigt sich die Professionalität im Nachschlagen. Kaufen Sie sich den Rechtschreib- und den Medizinduden. Letzterer ist in den Schreibweisen konsistenter als der Pschyrembel.

Tabelle 5-9: Regeln und Beispiele zur neuen Rechtschreibung

1. Schreibung einzelner Laute	
• Nur nach langem Vokal oder Diphthong wird ss (stimmloses s) zu ß	*groß, weiß, außer; aber: dass, muss*
• Wortfamilien werden gleich geschrieben:	
– Umlaute	*behände, überschwänglich*
– Zusammentreffen gleicher Buchstaben	*Schifffahrt, Rohheit, selbstständig, aber: Tee-Ernte*
– Einzelfälle	*rau, potenziell, nummerieren, Tipp, platzieren*
2. Silbentrennung	
• -ck	*pa-cken*
• s-t	*Kis-te*
• Fremdwörter: morphologische Trennung beibehalten	*Sym-ptom, Ana-mnese*
3. Fremdwortschreibung	
• Fachwörter können wie bisher geschrieben werden	*Katarrh, Phlebographie*
• Erster Teil groß, sonst wie die entsprechenden deutschen Wörter	*Arteria carotis interna, Ductus arteriosus Botalli, Evidence-based Medicine, Very-high-Density-Lipoprotein*
• Substantiv + Substantiv mit Bindestrich	*Job-Sharing (nicht: Nofuturegeneration)*
• Substantiv + Adverb zusammen	*Layout, Comeback*
• Adjektiv + Substantiv unverbunden	*Safer Sex, Fast Food*
4. Groß-/Kleinschreibung	
• Fast alles, was sich als Substantiv verstehen lässt, wird großgeschrieben; auch verblasste Substantive nach Präposition oder Verb	*Acht geben, Ähnliches, im Allgemeinen, das Beste, in Bezug auf, etwas Derartiges, der Einzelne, auf Englisch, als Erstes, der Erste, Folgendes, im Folgenden, im Geringsten, das Gleiche, im Großen und Ganzen, im Klaren, Leid tun, Letzteres, alles Mögliche, im Nachhinein, aufs Neue, Recht haben, bei Rot, Schuld haben, auf Seiten, im Übrigen, im Voraus, das Weite suchen, im Wesentlichen*
• Einzelne stark verblasste Substantive klein	*angst, bange, gram, leid, pleite, schuld sein, ernst nehmen, ein bisschen, ein paar, an ... statt*
• Pronomina, Zahlwörter, nicht-substantivierte Superlative klein	*alles, der andere, der eine, erstens, das erste Mal, mancher, das meiste, bei vielen, sehr viel, am besten*
• Tageszeiten mit «heute» etc. groß	*heute Morgen, gestern Abend, aber: morgens, dienstagabends*
• -sche groß und mit Apostroph	*Erb'scher Punkt*
• Nach Doppelpunkt groß, wenn ganzer Satz folgt, sonst klein	

Tabelle 5-9: Regeln und Beispiele zur neuen Rechtschreibung *(Fortsetzung)*

5. Zusammen-/Getrenntschreibung	
• Zusammen, wenn:	
– verkürzte Wortgruppe	*angsterfüllt, hitzebeständig, schlafwandeln, diesmal, keinmal (aber: jedes Mal)*
– Teil nicht selbstständig existiert	*redselig, vieldeutig, wettrennen*
– Fugen-s	*erwerbsmindernd; aber: Halt gebend*
– gemeinsam steigerbar	*armselig (armseliger), selbstbewusst; aber: dünn besiedelt (dünner besiedelt)*
– durch Konjugation nicht trennbar	*bergsteigen, langweilen; aber: Rad fahren (ich fahre Rad); Ausnahmen: standhalten, stattfinden*
• Getrennt nach Infinitiven, Partizipien, zusammengesetzten Adverbien	*sitzen bleiben, kennen lernen, blendend weiß, gestochen scharf, gefangen nehmen, getrennt schreiben, geschenkt bekommen, vonstatten gehen, zugute halten*
• Getrennt nach -wärts, -einander, -seits, -ig, -isch, -lich, dahinter, darin, darüber, darunter, davor	*aufwärts gehen, zueinander finden, lästig fallen, übrig bleiben, riesig groß, mikroskopisch klein, dahinter kommen*
• Adverb + Verb: zusammen, wenn ein neuer Begriff entsteht	*wiederholen/wieder holen, zusammentragen/zusammen tragen*
• Adjektiv + Verb: zusammen, wenn Adjektiv nicht steigerbar, sonst getrennt	*fernsehen, feststellen; aber: fest halten (fester halten), leicht fallen, streng genommen*
• Getrennt vor sein	*da sein*
• Einzelfälle	*irgendetwas, stattdessen, umso so viel, wie viel, zu wenig*
6. Bindestriche	
• Zahl + Adjektiv mit Bindestrich, Zahl + Suffix ohne	*100-jährig 60er*
7. Zeichensetzung	
• wie bisher: – Komma zwischen beigeordneten Sätzen beibehalten – Komma vor und nach erweitertem Infinitiv oder – Partizipialkonstruktion beibehalten	

Tabelle 5-10: Kurzfassung der Zeichensetzungsregeln

---

1. Hauptsätze werden voneinander und von Nebensätzen durch Kommas abgetrennt. Die meisten Schreiber machen zwar ein Komma vor Konjunktional-, manchmal auch vor Relativsätzen, übersehen aber die Stelle, wo der Nebensatz zu Ende ist und der Hauptsatz wieder aufgenommen wird: *Der Hund, der bellt und die Katze* ... jagt? Nein: ..., *die miaut.* Ach so, die Katze gehörte schon wieder zum Hauptsatz! Dann muss nach *bellt* ein zweites Komma stehen.

Drei Nebenbemerkungen zu dieser Regel:

- Alles, was mit einem nachgestellten Prädikat (wie jetzt:) endet, ist ein Nebensatz. Auf nachgestellte Prädikate folgt also fast immer ein Komma; nur dann nicht, wenn sich mit *und* gleich ein weiterer Nebensatz anschließt.

- Dass *und* zwei Hauptsätze verbindet, lässt sich schnell daran erkennen, dass es durch Punkt und neuen Satzanfang ersetzbar ist. Genau dann kommt vor *und* ein Komma. Eine der dümmsten Regelungen der neuen Rechtschreibung erlaubt das Weglassen dieses Kommas. Tun Sie's nicht. Sie lassen sonst die Leser auf dem falschen Fuß in den nächsten Gedanken stolpern,(!) und Sie selbst überblicken den eigenen Satzbau nicht mehr.

- Ebenso rate ich Ihnen, auch wenn es anders erlaubt ist, dringend, längere Partizipgruppen, *wie hier vorgeführt,* oder Infinitivgruppen als Nebensätze *anzusehen.* O.k., das war jetzt kein schöner Satz, aber Sie sehen, wie hilfreich das Komma nach *dringend* war. Lesefreundlich ist die Regel,(!) derartige Konstruktionen grundsätzlich mit Komma abzutrennen, wenn sie länger als zwei Wörter sind. Dann muss das Komma aber an beide Enden der Infinitivkonstruktion: *wer Ohren hat zu hören und Augen zu sehen* (unübersichtlich, aber nicht falsch) oder: *wer Ohren hat, zu hören, und Augen, zu sehen;* aber keinesfalls: *wer Ohren hat, zu hören und Augen* – es sei denn: ... *überflüssig zu machen.*

---

2. Präpositionalkonstruktionen werden nicht durch Kommas abgetrennt. Und seien sie noch so lang. Die beliebte Frage, ob vor *als* ein Komma komme, ist sinnlos; denn es gibt die Konjunktion (*er sah, als ich kam, sofort* – achten Sie auf das nachgestellte Prädikat *kam*), das Vergleichswort (*sie ist klüger als er* – ohne Komma) und die Präposition (*als dein dich liebender und dir in allen Widrigkeiten des Lebens und trotz der Unbesonnenheiten der Jugend treu zur Seite stehender Patenonkel muss ich dir bei allem gebotenen Verständnis sagen* – kein Grund, irgendwo ein Komma zu setzen).

---

3. Zwischen Aufzählungsgliedern steht ein Komma, nicht jedoch vor dem letzten, wenn es mit *und* bzw. *oder* angehängt ist: *A, B, C und D.* Also steht auch kein Komma vor *usw.* oder *etc.* Bei zwei Attributen zu einem Substantiv muss man entscheiden, ob sie aufgezählt nebeneinander stehen *(ein blaues, gepunktetes, recht hübsches Kleid)* oder ob das erste einen Gesamtkomplex aus zweitem Attribut plus Substantiv näher bestimmt *(sehr geehrte gnädige_Frau, ein richtiger armer_Hund).*

---

4. Sie können theoretisch beliebige Satzteile durch zwei (!) Kommas als Einschübe kennzeichnen. Dann stehen die Kommas stellvertretend für Gedankenstriche; warum also benutzen Sie die nicht gleich? Besser noch wäre es, Sie würden sich gar nicht durch Einschübe selbst ins Wort fallen.

5.5.7 Die Angst vor der Verantwortung

Jetzt sind wir also beim Kern der Angst vor dem Schreiben angelangt. Nur Sie selbst können entscheiden, ob dieser Kern für Sie überhaupt noch eine Rolle spielt. Nur zur Erinnerung, welche Ängste wir unterwegs erledigt haben, liste ich hier einige Ausreden auf, wie ich sie etwa von angehenden Pflegewissenschaftlern als Grund für eine ungenügende Publikationstätigkeit zu hören bekomme:

- «Ich weiß nicht, wie anfangen.» Das weiß niemand, daher sollten Sie es überspringen und gleich weiterschreiben.
- «Ich habe keine Zeit.» Die meiste Zeit geht fürs Nichtschreiben drauf. Eine in Eile herunter geschriebene Rohfassung dagegen ist etwas, womit man arbeiten kann.
- «Ich muss das noch zu Ende denken.» Werden Sie je herausfinden, was Sie denken, wenn Sie es nicht hinzuschreiben versuchen?
- «Ich lese noch.» Auch das ist meist ein Vermeidungsverhalten, denn die Richtung der weiteren Lektüre wird sinnvollerweise vom entstehenden Text bestimmt.
- «Meine Texte lesen sich so langweilig.» Vermutlich deshalb, weil man ihnen die ängstliche Distanzierung von Ihren eigenen Gedanken ansieht, die Sie hinter amtssprachlichen Formeln verstecken.
- «Ist das auch wissenschaftlich genug?» Eine berechtigte Frage, aber das entscheidet sich an inhaltlichen Fragen, etwa der Untersuchungsmethode oder der Offenheit für widersprechende Beobachtungen, nicht am Schreibstil. Unverständlichkeit ist kein Ersatz für Wissenschaftlichkeit.
- «Das druckt ja doch niemand.» Zeitschriften und Verlage sind viel demokratischer, als Sie denken; sie nehmen das, was ihre Leser lesen wollen. Auf jeden Fall finden Sie nie heraus, ob Ihr Text publizierbar ist, wenn Sie ihn nicht einreichen.
- »Ich mache so fiele Veler.« Das ist durch wiederholtes Korrekturlesen und Nachschlagen zu beseitigen (und ja, das ist Arbeit).

Bleibt als Kern die Verantwortung für den eigenen Text. «Wer schreibt, der bleibt» gilt eben auch im negativen Sinn. Niemandem, der je etwas veröffentlicht hat, ist die Peinlichkeit fremd, in unverrückbarer Form etwas unter dem eigenen Namen zu lesen, was man besser gedacht und auf jeden Fall besser ausgedrückt hätte. (Daher empfehle ich frischgebackenen Autoren eine Karenzfrist von einem Jahr, bis sie ihre eigene Publikation noch einmal lesen sollten.) Andererseits gilt diese Verantwortung für alle Lebensäußerungen, und durchs Schreiben kommen wenigstens keine Menschen zu Schaden.

Oder doch? In der Pflege weit verbreitet ist die Furcht vor fehlerhafter Dokumentation, die im Ernstfall juristische Konsequenzen haben könnte. Diese Furcht ist berechtigt. So verpflichtet etwa § 113 SGB XI Träger von Pflegeeinrichtungen, «eine praxistaugliche, den Pflegeprozess unterstützende und die Pflegequalität fördernde Pflegedokumentation» zu führen, oder § 13 HeimG Pflegeheime unter anderem, «die Pflegeplanungen und die Pflegeverläufe für pflegebedürftige Bewohnerinnen und Bewohner … so zu dokumentieren, dass sich aus ihnen der ordnungsgemäße Betrieb des Heims ergibt». Die juristische Konsequenz, wenn gegen diese Dokumentationspflichten verstoßen wird, ist im Extremfall die Beweislastumkehr: Wenn Sie nicht aufgeschrieben haben, was Sie getan haben, müssen unter Umständen nicht mehr Patienten oder Angehörige Ihnen eine fehlerhafte Pflege nachweisen, sondern Sie müssen beweisen, dass Sie trotz fehlender Aufzeichnungen alles korrekt gemacht haben.

Aber die gesetzlichen Regelungen schreiben keineswegs vor, was und wie Pflegende genau aufschreiben müssen; das bleibt ihrer professionellen Kompetenz überlassen. Zwar haben Patienten heute weitgehende Rechte, die Pflegedokumentation einzusehen, so dass Sie abfällige und diskriminierende Bemerkungen wie «anspruchsvoller Patient» unterlassen sollten. Aber ernste rechtliche Konsequenzen haben Sie nur von einer einzigen Form der Dokumentation zu fürchten: wenn Sie wichtige Beobachtungen und pflegerische Maßnahmen nicht dokumentieren.

In der Praxis hört man immer wieder, dass Pflegende die Ausführung medizinischer Anordnungen aus Angst vor haftungsrechtlichen Folgen oder definierte Einzelleistungen aus Angst vor Abrechnungsproblemen äußerst genau dokumentieren – und dass dabei das zu kurz kommt, was nach ihrem eigenen Selbstverständnis den Kern der Pflege ausmacht. Dabei sind sie rechtlich nicht verpflichtet, etwas aufzuschreiben, was nicht auch aus pflegefachlicher Sicht festgehalten werden muss.

Damit sind wir doch wieder bei den sekundären Ängsten: wenn aus der Furcht, äußeren Ansprüchen nicht zu genügen, ein Widerwille wird, das aufzuschreiben, was Sie selbst als das Wichtigste am Patienten und an Ihrem eigenen Tun ansehen. Dieser Widerwille zeigt sich im Aufschieben; in dem Gefühl, Wichtigeres zu tun haben und keine Zeit zum Aufschreiben. Dabei wäre eine gute Pflegedokumentation doch nichts anderes als das Nachdenken darüber, wie es dem Patienten geht und was Sie für ihn tun können, also Gedanken, die Ihre Arbeit sowieso begleiten – plus das Festhalten dieser Gedanken für Ihre Kollegen. Die Zeit dafür ist nie verlorene Zeit.

Fangen Sie also, wie ich es am Anfang gezeigt habe, nie damit an, dass Sie sich sagen: «Ich muss auch noch Zeit für die Dokumentation finden.» Schreiben Sie stattdessen ohne Zögern einfach auf, was Ihnen sowieso im Kopf herumgeht und was Ihre Kollegen unbedingt wissen sollten. Dann können Sie immer noch überlegen, ob Sie noch den Bedürfnissen von Verwaltung, Ärzten und Juristen Genüge tun müssen.

Erleichtern sollte Ihnen dieses Vorgehen die Erkenntnis, dass ein Pflegebericht sowieso keinen Anfang und kein Ende hat, sondern ein endloses Work in Progress ist, das alle Kollegen zusammen immer weiter schreiben. Lesen Sie also den Bericht der vorangegangenen Schicht und schreiben Sie hin, was sich als Fortsetzung, Ergänzung, Korrektur aufdrängt. Und trotz aller formalen Anforderungen: Hinterlassen Sie nichts, das fortzusetzen der nächsten Schicht Angst einjagt.

Literatur

Elftes Buch Sozialgesetzbuch. (2012). Maßstäbe und Grundsätze zur Sicherung und Weiterentwicklung der Pflegequalität. http://dejure.org/gesetze/SGB_XI/113.html [18.11.2013].

Heimgesetz. (2006). Aufzeichnungs- und Aufbewahrungspflicht. http://www.recht-in.de/paragraph/aufzeichnungs_und_aufbewahrungspflicht_paragraph_13_heimg_heimgesetz_13122.html [18.11.2013].

Molière (1976). Der Eingebildete Kranke. In: Komödien. Stuttgart: Parkland, 1025–1026.

Reinhardt K. (2011). Vom Wissen zum Buch. 2. Auflage. Bern: Verlag Hans Huber.

Reinhardt K. (Hrsg.) (2006). Schreiben: Ein Handbuch für Pflege- und Gesundheitsberufe. Bern: Verlag Hans Huber.

5.6 Redeangst bei Teamkonflikten

Thomas Hax-Schoppenhorst

5.6.1 Einleitung

Gerade angesichts wachsender Belastungen im Pflegealltag ist die Gefahr, dass Konflikte in den Teams aufkommen, beträchtlich. Wo mehrere Menschen zusammen arbeiten, begegnen sich Individuen mit unterschiedlichen Charakteren, Lebens- und Berufserfahrungen, Einstellungen bzw. Grundhaltungen. Gelingende Teamarbeit setzt eine gute Führung, einen Grundkonsens, die Bereitschaft zu Kompromissen und hohe Toleranz voraus. Störungen bzw. Konflikte können zu einer erheblichen Einschränkung der Gesamtleistung führen und sind der Nährboden für Fehler, die im schlimmsten Fall schwerwiegende Konsequenzen haben. Spannungen werden in solchen Fällen durchaus früh wahrgenommen, es fehlen jedoch meist die offene Ansprache und Aussprache; die Kommunikation ist gestört. Nicht selten berichten Pflegende nach der Klärung eines lang anhaltenden Konfliktes, dass sie schon längst hätten das Wort ergreifen wollen, sie sich jedoch aus Unsicherheit und Angst letztlich entschieden hätten zu schweigen. Die Befürchtung, alles nur noch schlimmer zu machen, sogar zwischen die Fronten zu geraten oder isoliert dazustehen, bewog sie zur Zurückhaltung.

Vor anderen Menschen klar, authentisch, sachlich und schlüssig eine Meinung zu vertreten, ist eine hohe Kunst. Zwar wurde uns die Sprache von Beginn unseres Lebens mit auf den Weg gegeben, so dass es geradezu als selbstverständlich gilt, sich ihrer zu bedienen, jedoch sind mit dem Sprechen in der Öffentlichkeit, mit Vorgesetzen oder Kolleginnen und Kollegen oft Hemmnisse und Ängste verbunden. Dies zum Thema zu machen, würde niemandem so schnell einfallen, da eine solche Offenbarung mit großer Scham verbunden wäre. Nicht nur im Gesundheitswesen – für sehr viele Menschen gilt es als fast unüberwindbare Herausforderung, öffentlich zu reden. Redeangst ist ein weit verbreitetes Phänomen; Bekenntnisse im privaten Kreis zu großem Lampenfieber, zu der Besorgnis, «keinen Ton herauszubekommen», «vor Angst fast zu sterben» oder «jeden Augenblick umzufallen» kennt jeder. Sowohl Teamkonflikte als auch Redeangst sind jedoch zu bewältigen!

5.6.2 Konflikte, Teamkonflikte im Krankenhaus

Der Begriff «Konflikt» entstammt dem Lateinischen («confligere» = auseinandersetzen, kämpfen) und ist mit der deutschen Vokabel «zusammenprallen» am treffendsten umschrieben. Ein Konflikt entspringt Tendenzen oder Absichten, deren gleichzeitige Verwirklichung sich ausschließt. Mindestens zwei Tendenzen oder Akteure prallen zeitgleich zusammen, wollen Unvereinbares verwirklichen und erzeugen Handlungsdruck. Im Prinzip können Konflikte nicht gelöst, sondern nur gehandhabt werden. Um Konflikte analysieren zu können, hat es sich bewährt zu unterscheiden, ob diese im Individuum, zwischen Individuen oder innerhalb einer Organisation begründet sind. Somit wird in Bezug auf die Konflikttypen zwischen *intraindividuellen, interindividuellen* und *Systemkonflikten* (z. B. im System Krankenhaus) unterschieden. Je nachdem, um welchen dieser Konflikttypen es sich handelt, kommen unterschiedliche Ursachen und ebenso unterschiedliche Klärungsansätze in Betracht. Viele innere (intraindividuelle) Konflikte werden von der unter ihr leidenden Person auf die Umwelt projiziert, weil sie so greifbarer werden und sich das Individuum damit seelisch entlasten kann – es muss den Konflikt beim Gegenüber statt in sich selbst bekämpfen. Eine wirkungsvolle Bearbeitung müsste daher sinnvollerweise im Individuum selbst beginnen; hierbei sollten die Haltung zu dem Konflikt, die Wahrnehmung und die Einstellung zur eigenen und zur fremden Person neu bewertet werden.

Unterschiedliche Grundbestrebungen von Menschen sind bei den interpersonalen Konflikten als ursächlich anzusehen: Autonomie, Abgrenzung, der Wunsch nach Nähe, Harmonie, Geselligkeit versus Distanz, Tradition, Innovation versus Bewahren etc. Handlungstendenzen entstehen aus diesen Grundhaltungen und beeinflussen maßgeblich, wie eine Person die jeweilige Situation bewertet bzw. erlebt. Letztlich geht es unter anderem um Gekränktheiten, Neid, Karriere, Stellung in der Hierarchie und die Verteilung der Güter.

Entzündet sich ein Konflikt zwischen Parteien, spielen die Prozesse innerhalb der Gruppe eine maßgebliche Rolle; eine Art «Lagerdenken» entwickelt sich; es geht um das Etablieren einer Gruppenidentität mit einem gemeinsamen Feindbild. Eine sachliche Sicht im Konfliktgeschehen ist durch Polarisation und angeheizte Emotionen nicht mehr möglich.

Bei der Unterscheidung der Konfliktarten hat sich die folgende Systematik in der Wissenschaft etabliert: Als *offene Konflikte* gelten die meist ausgesprochenen Konflikte. Hier ist irgendwann einmal das Fass sozusagen übergelaufen; die Spannungen wurden offen und mit hohem emotionalem Engagement zur Sprache gebracht. «Es hat geknallt» – so die vielfach zu hörende Bilanz. *Verdeckte Konflikte* hingegen schwelen unter der Oberfläche. Man geht sich aus dem Weg, schweigt sich an oder ist überfreundlich zueinander. Kleine Sticheleien gehören zum Alltag, (fast) jeder ahnt, dass «etwas im Busch ist». Um Inhalte oder übergeordnete Ziele drehen sich die *Sachkonflikte*. Jedoch ist bei diesem Begriff Vorsicht geboten, denn nicht selten verbergen sich hinter der vermeintlichen Sachdebatte persönliche Antipathien gegenüber Gewohnheiten oder Charakterzügen anderer Menschen, weshalb folglich von einem Beziehungskonflikt die Rede sein müsste. Diese wiegen umso schwerer, je intensiver Menschen miteinander arbeiten müssen. Es sind die täglichen Kleinigkeiten, die auf lange Sicht «nerven». Wird eine Person in ihrer Rolle akzeptiert, kann sie sich nicht damit arrangieren oder streiten sich gar zwei Personen um eine Rolle (Position), so handelt es sich um einen *Rollenkonflikt*. Ist eine Orientierung an einem gemeinsamen, übergeordneten Ziel nicht (mehr) möglich, können sich die Konfliktparteien nicht von ihren subjektiven und privaten Interessen lösen, liegt meist ein *sozialer Konflikt* zugrunde. Unterschiedliche Weltbilder finden in zum Teil heftigen Meinungsverschiedenheiten ihren Ausdruck; es werden Feindbilder aufgebaut, Verbündete gesucht und Fronten gebildet. Ein solcher Konflikt ist vielfach an einer Unbelehrbarkeit der Parteien zu erkennen. Zahlreiche Theoretiker gehen mittlerweile davon aus, dass sich hinter jedem sozialen Konflikt ein persönlicher (intraindividueller) Konflikt verbirgt.

Der Faktor Macht ist bei vielen Konflikten entscheidend – entweder, weil die gegebenen Machtverhältnisse Konflikte blockieren, verhindern, oder weil aufgrund fehlender klarer Machtverhältnisse ständig um die Macht gekämpft wird.

Bei *Verteilungskonflikten* eifern sich die Beteiligten um eine gerechte Verteilung der Güter; jeder will sich den größeren oder zumindest den in seiner Wahrnehmung ihm zustehenden «Teil vom Kuchen» sichern. Mangelhafte oder verzerrte Informationen, ein unterschiedlicher Kenntnisstand oder auch differierende Einstellungen können die Ursache für *Warnehmungskonflikte* sein. Verfolgen zwei Parteien unterschiedliche Ziele oder schließen zwei Ziele sich aus, so entstehen *Zielkonflikte*. Hierbei sind mangelnde Koordination oder unklare Absprachen oft der Hintergrund.

Bei der Lektüre der Übersicht zu den Konfliktarten werden sich Pflegende recht spontan an verschiedene Situationen in ihrem Berufsalltag erinnern können …

Konflikte gehören sicherlich zum Leben im Allgemeinen und im Besonderen zum Arbeitsleben. Ungerechte Verteilung, Rollenkonfusion, unterschiedliche Zielvorstellungen, Werte und Wahrnehmungen sowie Störungen auf der Beziehungsebene (z. B. verschiedene Kommunikationsstile) können dazu führen, dass sich Konflikte innerhalb von Organisationen entzünden und das Arbeitsklima nachhaltig belasten. Dies gilt auch für das Krankenhaus! Wettbewerb bzw. Kostendruck und die damit verbundenen Engpässe (Personalknappheit), gesetzliche Vorgaben (Krankenhausfinanzierungsgesetz, Sozialgesetzbuch etc.) und die Rahmenbedingungen auf Landes- und kommunaler Ebene bestimmen unter anderem die Beziehungen zwischen Personen und/oder Systemen im Gesundheits- und Sozialwesen; verbandliche und institutionelle Strukturen, in die die Beteiligten eingebunden sind, kommen ebenso hinzu wie soziokulturelle Einflüsse, Überzeugungen und individuelle Werthaltungen. Letztlich erschweren hierarchisches Denken, berufsrechtliche Regelungen, unterschiedliche Paradigmen sowie standespolitische Interessen einzelner Berufsgruppen immer wieder ein Miteinander bzw. die interdisziplinäre Zusammenarbeit.

> **Zündstoff**
>
> Konflikte bei der Arbeit sind nichts Ungewöhnliches. Der Arbeitsplatz Krankenhaus ist aber offenbar ein spezieller Raum, in dem Menschen und unterschiedliche Gruppen aufeinandertreffen. Ärzte und Pflegekräfte sind die zentralen Berufsgruppen im Krankenhaus – und sie sind diejenigen, die direkt am Patienten arbeiten. Allerdings hört es da mit den Gemeinsamkeiten auch schon auf. Während die Pflege zahlenmäßig überlegen ist, sind die Ärzte diejenigen, die Anordnungen treffen. Unterschiedlich sind außerdem der Verdienst und das gesellschaftliche Ansehen. Ärzte haben einen Hochschulabschluss, die Pflege ist ein Ausbildungsberuf. […] Konflikte zwischen Ärzten und Pflegekräften sind in gewisser Hinsicht «normale Teamprobleme», aber vor dem Hintergrund einer «besonderen Beziehung». So die Einschätzung von Dr. phil. Andrea Wittich. Sie ist Psychologin und leitet den Supervisionsdienst am Universitätsklinikum Freiburg. Sie hat tagtäglich mit Teamkonflikten zu tun. Nach ihrer Erfahrung kommt es häufig zu Problemen, wenn die Aufgaben nicht eindeutig verteilt sind. «In Abteilungen und Kliniken, in denen die Zuständigkeiten an den Schnittstellen nicht klar sind, kommt es deutlich vermehrt zu Konflikten», sagt Wittich. Die Erfahrung vieler Krankenhausmitarbeiter zeigt: Ist die Atmosphäre erst einmal aufgeheizt, dann können auch Kleinigkeiten zum Zündstoff werden – etwa, wenn jemand seine Kaffeetasse nicht weggeräumt oder nach dem Legen einer Braunüle ein Blutfleck auf dem Bettlaken ist. (Hibbeler, 2011: A 2138–2139)

Glasl (1994) beschreibt drei Phasen der Eskalationsdynamik bei Konflikten:

- Phase 1: Win-Win ist noch wahrscheinlich
    - Verhärtung
    - Debatte und Polemik
    - Taten statt Worte
- Phase 2: Tendenz zu Win-Lose
    - Images und Koalitionen
    - Gesichtsverlust
    - Drohstrategien
- Phase 3: Tendenz zu Lose-Lose
    - begrenzte Vernichtungsschläge
    - Zersplitterung des Feindes
    - gemeinsam in den Abgrund.

Konfliktarbeit beginnt mit der Analyse der Gesamtsituation.

> *Lastet man einzelnen Personen oder Personengruppen die Ursache für einen Konflikt an, dann verkennt man die Verwobenheit von Konflikten in Organisationen. Alle Ebenen sind beteiligt: die gesellschaftliche, organisationale und personale Ebene. Wo immer man mit der Konfliktarbeit beginnt, kann man durch die Analyse erste Schritte für die Kommunikation als Arbeit an der Verständigung setzen. Die Beteiligten erreichen einen Grad der Durchsicht und Einsicht, die sie miteinander kommunikativ verbindet. Gelingen die ersten Schritte der Verständigung, kann Einfallsreichtum zu neuen Ideen führen, die als Interventionen in die Organisation fließen. Sie können das Bewusstsein für Solidarität zum gemeinsamen Handeln wiedererwecken.*
>
> (Gießner, 2012: 13)

Zur Einleitung erster Schritte bedarf es jedoch der Mutigen, die das Wort ergreifen … Die Angst davor steht vielfach im Wege.

5.6.3 Redeangst

Viele Menschen – dieses Problem ist in allen Berufsgruppen festzustellen – leiden unter großer Aufregung und Angst, wenn sie vor einer oder mehreren Personen sprechen sollen oder wollen. Sie fühlen sich massiv beeinträchtigt in ihrem Vorhaben, sich auf die Inhalte, die sie mitteilen wollen, auf klares und deutliches Sprechen und auf den Kontakt mit den Zuhörern zu konzentrieren. Diese Aufregung allein führt zu allseits bekannten körperlichen Reaktionen: Die Stimme wird zittrig und hoch, die Atmung flacher und schneller, manche beginnen zu schwitzen oder zu zittern, sie verlieren den Faden oder versprechen sich häufig. Wenn dieser unangenehme Zustand länger anhält, kreisen die Gedanken fast nur noch um die erlebte Angst; ein Konzentrieren auf das Inhaltliche wird kaum noch möglich. Nicht selten entscheiden sich Menschen wegen der erlebten Not, solche Situationen zu vermeiden.

Sich zu informieren, miteinander zu reden und sich mitzuteilen sind jedoch wesentliche Vorgänge im zwischenmenschlichen Kontakt. So kann es passieren, dass Kolleginnen oder Kollegen, die über ein profundes Wissen verfügen, gute Ideen haben und durchaus sehr viel zu sagen hätten, ihre Chance nicht nutzen bzw. meinen, sie nicht nutzen zu können. Ihnen entgeht viel, außerdem werden sie wegen ihrer Zurückhaltung nur kaum oder gar falsch vom Umfeld, also auch in ihrem Team, wahrgenommen. Das Sprechen vor Gruppen, mit Autoritätspersonen, Gespräche mit bekannten oder mit unbekannten Personen, sich verbal durchzusetzen, Forderungen zu stellen oder abzulehnen, Kritik zu äußern, Gefühle zu zeigen, … selbst Smalltalk kann zum Stressauslöser höchster Ordnung heranwachsen. Von 250 in den USA am Telefon befragten Frauen und Männern sagten 22 %, dass sie aus Angst vor Kritik das Sprechen vor Gruppen meiden (Pollard/Hendersen, 1988: 442); 42 % der Amerikaner bezeichnen sich als schüchtern, 40,6 % fürchten sich davor, vor einer Gruppe zu reden (Beushausen, 2004: 14). In der deutschsprachigen Forschungsliteratur wird die Redeangst meist der «sozialen Phobie» zugeordnet; genauere Prozentzahlen in Bezug auf die Angst beim Reden werden wenig benannt. Außerdem ist davon auszugehen, dass Personen, die unter ausgeprägten Redeängsten leiden, nicht unbedingt gleich auch von einer sozialen Phobie betroffen sind.

Ob nun von Begriffen wie «Redehemmung», «Publikumsangst», «Aufgeregt-Sein», «Redeangst», «Lampenfieber», «Muffensausen», «Bammel» oder «Sprechangst» die Rede ist – alle beschreiben dasselbe Phänomen: die Sprechsituationsangst. Haubl und Spitznagel (1983) stellen fest:

> *Sprechängste sind erlernte, flüchtig oder andauernd auftretende Befürchtungen und Sorgen, gefühlsmäßige oder körperliche Reaktionen auf vorgestellte oder tatsächlich zu vollziehende «Leistungen» (vortragen, vorsprechen, rezitieren, vorsingen, sich vorstellen, diskutieren usw.) vor einem imaginären oder realen Publikum.*
>
> (Ebd.: 712)

Was deine Stimme so flach macht
so dünn und so blechern
das ist die Angst
etwas Falsches zu sagen
oder immer dasselbe
oder das zu sagen was alle sagen
oder etwas Unwichtiges
oder Wehrloses
oder etwas das missverstanden werden könnte
oder den falschen Leuten gefiele
oder etwas Dummes
oder etwas Dagewesenes
etwas Altes
Hast du es denn nicht satt
aus lauter Angst
aus lauter Angst vor der Angst
etwas Falsches zu sagen?

(Enzensberger, 1989: 213)

Eschenröder (2005: 17–18) beschreibt einige besonders wichtige Einflüsse, welche die Entstehung von Redeangst begünstigen:

- *Familie:* Personen, die diesbezüglich große Probleme haben, berichten, dass sie von ihren Eltern oft kritisiert oder für spontane Äußerungen bestraft wurden (verheerende Folgen für das Selbstbewusstsein eines Kindes).
- *Schule:* In der Schule muss ein Kind erstmalig vor einer größeren Zahl von Gleichaltrigen reden und eine Leistung erbringen. Durch unangemessene Reaktionen der Lehrer oder hämische Kommentare von Mitschülern können soziale Ängste geweckt bzw. geschürt werden.

- *Konkurrenz- und Leistungsdenken:* Eine Gesellschaft, in der es für die soziale Anerkennung von Bedeutung ist, in seinen Leistungen besser zu sein als andere, fördert die Furcht vor Misserfolg und Versagen.

Beushausen (2004: 26–27) beschreibt:

- biologische Faktoren (Sprechangst als ererbter Charakterzug)
- erlernte Verhaltensmuster (Defizite in der kindlichen Entwicklung beim Erwerb sprecherischer Fähigkeiten)
- innerpsychische Konflikte
- die Auswirkung des sozialen Umfeldes auf unser Sprechverhalten
- prägende Ereignisse im Laufe eines Lebens, die eventuell traumatisierend wirkten und als Auslöser für Sprechangst angesehen werden.

Schließlich fasst die Autorin (Beushausen, 2004) zusammen:

Die Ursachen für die verschiedenen Formen von Sprechangst sind also außerordentlich komplex. Wie bei den meisten psychischen Problemen greifen Angeborenes und Erworbenes quasi unentwirrbar ineinander. Man spricht von multifaktoriellen Störungen. Die individuelle Biografie einer Person, eventuell ererbte Neigungen und soziologische Prägungen können im Einzelfall unterschiedlich stark wirken und zu ganz verschiedenen Ausprägungen der Angst führen.

(Ebd.: 27)

Der «Teufelskreis der Angst» (s. Kap. 2.1 und 2.4) entwickelt sich auch in diesem Kontext:

- Selbstschädigenden Gedanken («Das schaffe ich nie!», «Ich werde bestimmt schrecklich nervös!», «Was soll ich nur tun, wenn ich den Faden verliere?») folgen negative Gefühle und körperliche Reaktionen (Angst, Unruhe, Nervosität, verspannte Haltung, Zittern der Hände, Erröten etc.).
- Ungünstige Verhaltensweisen und damit verminderte Leistungen beim Reden (hastiges und das Gefühl der Atemnot verstärkendes, undeutliches Sprechen, keine oder zu kurze Pausen zwischen einzelnen Sätzen, Konzentrationsschwierigkeiten beim Reden, keine Antwort auf einfache Fragen wissen) können befremdete Reaktionen bei den Zuhörenden hervorrufen und die Irritation dadurch weiter wachsen lassen.
- Schließlich folgen erneute selbstschädigende Gedanken («Ich wusste doch, dass es schiefgehen würde!», «Ich habe mich fürchterlich blamiert!», «Ich habe – mal wieder – nicht das sagen können, was mir wichtig war!», «Was denken die Leute jetzt bloß über mich?»).

Welche Wege gilt es nun zu gehen, um sich nach und nach aus dieser Klemme zu befreien? Eschenröder (2005: 23) empfiehlt die folgenden ersten Schritte:

- akzeptierender Umgang mit den Problemen
- schriftliche Analyse problematischer Gedanken (unreflektierte Befürchtungen erweisen sich oft bei distanzierter Betrachtung als eher unrealistisch)
- humoristische Übertreibung («Ich möchte jetzt mal etwas dazu einbringen, dabei wird aber mein Gesicht glühen wie eine Hundert-Watt-Birne.»)
- Entspannungsmethoden (vor aufregenden Teamsitzungen praktizierte Formen der Kurzentspannung, die nur wenige Minuten dauern)
- imaginative Methoden (z. B. sich am Vorabend eines spannungsgeladenen Tages in Erfolgsphantasien hineinzubegeben)
- Verhaltensübungen in sozialen Situationen (bewusste Entscheidung für die Übernahme von Aufgaben, in denen das Sprechen gefordert ist; Teilnahme an politischen Diskussionen; Ansprache des Problems im Kreise sehr vertrauter Menschen etc.).

Ullrich de Muynck und Ullrich (1976: 44 ff.) sehen vier Fertigkeiten der Selbstbehauptung, die langfristig zur Verminderung der Angst und zu positiven Sprecherfahrungen führen, und zwar die Fähigkeit, …

- … Forderungen zu stellen.
- … Gespräche zu beginnen, aber auch zu beenden (verbaler Kontakt).

- … «Nein» zu sagen.
- … positive und negative Gefühle zu äußern (z. B. Kritik) und darauf zu reagieren.

Bleushausen (2004: 57) stellt Angsthierarchien vor, bei der ängstigende Situationen nach der Stärke der zu erwartenden Angst geordnet werden. Grundlage eines solchen Trainings ist das Prinzip der kleinen Schritte, des systematischen bzw. des sich langsamen Sich-daran-Gewöhnens. Wenn das Sprechen vor Gruppen (in Teams) Probleme bereitet, ist die folgende hierarchische Methode hilfreich:

- Sprechen allein vor einem Spiegel
- Sprechen vor einem guten Freund
- Sprechen vor einem kleinen Kreis von Freunden
- Sprechen vor einem kleinen Kreis von guten Bekannten
- Sprechen vor einem kleinen Kreis von Verwandten
- Sprechen vor einem großen Kreis von Verwandten
- Sprechen vor einem kleinen Kreis von Unbekannten
- Sprechen vor einem großen Kreis von Unbekannten
- Sprechen vor einem großen Kreis von Unbekannten (Wiederholung).

Thesen zur Teamarbeit
(n. Hibbeler, 2011: A 2144)

Gute interprofessionelle Kooperation ist kein Frage Zufall. Welche Faktoren sind förderlich? Wann droht ein Scheitern? Teamarbeit ist wichtig, weil …
- … die Kompetenz aller Berufsgruppen gebraucht wird.
- … die Patientenversorgung so verbessert wird (gemeinsames Teamziel).
- … sie Fehler verhindern kann.
- … ein Gruppengefühl entsteht, ohne dass man einen «Feind» braucht.

Teamarbeit ist schwierig, wenn …
- … Vorurteile und schlechte Vorerfahrungen gegeben sind.
- … Abläufe bzw. Aufgabenverteilung nicht geklärt sind.
- … Mitarbeiter mit ihrer Rolle unzufrieden sind.
- … sie von Führungspersonen nicht vorgelebt wird.

Teamarbeit ist einfacher, wenn …
- … sie strukturell verankert wird (feste Termine für die Teambesprechung).
- … Wertschätzung eine Selbstverständlichkeit ist.
- … sich jeder auf die Professionalität von Kolleginnen und Kollegen verlassen kann.
- … sie auch belohnt wird.

Konflikte werden zunehmend als Teil der Realität in Krankenhausteams wahrgenommen. Daher sollte nicht ausschließlich danach gefragt werden, wie sie zu vermeiden sind. Im Zentrum sollte vielmehr die Überlegung stehen, wie Teams als kleine Organisationseinheiten konstruktiv streitbar werden. In einem neuen konstruktiven Paradigma sind:

Konflikte gleichsam Energiequellen, die durch die konstruktive Konfliktarbeit sprudeln. Die Unterschiedlichkeit der Wahrnehmung, die Heterogenität der Positionen und die Vielfalt der Wünsche sollen fruchtbar gemacht und als Potenzial verstanden werden. Das heißt jetzt aber nicht, die Bemühungen um Konfliktprävention zu vermindern, eher geht es darum, die auftretenden Konflikte zu entdramatisieren und ihnen das Stigma des Negativen, des Scheiterns und des Katastrophalen zu nehmen. So sind alle Anstrengungen zu unternehmen, um zu mehr Verteilungsgerechtigkeit zu kommen, Transparenz und Beteiligung an Entscheidungen zu sichern und Verständnis für notwendige einschneidende Maßnahmen zu wecken.

(Schley/Rowold, 2004: 15)

5.6.4 Zusammenfassung

Das Ansprechen eines Konflikts, die Klärung der Frage, worin die Ursachen liegen, die Suche nach einer bessern Form des Umgangs damit, eine rationale Bewertung (Pro und Kontra sammeln) und die bewusste Entscheidung für die beste

Vorgehensweise setzen voraus, dass alle im Team Arbeitenden sich einbringen, gehört werden bzw. sich Gehör verschaffen. Werden Teammitglieder von Redeängsten geplagt, könnte es sein, dass wertvolle, hilfreiche Gedanken unausgesprochen bleiben. Zudem wächst die Unzufriedenheit derjenigen, die sich nicht mitteilen konnten bzw. glaubten, dies nicht zu können. Pflegende, die allen Mut zusammengenommen haben, ihre Meinung einzubringen, berichten sehr oft, dass die Reaktionen auf ihr offenes Wort vielfach weitaus positiver ausfielen als sie jemals vermutet hatten. Es lohnt sich folglich, an Redeängsten zu arbeiten, denn sie sind nicht unüberwindbar!

Literatur

Beushausen U. (2004). Sicher und frei reden. Sprechängste erfolgreich abbauen. 2. Auflage. München: Ernst Reinhardt.

Enzensberger H. M. (1989). Der Fliegende Robert. Gedichte – Szenen – Essays. Frankfurt am Main: Suhrkamp.

Eschenröder C. T. (2005). Lebendiges Reden. Wie man Redeangst überwindet und Vorträge interessant gestaltet. Ein Selbsthilfeprogramm mit CD. Würzburg: hemmer/wüst.

Geißner A. (2012). Mit Kommunikation Konflikte lösen. CNE.fortbildung, 04/2012, 12–15.

Glasl F. (1994). Konfliktmanagement – ein Handbuch zur Diagnose und Behandlung von Konflikten für Organisationen und Berater. 4. Auflage. Bern/Stuttgart: Haupt.

Haubl R., Spitznagel A. (1983). Diagnostik sozialer Beziehungen. In: Groffmann K. J., Michel L. (Hrsg.) Enzyklopädie der Psychologie. Verhaltensdiagnostik. Band 4. Göttingen/Toronto/Zürich: Hogrefe.

Hibbeler B. (2011). Ein chronischer Konflikt. Deutsches Ärzteblatt, Jg. 108, 41, A2138–A2144.

Pollard C. A., Hendersen J. G. (1988). Four Types of Social Phobia in a Community Sample. Jounal of Nervous and Mental Disease, 176, 440–445.

Schley W., Rowold G. (2004). Konflikte in Teams. SchulVerwaltung spezial, 4/2004, 14–17.

Ullrich de Muynck R., Ullrich R. (1976). Das Assertiveness Trainings-Programm ATP. Anleitung für den Therapeuten. München: Pfeiffer.

5.7 Angst vor Nadelstichverletzungen

Andreas Wittmann

5.7.1 Einleitung

Im Gesundheitsdienst zählen Nadelstichverletzungen (NSV) zu den häufigsten Arbeitsunfällen (Hofmann et al., 2002). Während in der Chirurgie meist Stich- und Schnittverletzungen an massiven Instrumenten im Vordergrund stehen, kommt es in anderen Bereichen überwiegend zu akzidentellen Verletzungen an Hohlnadeln, so genannten Kanülenstichverletzungen, die durch die größere übertragene Blutmenge mit höherer Infektionsgefahr verbunden sind.

Mit Nadelstichverletzungen sind vielfältige Risiken verbunden, im Vordergrund der Diskussion stehen dabei meist Infektionen, aber auch psychische Folgen – bis hin zur posttraumatischen Belastungsstörung, ausgelöst durch die Angst vor einer möglichen Infektion.

Die Dunkelziffer nichtgemeldeter Nadelstichverletzungen ist hoch, sie wird auf über 50 % geschätzt, für Deutschland im Bereich von 90 %. Als Gründe, Verletzungen nicht zu melden, werden unter anderem die Annahme eines geringen Infektionsrisikos (Bagatellisierung), Zeitmangel, Selbstversorgung der Wunde, aber auch die Angst vor Stigmatisierung oder beruflichen Konsequenzen genannt.

Interessant ist diese Spanne der Gründe, denn während ein Teil der Verletzten offenbar ein Infektionsrisiko trotz dessen Bestehens negiert, nehmen andere das Risiko einer Infektion mehr oder weniger bewusst in Kauf.

Das offensichtlichste Risiko von Nadelstichverletzungen ist selbstverständlich das Infektionsrisiko.

Ein weiterer in diesem Zusammenhang diskutierter Aspekt sind aber auch die Kosten, die durch diese Verletzungen entstehen – nicht nur durch die erforderliche medizinische Nachsorge, sondern insbesondere auch durch die Kosten infolge der Angst vor Infektionen.

Ängste in Zusammenhang mit Nadelstichverletzungen können zum einen Ängste vor Nadelstichverletzungen als auch Ängste sein, die nach einer derartigen Verletzung bei Betroffenen oder in deren Umfeld entstehen.

Sucht man über Google nach den Begriffen «Angst» und «Nadelstichverletzungen», stößt man relativ schnell auf Foren, in denen sich Pflegekräfte und andere Betroffene nach Nadelstichverletzungen zu Wort melden. Zur Verdeutlichung der Ängste werde ich im weiteren Verlauf dieses Beitrags mehrmals auf Forenbeiträge Bezug nehmen und sie in Teilen bzw. vollständig zitieren; Grammatik und Zeichensetzung wurden zum besseren Verständnis teilweise bearbeitet.

5.7.2 Angst vor Infektionen

Nadelstichverletzungen können Infektionen zur Folge haben. Leider ist es in der Regel nicht möglich, sofort nach einer Stichverletzung jegliches Infektionsrisiko auszuschließen. Selbst wenn innerhalb von kurzer Zeit ausgeschlossen werden kann, dass der Spender der Nadelstichverletzung infektionsrelevante Erreger in sich trägt, bleibt dennoch ein Rest Unsicherheit, da nicht alle arbeitsmedizinisch relevanten Erreger jederzeit nachweisbar sind. Unsicherheit herrscht erst recht dann, wenn der Spender unbekannt ist (etwa beim Stich an einer liegen gebliebenen Kanüle unklarer Herkunft) oder wenn nach der Untersuchung des Spenders schließlich feststeht, dass dieser Träger gefährlicher Viren, wie zum Beispiel HIV oder Hepatitis C, ist.

Hepatitis C kann erst nachdem die Infektion aufgetreten ist, behandelt werden; eine postexpositionelle Prophylaxe wie bei Hepatitis B und HIV ist nicht möglich. Bis zu sechs Wochen besteht daher bei einem Betroffenen die Möglichkeit, dass sich eine Hepatitis-C-Infektion einstellt, die im Frühstadium allerdings relativ gut zu behandeln ist.

Ängste vor eventuellen Infektionen spielen daher nach einer derartigen Verletzung bei den Betroffenen eine große Rolle.

Beispielhaft für eine Situation mit Angst nach einer Stichverletzung sind Forumseinträge wie dieser des Nutzers «G» auf www.med1.de:

Hallo, ich habe ein Problem.
Ich mache im Moment ein Praktikum im Krankenhaus. Das Praktikum ist eine Katastrophe und die Hygiene auf der Station auch. Nun ist heute etwas passiert, was mir große Angst macht.
Ich sollte die Dreckwäsche umpacken und tat das als braver Praktikant auch. Selbstverständlich trug ich bei der Arbeit Handschuhe. Plötzlich spürte ich einen scharfen, stechenden Schmerz, da war es auch schon passiert. Irgendwer hat eine gebrauchte Spritze in den Wäschesack geworfen. Die Spritze hab ich mir richtig tief in den Daumen gerammt und dooferweise mit der anderen Hand im gleichen Augenblick auch noch oben auf die Spritze gedrückt, weil ich den Arm voller Wäsche hatte. Ich hoffe, ihr könnt euch vorstellen, wie ich das meine, es ist schwierig zu beschreiben.
Ich habe gleich den Blutfluss angeregt und die Wunde hinterher desinfiziert. Auch habe ich den Vorfall gleich der Stationsleitung gemeldet, die spielte es aber nur runter und meinte, sie hätten keine AIDS-Patienten (das hat sie so gesagt, ich kenne die Unterschiede zwischen HIV und AIDS) auf der Station, ich solle mich mal nicht so anstellen.
Gegen Hepatitis bin ich geimpft, das ist nicht so das Problem. Ich habe aber trotzdem Angst, mich mit HIV infiziert zu haben. Ich habe keine Ahnung, von wem die Spritze verwendet wurde.
Was soll ich denn jetzt machen?

Oder der Beitrag von «N» im Forum bei www.Krankenschwester.de:

Hi,
das Thema wurde hier bestimmt schon mehrmals besprochen, aber ich hoffe ihr könnt mir trotzdem helfen. Ich bin Krankenschwester auf einer Inneren Station und mir ist da was ganz Blödes passiert.
Ich hab mich letzte Woche Mittwoch, nach dem Spritzen von Clexane an einer s. c. Nadel gestochen. Es hat anfangs gar nicht geblutet, erst als ich wie wahnsinnig drauf gedrückt habe kam ein kleiner Tropfen Blut aus meinem Finger.
Hab meinen Finger desinfiziert und bin dann in die Notaufnahme um den Vorgang aufnehmen zu lassen.
Bei der Patientin waren laut Unterlagen keine Infektionskrankheiten bekannt, aber Angst hab ich jetzt trotzdem.

Seit gestern hab ich jetzt Halsschmerzen und bin erkältet (Anzeichen von HIV-Infektion?). Ich nehm an ihr denkt ich bin verrückt, aber ich halte normal immer alle Hygienevorschriften (Handschuhe, Händedesinfektion usw.) ein, drum hab ich jetzt einfach noch mehr Angst.
Wie hoch ist denn das Risiko bei einer Nadelstichverletzung mit einer s. c. Nadel?
Ich hoffe ihr könnt mir weiterhelfen.

Die Beiträge zeigen gleich mehrere der mit Nadelstichverletzungen verbundenen Probleme:

1. Bei Nadelstichverletzungen mit unbekannten Spenderpatienten (das heißt, es ist unklar, bei welchem Patienten die Nadel vorher verwendet wurde) kann über das tatsächliche Risiko einer Infektion keinerlei Auskunft gegeben werden. Dies erzeugt bei den Betroffenen verständlicherweise Angst.
2. Auch für bestimmte häufige Verletzungsmuster (Stich an einer s. c.-Nadel) existieren keine genauen Daten zur tatsächlichen Gefährlichkeit eines derartigen Stichs. Sicher ist nur, dass eine Infektionsgefahr nicht ausgeschlossen werden darf. Das erzeugt Angst.
3. Das Problem «Nadelstichverletzung» wird teilweise von Vorgesetzten nicht ernst genommen und bagatellisiert. Ängste der Betroffenen werden dadurch jedoch eher verstärkt, da keine ernsthafte Auseinandersetzung mit den tatsächlichen Risiken erfolgt und jegliche medizinische Beratung oder Behandlung ausbleibt.
4. Regelmäßig geben sich Betroffene eine Teilschuld am Unfallgeschehen oder nehmen diese als schicksalhaft hin: «Dooferweise» ist «etwas Blödes passiert». Grund für das anonyme Posten der Beiträge kann auch die Angst sein, selbst schuld oder verantwortlich zu sein.

5.7.3 Angst vor HIV

HIV gehört zu den durch Nadelstichverletzungen übertragbaren Infektionserregern, allerdings sind derartige Übertragungen im Gesundheitsdienst selten anzutreffen. Bis heute sind in der Bundesrepublik nur sehr wenige HIV-Infektionen nach Nadelstichverletzungen bekannt geworden.

Dies liegt zum einen sicherlich an der mit weniger als 0,3 % Übertragungswahrscheinlichkeit sehr niedrigen Serokonversionsrate nach Nadelstichverletzungen bei HIV-positivem Spender. Eine Rolle kann auch spielen, dass die Möglichkeit besteht, bei eindeutiger Indikation (z. B. bekannt HIV-positiver Spender) durch eine so genannte Postexpositionsprophylaxe (PEP), die im Idealfall bereits innerhalb der ersten 2 Stunden nach einer Exposition begonnen wird, Infektionen zu verhindern.

Nichtsdestotrotz werden mit einer möglichen HIV-Infektion ob der lebenslangen schwerwiegenden Folgen große Ängste verknüpft. Forennutzer «A» schreibt im Forum der Aidshilfe Salzburg:

Hallo,
ich hatte vor 10 Wochen eine Nadelstichverletzung. Habe nach 8 Wochen einen HIV-Test und Hepatitis-C-Test gemacht, die beide negativ waren. Stimmt es, dass der HIV-Test nach 8 Wochen schon zu etwa 90 % sicher ist? Und ab wann kann man eine HCV-Infektion ausschließen?
Ich habe nun (10 Wochen nach der Verletzung) leichtes Fieber, Gelenkschmerzen und eine Rachenentzündung.
Nun habe ich schreckliche Angst, dass dies auf eine akute HIV-Infektion hinweisen könnte ... ich bin ein schrecklicher Angsthase ... über eine Antwort wäre ich sehr dankbar!

Hier zeigt sich, dass auch bei Inanspruchnahme ärztlicher Hilfe Ängste zurückbleiben können, da offenbar keine ausreichende Aufklärung stattgefunden hat. Diese Ängste bestehen auch über eine sehr lange Zeit («10 Wochen nach der Verletzung»), sicherlich auch, weil Auskünfte über die Zuverlässigkeit des HIV-Tests nicht oder unzureichend gegeben werden.

5.7.4 PEP trotz geringer Infektionswahrscheinlichkeit

Wie bereits angesprochen, besteht die Möglichkeit, durch eine rechtzeitig eingeleitete Postexpositionsprophylaxe HIV-Infektionen mit großer Wahrscheinlichkeit zu verhindern. Aber auch bei rechtzeitig begonnener PEP bleiben Ängste bestehen. So teilt Nutzer «S» bei med1

Forum unter der Überschrift «*Das Ungewisse macht mir Angst*» mit:

Hallo
ich bin bei einer Zeitarbeitsfirma beschäftigt (werde an andere Unternehmen ausgeliehen).
Heute war ich bei einer Firma eingesetzt die machen Wohnungsentrümpelungen. Bei einer Räumungsklage entrümpelt die Firma (wo ich ausgeliehen war) die Wohnungen.
Als wir die Wohnung betreten haben, sahen wir nur Spritzen, also Drogenspritzen. Natürlich haben wir die Spritzen nicht angefasst, sondern mit Besen und sonstigen Hilfsmitteln entsorgt.
Als ich Decken in Tüten einpacken sollte, lag darunter eine Spritze, eine benutzte. Und natürlich habe ich die in meiner Hand stecken gehabt, bin sofort ins Krankenhaus und die haben Blut abgenommen und mir folgende «Therapie» vorgeschlagen: Postexpositionsprophylaxe, muss auch 2 Medikamente nehmen, T... und K...; ich habe jetzt ziemlich Angst, dass ich mich mit HIV oder Hepatitis angesteckt habe. Leider können die Ärzte erst in ca. 4 Wochen etwas sagen, ob ich mich angesteckt hab oder nicht.
Bin momentan etwas angespannt, hab Angst und weiß nicht, was ich machen soll.
Ist HIV heilbar? Ich habe keine Ahnung von dieser Krankheit, hab mich noch nie damit beschäftigt.
Gruß

5.7.5 Ängste im Umfeld von Nadelstichbetroffenen

Nadelstichverletzungen können nicht nur bei den direkt Betroffenen Ängste auslösen, sondern auch zu Angst und Verunsicherung im familiären Umfeld führen. Beispielhaft sei hier der Beitrag der Nutzerin «B» im Forum von urbia.de erwähnt. Sie schreibt:

Guten Abend zusammen, muss mir gerade mal meine Sorge vom Herzen quatschen.
Mein Männlein arbeitet im Krankenhaus und muss auch berufsbedingt dort 24-Stunden-Dienste machen. Eben haben wir telefoniert, und er sagte mir, dass er sich bei einer OP mit einem Instrument, das voll mit Fremdblut des Patienten war, verletzt hat.
Jetzt mache ich mir natürlich total Sorgen, dass er sich mit irgendetwas angesteckt haben könnte.

Er wurde natürlich sofort behandelt etc., aber in 6 Wochen muss er zur erneuten Blutabnahme, weil manche Krankheiten ja eine gewisse Inkubationszeit haben.
Ich hoffe wirklich, dass alles ok ist. Ich bin jetzt in der 14. SSW, und für uns heißt das so viel wie 6 Wochen zu verhüten. Wir wollen kein Risiko eingehen, aber ich sorge mich gerade sehr.

Hier zeigt sich, dass Ängste nach Nadelstichverletzungen nicht nur auf die unmittelbar Betroffenen beschränkt sein müssen, sondern auch im sozialen Umfeld Betroffener auftreten können. Hier sind es Ängste eines Partners, der einerseits Angst hat, indirekt gefährdet zu sein (Ängste, mit seinem Partner über Verhütung sprechen zu können), andererseits aber auch von der Sorge um ein ungeborenes Kind geplagt wird.

5.7.6 Kosten der Angst nach Nadelstichverletzungen

Insbesondere durch Arbeitsausfall aufgrund möglicher Folgen einer Nadelstichverletzung können betriebswirtschaftlich und volkswirtschaftlich gravierende Folgekosten entstehen. Ein sicherlich außergewöhnlicher Fall wurde im Februar 1999 in Großbritannien bekannt (Richmond, 1999). Eine junge Ärztin hatte sich kurz nach ihrer Approbation an einer gebrauchten Kanüle gestochen und konnte seitdem ihren Beruf aufgrund von Ängsten nicht weiter ausüben. Die Kosten durch diese Stichverletzung wurden unter Berücksichtigung der Kosten der Ausbildung und des Schadens durch die weitere Ausübung des Arztberufs auf über eine Million Dollar beziffert.

Hier spielt erstmals die Angst vor Nadelstichverletzungen eine ursächliche Rolle. Nicht die Angst vor Infektionen als Folge einer Verletzung, sondern die Angst vor einer weiteren derartigen Verletzung hinderte die Ärztin an der weiteren Berufsausübung.

5.7.7 Mittel gegen die Angst

Nadelstichverletzungen sind häufig. Aber auch wenn anschließend eine nicht zu vernachlässigende Gefahr für Infektionen besteht, muss festgehalten werden, dass diese Infektionen relativ selten sind. Sie sind vor allem dann fast sicher auszuschließen, wenn nach einer Stichverletzung umgehend gehandelt wird. Bei sachgemäßer Behandlung können Infektionen fast ausgeschlossen werden.

Interessant ist, in diesem Zusammenhang nochmals auf das Meldeverhalten einzugehen: In Deutschland werden fast 90 % der Nadelstichverletzungen nicht gemeldet – offenbar sind sich die Betroffenen des Risikos nicht bewusst und haben keine Angst vor den möglichen Folgen.

Unzureichende Informationen über die möglichen Folgen (oder Verdrängung?) sind hier also als Grund für die fehlende Angst anzusehen.

Wer Angst vor Infektionen hat, wird seine Verletzung in jedem Fall melden. Trotz der dann sehr guten Prognose bleiben aber Ängste bestehen.

Ulmer (2011) schreibt in einem Beitrag für eine zahnmedizinische Zeitschrift sehr treffend:

Der Kontakt mit einem HIV-Positiven löst die verständliche Angst vor einer Infektion aus. Das ist auch bei im Gesundheitswesen Tätigen nicht anders, selbst Ärzte und Zahnärzte sind nicht frei von Ängsten dieser Art. Dabei sind sie größtenteils irreal und beruhen auf unzureichender Information.

Ängste nach Nadelstichverletzungen bestehen – das zeigen die zitierten Beiträge – also auch aufgrund unzureichender Informationen.

Ängste nach Nadelstichverletzungen und Ängste vor ihnen lassen sich in erster Linie durch Aufklärung der Beschäftigten über die Risiken minimieren. Dies sollte Bestandteil der Risikokultur sein: In einer echten Risikokultur muss nicht nur über Sicherheit, sondern auch über die Schadens- bzw. Fehlererwartung gesprochen werden. Grundvoraussetzung dafür ist jedoch, zu akzeptieren, dass Schäden überhaupt eintreten können.

5.7.8 Sicherheit und Sicherheitskultur

Im Englischen (Weiser, 2008) wird der Begriff der Sicherheit im Arbeitsschutz oft als «Freiheit von unbeabsichtigten Verletzungen» definiert. Das wichtigste Glied in der Kette der Sicherheit ist aber die individuelle Leistungsfähigkeit der Mitarbeiter. Hier ist also einer der wirkungsvollsten Ansatzpunkte für eine Verbesserung der Sicherheit – neben den heute möglichen technischen Maßnahmen, wie dem Einsatz verletzungssicherer Instrumente. Sicherheit ist dabei kein Zustand, der nach dem Abspulen einer Gefährdungsbeurteilung erreicht wird, sondern ein dynamischer Prozess! Dieser Prozess muss dadurch unterstützt werden, dass alle Grundprozesse in einem Unternehmen fehlerarm gestaltet werden. Das Ziel einer erfolgreichen unternehmerischen Sicherheitskultur muss es daher sein, es schwieriger zu machen, Fehler zu begehen und allen Beschäftigten die notwendigen Informationen über die tatsächlichen Risiken zur Verfügung zu stellen.

5.7.9 Ausblick

Durch die seit 2003 geltende Technische Regel für Biologische Arbeitsstoffe 250 und erst Recht mit der Neufassung der Biostoffverordnung 2013 ist die Verwendung dieser Sicherheitsprodukte in Deutschland für große Teile des Gesundheitsdienstes bereits vorgeschrieben (s. Technische Regeln, 2008; Wittmann, 2006).

Nach dem Scheitern des Versuchs, eine Europäische Direktive zum Schutz vor Nadelstichverletzungen auf parlamentarischem Weg zu erlassen, wurde in Europa erstmals ein anderer Weg beschritten, der vorsieht, dass sich Arbeitgeber- und Arbeitnehmervertreter (Sozialpartner) verbindlich auf europaweit gültige Standards einigen können. Eine entsprechende Direktive wurde am 17. Juli 2009 von Vertretern des EGÖD (Europäischer Gewerkschaftsverband für den Öffentlichen Dienst) für die Arbeitnehmer und der HOSPEEM (European Hospital and Healthcare Employers Association) für die Arbeitgeber im Gesundheitswesen unterzeichnet. Zum 1. Juli 2010 wurde diese Vereinbarung dann als Richtlinie der Europäischen Union verabschiedet.

Die neue Richtlinie enthält konkrete Vorschriften, um Arbeitnehmer besser vor Verletzungen durch scharfe oder spitze medizinische Instrumente zu schützen. Sie verfolgt einen integrativen Ansatz und das Ziel, für die im Gesundheitsdienst Beschäftigten durch Risikoabschätzung, Risikovermeidung, Ausbildung, Unterrichtung, Bewusstseinsbildung und Überwachung eine Arbeitsumgebung mit größtmöglicher Sicherheit zu schaffen. Sie muss nun von allen Mitgliedsstaaten in nationales Recht überführt werden, wobei sichergestellt werden soll, dass die Exposition der Beschäftigten gegenüber Nadelstichverletzungen auch durch die nationalen Regelungen möglichst vollständig beseitigt wird, indem geeignete Schutzmaßnahmen, wie etwa die Verwendung von Instrumenten mit Nadelschutz, verbindlich gefordert werden. Je nach geltender Gesetzeslage in den Mitgliedstaaten sind nun Änderungen an bestehenden Gesetzen und Verordnungen erforderlich bzw. müssen die Vorschriften grundsätzlich neu in Rechtsnormen gefasst werden.

Zum Schutz der Arbeitnehmer gilt europaeinheitlich eine Rangfolge der zu ergreifenden Schutzmaßnahmen:

- Prinzipiell ist eine Gefahr an der Quelle zu bekämpfen.
- Gelingt dies nicht, sind technische Schutzmaßnahmen vorzusehen.
- Sollten auch diese nicht für das gewünschte Schutzziel ausreichen, ist durch eine geeignete Arbeitsorganisation eine Trennung von Mensch und Gefahr anzustreben.
- Nachrangig zu diesen Maßnahmen ist der Schutz der Arbeitnehmer durch persönlich wirksame Maßnahmen.

Im Falle der blutübertragbaren Erreger ist eine Substitution der Gefahrenquelle stets ausgeschlossen, da Patienten unabhängig von ihrem Infektionsstatus behandelt werden müssen. Mittlerweile bietet die Industrie vielfältige Instrumente für perkutane Eingriffe an, bei denen ein deutlich geringeres Risiko für Stich- und Schnittverletzungen besteht. Diese so genannten *sicheren Instrumente* bedienen sich unterschiedlichster Mechanismen von einfachen klappbaren Schilden über aufwändige Retraktionssysteme, bei denen benutzte Kanülen durch Federkraft in Gehäuse gezogen werden, bis zu Entschärfungsmechanismen, die das benutzte Instrument direkt nach Gebrauch unschädlich machen und als technische Schutzmaßnahmen zu werten sind.

Organisatorische Schutzmaßnahmen stellen beispielsweise jederzeit erreichbare Abwurfbehälter dar, um gebrauchte spitze und scharfe Gegenstände schnell und sicher entsorgen zu können. Schutzimpfungen, wie die gegen Hepatitis B, können trotz eines gefährlichen Kontakts mit dem Erreger eine Infektion sicher verhindern. Sie zählen, wie auch medizinische Einmalhandschuhe zum Schutz gegen oberflächliche Blutexposition, zu den persönlich wirksamen Schutzmaßnahmen, denen jedoch eine derart überragende Bedeutung zukommt, dass ihr Einsatz – trotz vermeintlicher Nachrangigkeit – im Gesundheitswesen obligatorisch ist.

In der Praxis sind derartige Instrumente – abhängig von der Produktgruppe – jedoch längst nicht flächendeckend anzutreffen.

Bei nahezu allen medizinischen Interventionen, bei denen mit einem Kontakt mit erregerhaltigem Material gerechnet werden muss, handelt es sich um einen «ungezielten Umgang» mit dem biologischen Arbeitsstoff. Dennoch können die damit verbundenen Gefahren in der Praxis gut ermittelt und beurteilt werden.

Ist eine Vermeidung des Umgangs mit dem erregerhaltigen Material nicht möglich, müssen die Arbeitgeber in Zukunft …

- … den unnötigen Gebrauch spitzer bzw. scharfer Gegenstände einschränken.
- … sichere Instrumente, also Instrumente mit Nadelschutzmechanismus bereitstellen.
- … sichere Verfahren für den Umgang und die Entsorgung scharfer bzw. spitzer Instrumente und Abfälle festlegen.

Das Wiederaufsetzen der Schutzkappe auf die Nadel («Recapping») wurde mit sofortiger Wirkung verboten.

Weiterhin schreibt die Richtlinie den Einsatz sicherer Abwurfbehälter möglichst nahe am Ort der Verwendung der spitzen bzw. scharfen Gegenstände und das Angebot von Schutzimpfungen für potenziell exponierte Arbeitnehmer vor.

Alle Nadelstichverletzungen sind in Zukunft zu erfassen, um die Wirksamkeit der implementierten Schutzmaßnahmen zu überprüfen. Dabei sollen die Nadelstichverletzungen in einer *schuldzuweisungsfreien Kultur* als ein nie auszuschließendes Risiko betrachtet werden, zu dessen Vermeidung die Gefahrenbekämpfung bereits an der Quelle erfolgen muss.

Zukünftig sind auch die Schulung und Einarbeitung der Arbeitnehmer, vor allem neuer Mitarbeiter oder Leiharbeitnehmer verbindlich vorgeschrieben, und zwar …

- … in der richtigen Verwendung scharfer/spitzer medizinischer Instrumente mit integrierten Schutzmechanismen.
- … über Risiken durch die Exposition gegenüber Blut und Körperflüssigkeiten.
- … über Präventionsmaßnahmen und Sicherheitsvorkehrungen, Arbeitsregelungen und die Schutzimpfung.
- … über Verfahren zur Meldung von Nadelstichverletzungen.
- … über die im Falle einer Verletzung zu treffenden Maßnahmen.

Alle Mitgliedstaaten der Europäischen Union sind angehalten, auch wirksame und empfindliche Strafen gegen Arbeitgeber zu verhängen, die die Vorschriften zur Vermeidung von Stich- und Schnittverletzungen nicht einhalten.

5.7.10 Fazit

Nadelstichverletzungen kommen vor. Interessanterweise ist es jedoch meist die Angst *nach* Nadelstichverletzungen, die Probleme macht – und nicht die Angst *vor* diesen Verletzungen. Technische und organisatorische Maßnahmen können helfen, derartige Verletzungen zu minimieren. Ganz verhindern werden sie sie jedoch nicht. Betroffene sollten auf Nadelstichverletzungen jedoch nicht mit Angst, sondern mit Respekt reagieren. Dazu bedarf es jedoch der umfassenden Information über die tatsächlich mit Nadelstichverletzungen verbundenen Risiken, denn nur durch Wissen und Information kann verhindert werden, dass sich eventuell unbegründete Ängste festsetzen und schlimmstenfalls sogar dazu führen, dass der Beruf im medizinischen Bereich aufgegeben werden muss.

Literatur

Hofmann F., Kralj N., Beie M. (2002). Kanülenstichverletzungen im Gesundheitsdienst – Häufigkeit, Ursachen und Präventionsstrategien. Das Gesundheitswesen, 5, 259–267.

Richmond C. (1999). England's million.dollar needlestick injury. Canadian Medical Association Journal, 2/23/99, Vol. 160, Issue 4, 469.

Technische Regel für Biologische Arbeitsstoffe 250, Biologische Arbeitsstoffe im Gesundheitswesen und in der Wohlfahrtspflege (TRBA 250), Ausgabe: November 2003, Änderung und Ergänzung Juli 2006). Bundesarbeitsblatt 7-2006, S. 193; Ergänzung April 2007, GMBl Nr. 35 v. 27.02.2007, S. 720; Änderung und Ergänzung November 2007, GMBl Nr. 4 v. 14.02.2008, S. 83).

Ulmer A. (2008). Keine Angst vor HIV. Zahnärzteblatt Baden Württemberg, Ausgabe 08.08.2011, online unter: http://www.zahnaerzteblatt.de/page.php?modul=HTMLPages&pid=1817 [28.06.2013].

Weiser T.G., Regenbogen S.E., Thompson K.D., Haynes A.B., Lipsitz S.R., Berry W.R., Gawande A.A. (2008). An estimation of the global volume of surgery: a modelling strategy based on available data. The Lancet, Volume 372, Issue 9633, 139.

Wittmann A. (2006) Änderungen der TRBA 250 – besserer Schutz Beschäftigter vor Blutkontakten? Praktische Arbeitsmedizin, 6, 18–19.

Quellen im Internet

http://www.med1.de/Forum/HIV/624357/ [28.06.2013].

http://www.krankenschwester.de/forum/hygiene-krankenhaus-infektionskrankheiten/27586-nadelstichverletzung-s-c-nadel.html [28.06.2013].

http://www.aidshilfe-salzburg.at/forum/nadelstichverletzung-0 [28.06.2013].

http://www.med1.de/Forum/HIV/633666/ [28.06.2013].

http://www.urbia.de/archiv/forum/th-3583608/Nadelstichverletzung-fremdblut.html [28.06.2013].

6 Professionelle Pflege

6.1 Angststörungen im klinischen Pflegealltag
Anja Kusserow

6.1.1 Einleitung

Die Soziale Phobie, die generalisierte Angststörung (GAS) und die Panikstörung mit oder ohne Agoraphobie sind die häufigsten Angststörungen im stationären Setting. Sie treten jedoch meist in Komorbidität mit anderen Angststörungen, depressiven Episoden oder auch Substanzmittelabhängigkeit auf. Die kognitive Verhaltenstherapie, die unter anderem Psychoedukation, kognitive Umstrukturierung und die Reizkonfrontation mit Reaktionsverhinderung (Exposition) beinhaltet, ist wesentlich in der Behandlung von Ängsten und Inhalt pflegerischen Handelns.

In der Pflege von Patienten mit Angststörungen ist eine vertrauensvolle, empathische Beziehungsgestaltung eine wichtige Grundlage für weitere Pflegeinterventionen, die den Patienten in ihrem Selbsthilfepotenzial unterstützen und zum Experten der eigenen Erkrankung machen. Dazu gehören das Management von Ängsten und Angstsituationen, die Anleitung in Entspannungsverfahren oder Achtsamkeitsübungen.

Anhand von Fallbeispielen werden die spezifische Ausgestaltung der Symptomatik und die daraus folgenden zielgerichteten Interventionen aufgezeigt. Über den Aufbau von Handlungskompetenzen im Umgang mit der Angst gewinnen die Patienten einen Zuwachs an Selbstwirksamkeit und erfahren, dass sie ihrer Angst nicht ausgeliefert sind. Nicht Angstfreiheit, sondern die Erkenntnis, dass Angst ein Zeichen von Gesundheit ist und zum Leben gehört, ist grundlegend in der Begegnung mit dem Phänomen Angst.

6.1.2 Die Soziale Phobie

6.1.2.1 Fallbeispiel

Die 35-jährige Patientin nestelt zur Begrüßung nervös an ihrer Kleidung, den deutlich schweißigen Händedruck spürt man kaum. Trotz hochsommerlicher Temperaturen trägt sie einen leichten Schal, den Kopf hält sie gesenkt, direkten Blickkontakt meidet sie. Deutlich angespannt und unsicher wirkend, berichtet sie mit leiser, zögernder Stimme von ihren sozialen Ängsten. Schon während der Schulzeit habe sie sich im Kontakt mit den Mitschülern unsicher, ängstlich und unterlegen gefühlt. Sie mache sich viele Gedanken darüber, was andere über sie denken und ob sie auffalle oder sich blamiere. Wie damals in den Schulpausen so auch heute im Beruf habe sie Angst, zu einer Gruppe hinzuzutreten, die alltäglichen «Smalltalk»-Situationen nicht zu meistern oder gemeinsam mit den Kollegen in der Kantine zu essen. Sie vermeide die Benutzung öffentlicher Toiletten, in Restaurants wähle sie Plätze ganz am Rand, wo sie mehr Sicherheit hätte, nicht von anderen gesehen zu werden. Berufliche Anforderungen stehe sie mit großer Angst und Anspannung durch. Schon Tage vor einem geplanten Gespräch mit ihrem Chef male sie sich aus, wie sie erröte und anfange zu zittern oder plötzlich aufspringen müsse, um schnell die nächste Toilette zu erreichen, aus Angst zu erbrechen.

6.1.2.2 Allgemeine Aspekte in der Pflege bei einer Sozialen Phobie

Patienten, die an Sozialer Phobie leiden, sehen sich mit Eintritt in eine stationäre Behandlung mit vielfältigen Situationen konfrontiert, die sie fürchten und/oder vermeiden. Es ist die Angst, durch bestimmte Verhaltensweisen oder durch das Sichtbarwerden von körperlichen Angstsymptomen peinlich aufzufallen und darüber abgelehnt oder kritisiert zu werden. Das fremde Umfeld und der unmittelbare Kontakt zu Pflegenden, Therapeuten, Mitpatienten, das Aufnahmegespräch und, im weiteren Verlauf, das gemeinsame Einnehmen von Mahlzeiten oder die Teilnahme an Gruppentherapien sind nur wenige Beispiele angstauslösender Situationen, die den Betroffenen von Beginn an in einer stationären Behandlung begleiten.

Pflegende verbringen viel Zeit mit den Patienten. Über persönliche Gespräche und die ständige Verfügbarkeit erleben sie die Patienten in den unterschiedlichsten sozialen Situationen. Daraus ergibt sich ein umfassender Blick auf die Problembereiche, aber auch die Ressourcen und Fähigkeiten der Patienten, die es zu stärken gilt. Durch positive Rückmeldungen gelingt es, vorhandene, hilfreiche Verhaltensweisen zu fördern und den Fokus des Patienten von vermeintlichen Defiziten weg auf Stärken und Fähigkeiten zu lenken.

Patienten erleben Momente der Entspannung. Durch die subjektive Allgegenwärtigkeit von Angst und Anspannung sowie die Ausrichtung der Aufmerksamkeit auf die belastenden Angstsymptome werden diese von ihnen selbst meist jedoch nicht wahrgenommen. Durch Rückmeldung und gemeinsames Erarbeiten bedingender Faktoren unterstützen Pflegende die Patienten im bewussten Erleben und Aufsuchen entspannungsfördernder Situationen. Entspannungsverfahren, wie die Progressive Muskelentspannung, die in pflegegeleiteten Gruppen den Patienten vermittelt werden, fördern die Entspannungsfähigkeit und geben dem Patienten ein Instrument an die Hand, das gut zu erlernen und im Eigenmanagement umzusetzen ist.

6.1.2.3 Beziehungsgestaltung

Sozialphobische Patienten vermeiden häufig über lange Jahre soziale Situationen und damit auch soziale Kontakte, was einen sicheren, vertrauensvollen Beziehungsaufbau erschwert und von Pflegenden viel Einfühlungsvermögen und Verständnis verlangt. Die Betroffenen haben viel Übung im Verbergen ihrer Problematik und zeigen sich nicht so, wie sie wirklich sind. In einer sozialen Situation, wie einem Bezugspflegegespräch, treten Ängste des Patienten mehr oder weniger ausgeprägt zutage und erfordern, die Gesprächssituation möglichst sicher zu gestalten. Dabei gilt es, unterschiedliche Aspekte zu berücksichtigen, die mit dem Patienten abzustimmen sind. Vermeintliche Selbstverständlichkeiten in der Kommunikation, die nonverbale Verhaltensweisen, wie Gestik und Blickkontakt, voraussetzen oder den Umgang mit Gesprächspausen und konkretes Nachfragen einschließen, können beim Patienten Angst auslösen und sind daher von Seiten Pflegender empathisch aufzugreifen und mit dem Patienten in Einklang zu bringen.

Scham spielt in der Interaktion ebenfalls eine große Rolle und verhindert, dass sich die Betroffenen bezüglich ihrer Ängste öffnen können. Grundannahmen, die die Sicht der Patienten auf sich selbst («Ich bin minderwertig und dumm», «Ich bin nicht liebenswert») oder die Sicht der anderen betreffen («Andere sind überlegen und kompetent») sind Hindernisse, die in der Kommunikation thematisiert und bearbeitet werden müssen. Diese Betrachtungsweisen entstehen aus der Angst vor Zurückweisung. Sie treten häufig auf, müssen ernst genommen werden und sollten respekt- und taktvoll erörtert werden.

6.1.2.4 Motivation zur Teilnahme an Therapien und Gruppenaktivitäten

Pflegende erkennen durch ihre Nähe zum Patienten Vermeidungsverhalten und Rückzugstendenzen, wie zum Beispiel Nichtteilnahme an Gruppentherapien oder gemeinsamen Mahlzeiten, meist unmittelbar. Ihre Aufgabe ist es, Vermeidungsverhalten direkt anzusprechen, um die Patienten in die Gemeinschaft zu integrieren. Dabei sollte Vermeidungsverhalten als dysfunktionales Verhaltensmuster empathisch und wertschätzend reflektiert werden. Es ist wesentlich, immer wieder die Vorteile zu verdeutlichen, die sich durch die Aufgabe des Vermeidungsverhaltens und damit aus der Konfrontation mit sozial gefürchteten Situationen ergeben. Stellen sich Patienten angstauslösenden Situationen, lernen sie von sozial kompetenten Modellen, erhalten Rückmeldung, um das eigene Selbstbild zu überprüfen, und erfahren nicht zuletzt eine Angstreduktion durch Habituation. Indem Pflegende dem Patienten positive Veränderungen stets rückmelden, fördern sie die Motivation, trotz zu erwartender Rückschritte oder Stillstände den notwendigen Mut aufzubringen, sich auszuprobieren und zu fordern. Ziel ist, dass der Patient seine Erfolge anerkennt. Grundlage dafür ist, dass der Patient lernt, die Aufmerksamkeit auf seine Erfolge zu richten und sich dafür auch zu belohnen. Schwierige Situationen zu meistern, ist für die meisten Patienten als Motivation, weitere Schritte zu wagen, meist ausreichend, jedoch sollten sie sich für jeden einzelnen noch so kleinen Therapieerfolg gezielt und zeitnah belohnen. Das «Sich Belohnen» als Selbstverstärkung dient der Anerkennung der geleisteten Arbeit und wird vom Pflegenden und Patient gemeinsam festgelegt. Dies kann den Aufbau positiver Aktivitäten beinhalten, zum Beispiel Federball zu spielen oder mit einem Mitpatienten Kaffee zu trinken oder sich an verloren gegangenen Hobbys und Interessen zu orientieren. Viele Patienten haben nicht gelernt, sich für Erfolge zu belohnen, und es fehlt an Ideen, die es zu aktivieren gilt. Viele Kliniken unterstützen ihre Patienten, indem sie Listen mit angenehmen und hilfreichen Aktivitäten ausgeben.

6.1.2.5 Umgang mit Ängsten/Angstreduktion

Sich Ängsten im sozialen Kontext zu stellen und sie zu mindern, setzt voraus, dass Pflegende zunächst gemeinsam mit den Patienten die angstbesetzten Situationen identifizieren und analysieren. Eine ruhige, Sicherheit vermittelnde Atmosphäre ist Voraussetzung, um in den jeweiligen Situationen auftretende Ängste, Gefühle, Gedanken und Wahrnehmungen verbalisieren zu können. Im Zentrum steht das Anliegen, das Erleben des Patienten in Angstsituationen zu verstehen. Gedanken und Vorstellungen, die der Patient bezüglich der angstauslösenden Situationen entwickelt, werden gemeinsam in einen realistischen Bezug gebracht. Daraus lassen sich alltagsnahe, erreichbare Ziele formulieren. Eine wertschätzende, ernst nehmende und empathische Haltung Pflegender ermöglicht, den Fokus unter Einbezug der Ressourcen des Patienten auf die Lösung der Problematik zu richten. Den Patienten aktiv an der Lösung der Problematik mitarbeiten zu lassen erhöht die Motivation zur Veränderung und stärkt die Selbstverantwortung. Lösungsorientierte, konkrete und zielführende Fragen, wie zum Beispiel: «Sie haben damals […] gemacht, und Sie sagen, das war gut für Sie. Ist das etwas, was Sie jetzt wieder tun könnten? Was konkret werden Sie tun, was brauchen Sie dafür?», stärken die Eigenmotivation.

Positive Selbstinstruktionen unterstützen die Betroffenen, sich Probleme und Ängste als bewältigbar vorzustellen, auch wenn nicht immer mit einem problemlosen Ausgang zu rechnen ist. Die positive Selbstverbalisation stärkt die Selbstsicherheit, erhält die Zuversicht, und der Patient übt die Fertigkeit ein, sich immer wieder selbst zu motivieren und Mut zuzusprechen. Dabei ist es wichtig, die positiven Selbstinstruktionen nach folgenden Richtlinien zu gestalten:

- kurze, einfache und prägnante Sätze («Ich schaffe das»)
- konkrete und klare Aussagen («Ich halte morgen auf jeden Fall die Verabredung zum Essengehen ein»)
- positive Formulierungen («Ich kann beim Bezahlen an der Kasse ruhig und sicher bleiben»)
- immer in der Gegenwart formulieren («Ich kann die Angst aushalten», «Ich bin ruhig und gelassen»).

6.1.2.6 Training sozialer Kompetenzen

Die Teilnahme am Gruppentraining sozialer Kompetenzen ist für Patienten mit sozialen Ängsten ein wichtiger Therapiebaustein. Soziale Kompetenzen werden am besten in der Gemeinschaft der Mitpatienten gelernt und trainiert. Als Grundlage dient das häufig verwendete Konzept des «Gruppentrainings sozialer Kompetenzen» von Hinsch und Pfingsten (2002).

Das Erlernen sozialer Kompetenzen verfolgt das Ziel, die vermeintlichen defizitären Kompetenzen des Patienten durch systematischen Aufbau in Rollenspielen bei gleichzeitiger Veränderung nicht hilfreicher Selbstverbalisationen, wie: «Alle werden auf mich schauen», oder: «Jeder merkt, wie unsicher ich bin, dass ich erröte, stottere», zu verbessern. Angestrebt werden der Abbau sozialer Unsicherheiten und das Erproben neuen selbstsicheren Verhaltens, wie etwa, vor einer Gruppe zu sprechen oder die eigene Meinung zu äußern. Patienten erfahren durch den Austausch innerhalb der Gruppe, dass sie mit ihrer Problematik nicht alleine sind und erleben darüber Entlastung. Rückmeldungen der Gruppenleitung und der Mitpatienten dienen der Überprüfung und Besserung des eigenen Selbstbildes; die Patienten erfahren Unterstützung bei den mühevollen Schritten zur Veränderung. Indem sich die Patienten innerhalb der Gruppe ihren Ängsten aussetzen, sammeln sie positive Erfahrungen und ermöglichen für sich die Neubewertung angstbesetzter Situationen.

Viele Patienten können sich die Teilnahme an Rollenspielen in einer Gruppe aufgrund ihrer Ängste zunächst nicht vorstellen. Bezugspflegegespräche bieten einen sicheren Raum und Rahmen für angstfreies und spielerisches Üben und «Sich-Ausprobieren».

6.1.3 Die generalisierte Angststörung (GAS)

6.1.3.1 Fallbeispiel

Die 47-jährige Patientin berichtet, sie sei seit ihrer frühen Kindheit nervös, angespannt und besorgt gewesen. Sie habe während der Schulzeit Prüfungsängste entwickelt und sei nachts nicht mehr aus dem Haus gegangen. Sie sei ständig auf dem Sprung, warte, dass etwas passiere und komme überhaupt nicht mehr zur Ruhe. Sie leide unter Kopf- und Rückenschmerzen, ihre Muskulatur sei völlig verspannt. Abends finde sie nicht in den Schlaf. Sie habe Angst um die eigene Gesundheit, glaube, sie sei ernsthaft krank und mache sich Gedanken, was dann wohl aus ihren Kindern würde, wenn sie ihren Job verliere. Sie sorge sich, ob die Kinder heil von der Schule nach Hause kommen und grüble darüber nach, was alles passieren könne. Aus diesem Grund verbiete sie ihren Kindern, bei Freunden zu übernachten, fahre sie überall hin und hole sie auch wieder ab. Manchmal habe sie das Gefühl, sie könne aufgrund der vielen Sorgen überhaupt nicht mehr denken und spüre dann nur noch Leere im Kopf. Sie lese auch keine Todesanzeigen mehr und habe aufgehört, im Fernsehen die Nachrichten anzuschauen. Mindestens einmal täglich rufe sie ihre Mutter an, um zu hören, ob alles in Ordnung sei. Sie habe ständig Kopfschmerzen und Übelkeit und könne sich überhaupt nicht mehr konzentrieren. Abends finde sie nicht mehr in den Schlaf und fühle sich dauerhaft erschöpft und niedergeschlagen. Aufgrund der körperlichen Symptome suche sie häufig ihren Hausarzt auf und frage ihn, ob ihre Symptome auf etwas Gefährliches hinwiesen.

6.1.3.2 Neubewertung negativer Kognitionen

Bei Patienten, die an einer generalisierten Angststörung leiden, besteht häufig eine Fehleinschätzung hinsichtlich des Grades möglicher Gefahren oder Bedrohungen. Sowohl Aufmerksamkeit als auch Wahrnehmung werden selektiv auf die Erfassung potenzieller bedrohlicher Reize ausgerichtet. In jeder Situation rechnen die Betroffenen mit einem negativen Ausgang, der Katastrophe. So könnte die Tochter, die zu spät aus der Schule kommt, beim Überqueren der Straße von einem Auto erfasst worden sein. Diese automatischen Gedanken lassen sich weder verdrängen noch überwinden. Hilfreich ist, die Patienten darin anzuleiten, die belastenden Gedanken anzunehmen, mit einem neuen Gedanken zu verknüpfen und damit zu entschärfen: «Wenn meine Tochter nicht pünktlich aus der Schule kommt, dann könnte ihr etwas passiert sein, *und/aber* ich weiß, dass dies immer mein erster Gedanke ist, bis ich mich wieder beruhige.»

Eine weitere Intervention im Umgang mit angstauslösendem Katastrophendenken ist die positive Selbstinstruktion, die den allerbesten Ausgang, die Wunschlösung einer Situation in den Fokus rückt oder als Etappenziel einen erträglichen Ausgang zeigt, der für den Betroffenen zwar belastend, aber aushaltbar ist und eine gewisse Erleichterung bringt. Am Beispiel der zu spät aus der Schule kommenden Tochter kann die Situation erarbeitet und wiedergegeben werden (**Tab. 6-1**).

6.1.3.3 Entlastung von Überforderung und Stress

Den ganzen Tag von einem Gefühl von Angst begleitet zu sein, führt zu permanenter Anspannung, Nervosität und Ruhelosigkeit. Sowohl in Phasen großer Beanspruchung, aber auch in Zeiten der Ruhe, kann die Angst stärker werden, da gerade da Gelegenheit zum Nachdenken und

Tabelle 6-1: Beispiel für eine positive Selbstinstruktion

Die Katastrophe	Erträglicher Ausgang	Das Allerbeste
Meine Tochter wurde von einem Auto angefahren.	Sie hat den Bus verpasst und weiß nicht, wie sie nach Hause kommt.	Sie hat sich mit einer Freundin «verquasselt» und darüber die Zeit vergessen.

Grübeln bleibt. Die Unkontrollierbarkeit der exzessiven, oft Stunden andauernden Sorgen macht es unmöglich, sich abzulenken oder an etwas anderes zu denken. Bei den Betroffenen entsteht der Eindruck, einer nicht zu bewältigenden großen Zahl anstehender Probleme gegenüberzustehen; ein Gefühl der Hilflosigkeit und Überforderung setzt ein. Andauernder Stress führt langfristig zu erhöhter Reizbarkeit und Nervosität, die Folge ist eine tiefe Erschöpfung, die den Organismus wiederum anfälliger für Kreislaufschwächen und vegetative Übererregbarkeit macht. Eine Entlastung der dauerhaften Überforderung und Minderung des Stresserlebens erfährt der Patient, wenn er lernt, seine Konzentration und Aufmerksamkeit auf anstehende Aufgaben und Aktivitäten statt auf die Sorge zu lenken, ob diese Anforderungen zu bewältigen sind oder nicht. Unterstützend und hilfreich sind der Aufbau positiver Aktivitäten, das Erlernen von Entspannungstechniken und Übungen zur Umlenkung der Aufmerksamkeit.

6.1.3.4 Aufbau positiver Aktivitäten

Positive Aktivitäten orientieren sich an Lebensbereichen, in denen der Patient keine Ängste erlebt und sich nicht sorgt. Genussvolle Aktivitäten, die der Betroffene bereits vor Erkrankungsbeginn für sich anwenden konnte, aber auch Beschäftigungen, wie der Besuch eines Cafés, Handarbeiten, Spaziergänge oder ein Entspannungsbad, die auch im stationären Setting gut umzusetzen sind, können Inhalte sein. Dabei ist es wichtig, die angenehmen Aktivitäten geplant und regelmäßig durchzuführen. Dies gilt vor allem für Entspannungsübungen, deren positive, verstärkende Wirkung sich erst durch aktives Üben einstellt. Wie alle anderen Therapien sollten die Patienten positive Aktivitäten unbedingt in ihren Therapie- und Tagesplan eintragen und als festen Bestandteil ihrer Behandlung verstehen. Dies erhöht die Erfolgsaussichten für regelmäßiges Üben und folgt damit dem eigentlichen Ziel der Entlastung von Überforderung und dem Erleben von Angstfreiheit.

Langjähriges Vermeidungsverhalten aus Angst vor der Angst und der verminderte Glaube in die eigenen Fähigkeiten und Möglichkeiten sind häufig ein Grund dafür, dass Patienten nicht auf Ideen für genussvolle Aktivitäten zurückgreifen können. Viele Kliniken geben ihren Patienten Listen «angenehmer Aktivitäten» oder auch «Verstärkerlisten», die einen umfassenden Überblick geben. Auch im Internet sind solche Listen zu finden.

6.1.3.5 Entspannungsverfahren

Entspannungsverfahren wie das der *Progressiven Muskelentspannung nach Jacobsen* (PMR) liegt die Annahme zugrunde, dass zwischen Psyche und Muskulatur eine Beziehung besteht. Gefühle wie Unruhe und Angst führen zu erhöhter Muskelanspannung, umgekehrt ruft eine Muskelentspannung eine Senkung der Angst hervor (Furrer, 2008). Die Kombination aus Spannungsgefühlen und Muskelkontraktionen wird vom Patienten subjektiv als Angst, Stress und Unbehagen erlebt. Indem der Patient gezielt die physischen Verspannungen löst, werden parallel die psychischen Missempfindungen beseitigt, da diese mit dem Zustand der Entspannung nicht vereinbar sind. Durch regelmäßigen Einsatz der PMR können Ruhe, Gelassenheit, verbesserter Schlaf und Erholungsfähigkeit entwickelt und gefördert werden. Die Entspannungsreaktion wirkt sich zudem subjektiv angenehm auf das Erleben von Selbststeuerung und Selbstkontrolle aus.

Die *Angewandte Entspannung* nach Öst baut auf der PMR auf. Sie verfolgt das Ziel, sich in Situationen, die Angst auslösen, in Sekundenschnelle zu entspannen, und ist besonders gut geeignet, wenn im Vordergrund körperliche Symptome wie Hypervigilanz, dauerhafte Anspannung, Verspannungen und Schlafstörungen stehen. Der Patient wird sensibilisiert, erste Anzeichen von Anspannung und Angst bewusst wahrzunehmen und sich dann sehr schnell in einen Zustand der Entspannung zu versetzen. Schrittweise lernt er, im Liegen, Sitzen oder Stehen in immer kürzerer Zeit zu entspannen. Regelmäßiges, konsequentes Üben ist Voraussetzung, damit dies gelingt. Einmal erlernt, soll das Entspannungsverfahren auf ängstigende und belastende Situationen angewandt werden.

6.1.3.6 Aufmerksamkeitsumlenkung durch Achtsamkeit

Patienten mit generalisierter Angststörung können ihre ausgeprägten Sorgen nur schwer kontrollieren oder stoppen. Das sorgenvolle Grübeln ist zukunftsgerichtet und zeichnet sich dadurch aus, dass die Inhalte mit der Realität oft nichts zu tun haben. Therapiefreie Zeiten ermöglichen den Rückzug ins Zimmer, begünstigen das Grübeln und lassen Ängste stärker werden. Betroffene benötigen konkrete Unterstützung und Anleitung, diesen Kreislauf aus Sorgen und Angstgefühlen zu durchbrechen.

Veränderung ist nur im gegenwärtigen Moment möglich. Achtsamkeit («mindfulness») ist eine spezifische Form der Aufmerksamkeitslenkung. Sie verfolgt das Ziel, das Bewusstsein und die Aufmerksamkeit wieder in den gegenwärtigen Augenblick zu holen und mit der aktuellen Tätigkeit in Übereinstimmung zu bringen.

Patienten mit generalisierter Angststörung sind durch das ständige, zukunftsorientierte «Sich-Sorgen» an der direkten Erfahrung, den unmittelbaren Augenblick zu erleben, gehindert. Achtsamkeitsübungen helfen, Gedanken und Gefühle besser zu regulieren und die eigenen Verhaltensmuster besser zu durchschauen. Indem der Betroffene lernt, im Sinne einer «Zähmung» leidvolle Gefühle oder Geisteszustände zu bewältigen, geht er einen gesundheitsförderlichen Schritt im Umgang mit Angst und Stresssituationen.

Patienten mit generalisierter Angststörung profitieren von so genannten «informellen Achtsamkeitsübungen». Sie lernen aktiv und gezielt, etwas zu tun und dabei ihre Aufmerksamkeit in allen Lebenssituationen, angenehmen wie unangenehmen, aufrechtzuerhalten. Jede alltägliche Handlung, zum Beispiel das Wahrnehmen des Dufts beim Zubereiten einer Tasse Tee, die Geräusche und der Geschmack der Zahnpasta beim Putzen der Zähne, sind Handlungen, um einzuüben, «im Augenblick zu sein». Angesichts der Gefahr, gedanklich abzuschweifen, benötigt der Patient zunächst die Anleitung durch Pflegende und danach viel Geduld und Übung. Aller Anfang ist schwer. Gedanken entziehen sich unserer Kontrolle, so ist es nur normal, wenn der Patient sich zu Beginn der Übungen dabei «ertappt», gedanklich ganz woanders zu sein. Wird dies wahrgenommen, holt er seine Aufmerksamkeit in den Augenblick zurück. «Scheitern» ist zu erwarten. So ist es wichtig, freundlich mit sich selbst umzugehen, wahrzunehmen, dass man gedanklich ganz woanders ist, aber auch nicht dagegen anzukämpfen. Zu akzeptieren, dass Gedanken nicht zu stoppen sind, macht ruhiger; gegen Gedanken anzukämpfen, macht diese stärker. Strenge innere Kritik erschwert das Üben, daher sind Mitgefühl und Nachsicht mit sich selbst von großer Bedeutung.

6.1.3.7 Vermeidungs- und Rückversicherungsverhalten

Potenziell bedrohliche Situationen und Gedanken zu vermeiden dient dem Bemühen, Angst zu verringern und Schaden abzuwenden. Vermeiden Patienten angstauslösende Situationen, indem sie Todesanzeigen nicht mehr lesen, Nachrichtensendungen nicht ansehen oder Kontoauszüge nicht mehr holen, erleben sie tatsächlich zunächst eine kurzfristige Angstreduktion. Langfristig jedoch wird die Angst durch die Bestätigung verstärkt, dass die Situation gefährlich geworden wäre, hätte sich der Patient ihr ausgesetzt. Die Verhinderung, sich angstauslösenden Situationen zu stellen oder Sorgen zu Ende zu denken, ohne zu prüfen, ob die gefürchtete Situation überhaupt eintrifft, somit zentral für die Aufrechterhaltung der Ängste und stabilisiert sie letztlich.

Patienten erleben, dass sie ihre Sorgen nicht kontrollieren können. Aus der Verantwortung, potenzielle Gefahren auf jeden Fall abwenden zu müssen, greifen sie auf eine Bewältigungsstrategie zurück, die sie wiederkehrend den Kontakt zu Pflegenden suchen lässt. Das so genannte Rückversicherungsverhalten zeichnet sich durch ständiges Nachfragen zu angstauslösenden Situationen aus, reduziert kurzfristig die Angst und dient der Beruhigung. Typisches Rückversicherungsverhalten zeigt sich unter anderem in Fragen, ob bestimmte Symptome auf eine gefährliche Krankheit hinweisen, oder ob man alles richtig gemacht habe. Telefonate werden geführt, ob zu Hause alles in Ordnung ist. Dieses Verhalten untergräbt das Vertrauen in die eigene Fähigkeit zur Einschätzung von Informationen, es kommt erneut zu Ängsten und in deren Folge abermals zu Rückversicherungen. Wichtig ist, den Betroffenen dieses dysfunktionale Verhalten empathisch zu spiegeln und eine Übereinkunft zu treffen, Rückversicherungsverhalten nicht zu unterstützen. Nur so können sie die ermutigende Erfahrung machen, dass die befürchtete Katastrophe meist nicht eintrifft.

6.1.4 Panikstörung und Agoraphobie

6.1.4.1 Fallbeispiel
Der 40-jährige Patient leidet seit mehreren Monaten unter schweren Panikattacken, die mit Schwindelgefühlen, Zittern, massiver Anspannung, Schweißausbrüchen und Herzrasen einhergehen. Seinen ersten Panikanfall erlebte er in einer überfüllten Straßenbahn, begleitet von der Befürchtung, keine Luft mehr zu bekommen und zu ersticken. Er sei einer Ohnmacht nah gewesen und dachte, er könne der Situation nicht entkommen. Seitdem sei er im Alltag erheblich eingeschränkt, fahre nicht mehr mit der Straßenbahn, um zur Arbeit zu kommen und vermeide es, alleine einkaufen zu gehen oder mit dem Auto zu fahren. Er habe Angst, sein Körper habe unter den heftigen Symptomen Schaden genommen und er könne an einem Herzinfarkt oder Hirnschlag sterben. Seit dem Angsterlebnis in der Straßenbahn leide er unter einer ausgeprägten Erwartungsangst vor dem Auftreten einer erneuten Panikattacke. Positive, strukturgebende Aktivitäten habe er mittlerweile auch aufgeben müssen. So habe er seinen Hund abgegeben und den Gitarrenunterricht und das Joggen eingestellt. Er habe nur noch wenige Sozialkontakte, da er das Haus nur noch mit großer Angst verlassen könne. Eine gute Bekannte bemühe sich sehr um ihn und kaufe für ihn ein. Wegen seiner Beschwerden habe er mehrfach seinen Hausarzt aufgesucht, dieser habe jedoch keine Ursache für seine körperlichen Symptome finden können.

6.1.4.2 Beziehungsgestaltung
Panikpatienten erleben sehr häufig und/oder sehr intensiv quälende körperliche Symptome, einhergehend mit der Angst, augenblicklich zu sterben oder verrückt zu werden. In ihrer Not wenden sie sich an Pflegende und teilen sich bezüglich ihrer körperlichen Symptome und Ängste mit. Nicht selten werden sie als jammernd, klagend und drängend erlebt. Pflegende sind gefordert, ihren Patienten einfühlsam und verständnisvoll zu beggnen, sonst droht Gefahr, dass sich der Patient abgelehnt und unverstanden fühlt und eine Beziehungsgestaltung und Zusammenarbeit nicht gefördert und gefestigt werden kann. Maßgeblich ist, das individuelle Erleben des Patienten zu erfassen, also entweder intensiv und umfassend oder besonders vorsichtig zu intervenieren, um dem Betroffenen gerecht zu werden und ihn ins Zentrum des Handelns zu stellen (Teusch/Finke, 2005).

Die Patienten-Pflege-Beziehung soll die Autonomie und Selbstbefähigung des Patienten über Psychoedukation und das gemeinsame Erarbeiten von Bewältigungsstrategien fördern. Konsequentes, eindeutiges Ermutigen motiviert den Patienten, sich schwierigen, angstbesetzten Situationen zu stellen und sie aus eigener Kraft zu überwinden.

6.1.4.3 Korrektur von Fehlinterpretationen körperlicher Angstsymptome
Patienten mit Angst und Panik sind der Überzeugung, der nächste Angstanfall sei der finale. Aus einer erhöhten Angstsensitivität sowie der Überzeugung heraus, dass die Angst und die damit einhergehenden Symptome vor allem körperlich (Angst vor einem Herzinfarkt, einem Hirnschlag, der Angst zu sterben) und geistig («Ich werde verrückt») schädigende Folgen haben können, werden bedrohliche Reize generell besser erinnert und die selektive Aufmerksamkeit wird auf sie gerichtet. Das Problem sind allerdings nicht

die Angstsymptome, sondern die Koppelung der Angst an «ungefährliche» Situationen. Konkret bedeutet dies, dass Angstreaktionen auf als gefährlich interpretierte Reize ganz natürlich sind, jedoch die Bewertung der wahrgenommenen Reize als «gefährlich» oft falsch ist. Ein weiteres wichtiges Phänomen, die Schwierigkeit, Gefühle eindeutig zu identifizieren und Situationen zuzuordnen, beschreibt eine Patientin:

Manchmal kann ich Gefühle der Angst von Freude oder Aufregung nicht unterscheiden. Es fühlt sich ganz ähnlich an.

Daraus folgt, dass auch falsch gedeutete Emotionen Angstreaktionen auslösen können.

Begreifen Patienten ihre Angstsymptome als harmlos im Sinne eines intakten Regulationssystems, das dem Ziel folgt, Gefahren schneller zu erkennen und handeln zu können, haben sie in Angstsituationen die Möglichkeit, Kontrolle zurückzugewinnen und darüber Selbstwirksamkeit zu erleben. Hilfreich und wesentlich in diesem Zusammenhang ist das Verständnis der individuellen körperlichen Angstsymptome.

In Erwartung einer Angstreaktion wird die Angst zum allseits bestimmenden und vorherrschenden Gefühl. Gedanken und Gefühle müssen jedoch nicht unmittelbar handlungsleitend sein. Ebenso müssen gegenwärtige Gefühle die Handlungsfreiheit nicht beeinträchtigen. Pflegende können ihre Patienten darin unterstützen, ihr Handeln so auszurichten, dass es gut und heilsam für sie ist. Das beinhaltet auch, die Patienten zu motivieren, sich in angstfreien Zeiten ihre individuellen körperlichen Angstreaktionen gut einzuprägen. Erfahrungsgemäß kann der Patient in einem akuten Angstanfall nur dann auf sein Wissen zurückgreifen, wenn er es gut verinnerlicht hat.

6.1.4.4 Die Natur der Angst

Angst ist eine biologisch sinnvolle Reaktion und im Laufe der Evolution entstanden, um den Organismus vor Gefahren zu warnen und den Körper auf eine Handlung vorzubereiten, die im Wesentlichen seinem Schutz dient. Die automatisch ablaufenden körperlichen Reaktionen (s. a. Kap. 2.1, 2.3 und 2.4) dienten damals wie heute dazu, den Körper auf die Flucht oder einen Kampf vorzubereiten. Angstsymptome, wie sie in **Abbildung 6-1** zu sehen sind, erklären sich somit aus physiologischen, sinnvollen Reaktionen. Bei vielen Menschen ist das «Alarmsystem Angst» jedoch überempfindlich und Angstreaktionen werden bei kleinen und ungefährlichen Veränderungen ausgelöst, so dass Angst entweder sehr häufig oder sehr intensiv auftritt.

Illustrationen zu Angstreaktionen findet man im Internet. Der Patient kann sie sich am besten einprägen, wenn er sie ständig vor Augen hat, also beispielsweise im Zimmer innerhalb seines Blickfeldes aufhängt (S. Abb. 6-1 und **Tab. 6-2**).

Aus den körperlichen Angstreaktionen folgen typische Fehlinterpretationen (**Tab. 6-3**).

Pflegeinterventionen während einer Panikattacke (n. Mümken, 2007)
Panikattacken erfordern eine enge Betreuung und Begleitung des Betroffenen durch Pflegende:

- beim Patienten bleiben, selbst Ruhe bewahren, Sicherheit ausstrahlen
- Abschirmen des Patienten von Außenreizen, wie zum Beispiel von Mitpatienten
- Sicherheitsmaßnahmen ergreifen (z. B. Wegführen von Gefahrenquellen), bis der Betroffene die Selbstkontrolle wiedererlangt
- den Patienten in seiner Angst und seinen Beschwerden ernst nehmen
- in kurzen Sätzen und mit verständlichen Worten sprechen, um dem Patienten ein Gefühl der Orientierung bezogen auf sich selbst und die Umgebung zu geben (Patienten neigen zu Derealisations- und Depersonalisationserleben), gegebenenfalls Körperkontakt herstellen, zum Beispiel durch Berühren von Arm oder Schulter
- den Patienten motivieren, während der Angstattacke eine kognitive Umbewertung der körperlichen Symptome durchzuführen
- bei Nachlassen der Angst Aktivität und Beschäftigung schrittweise steigern
- den Patienten fragen, wie er sich inzwischen fühlt und ob eine unmittelbare Betreuung noch erforderlich ist
- einen zeitnahen Gesprächskontakt vereinbaren, damit der Patienten mitteilen kann, wie er sich mittlerweile fühlt

Tabelle 6-2: Beispiele körperlicher Angstreaktionen

Körperliche Reaktion	Symptom
Verstärkung der Atmung, Hyperventilation	leerer Kopf, Schwindel
Erhöhung der Herzaktivität	Herzklopfen
Verdauungsaktivität herabgesetzt	Bauchschmerz, Übelkeit
Erhöhung des Muskeltonus	schlotternde Knie, Zittern
Engstellung der peripheren Gefäße	kalte Füße und Hände
Versorgung des Gewebes mit Sauerstoff	Atemnot, Hyperventilation
Schutz vor Überwärmung	Schwitzen

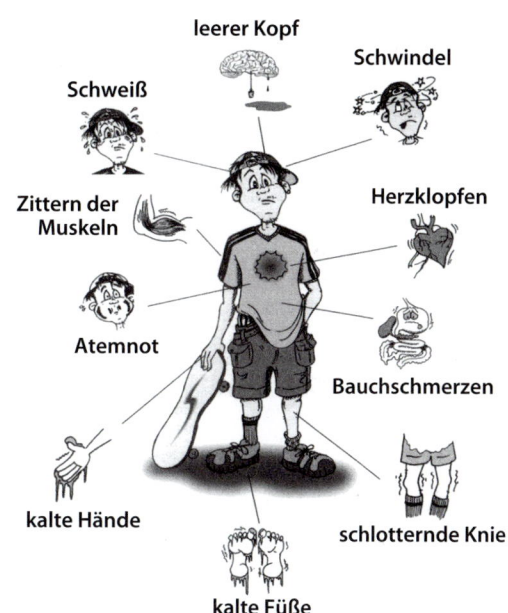

Abbildung 6-1: Körperliche Angstsymptome sind lästig, aber ungefährlich
(Quelle des Cartoons: © www.panikattacken.at)

Tabelle 6-3: Typische Fehlinterpretationen von Panikpatienten (Quelle: n. Margraf/Schneider, 1998)

Symptome	Gedanken und Interpretationen
• Brustschmerzen • Schwitzen • Atembeschwerden	• Ich bekomme einen Herzinfarkt.
• Schwindel • Schwächegefühl • Benommenheit • visuelle Symptome • Zittern, Blässe	• Ich werde in Ohnmacht fallen. • Ich habe einen Hirntumor. • Ich bekomme einen Schlaganfall.
• Atemnot • Würgegefühle • Kloß im Hals	• Ich ersticke.
• Derealisations- und Depersonalisationsgefühle • rasende Gedanken • Konzentrationsstörungen	• Ich verliere die Kontrolle über mich. • Ich werde verrückt.

- angstlösende Medikamente verabreichen, wenn die anderen Maßnahmen nicht ausreichen
- Maßnahmen bei Hyperventilation:
  - den Patienten auffordern, ruhig und langsam in den Bauch zu atmen,
  - Tütenrückatmung, Lippenbremse.

Reizkonfrontation («Exposition») bei Agoraphobie
Die Reizkonfrontation in vivo ist die übliche Behandlung der Agoraphobie. Die wesentlichen Prinzipien der Reizkonfrontation sind:

- angstauslösende Situationen aufsuchen und darin verweilen, bis die Angstreaktion abnimmt
- lernen, dass Angst bewältigt werden kann
- lernen, körperliche Empfindungen neu zu interpretieren
- angstauslösende Situationen dank neuer Erfahrungen neu einschätzen.

Pflegende bereiten Expositionsübungen mit Patienten vor, führen sie durch und besprechen sie nach. Die entscheidende Voraussetzung für das Gelingen gemeinsamer Übungen ist allerdings eine tragfähige, vertrauensvolle Patienten-Pflege-Beziehung, in der der Patient Angst zulassen und sich in seiner Angst, Not und Scham auch zeigen kann.

Durchführung einer Exposition.
Zu Beginn jeder Exposition wird die Einverständniserklärung des Patienten eingeholt. Das erhöht die Therapiemotivation und führt zur Übernahme von Verantwortung. Der Ablauf der Übung wird mit dem Patienten genau geplant, und realistische Übungsziele werden festgelegt. Die Angsthierarchie dient als Grundlage für die Auswahl der Übung und die Bestimmung ihres Schwierigkeitsgrades. Dabei ist es wichtig, eine Übung zu wählen, die der Patient bewältigen kann (leichter oder mittlerer Bereich). Erwartungsängste werden zu Beginn der Übung erfragt; zudem wird besprochen, woran der Erfolg der Übung gemessen wird. Um eine langanhaltende Angstreaktion und Habituation zu ermöglichen, ist es wichtig, genügend Zeit für die Übung einzuplanen. Dabei ist die Auswahl des Inhalts wesentlich. Geeignet sind Situationen, in denen Patient und Pflegender ungestört sind (z. B. Höhenexposition). Die Geschwindigkeit der Annäherung an die angstauslösende Situation bestimmt der Patient. Fluchttendenzen werden nicht unterstützt, da sie für die Ausbildung und Aufrechterhaltung der Ängste verantwortlich sind. Der Patient instruiert den Pflegenden, wie er sich verhalten soll, wenn er während der Situation «meidet» oder die Übung abbrechen will. Das Mitführen von Sicherheitssignalen (Handy, Notfallmedikamente etc.) ist nicht erlaubt. Der Pflegende instruiert den Patienten, so lange in der Situation zu bleiben, bis die Angst geringer wird. Zur Einschätzung werden immer wieder Angst (Einschätzung der Angst auf einer Skala von 0 bis 10), körperliche Reaktionen und Gedanken abgefragt. Grundsätzlich wird der Patient für die Durchführung der Übung und das Ertragen der Angst und nicht für Angstfreiheit verstärkt. Schweift der Patient während der Übung mit der Aufmerksamkeit ab, wird er zur Übungssituation zurückgelenkt. Da es sich dabei um Vermeidungsverhalten handelt, sollte dies direkt und empathisch angesprochen werden. Der Patient bleibt so lange in der Situation, bis er eine Reduktion der Angst erlebt, wobei diese nicht ganz abklingen muss. Wird eine Situation verlassen, ist die Übung zeitnah zu wiederholen, denn ein «Misserfolgserleben» baut Erwartungsängste auf, die zu einer unüberwindbaren Hürde werden können. Pflegende müssen ihrem Patienten vermitteln, dass er mit Rückschlägen rechnen muss, und dass sie keinesfalls eine Katastrophe bedeuten. Außerdem muss der Patient lernen, auch an «schlechten» Tagen zu üben.

Auf jede Übung folgt eine Nachbesprechung, die in ruhiger Umgebung stattfindet. Der Patient formuliert seinen Erfolg und wird ermutigt, ihn anzuerkennen (Geusen, 2011). Er erhält Lob und wird zur Selbstverstärkung angeregt. Auf eine Begleitung der Übungen ist so bald wie möglich zu verzichten und die Durchführung in die Verantwortung des Patienten zu geben. Dabei besteht jedoch die Gefahr des Vermeidungs- und Fluchtverhaltens, daher bleibt eine Nachbesprechung von Übungen im Eigenmanagement sinnvoll und notwendig.

6.1.5 Humor und Lachen

Humor ist Ressource, Resilienzfaktor und Bewältigungsstrategie und damit in seiner Vielfältigkeit ein Phänomen, das in der Auseinandersetzung mit Angst einen wichtigen Platz einnimmt. Die Schweizer Schauspielerin, Autorin und Clown-Komödiantin Gardi Hutter bringt es auf den Punkt:

> *Dort, wo die stärksten Tabus und Ängste sind, dort liegt auch das größte Potenzial an Humor, das größte Bedürfnis nach Befreiung.*

Humor, der dem Gegenüber angepasst ist, begünstigt eine Atmosphäre gegenseitigen Vertrauens, ohne die eine enge Zusammenarbeit nicht möglich ist. In der Patienten-Pflege-Beziehung ist Humor, wenn er kreativ, bewusst und respektvoll eingesetzt wird, eine Ressource, die die Gefühlswelt des Patienten bewusst berühren und Blockaden auflösen kann. In der Begegnung mit Angst und Sorge bietet die Leichtigkeit von Humor ein Gegengewicht zu belastenden Situationen und reduziert Angst und Stress.

Ängste zentrieren die emotionale und kognitive Aufmerksamkeit der Betroffenen. Das bewusste Denken reduziert sich auf das Vermeiden oder das Überstehen der Angstsituationen. Humorvolle, empathische Interventionen entfalten bei den Patienten eine nachhaltige befreiende und stärkende Wirkung, schaffen Distanz zum Erleben und ermöglichen es, bestehende Muster und Wertungen zu entlarven und für Veränderungen nutzbar zu machen. Der deutsche Philosoph Ludwig Feuerbach sagte:

> *«Humor trägt die Seele über Abgründe hinweg und lehrt sie, mit dem eigenen Leid zu spielen.»*

Er drückt damit aus, dass sich Angst und Sorge durch Humor und Lachen zumindest für einen Moment in den Hintergrund drängen lassen und Symptome und Krankheit nicht das einzige Thema im Leben sind.

Literatur

Alsleben H. (2004). Psychoedukation bei Angst- und Panikstörungen. Jena: Verlag Urban & Fischer.

Bandelow B., Boerner R. J., Kasper S., Linden M., Wittchen H. U., Möller H. J. (2013). The diagnosis and treatment of generalized anxiety disorder. Dtsch Ärztebl Int, 110(17), 300–310.

Becker E. S., Nündel B. (2003). Die generalisierte Angststörung – State of the Art. Psychotherapie, 8, 146–156.

Bents H. (2005). Verhaltenstherapie bei Phobien und Angststörungen. Psychotherapie im Dialog, 6, 382–389.

Bischofberger I. (2002). Das kann ja heiter werden. Humor und Lachen in der Pflege. Bern: Verlag Hans Huber.

Boerner R. J. (2005). Diagnostik und Therapie der Generalisierten Angststörung (GAS). Fortschr Neurol Psychiat, 73: 694–706.

Consbruch K., v. Stanger U. (2007). Soziale Phobien (Soziale Angststörungen) bei Erwachsenen und Kindern. Psychother Psych Med, 57, 256–267.

Furrer E. (2008). Wirkung von progressiver Muskelentspannung auf Angst. doc.rero.ch/record/28599/TBSI_Furrer_Evelyn.pdf [19.12.2013].

Fydrich T. (2003). Soziale Phobie: Psychologisches Störungsmodell und kognitiv-verhaltenstherapeutische Behandlung. Psychotherapie im Dialog, 1, 10–16.

Geusen E. (2011). Expositionstraining bei Agoraphobie mit Panikstörung. Psych Pflege, 17, 26–35.

Heidenreich T., Michalak J. (2003). Achtsamkeit («Mindfulness») als Therapieprinzip in Verhaltenstherapie und Verhaltensmedizin. Übersichtsarbeit · Review Article. Verhaltenstherapie, 13, 264–274.

Hinsch R., Pfingsten U. (2002). Gruppentraining sozialer Kompetenzen (GSK). Weinheim: Beltz/PVU.

Margraf J., Schneider S. (1998). Paniksyndrom und Agoraphobie. In: Margraf J. (2005). Lehrbuch der Verhaltenstherapie. Band 2. Berlin: Springer, 1–27.

Meibert P., Michalak J., Heidenreich T. (2006). Stressbewältigung durch Achtsamkeit. Mindfulness-Based Stress Reduction (MBSR). Psychotherapie im Dialog, 3, 273–279.

Meibert P., Michalak J., Heidenreich T. (2011). Achtsamkeitsbasierte Stressreduktion in der klinischen Anwendung. Mindfulness-Based Stress Reduction (MBSR). Psychother Psych Med, 61, 328–332.

Morschinsky H., Sator S. (2004). Die Zehn Gesichter der Angst. Düsseldorf, Zürich: Walter Verlag.

Mümken B. (2007). Psychiatrische Pflege in Verbindung mit psychoedukativen Elementen bei Patienten mit Panikstörung. Psych Pflege, 13(3), 130–134.

Renneberg B., Ströhle A. (2006). Soziale Angststörungen. Nervenarzt, 77, 1123–1132.

Schmidt-Traub S. (2013). Angst bewältigen – Selbsthilfe bei Panik und Agoraphobie. 5., vollst. überarb. Auflage. Heidelberg: Springer.

Schneider S., Margraf J. (1998). Agoraphobie und Panikstörung, Göttingen: Hogrefe.

Teusch L., Finke J. (2005). Gesprächspsychotherapie bei Angststörungen. Psychotherapie im Dialog, 4, 356–361.

Titze M., Eschenröder C. (1998). Therapeutischer Humor: Grundlagen und Anwendungen. Frankfurt: Fischer.

Vogt K., Pöllner S. (2003). Stationäre Gruppentherapie sozialer Ängste. Psychotherapie im Dialog, 1, 42–46.

Willutzki U. (2003). Soziale Phobie – ein vernachlässigtes Problem? Psychotherapie im Dialog, 1, 3–9.

Quellen im Internet

http://www.panik-attacken.de/index.php/hilfe-zur-selbsthilfe-mainmenu-34/autosuggestion-mainmenu-47 [20.11.2013].

http://www.dioezese-linz.at/redsys/data/kbw_selba/Humorzitate.pdf [19.12.2013].

http://www.gutzitiert.de/zitat_autor_anselm_feuerbach_thema_humor_zitat_11610.html [19.12.2013].

6.2 Advanced Practice Nursing im Handlungsfeld Angst

Daniela Lehwaldt, Peter Ullmann

6.2.1 Einleitung

Dieses Kapitel richtet sich an Pflegende und vor allem an diejenigen, die ihre langjährige Praxis ausbauen und im Bereich der emotionalen Patientenbetreuung erweitern möchten. Im Handlungsfeld «Angst und Unruhe» ergeben sich mehrere Möglichkeiten, Advanced Practice Nursing (APN) gezielt einzusetzen. In diesem Beitrag wird insbesondere die Rolle der Advanced Practice Nurse (APN) in Critical Care (APN-CC) beleuchtet. APN-CC umfasst die Bereiche Intensive Care und Intermediate Care im Krankenhaus. Das Handlungsfeld «Angst und Unruhe» findet auch in anderen APN-Bereichen Anwendung.

> **Definition**
>
> Eine *Pflegeexpertin APN (Advanced Practice Nurse)* ist eine Pflegefachperson, die sich Expertenwissen, Fähigkeiten zur Entscheidungsfindung bei komplexen Sachverhalten und klinische Kompetenzen für eine erweiterte pflegerische Praxis angeeignet hat. Die Charakteristik der Kompetenzen wird vom Kontext und/oder den Bedingungen des jeweiligen Landes geprägt, in dem sie für die Ausübung ihrer Tätigkeit zugelassen ist. Ein Masterabschluss in Pflege (Nursing Science) gilt als Voraussetzung.

> **Berufsbezeichnung**
>
> Als Berufsbezeichnung soll «*Pflegeexpertin APN/Pflegeexperte APN*» verankert werden. Die Verwendung dieser Berufsbezeichnung sollte im Sinne der Qualitätssicherung an eine Registrierung geknüpft sein. Die Registrierung könnte – soweit es kein staatliches Register oder eine Selbstverwaltung gibt – von den im International Council of Nurses vertretenen deutschsprachigen Berufsverbänden übernommen werden.

> Voraussetzung für die Anerkennung und Registrierung als PflegeexpertIn APN ist ein Masterabschluss in Pflegewissenschaft mit einem Fokus APN, der auf eine vertiefte, erweiterte Pflegepraxis vorbereitet.

6.2.2 Angst und Unruhe

Existenzialismus und religionsphilosophische Vorstellungen sehen Angst als untrennbar mit der menschlichen Existenz verbunden (Kierkegaard/Hoffmann, 2012). Sie ist zugleich Motor und Bremse für Veränderungen. Einerseits schützt sie vor Risiken, andererseits macht sie uns machtlos. Krankheiten oder Unfälle können plötzlich, mitunter «schleichend» auftreten. Ist die Person damit konfrontiert, wird Stress ausgelöst. Die Betroffenen stellen sich Fragen nach dem Sinn der Erkrankung, suchen Lösungen, um das Leben wieder in den Griff zu bekommen und die Situation zu verstehen bzw. zu erklären. Oft entsteht in diesem Zusammenhang die vom Stress induzierte Angst. Hüther (2004) beschreibt es treffend:

Wenn alle Wege blockiert oder verbaut sind, gehen zusätzlich zu den Alarmglocken noch die Sirenen an. Jetzt ist es vorbei mit aller Kontrollierbarkeit, und der Angstschweiß tropft uns von der Stirn.

(Ebd.: 36)

Zusätzlicher Stress tritt vor allem dann auf, wenn eine Hospitalisation unumgänglich ist. Dabei spielt der Critical-Care-Bereich eine bedeutende Rolle. Hier befinden sich Patienten in lebensbedrohlichen Zuständen, die eine engmaschige 24-Stunden-Versorgung benötigen. Vor allem eine Beatmung, die damit verbundenen eingeschränkten Kommunikationsmöglichkeiten und die invasiven Interventionen, die auf einer Intensivstation bzw. einer Intermediate-Care-Station häufig vorkommen, werden von Patienten als beängstigend bezeichnet (Thomas, 2003; Tate et al., 2012; Stevenson et al., 2013). Hinzu kommen Alpträume, Schlafunterbrechungen und Schmerzen, die dazu beitragen, dass kritisch erkrankte Patienten Angst und Unruhe entwickeln (Ringdal et al., 2009; Parthasarathy/Tobin, 2012). Unbekannte Geräusche verursachende Maschinen mit Anzeigen, die Patienten und Angehörige kaum verstehen können (Johansson et al., 2012), verunsichern massiv (s. Kap. 4.2). Zwischendurch erscheint mal eine verständnisvolle Pflegekraft, aber dann ertönt wieder eine Vielzahl von Stimmen, die in unzugänglicher Weise miteinander kommunizieren (z. B. morgendliche Visite). Angehörige sind durch die Vielzahl von Schläuchen, Kabeln und Geräten am Patienten verängstigt und machen sich Sorgen um den Genesungsprozess und über die Prognose des Patienten (McKiernan/McCarthy, 2010; Larsen, 2012). Die damit einhergehende existenzielle Angst gründet in der Unsicherheit der Umgebung und der lebensbedrohlichen Situation, in der sich kritisch erkrankte Patienten befinden. Kennzeichen für Angst bei den Patienten können unter anderem sein:

- erhöhte Unruhezustände
- Tachykardie
- Hypertonus
- Tachypnoe/Hyperventilation
- teilweise gereiztes Verhalten.

Angehörige zeigen ihre Angst oft durch vielseitiges Befragen des Pflegepersonals und der Ärzte. Aber auch Pflegende oder andere Gesundheitsberufe erleben Angst. Dies kann dazu führen, dass vermieden wird, mit den Angehörigen zu reden und sich anderen Arbeiten zu widmen.

6.2.3 Auswirkungen von Angst und Unruhe

Angst und Unruhe können schwere Auswirkungen haben, vor allem, wenn der Patient sich (oder andere) durch die Angst und Unruhe in Gefahr bringt. Unruhige Patienten, die versuchen, sich lebensnotwendige Zugänge zu ziehen oder Gefahr laufen, aus dem Bett zu fallen, werden nicht selten fixiert oder medikamentös ruhiggestellt (Benbenbishty et al., 2010; Langley et al., 2011; De Jonghe et al., 2013). Kommt es aufgrund der Unruhe/Angst zu einer Sedierung, ist oft eine verlängerte Beatmungsphase die Folge. Somit verlängert sich der Aufenthalt im Critical-Care-Bereich, und das Risiko steigt, dass der Patient weitere Komplikationen entwickelt. Zum Beispiel läuft er Gefahr, zusätzlich an einer Pneumonie zu erkranken oder ein Delir zu entwickeln. Unbehandelte Angstzustände können sich manifestieren und gravierende Probleme mit sich bringen.

Für viele Patienten bleibt der Critical-Care-Aufenthalt noch lange nach der Entlassung aus dem Krankenhaus ein zentrales Thema, das sie nur schwer verarbeiten können (Reiker, 2007). Manche ehemalige Patienten entwickeln Depressionen (Knowles/Tarrier, 2009), während andere Patienten noch Jahre später unter Alpträumen in Zusammenhang mit den Angstzuständen, die sie im Critical-Care-Bereich durchgestanden haben, leiden (Reiker, 2007). Eine häufig benannte medizinische Diagnose ist die Posttraumatische Belastungsstörung (PTBS) oder die Post-Traumatic-Stress-Disorder (PTSD) (Reiker, 2007; Myhren et al. 2010). Ähnliches erleben Patienten, die aufgrund von aggressivem Verhalten eine Zwangsbehandlung erfahren. In den S2-Leitlinien der DGPPN (2010) ist als «Good Clinical Practice» dazu festgehalten, dass eine Nachbesprechung mit der pflegerischen Bezugsperson und zuständigen Therapeuten zu erfolgen hat. Ziel ist es, Verständnis, Wissen und die Einsicht zu fördern, um so die Folgen abzumildern.

6.2.4 Funktion oder Phänomen

Interessant ist die Perspektive, aus der man Angst betrachtet. Angst als Emotion in einem phänomenologischen Kontext bedeutet, dass sie zum Ausdruck des menschlichen Daseins gehört. Sie ist Bestandteil des Lebensalltags. Hingegen versteht sich Angst als funktionale Störung, «ohne auf eine bestimmte Umgebungssituation bezogen zu sein» (vgl. F41, DIMDI, 2013) oder als phobische Störungen, «bei der Angst ausschließlich oder überwiegend durch eindeutig definierte, eigentlich ungefährliche Situationen hervorgerufen wird.» (vgl. F40, ebd.).

Der Unterschied zwischen beiden Perspektiven besteht im Einbezug in den Versorgungsprozess. Während der erstere eher als unterstützend im Veränderungsprozess verstanden wird und es wichtige Voraussetzung ist, dass die Betroffenen sich tatsächlich verändern wollen, um das psychische Gleichgewicht wiederherzustellen, verfolgt letztere Perspektive das Ziel, die Angst zu behandeln und in den Mittelpunkt der Behandlung selbst zu stellen. Es ist hier zu bemerken, dass keinerlei Wertung zwischen den beiden aufgeführten Ansätzen postuliert wird. Jeder Ansatz ist je nach Situation richtig und wichtig. Dennoch erscheint es umso wichtiger zu sein, beide differenziert zu betrachten. Patienten im Critical-Care-Bereich, die eine emotionale Instabilität aufweisen, bedürfen einer anderen Behandlung als diejenigen, die im Prozess der Veränderung selbst Angststörungen zeigen.

In Übrigen sollte das Augenmerk nicht nur auf die gesteigerte Angst gelegt werden, sondern ebenso auf die reduzierte oder fehlende Angst. In Verbindung mit Persönlichkeitsstörungen wird hier die dissoziale Persönlichkeitsstörung (vgl. F60.2, DIMDI, 2014) angeführt. Dabei erleben die betroffenen Patienten keine Angst; ihr Verhalten wird von ihrer Umgebung als herzlos interpretiert. In Bezug auf den phänomenologischen Fokus können fehlende Erfahrungen oder falsche Einschätzungen (Verleugnung, Verdrängung etc.) zu angstlosem Erleben führen.

Fehlendes Wissen über die beschriebenen Theorien führt bei den Behandlern zu unangemessenen Interventionen, die teilweise fatale Folgen haben können. Hier sei nur die Behandlung mit bzw. Abhängigkeit von Beruhigungsmitteln genannt.

6.2.5 Emotionaler und körperlicher Einklang

Der Fokus der Versorgung kritisch erkrankter Patienten liegt meist darin, die körpereigenen Funktionen im Gleichgewicht zu halten oder Körperfunktionen wiederherzustellen (McKiernan/McCarthy, 2010; Larsen, 2012; Knipfer/Kochs, 2012). Das liegt wahrscheinlich daran, dass ein Aufenthalt im Critical-Care-Bereich generell mit einer starken Einschränkung der Körperfunktion einhergeht. Patienten befinden sich aber nicht nur körperlich in einer äußerst ungewöhnlichen Situation. Patienten und Angehörige befinden sich an einem fremden Ort, wo Gefühle der Angst ständig präsent sein können und wo sie mit dem Lebensende konfrontiert werden (Kohlen/Haas 2013). Es sind also nicht nur die Körperfunktionen, die behandelt werden müssen. Patienten und deren Angehörige bedürfen einer professionellen emotionalen Betreuung.

Leider hat es sich gezeigt, dass Ärzte nur unregelmäßig auf die emotionalen Bedarfe ihrer kritisch erkrankten Patienten eingehen (Azoulay et al., 2000). Hinzu kommt, dass Intensivpflegende dem Kommunikations- und Aufklärungsbedarf, der für eine ausgeglichene emotionale und körperliche Betreuung gegeben ist, nicht mehr nachkommen (Deutsches Institut für angewandte Pflegeforschung, 2012). Es bleibt zudem unklar, ob und inwiefern Intensivärzte und Fachpflegende zum Thema emotionale Betreuung, Angsterfassung- und Behandlung in ihrer Weiterbildung geschult werden. Es ist eine Versorgungslücke entstanden, die durch APN-CC abgedeckt werden kann.

6.2.5.1 Angst-Assessment

Wie kann man Angst messen? Hierzu ist es wichtig, dass man die drei wesentlichen Komponenten kennt, die das Verhalten von Betroffenen beeinflussen:

1. *Neurophysiologische Erregungskomponente:* Dazu gehören die Veränderungen der Körperfunktionen:
   – Auf der physiologischer Ebene dienen die Veränderungen des Organismus der Bereitschaft einer Person, auf gefährliche Situationen mit Flucht oder Angriff zu reagieren.
   – Im Critical-Care-Bereich ist etwa auf Tachykardie, Hypertonus oder Tachypnoe zu achten und kritisch zu prüfen, ob es sich um eine Angstreaktion oder ein anderes physiologisches Problem handelt.

2. *Interpersonale Ausdrucks- und Mitteilungskomponenten:* Dazu gehören die Veränderungen des Verhaltens (Angriff, Flucht, Bindung):
   – Interpersonale Ausdrucks- und Mitteilungskomponenten lassen sich in affektive und motorische Indikatoren einteilen. Der

affektive Indikator lässt sich als unangenehmer Gefühlszustand charakterisieren. Beschreibungen, wie Hilflosigkeit, Unsicherheit, Unruhe, kennzeichnen die emotionale Qualität eines Angstzustands (Mitteilungskomponente). Der motorische Indikator ist charakterisiert durch einen hohen Spannungszustand der Muskulatur – bis hin zu Verkrampfungen (durch motorische Unruhe), Händezittern und gesteigerte Reflexe. Auch Sprachstörungen verschiedener Art können Indikatoren für einen Angstzustand sein (Ausdruckskomponente).
- Im Critical-Care-Bereich genügt es beispielsweise, einfach die Hand der Patientin zu nehmen und die Spannung der Muskulatur zu prüfen. Oft kann Angst sich auch als verstärkte Unruhe und durch erhöhte Schreckhaftigkeit des Patienten zeigen. Ein zusätzliches Schmerzassessment kann ebenso von Nutzen sein.

3. *Kognitive Bewertungskomponente:* Dazu gehören die Veränderungen der Verstandesfunktionen:
   - Auf der kognitiven Ebene wird Angst bestimmt durch Kognition, die sich mit einer subjektiven, als gefährlich gedeuteten Situation auseinandersetzt. Die Situation wird dabei vor dem Hintergrund früherer Erfahrungen und der persönlichen Handlungsmöglichkeiten in der Situation bewertet. Der Betroffene registriert oder antizipiert eine ihm gefährlich erscheinende Situation, d. h. eine Situation, in der eine subjektiv bedeutsame Wahrscheinlichkeit für den Verlust wichtiger Werte (z. B. Gesundheit, Freiheit, Liebe, Selbstachtung, intellektuelle Kompetenz, materieller Besitz) entsteht.
   - Im Critical-Care-Bereich ist es wichtig, dass beispielsweise in Gesprächen (auch wenn sie aufgrund der kritischen Erkrankung und der eingeschränkten verbalen Kommunikationsmöglichkeiten kurzgefasst sein müssen) immer wieder mit dem Patienten zu explorieren versucht wird, wie er sich fühlt und was er denkt. Bei beatmeten Patienten kann es nützlich sein, deren Angehörige in das Assessment einzubeziehen, um ihre Eindrücke und Interpretationen (z. B. von nonverbalen Kommunikationsversuchen) zu erfahren.

Durch das Angst-Assesment soll die APN-CC erfassen, ob es sich um eine neurophysiologische Erregung oder interpersonale Ausdrucksmitteilung handelt oder ob die Angst durch eine kognitive Bewertungskomponente ausgelöst worden ist. Übergänge können, aus Erfahrung, fließend auftreten. Im Critical-Care-Bereich bedarf es unserer Auffassung nach weiterer Forschungsarbeiten, die das Angst-Assessment weiterentwickeln. Nachfolgend werden einige Beispiele für Angst und Unruhe aus der Erfahrung der Autoren gegeben.

Beispiele

Neurophysiologische Erregungskomponente: Patient A. wird nach routinemäßig verlaufender koronarer Bypassoperation (Coronary Artery Bypass Grafting, CABG) von vollständiger maschineller Beatmung auf unterstützte maschinelle Beamtung umgestellt. Die Aufwachphase ist durch eine Tachykardie und Tachypnoe gekennzeichnet. Es ist kritisch zu prüfen, ob es sich um eine Angstreaktion handelt oder ein anderes physiologisches Problem vorliegt.

Interpersonale Ausdrucks- und Mitteilungskomponenten: Patientin B. erscheint nach verlängertem Intermediate-Care-Aufenthalt unruhig und angespannt. Dieses äußert sich, indem sie sich im Bett dreht und wälzt. Auf Ansprache reagiert die Patientin schreckhaft und verängstigt. Sie meint, dass sie hier dringend weg muss, bevor ihr hier wieder wehgetan wird.

Kognitive Bewertungskomponente: Patient C. ist aufgrund eines komplizierten Genesungsverlaufs seit längerer Zeit auf der Intensivstation. Er war beatmet und sediert. Sein Kreislauf wurde bis vor kurzem mit Katecholaminen unterstützt. Da sich seine körperliche Funktion stabilisiert hat, wurde bei einer der vorherigen Visiten entschieden, dass der Patient aufwachen und von der Beatmung genommen werden soll. Der Patient konnte erfolgreich von der Beatmung abgewöhnt und extubiert werden. Seit der Extubation wirkt Patient C. unruhig. Er versucht ständig, aus dem Bett zu klettern. Er hat bereits mehrmals versucht, sich den zentralen Venenkatheter (ZVK) zu ziehen. Im Gespräch ergibt sich, dass Patient C. um seinen Hof und um seine Schweine bangt. Die Familie berichtet, dass Patient C. vor seiner Pensionierung in der Landwirtschaft und in der Schweinemast tätig war. Das Unternehmen hat er vor mehreren Jahren an seinen Sohn abgegeben.

6.2.5.2 Assessmentinstrumente

Wie schon von Thomas (2003) postuliert, sind die Advanced Practice Nurses (APNs) maßgeblich beim Assessment von Angst bei akut Erkrankten und bei beatmeten Patienten beteiligt. Der zweckmäßige Einsatz des Angst-Assessments wird von einer Reihe entwickelter und getesteter Instrumente unterstützt. Hierzu gehört das Critical Care Family Needs Inventory (CCFNI), das von Molter (1983) entwickelt wurde. Es beruht auf der Idee, dass jede akute Erkrankung eine Krisensituation für den Patienten und seine Angehörigen darstellt. Das CCFNI ist der Ausgangspunkt für eine Reihe nachfolgender Studien, die die Validität und Relabilität (Zuverlässigkeit und Stichhaltigkeit) des Assessmentinstruments im Critical-Care-Bereich bestätigen (Bijttebier et al. 2000; Azoulay et al., 2000; Kean, 2001). Zigmond und Snaith entwickelten zur gleichen Zeit (1983) die Hospital Anxiety und Depression Scale (HAD). Sie wurde von Schmidt et al. (2013) zur retroprospektiven Messung von Angst (z. B. Monate nach dem Intensivaufenthalt) genutzt.

Das Beck-Anxiety-Inventory (BAI) wurde, zusammen mit der Lee Fatigue Scale, in einer neueren Studie von Day et al. (2013) eingesetzt. Ziel der Studie war es, das Stress- und Angstniveau von Angehörigen, bei denen ein Familienmitglied auf einer Intensivstation war, zu messen. Das BAI wurde von Beck et al. (1988) ursprünglich dafür erforscht, um den Angstgrad psychiatrischer Patienten zu ermitteln. Die 21-Punkte-Skala im BAI gibt insbesondere Aufschluss über die somatischen, affektiven und kognitiven Symptome von ängstlichen, nichtdepressiven Patienten.

Tate und Kollegen (2012) entwickelten das Anxiety and Agitation in Mechanically Ventilated Patients Model (AAMV). Es ist ein praxisrelevantes Instrument, das Pflegenden hilft, die multidimensionalen Symptome ihrer Patienten zu erkennen und einzuschätzen. Insbesondere die Erkenntnis, dass der Patient trotz Beatmung und gegebenenfalls Sedierung mit seiner Umwelt interagiert, wird im AAMV durch die Messung und Behandlung von Angst und Unruhe unterstützt. Pflegende messen beim Patienten dementsprechend:

- pysiologische Reaktionen (z. B. Vitalfunktionen)
- psychologische Reaktionen (emotional und kognitiv, inklusive Angst, Frustration, Isolierung) und
- Verhaltensreaktionen (Bewegungen, Ruhe-/Unruhestatus, Gesichtsmuskulatur, körperliche Gegenwehr).

Durch die Messung von Reaktionen innerhalb des AAMV-Modells wird es möglich, einen individualisierten, zielorientierten Plan zur Angstbewältigung zu entwickeln. Bevor jedoch die genannten Assessmentinstrumente in der eigenen Praxis angewendet werden, sei darauf hingewiesen, dass deren Einsatzbereich für die jeweilige Patientenklientel kritisch zu überprüfen ist.

6.2.5.3 Interventionen bei Angst

Vertrauensförderung und Informationsvermittlung sind entscheidende Interventionen (Maßnahmen), die zum Abbau der existenziellen Angst und Unsicherheit beitragen (Jamerson et al., 1996; Schiffer, 1998; McKiernan/McCarthy, 2010). Sie sollten sich nicht nur auf die Patienten beschränken, sondern die Angehörigen von Anfang an einbeziehen. Sie selbst befinden sich in einer ähnlichen Situation, in der Hoffnung und Angst eine wichtige Rolle spielen. Die Information soll daher einfach und verständlich gehalten sein und nur wenige Fachbegriffe enthalten. Zu beachten sind das Alter des Patienten, die Sprachkenntnisse, kulturelle und spirituelle Hintergründe, die Prognose des Patienten sowie die Bezugsbasis der Angehörigen, die nicht immer die Familienmitglieder sein müssen. Es kann von besonderem Nutzen sein, herauszufinden, ob einer der Angehörigen in der professionellen Gesundheitsversorgung, wie zum Beispiel in der Pflege, tätig ist (Azoulay et al., 2000). Es gilt im Vorfeld zu überprüfen, ob der Patient Hilfsmittel (inkl. Hörgerät und Brille) benötigt, um die Information aufzunehmen.

Zusätzlich zur Information benötigen Patienten und Angehörige Gespräche. Die Angst kann am besten abgebaut werden, indem Patienten, sobald es ihr Zustand ermöglicht, und Angehörige (diese von Beginn an) über ihre Erlebnisse sprechen können (Kohler/Haas, 2013). Dies setzt kontinuierliche professionelle Betreuung voraus. Eine Alternative zum Gespräch ist das Tagebuch. Vor allem Angehörige sollten ein Tagebuch mit allen für sie wichtigen Ereignissen, Ängsten und Hoffnungen führen. Ein Tagebuch hat den Vorteil, dass es Pflegenden sowie der APN Einblick in die emotionalen Auswirkungen verschafft. Es sei darauf hingewiesen, dass das Feedback aus einem Tagebuch kritisch und spezifisch sein kann. Insbesonders unerfahrenes Personal braucht Unterstützung im Umgang und Verstehen mit Critical-Care-Tagebüchern (Perier et al., 2013). Unterstützende Maßnahmen, wie Musiktherapie, können eingesetzt werden, um die Angst des Patienten während des Aufenthalts im Critical-Care-Bereich zu reduzieren (Chlan et al., 2013). Chan et al. (2009) fanden in ihrer Studie über 101 Intensivpatienten in Hongkong heraus, dass Musiktherapie insbesondere von Patientinnen, älteren Patienten und beatmeten Patienten als hilfreich empfunden wird. Auch medikamentöse Interventionen können unterstützend eingesetzt werden. So fanden Tate et al. (2012) heraus, dass medikamentöse Unterstützung (z. B. Sedierung) dabei helfen kann, die Werte für die Atmung und Herzkreislauffunktion ängstlicher Intensivpatienten während der Aufwachphase in normalen Bereichen zu halten.

Aggression als Antagonist zur Angst tritt vor allem dann auf, wenn sich Patienten oder deren Angehörige in die Enge gedrängt fühlen und kein Ausweg für sie ersichtlich ist. Das kann beispielsweise dann beobachtet werden, wenn plötzlich ein Monitor laut zu piepsen beginnt, weil sich ein EKG-Kabel gelöst hat oder die Infusion durchgelaufen ist. Das Warnsignal der Maschine kann dazu führen, dass die betroffenen Patienten plötzlich Angst haben. Die Pflegefachkraft kennt die Situation und weiß, dass es sich um kein bedrohliches Ergebnis handelt und erledigt ihre Arbeiten routiniert. Die Spannung und Angst nehmen hingegen beim Patienten und seinen Angehörigen aufgrund fehlender Wahrnehmung und Intervention seitens der Pflegenden rapide zu. Die Angehörigen nehmen Kontakt zur Pflegekraft auf und fragen sie in gereiztem Ton, ob sie sich nicht irgendwann bequemen wolle, nach ihrem Familienmitglied zu schauen. Schließlich piepe dort ein Gerät und sie machen sich Sorgen, dass es gefährlich sein könne. Die Pflegende versucht sich zu rechtfertigen. Die Angehörigen fühlen sich unverstanden und reagieren nur umso gereizter ... Diese Situation soll kurz verdeutlichen, dass die Gesprächssituation sehr komplex und nicht einfach zu lösen ist. Neben den klassischen Aspekten der Empathie, Kongruenz und bedingungslosen positiven Zuwendung, die bei der Grundhaltungen der patientenzentrierten Gesprächstherapie nach Rogers (2002) Anwendung finden sollte, sind das Wissen aus der Verhaltenspsychologie, krankheitsspezifisches Wissen (Erkrankung und Krankheitsverlauf), die eigene Reflexionsfähigkeit und die Kenntnis von Gesprächstechniken (Schmitz, 2002; Rollnick et al., 2012) hilfreich bzw. erforderlich. Erkennt die Pflegekraft, in welcher Phase sich die Angehörigen oder die Patientin befinden, kann mit der entsprechenden Gesprächstechnik interveniert werden. Dadurch können gravierende Fehler in der interpersonellen Kommunikation vermieden werden. Eine ähnliche Situation zeigt sich bei der Verlegung von Patienten aus dem Critical-Care-Bereich auf eine normale Bettenstation. Patienten und deren Angehörige werden erneut mit einer unbekannten Situation konfrontiert. Die Überwachung wird reduziert, andere Pflegende und Ärzte sind (bei einer ganz anderen Besetzungsstärke) zuständig. Fragen, die hierbei entstehen können sind:

1. Verstehen die mich?
2. Kennen die meinen Fall?
3. Können die mit so einem komplizierten Fall wie meinem umgehen?
4. Haben die genug Personal auf der anderen Station, um sich um mich zu kümmern?
5. Was, wenn sie etwas übersehen, nun, wo ich nicht mehr an diesen ganzen Geräte angeschlossen bin?
6. Was passiert, wenn es mir wieder schlechter gehen sollte?

Kann dem Patienten in diesen Situationen jeder der Gesundheitsfachleute weiterhelfen – oder sind dazu eine spezifische Ausbildung bzw. Fähigkeiten nötig? Die Autoren vertreten die Meinung, dass die APN die geeignete Person ist, die von Critical-Care-Bereichen verlegten Patienten in diesem Zusammenhang Support geben kann. Die Kontinuität und Effektivität der Versorgung verlegter Critical-Care-Patienten können nachweislich von einer APN erreicht werden (Endacott et al., 2009; Dawson/McEwen, 2006; Chaboyer, 2005; Green/Edmonds, 2004).

6.2.6 APN-CC Emotionale Betreuung: Tätigkeiten und Profil

Im folgenden Beispiel werden die APN-CC-Tätigkeiten in der emotionalen Betreuung akut erkrankter Patienten dargestellt. Tätigkeiten wurden anhand einer Literaturrecherche der deutschsprachigen und internationalen Literatur von den Mitgliedern der Akademischen Fachgesellschaft Advanced Practice Nursing Crtical Care (AFG APN-CC) des Deutschen Netzwerks APN & ANP e. V. (DN APN & ANP) erarbeitet. Mitglieder der Akademischen Fachgesellschaft APN-CC, die zur Literaturrecherche beigetragen haben, waren Daniela Lehwaldt, Simone Inkrot, Cäcilia Krüger und Martin Jentzsch.

Die Literaturrecherche wurde zwischen August 2012 und März 2013 durchgeführt. Die Datenbanken CINAHL (2003–2013), Science Direct (2003–2013) und Google Scholar (2003–2013) wurden nach relevanten Publikationen durchsucht. Schlüsselwörter wie *nurse practitioner, advanced nurse practitioner, critical care practitioner, advanced, clinical nurse specialist, liaison nurse critical care, intensive care, intensive,* *ICU, ITU, IMC, intermediate, outreach, role, activities, practice und competencies* leiteten die Datenbanksuche. Außerdem wurden die «graue» Literatur und Lehrbücher nach relevanten Inhalten durchforstet.

Aus der Suche ergab sich ein klares Bild der Tätigkeiten einer APN-CC, wie sie in der Literatur beschrieben werden. Die Tätigkeiten, die der emotionalen Betreuung akut erkrankter Patienten zugeordnet werden können, wurden zu einem literaturbasierten Profil zusammengefasst. Die vom DN APN & ANP vorgegebenen sieben APN-Rollen (Praktikerin, Expertin, Beraterin, Lehrerin, Forscherin, Leiterin und Vertreterin; Ullmann et al., 2011) dienten als Framework für das Profil.

Das hier vorgestellte literaturbasierte Profil ist als Anregung zu einem kritischen Diskurs zu verstehen. Es ist eine Umfrage zur Umsetzung von APN-Rollen in verschiedenen Arbeitsbereichen im deutschsprachigen Raum (Deutschland, Schweiz und Österreich) geplant, die das APN-CC-Profil ergänzen wird. Die hier beschriebenen APN-CC-Tätigkeiten sollten unter anderem bei der Entwicklung von Stellenbeschreibungen helfen. Eine definitive Stellenbeschreibung für eine APN-CC, die in der emotionalen Betreuung von Patienten mit akutem Genesungsverlauf beschäftigt ist, muss jedoch auf das Gesundheitssystem im Land abgestimmt sein (International Council of Nurses, 2001–2011). Auch die jeweiligen Bedarfe und Ressourcen des Krankenhauses, des Critical-Care-Bereichs (z. B. der Intensivstation oder der Intermediate-Care-Einheit), des Personals sowie der betroffenen Patienten und ihrer Angehörigen müssen berücksichtigt werden.

Literaturbasiertes Profil und Tätigkeiten APN-CC Emotionale Betreuung kritisch erkrankter Patienten

---

1. Sie ist **Praktikerin**, indem sie direkt mit dem Patienten klinisch arbeitet. Sie arbeitet auf einem erweiterten Niveau und hat gegenüber ihren Fachpflegekolleginnen eine erhöhte Handlungsautonomie. Sie ist spezialisiert auf die emotionale Betreuung von Patienten, zum Beispiel Patienten

nach schwieriger Operation, die mit einem starken Eingriff in die körperlichen Funktionen einhergegangen ist. Sie erhält Konsularanfragen und Überweisungen vom medizinischen und vom pflegerischen Fachpersonal. Sie führt eigenständig Stress- und Angst-Assessments durch und diagnostiziert gegebenenfalls emotionale Instabilität. Sie entwickelt einen Plan zur Behandlung und Betreuung mit dem Ziel, emotionale Stabilität wiederherzustellen, Komplikationen vorzubeugen und Versorgungsprozesse zu optimieren. Sie ordnet Testverfahren an, die die Diagnostizierung unterstützen. Sie ordnet medizinische- und Hilfsbedarfsprodukte an (oder setzt sie ab), die die Versorgung emotionaler Stabilität unterstützen, und führt eigenständig weitere relevante Interventionen durch. Ihre Interventionen werden im Team diskutiert und setzen gegebenenfalls ein Abwägen/Angleichen verschiedenster Therapien und Behandlungspläne mit dem Team und im Team vorraus. Sie hat ein generalistisches Verständnis der ganzheitlichen (körperlichen, sozialen, spirituellen und emotionalen) Bedarfe der Patienten und Angehörigen, die sie betreut, und bezieht es stets in ihre klinische Behandlung ein. Ihre Versorgung geht oft über die formalen Grenzen des Critical-Care-Bereichs hinaus; sie unterstützt durch Liaison und/oder konsularisch die Nachbetreuung ihrer Patienten auf der Normalstation und/oder in häuslichen Bereichen.

2. Sie ist **Expertin,** indem sie differenzialdiagnostisch tätig ist. Sie kann zwischen funktionellen, körperlichen und emotionalen Symptomen und Verläufen unterscheiden. Sie trifft Entscheidungen auf der Grundlage ihrer Ausbildungskompetenz (Grad der Qualifikation infolge des Ausbildungsabschlusses bzw. der Weiterbildungsspezialisierung auf Masterniveau) und Stellenverantwortlichkeit (Grad der Verantwortung, die ihr im Unternehmen übertragen wird und sich in der Stellenbeschreibung wiederfindet). Sie agiert im Rahmen evidenzbasierter Pflege, indem sie emotionale Betreuungskonzepte in die Pflegepraxis unsetzt. Dazu besitzt sie die Fähigkeit, Studien zu lesen, zu interpretieren und die Ergebnisse in die Praxis zu transferieren. Außerdem nutzt sie ihre intuitiven Fähigkeiten, die sie durch langjährige Praxis entwickelt hat, um die Versorgung und Patienten-Outcomes positiv zu beeinflussen.

3. Sie ist **Beraterin**, indem sie ihren Kolleginnen und den Patienten sowie den Angehörigen die praktische Anwendung neuer (und bewährter) Techniken und Methoden erklärt, zeigt und sie trainiert. (Präventiv-)Maßnahmen umfassen das Vermitteln von Information über die Diagnose, die Prognose und den zu erwartenden Genesungsverlauf. Sie berät und coached ihre Patienten und deren Angehörige durch eine emotional belastende Zeit hindurch und bietet ihnen professionelle, kontinuierliche und strukturierte Information, Gespräche, Schulung, Anleitung und Unterstützung an.

4. Sie ist **Lehrerin**, indem sie praxisnah (auf der Intensivstation und am Patientenbett) lehrt. Sie ist ein Mentor für APN-Studierende und lehrt interdisziplinär Fähigkeiten und Fertigkeiten, die zur kompetenten Betreuung von Patienten mit emotionaler Instabilität notwendig sind. Außerdem beteiligt sie sich an der Ausbildung von Kolleginnen, die sich im Studium befinden. Sie trägt mit ihren Erfahrungen und ihrem fundierten Fachwissen dazu bei, dass die Studierenden das theoretische Wissen in der Praxis der emotionalen Betreuung von Patienten mit kritischem Genesungsverlauf anwenden können. Sie ist somit auch praxisfern in der Konzeptvermittlung an Universitäten tätig.

5. Sie ist **Forscherin**, indem sie Problematiken in der klinischen Versorgung ihrer Patientengruppe (Patienten mit emotio-

naler Instabilität) erkennt und indem sie ihr Wissen nutzt, um relevante Projekte einzuleiten. Sie beteiligt sich an großen Forschungsprojekten, forscht aber oft auch eigenständig. Letzteres vor allem, indem sie Methoden auf ihre Wirksamkeit überprüft (Evaluationsforschung) und indem sie Versorgungsprogramme entwickelt (Aktionsforschung). Der Fokus ihrer Projekte bezieht sich häufig auf das Verbessern des Patienten-Outcomes. Sie publiziert die Ergebnisse ihrer Forschungsarbeiten regelmäßig, damit das Wissen zum Thema «emotionale Patientenbetreuung» ständig ausgebaut werden kann und neueste Ergebnisse in die weitere Praxis gelangen können.

6. Sie ist **Leiterin**, indem sie ihre eigene Position kontinuierlich evaluiert und gegebenenfalls erweitert (professionelles Leadership). Sie unterstützt Pflegende in der Erweiterung ihrer Handlungsautonomie und gegebenenfalls in der Legitimisierung pflegerischer Graubereiche (Wohlgehagen et al., 2014), die in den Bereich «Emotionale Betreuung kritisch erkrankter Patienten» fallen. Sie motiviert und initiiert Weiterentwicklung in der Pflege. Sie leitet klinisches Leadership, indem sie ihre eigene Handlungsautonomie und Tätigkeiten durch Servicevereinbarungen (Vereinbarungen mit dem Krankenhausmanagement und der medizinischen Leitung) verhandelt und festlegt, gegebenenfalls ausbaut. Sie unterstützt die Entwicklung und/oder Erneuerung von Praxisleitlinien und Guidelines, die in ihren Betreuungsbereich fallen.

7. Sie ist **Vertreterin**, indem sie sich für die Belange ihrer Berufsgruppe auf institutioneller und politischer Ebene engagiert. Vor allem bildet sie eine Brücke zwischen Pflege und Medizin; sie klärt über Schnittstellen in der emotionalen Betreuung auf. Sie setzt sich für die Chancengleichheit einer optimalen, bedarfsgerechten Versorgung des emotional instabilen Patienten und seiner Angehörigen in Critical-Care-Bereichen ein und vertritt deren Bedürfnisse gegenüber Leistungsfinanzierern, anderen Leistungserbringern und dem Staat. Sie achtet dabei auf den wirtschaftlichen Einsatz von Mitteln und Ressourcen. Sie vertritt die Interessen von Pflegenden in der emotionalen Betreuung intensivpflichtiger Patienten lokal, national und auf internationaler Ebene.

6.2.7 Zusammenfassung

Die Versorgung akut erkrankter Patienten sollte immer auf das Wiederherstellen eines körperlichen und emotionalen Gleichgewichts gerichtet sein. Auch wenn die körperlichen Funktionen, besonders im Critical-Care-Bereich, im Vordergrund stehen, spielen Emotionen eine wichtige Rolle in der Genesung akut erkrankter Patienten.

Angst und Unruhe sind ein multidimensionales Phänomen. Dort, wo Patienten sich in einer lebensbedrohlichen, ungewohnten und ungewöhnlichen Situation befinden, entwickeln sie emotionale Instabilität, die durch physiologische, psychologische (kognitive) und interpersonale Erlebens- und Verhaltensweisen gekennzeichnet ist. Angst ist zugleich Motor und Bremse des Veränderungsprozesses und muss nicht zwangsläufig negativ verlaufen. Die Auswirkungen unbehandelter Angst und Unruhe sind ernstzunehmen und dringend in die Behandlung einzubeziehen. Zum effektiven Erkennen und Behandeln von Angst und Unruhe bedarf es eines individuellen Assessments, aus dem sich Interventionen ableiten lassen, die zum Abbau emotionaler Instabilität beitragen. Vor allem Information und Gespräche helfen Patienten und Angehörigen.

Die APN ist aufgrund ihrer hohen Qualifikation, ihres Fachwissens, der langjährigen Erfahrung und ihrer akademischen Ausbildung befähigt, für die emotionale Stabilität akut erkrankter Patienten und ihrer Angehörigen im Critical-Care-Bereich zu sorgen. Gleichzeitig ist sie eine hervorragende Ressource für die Unterstützung des Fachpflegepersonals und darüber hinaus für das interdisziplinäre Team.

Literatur

Azoulay E., Chevret S., Leleu G., Pochard F., Barboteu M., Adrie C., Canoui P., Le Gall J. R., Schlemmer B. (2000). Half the families of intensive care unit patients experience inadequate communication with physicians. Critical Care Medicine, 28(8), 3044–3049.

Beck A. T., Brown G., Epstein N., Steer, R. A. (1988). An Inventory for Measuring Clinical Anxiety: Psychometric Properties. Journal of Consulting and Clinical Psychology, 56(6), 893–897.

Benbenbishty J., Adam S., Endacott R. (2010). Physical restraint use in intensive care units across Europe: The PRICE study. Intensive and Critical Care Nursing, 26(5), 241–245.

Bijttebier P., Delva D., Vanoost S., Bobbaers H., Lauwers P., Vertommen H. (2000). Reliability and validity of the Critical Care Family Needs Inventory in a Dutch-speaking Belgian sample. Heart & Lung, 29(4), 278–286.

Chaboyer W. (2005). Intensive Care and Beyond: Improving the Transitional Experiences for Critically Ill Patients and their Families. Australia: Griffith University Press.

Chan M. F., Chung Y. F., Chung S. W., Lee O. K. (2009). Investigating the physiological responses of patients listening to music in the intensive care unit. Journal of Clinical Nursing, 18(9), 1250–1257.

Chlan L., Weinert C. R., Heiderscheit A., Fran Tracy M., Skaar D. J., Guttormson J. L., Savik K. (2013). Effects of Patient-Directed Music Intervention on Anxiety and Sedative Exposure in Critically Ill Patients Receiving Mechanical Ventilatory Support: A Randomized Clinical Trial. JAMA, 309(22), 2335–2344.

Dawson E., McEwen A. (2006). The influence of outreach in the development of the nurse consultant role in critical care: Cause or effect? Intensive and Critical Care Nursing, 22, 4–11.

Day A., Haj-Bakri S., Lubchansky S., Mehta S. (2013). Sleep, anxiety and fatigue in family members of patients admitted to the intensive care unit: a questionnaire study. Critical Care, 17: R91.

De Jonghe B., Constantin J. M., Chanques G., Capdevila X., Lefrant J. Y., Outin H., Mantz J. (2013). Physical restraint in mechanically ventilated ICU patients: a survey of French practice. Intensive Care Medicine, 39(1), 31–37.

Deutsches Institut für angewandte Pflegeforschung (2012). Pflege-Thermometer 2012. Eine bundesweite Befragung von Leitungskräften zur Situation der Pflege und Patientenversorgung auf Intensivstation im Krankenhaus. Köln: Deutsches Institut für angewandte Pflegeforschung.

DIMDI Deutsches Institut für Medizinische Dokumentation und Information (2013). ICD-10 GM 2013 – Kapitel V Psychische und Verhaltensstörungen F00-F99. Online. Abrufbar unter http://www.dimdi.de/static/de/klassi/icd-10-gm/kodesuche/onlinefassungen/htmlgm2013/block-f40-f48.htm#F40 [19.12. 2013].

DGPPN (Deutsche Gesellschaft für Psychiatrie und Psychotherapie, Psychosomatik und Nervenheilkunde) (2010). Therapeutische Maßnahmen bei aggressivem Verhalten in der Psychiatrie und Psychotherapie. S2 Praxisleitlinien in Psychiatrie und Psychotherapie, 2, 102–117.

Endacott R., Eliott S., Chaboyer W. (2009). An integrative review and meta-synthesis of the scope and impact of intensive care liaison and outreach services. Journal of Clinical Nursing, 18, 3225–3236.

Green A., Edmonds L. (2004). Bridging the gap between the intensive care unit and general wards – the ICU Liaison Nurse. Intensive and Critical Care Nursing, 20, 133–143.

Hüther G. (2004). Biologie der Angst. Göttingen: Vandenhoeck & Ruprecht.

International Council of Nurses (2001–2011). Definitions and characteristics of the role. (Online). www.inc-apnetwork.org [23.11.2013].

Jamerson P. A., Scheibmeir M., Bott M. J., Crighton F., Hinton R. H., Kuckelman Cobb A. (1996). The experiences of families with a relative in the intensive care unit. Heart & Lung, 25(6), 467–474.

Johansson l., Bergbom I., Persson Waye K., Ryherd E., Lindahl B. (2012). The sound environment in an ICU patient room – A content analysis of sound levels and patient experiences. Intensive and Critical Care Nursing, 28(5), 269–279.

Kean S. (2001). Familien auf der Intensivstation. In: Gehring M., Kean S., Hackmann M., Büscher A. (2001). Familienbezogene Pflege. 1. Auflage. Bern: Verlag Hans Huber.

Kierkegaard S., Hoffmann S. T. (2012). Der Begriff Angst/Die Krankheit zum Tode. Wiesbaden: marixverlag.

Knipfer E., Kochs, E. (2012). Klinikleitfaden Intensivpflege. 5. Auflage. München: Elsevier.

Knowles R., Tarrier N. (2009). Evaluation of the effect of prospective patient diaries on emotional well-being in intensive care unit survivors: A randomized controlled trial. Critical Care Medicine, 37(1), 184–191.

Kohlen H., Haas M. (2013). Intensiv pflegen? Zur Rolle der Pflegenden auf Intensivstation. In: Mo T., Simon, A. (Hrsg.) Intensiv erleben. Menschen

in klinischen Grenzsituationen. Berlin: LIT-Verlag.
Langley G., Schmollgruber S., Egan A. (2011). Restraints in intensive care units – A mixed method study. Intensive and Critical Care Nursing, 27(2), 67–75.
Larsen R. (2012). Anästhesie und Intensivmedizin für die Fachpflege. 8. Auflage. Berlin: Springer.
Leske J. S. (1991). Internal psychometric properties of the Critical Care Family Needs Inventory. Heart & Lung, 20(3), 236–244.
McKiernan M., McCarthy G. (2010). Family members' lived experience in the intensive care unit: a phemenological study. Intensive and Critical Care Nursing, 26(5), 254–261.
Molter N. (1983). Critical care family needs inventory. Handbook of family measurement techniques. Beverly Hills: Sage Publications, 368–369.
Myhren H., Ekeberg O., Toien K., Karlsson S., Stokland O. (2010). Posttraumatic stress, anxiety and depression symptoms in patients during the first year post intensive care unit discharge. Critical Care, 14R14 (online). http://ccforum.com/content/14/1/R14 [14.10.2013].
Parthasarathy S., Tobin M. J. (2012). Sleep in the intensive care unit. In: Pinsky M. R., Brochard L., Mancebo J., Antonelli M. (eds). Applied Physiology in Intensive Care Medicine, 2, 61–70.
Perier A., Revah-Levy A., Bruel C., Cousin N., Angeli S., Brochon S., Philippart F., Max A., Gregoire A., Misset B., Garrouste-Orgeas M. (2013). Phemenologic analysis of healthcare worker perceptions of intensive care unit diaries. Critical Care, 17 R13 (online). http://ccforum.com/content/17/1/R13 [11.10.2013].
Reiker M. (2007). Alptraum Intensivstation: viele Patienten erleiden ein psychisches Trauma. Unveröffentlichte Facharbeit. Online unter: http://klinikum.uni-muenster.de/fileadmin/ukminternet/daten/zentralauftritt/ukmmitarbeiter/schulen_weiterbildung/anin/arbeiten/intensivpflege_anaesthesie/Alptraum_Intensivstation_2007.pdf [09.10.2013].
Ringdal M., Plos K., Lundberg D., Johansson L., Bergbom I. (2009). Outcome After Injury: Memories, Health-Related Quality of Life, Anxiety, and Symptoms of Depression After Intensive Care. Journal of Trauma-Injury Infection & Critical Care, 66(4), 1226–1233.
Rogers C. R. (2002). Entwicklung der Persönlichkeit: Psychotherapie aus der Sicht eines Therapeuten. Stuttgart: Klett-Cotta.
Rollnick S., Miller W. R., Butler C. C., Kierdorf T. [Übers.], Höhr H. [Übers.] (2012). Motivierende Gesprächsführung in den Heilberufen. Lichtenau/Westfalen: Probst.
Schiffer R. (1998). Information von Angehörigen auf der Intensivstation – Notwendiges Übel oder Menschenrecht? Journal für Anästhesie und Intensivbehandlung, 1, 191–192.
Schmidt M., Zogheib E., Roze H., Repesse X., Lebreton G., Luyt C. E., Trouillet J. L., Bre'chot N., Nieszkowska A., Dupont H., Ouattara A., Leprince P., Chastre P., Combes A. (2013). The PRESERVE mortality risk score and analysis of long-term outcomes after extracorporeal membrane oxygenation for severe acute respiratory distress syndrome. Intensive Care Medicine, 39, 1704–1713.
Schmitz L. (2002). Lösungsorientierte Gesprächsführung: Trainingsbausteine für Hochschule, Ausbildung & kollegiale Lerngruppen, Brühl: X-Lösungen.
Stevenson J. E., Colantuoni E., Bienvenu O. J., Sricharoenchai T., Wozniak A., Shanholtz C., Mendez-Tellez P. A., Needham D. M. (2013). General anxiety symptoms after acute lung injury: Predictors and correlates. Journal of Psychosomatic Research, 75(3), 287–293.
Tate J. A., Devito Dabbs A., Hoffman L., Milbrandt E., Happ M. B. (2012). Anxiety and Agitation in Mechanically Ventilated Patients. Qualitative Health Research, 22(2), 157–173.
Thomas L. A. (2003). Clinical management of stressors perceived by patients on mechanical ventilation. AACN Clinical Issues: Advanced Practice in Acute & Critical Care, 14(1): 73–81.
Ullmann P., Thissen K., Ullmann B., Schwerdt R., Haynert H., Grissom B., Keogh J., Lehwaldt D., Schmitte H., Merki D., Haider A. Z., Platt P., Williams D., Maier R., Holzknecht A. (2011). Positionspapier Deutschland «Die kopernikanische Wende» Advanced Practice Nursing, Advanced Nursing Practice, Advanced Practice Nurse, Version 1.30, Witten: Deutsches Netzwerk APN & ANP e. V. Online: www.dnapn.de
Wohlgehagen J., Lehwaldt D., Jentzsch M. (2014). Advanced Practice Nursing in Critical Care (APN-CC). Intensiv, angenommen.
Zigmond A. S., Snaith R. P. (1983). The Hospital Anxiety and Depression Scale. Acta Psychiatr Scand, 67(6), 361–370.

7 Wege aus der Angst

7.1 Trotz seelischer Probleme Stabilität erleben
Stephan Wolff

7.1.1 Einführung
Herr Gabriel:

> Diese Woche war schon heftig. Manchmal denke ich, auf dem Land wäre es nicht so hart für mich. In einem Dorf mit vielleicht 600 Einwohnern. Warum muss es mich auch in einen Stadtteil mit 60 000 Einwohnern verschlagen, von denen 50 000 in Wohnsilos wohnen? Ich habe das mal überschlagen. Allein in diesem Gebäudekomplex gibt es ungefähr 200 Wohnungen. Wenn in jeder im Durchschnitt nur zwei Menschen leben, bedeutet das, dass zu manchen Zeiten des Tages 400 Menschen um mich herum sind. 400 Menschen, die mir alle begegnen können. 400 Menschen, vor denen ich Angst habe.

7.1.2 Vertiefung
Herrn Gabriels Welt besteht zum großen Teil aus einem Wort: Angst. Er hat seelische Probleme, die manchmal so schlimm sind, dass er an die Grenze seiner Belastbarkeit kommt. So geht es vielen Menschen. Ob sie Angst haben oder so traurig sind, dass sie lebensmüde Gedanken bekommen, oder sich von anderen Menschen verfolgt und bedroht fühlen oder andere seelische Probleme haben, eins haben sie alle gemeinsam: Auf der einen Seite ist die Krankheit, die sie alle aus der Bahn geworfen hat, und auf der anderen gibt es die Notwendigkeit, den Alltag in den eigenen vier Wänden wieder in den Griff zu bekommen. Stationäre Behandlungen werden rationiert, das bedeutet, heutzutage bleibt keiner wegen seelischer Probleme lange im Krankenhaus. Und das ist gut so, denn wir wissen, eine längerfristige stationäre Behandlung hat mehr Nachteile als Vorteile. Aber wie kann es überhaupt gelingen, Angst vor Menschen zu haben und dabei mitten unter ihnen zu leben? Wie kann man in so einer Umgebung überhaupt *seelische Stabilität* erlangen?

Jeder Mensch hat eine Seele. Fachleute definieren die Seele als die Gesamtheit unserer Gedanken, unserer Gefühle und unseres Willens, also als die innere Kraft, die uns antreibt, Dinge zu tun. Das beinhaltet auch Gedanken und Gefühle in Bezug auf uns selbst. Unser Selbstbild ist stabil, wenn wir unsere diesbezüglichen Gedanken und Gefühle, also die Art und Weise, wie wir uns selbst sehen, zu einem stimmigen Bild zusammenfügen können. Dann erleben wir Stabilität und Integrität. Jeder weiß, dass das kein Dauerzustand ist. Seelisch instabil wird jeder Mensch irgendwann einmal in seinem Leben. Ungefähr ein Drittel der Menschen erkranken im Laufe ihres Lebens so schwer, dass sie deswegen sogar professionelle Hilfe benötigen. Eigentlich kann man sagen, dass sich unsere seelische Stabilität permanent auf einem Kontinuum zwischen den Polen «absolut stabil» und «absolut instabil» bewegt.

Gesundheitsprofis sind sehr kompetent darin, Gesundheitsprobleme zu diagnostizieren. Ärzte und Pflegende verwenden diagnostische Systeme, um diese Gesundheitsprobleme einzuordnen. Sie stellen Diagnosen und wissen genau, wie sie dazu kommen. Es gibt aber keine Prozedur, mit der man seelische Stabilität feststellen könnte, und die Meinungen, was darunter zu verstehen ist, gehen weit auseinander. Die einen meinen, Symptomfreiheit sei ein Ausdruck von Stabilität, den anderen genügt es, die Symptome im Griff zu haben. Daraus folgt: Es gibt keine einheitliche Definition psychischer Stabilität.

7.1.3 Erkennen, akzeptieren und annehmen

Es gibt einige gute Strategien zur Erlangung und Sicherung seelischer Stabilität, die psychisch kranke Menschen ebenso anwenden können wie Menschen, die «nur» leicht aus der Balance geraten sind. Einen guten Ansatz hierfür bietet die Akzeptanz- und Commitmenttherapie mit einigen einfachen Techniken, die helfen können, Stabilität zu erlangen. Deren Wirksamkeit beruht jedoch auf einem Verständnis von der Wirksamkeit unserer Sprache. Den theoretischen Rahmen hierfür bildet die Bezugsrahmentheorie, die von Hayes entwickelt wurde (Hayes et al., 2004) und von Giarrochi und Bailey (2010) kompakt folgendermaßen dargestellt wird.

Sprachprozesse können einen stärkeren Einfluss als Erfahrung haben. Damit ist gemeint, dass allein die wahrgenommene Sprache ausreicht, um unsere Erfahrungen zu beeinflussen. Wir lernen beispielsweise aus den Nachrichten über einen Lebensmittelskandal, dass bestimmte Lebensmittel gesundheitsgefährdend sind. Ob es sich um Rinderwahnsinn, Schweinegrippe oder EHEC handelt, solche Nachrichten lösen regelmäßig bei weiten Teilen der Bevölkerung Ängste aus, obwohl diese Menschen selbst noch keine Erfahrungen mit Lebensmitteln dieser Art hatten. So kommt es, dass allein das gedruckte Wort «Lebensmittelskandal» ausreicht, um bei weiten Teilen der Bevölkerung Angst vor bestimmten Lebensmitteln auszulösen.

Sprache verändert Erfahrung. Gehäufte Berichte über Lebensmittelskandale verunsichern auch diejenigen, die mit solchen Lebensmitteln selbst keine negativen Erfahrungen gesammelt haben. Regelmäßig wird während solcher Lebensmittelskandale der angstbesetzte Gedanke formuliert: «Was kann man überhaupt noch unbedenklich essen?» Das Wort «Lebensmittelskandal» kann dann so einflussreich werden, dass es uns bei jedem Einkauf und bei jedem Verzehr von Lebensmitteln begleitet und beeinflusst.

Sprache erweitert stark die potenziellen Ziele von Vermeidung. Das Thema Lebensmittelskandale eignet sich gut, um auch dieses Prinzip zu erläutern. Während eines Lebensmittelskandals vermeiden wir den Konsum der potenziell gefährlichen Lebensmittel und wir vermeiden die Auseinandersetzung mit den Ängsten, die sie begleiten. Alles, was wir fordern, ist Sicherheit. Der äußere, Angst auslösende Reiz soll auch von außen abgestellt werden. So kommt es in der Folge solcher Skandale regelmäßig zu einer intensiven Suche nach dem Schuldigen und zu einer umgehenden Einrichtung weiterer Sicherheits- und Kontrollstrukturen.

Sprachprozesse werden vom Kontext bestimmt. Berichte über Lebensmittelskandale bekommen viel Aufmerksamkeit. Die Medienkonsumenten haben ein Bedürfnis nach Sicherheit und erhoffen sich in den Medien Hinweise darüber, wie sie ihre Sicherheit erhalten können. Und die Medien bedienen dieses Bedürfnis, weil sie mit gefragten Nachrichten Geld verdienen können. Dieser Kontext fördert den Bezugsrahmen, in dem die Angst vor gefährlichen Lebensmitteln entsteht. Aber es geht auch anders herum: Man kann auch einen Kontext schaffen, der einen solchen Bezugsrahmen außer Kraft setzt. Zum Beispiel kann man den Gedanken: «Kann man überhaupt noch etwas unbedenklich essen?» bewusst wahrnehmen und als das erkennen, was er ist: nur ein Gedanke und nicht die Realität.

Als zentrale Aussage der Bezugsrahmentheorie kann man somit formulieren: Sprache kann für uns zum Fluch werden, wenn wir damit eine Vorstellung von der Wirklichkeit formulieren, ohne diese Vorstellung mit der erfahrenen Wirklichkeit abzugleichen. Sie kann umgekehrt aber auch zur Chance werden, wenn wir mithilfe der Sprache formulieren, dass wir diesen Prozess erkennen.

Bezogen auf die eingangs geschilderten Ängste von Herrn Gabriel könnte das so aussehen:

1. *Ich bin Angst:* Wir können uns leicht vorstellen, dass Herr Gabriel, wenn er zu Fuß in seiner Wohnanlage unterwegs ist, buchstäblich «Angst ist». Er wird kaum etwas anderes wahrnehmen als seine Angst, und er wird sie mit seinem ganzen Verhalten ausdrücken. Das Selbst von Herrn Gabriel hat in diesem Augenblick ausschließlich Angst zum Inhalt.
2. *Angst haben:* Vielleicht gelingt es ihm, den Satz zu formulieren: «Ich habe jetzt in diesem

Augenblick vor anderen Menschen Angst.» Diese Formulierung drückt noch immer aus, dass ihn die Angst dominiert. Aber er *ist* nicht mehr Angst; er *hat* sie nur. Diese Erkenntnis ermöglicht es zu überlegen, ob da noch etwas anderes sein könnte.

3. *Ich erkenne, dass ich Angst habe:* Herr Gabriel erkennt jetzt ganz bewusst, dass er genau in diesem Augenblick Angst hat. Er sagt: «Ich erkenne, dass ich Angst habe.» Herr Gabriel betrachtet sich auf dieser Stufe mit etwas Distanz. Er erkennt somit von außen, dass er sich jetzt in einer Situation befindet. Sein Selbst wird mehr und mehr zu einem Kontext. Er ist nicht Angst. Er *ist* eine Person, die erkennt, dass sie Angst *hat*.

4. *Ich erkenne, dass ich erkannt habe, dass ich Angst habe:* Als erfahrener «Angsthaber» könnte Herr Gabriel sagen: «Aha, da ist sie wieder, meine Angst. Wieder einmal ist sie da. Sag mal, Angst, wer hat dich eigentlich gerufen? Ich würde ja lieber auf dich verzichten. Aber da du nun schon einmal da bist und ich nicht unhöflich sein will, komm halt mit, aber verhalte dich bitte friedlich.» Herr Gabriel hat immer noch Angst, aber er betrachtet sie – nun mit noch mehr Distanz – als etwas, das hin und wieder auftaucht und zu ihm gehört, ein Teil von ihm ist. Er nimmt sie mit, aber sie hindert ihn nicht daran, seinem Vorhaben nachzugehen. Im Kontext seines Lebens hat die Angst eine untergeordnete Bedeutung.

5. *Ich erkenne, dass ich erkenne:* Was mit der Angst funktioniert hat, kann auch mit anderen Wahrnehmungen funktionieren. Wenn mich eine Wahrnehmung beschäftigt, muss ich nur genau hinsehen. Welche Gedanken habe ich? Welche Gefühle habe ich? Beides kann ich erkennen. Wenn ich nicht wegsehe und Geduld habe, kann ich vieles erkennen. Die Erkenntnisse ermöglichen es mir, mein Leben zu gestalten.

7.1.4 Wirksame Techniken

Am Beispiel von Herrn Gabriel wurden oben fünf Stufen beschrieben, die darstellen, wie er über seine Angst denkt. Auf der ersten Stufe («Ich bin Angst») ist Herr Gabriel mit seiner Angst verschmolzen. Man könnte sagen, er und seine Angst sind fusioniert, sind eins geworden. Auf der vierten Stufe hat eine weitgehende Defusion stattgefunden. Das Selbst von Herrn Gabriel ist mehr als seine Angst. Er betrachtet seine Ängste von außen.

Die wichtigsten Defusionstechniken werden in dem Buch *Das Leben annehmen* von Matthias Wengenroth (2008) beschrieben. Sie haben das Ziel, über die Sprache Bewertungen zu erkennen und das Loslassen dieser Bewertungen zu erleichtern. Im Folgenden werden einige dieser Techniken dargestellt:

- *Hitliste der häufigsten Negativgedanken erstellen:* Negative Gedanken, die uns das Leben schwer machen, können wie eine Hitparade aufgelistet und kommentiert werden.
- *Raus mit der Sprache:* Die negativen Gedanken werden laut ausgesprochen oder aufgeschrieben. Dadurch können sie bewusst gemacht und erkannt werden.
- *Den Verstand/den Gedanken wie ein eigenständiges Wesen behandeln:* Analog zur bereits geschilderten *Angst haben* können wir den *Aber-Sager* oder den *Besserwisser* erschaffen.
- *Sprachliche Verfremdung von Gedanken:* Belastende Gedanken schnell oder besonders langsam oder mit verstellter Stimme aussprechen.
- *Cyberdefusion:* Gedanken im Internet durch Übersetzungsmaschinen hin und her übersetzen, bis sie so entstellt sind, dass man sie nicht mehr ernst nehmen kann.
- *Der pragmatische Blick:* Ein Gedanke wird darauf untersucht, ob er einen praktischen Nutzen hat oder nicht. Wenn er keinen hat, ist er nutzlos. Weg damit!
- *Gedanken beobachten, benennen und kategorisieren:* Dadurch nehmen wir unsere Gedanken bewusster wahr und betrachten sie aus der Distanz.

Erkenntnisse ermöglichen es uns, zu uns selbst und zu anderen in Beziehung zu treten und die Wirklichkeit, in der wir leben, zu gestalten. Die Akzeptanz- und Commitmenttherapie beruht auf der Erkenntnistheorie von Humberto Maturana und Francisco Varela:

Der Kern aller Schwierigkeiten, mit denen wir uns heute konfrontiert sehen, ist unser Verkennen des Erkennens, unser Nicht-Wissen um das Wissen.

(Maturana/Varela, 1987: 268)

Herr Gabriel ist der lebendige Beweis dafür, dass wir Menschen erkennen können, indem wir uns und unsere Umgebung genau betrachten. Dann ist es sogar möglich, dort Stabilität zu finden, wo es schwer vorstellbar war.

Literatur

Giarrochi J., Bailey A. (2010). Akzeptanz- und Commitmenttherapie in der KVT. Weinheim: Beltz.

Hayes S. C., Strosahl K. D., Wilson K. G. (2004). Akzeptanz- und Commitment-Therapie. München: CIP-Medien.

Maturana U., Varela F. (1987). Der Baum der Erkenntnis. München: Scherz.

Wengenroth M. (2008). Das Leben annehmen. Bern: Verlag Hans Huber.

7.2 Prävention von Angststörungen im Kindes- und Jugendalter
Klaus Fröhlich-Gildhoff

7.2.1 Einleitung

Ängste sind im Kindes- und Jugendalter eine verbreitete und – im Sinne einer Schutzfunktion – sinnvolle Erscheinung. Dennoch kommt es bei etwa 10 % aller Kinder und Jugendlichen (Ihle/Esser, 2002; Ravens-Sieberer et al., 2007) zu starken Angstsymptomen, die die Lebensqualität der Betroffenen zum Teil erheblich einschränken. Daher ist es bedeutsam, Kinder und Jugendliche frühzeitig so zu stärken, dass diese Symptomatiken nicht entstehen oder zumindest in einem frühen Stadium «kontrolliert» werden können. In diesem Beitrag werden Grundprinzipien der Prävention von Angststörungen vorgestellt. Dazu werden zunächst die Formen der Prävention unterschieden und zentrale Schutzfaktoren für die Entwicklung und den Erhalt seelischer Gesundheit beschrieben. Hieraus werden konkrete Hinweise zur Vorbeugung übermäßiger, andauernder Angstzustände gegeben.

7.2.2 Prävention und Schutzfaktorenforschung: Was Kinder stark macht

7.2.2.1 Formen der Prävention
In der Präventionsforschung wird unterschieden (**Abb. 7-1**, S. 342):

- *nach dem Zeitpunkt des Einsetzens von Maßnahmen/Interventionen:* So hat primäre Prävention das Ziel, eine Erkrankung oder Störung zu verhindern.
- *nach der Spezifität:* Universelle oder unspezifische Präventionsmaßnahmen setzen nicht an einem spezifischen Krankheitsrisiko an, sondern versuchen, allgemein gesundheitserhaltende Faktoren zu verbessern.

Ein Beispiel hierfür wären Programme zur Verbesserung der Fähigkeiten zur Stressbewältigung und zur Emotionsregulation. Selektive Präventionsmaßnahmen haben die Vorbeugung bzw. Verhinderung gezielter Fehlentwicklungen, zum Beispiel die Entstehung überängstlichen Verhaltens zum Ziel. Bei indizierter Prävention geht es darum, bei bereits identifizierten Risikogruppen – zum Beispiel hochängstlichen Kindern – gezielte (vorbeugende) Interventionen zu gestalten (Fröhlich-Gildhoff, 2013a).

Dabei steigt in der Regel die Intensität der entwicklungs- und gesundheitsförderlichen Aktivitäten bzw. Interventionen mit der Stärke des (individuellen) auffälligen Verhaltens; die Breite der Zielgruppe verringert sich entsprechend.

In den Gesundheitswissenschaften hat neben der Notwendigkeit der Prävention, also dem Grundprinzip, Krankheitsrisiken zu vermeiden oder abzubauen, die *Gesundheitsförderung* einen zentralen Stellenwert. Dabei geht es darum, gesundheitliche Ressourcen und Lebensweisen zu stärken und aufzubauen. Nach der Ottawa-Charta der WHO erfolgt dies durch:

- Schaffung gesundheitsförderlicher Lebenswelten
- Unterstützung gesundheitsbezogener Gemeinschaftsaktionen
- Entwicklung allgemein persönlicher Kompetenzen
- Vernetzung von Diensten und
- eine gesundheitsförderliche Gesamtpolitik.

So setzt die «Gesundheitsförderung vor allem auf die Stärkung und den Aufbau von Ressourcen, um damit Gesundheit auch in ihrer positiven Ausprägung zu fördern» (Faltermaier, 2005: 299). Dies bedeutet, dass bei der Anwendung grundlagenwissenschaftlicher Erkenntnisse zwischen folgenden Zielebenen unterschieden werden muss:

1. allgemeine Unterstützung von Entwicklungen und entwicklungsförderlichen Interaktionen zwischen Erwachsenen und Kindern im Alltag sowie in professionellen Zusammenhängen
2. Prävention von Auffälligkeiten auf der Grundlage sorgfältiger Analysen mittels systematischen Handelns
3. gezielte Intervention(en) beim Vorliegen von Auffälligkeiten oder Störungen der Entwicklung in unterschiedlichen Bereichen.

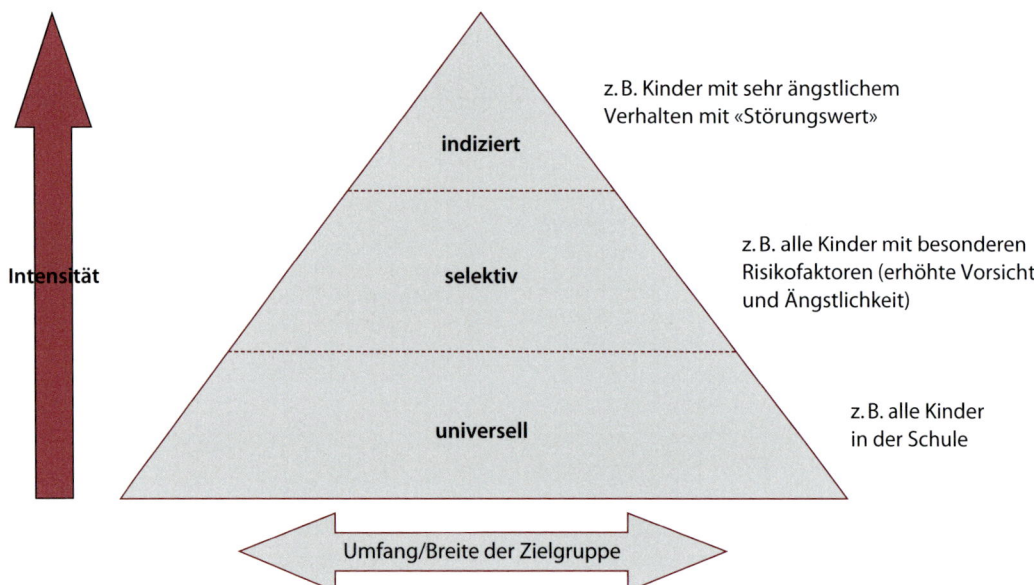

Abbildung 7-1: Zielgruppenspezifizität präventiver Angebote

Alle Maßnahmen sollten sich an wissenschaftlichen Erkenntnissen über Schutz- und Risikofaktoren einer gesunden (seelischen) Entwicklung orientieren.

7.2.2.2 Erkenntnisse zu Schutzfaktoren einer gesunden seelischen Entwicklung

Nachdem viele Jahre versucht wurde, Risikofaktoren für die Entstehung und Aufrechterhaltung von (seelischen) Erkrankungen zu identifizieren, hat in den vergangenen 15 Jahren ein Wechsel der Blickrichtung in den Human- und Gesundheitswissenschaften stattgefunden: Es wird verstärkt nach den Faktoren gesucht, die Menschen seelisch stärken und gesund erhalten, und deren Förderung in Kindheit und Jugend zu einer erhöhten Wahrscheinlichkeit für grundlegendes seelisches Wohlbefinden führt. Verbunden ist dieser Wechsel der Blickrichtung vor allem mit der Resilienzforschung (Werner, 2007), also der Untersuchung von Faktoren, die die seelische Widerstandsfähigkeit von Menschen erhöhen (Übersicht bei Fröhlich-Gildhoff/Rönnau-Böse, 2011; Opp/Fingerle, 2007) sowie dem Konzept der Salutogenese (Antonovsky, 1997).

Bei der Analyse von Schutzfaktoren werden unterschieden:

- Faktoren auf der sozialen Ebene im Umfeld des Individuums
- Faktoren auf der personalen Ebene – Kompetenzen des Individuums (Zusammenstellung der Schutzfaktorenforschung bei Bengel et al., 2009).

Der wesentliche Schutzfaktor, der am stärksten zum Gelingen einer Entwicklung beiträgt und viele Risikofaktoren abpuffern kann, ist eine stabile, wertschätzende Beziehung zu einer (erwachsenen) Bezugsperson. In ihrer umfassenden Analyse der vergangenen 50 Jahre Resilienzforschung kommt Luthar zu dem Schluss: «Die erste große Botschaft ist: Resilienz beruht, grundlegend, auf Beziehungen» (2006: 780; Übers. d. Verf.). Im optimalen Fall ist diese Bezugsperson ein Elternteil, allerdings können auch andere Personen aus dem Umfeld, wie zum Beispiel Großeltern, andere nahe Verwandte, aber auch professionelle Fachkräfte, diese Funktion erfüllen (Pianta et al., 2007). Dabei ist die Realisierung «feinfühligen» Verhal-

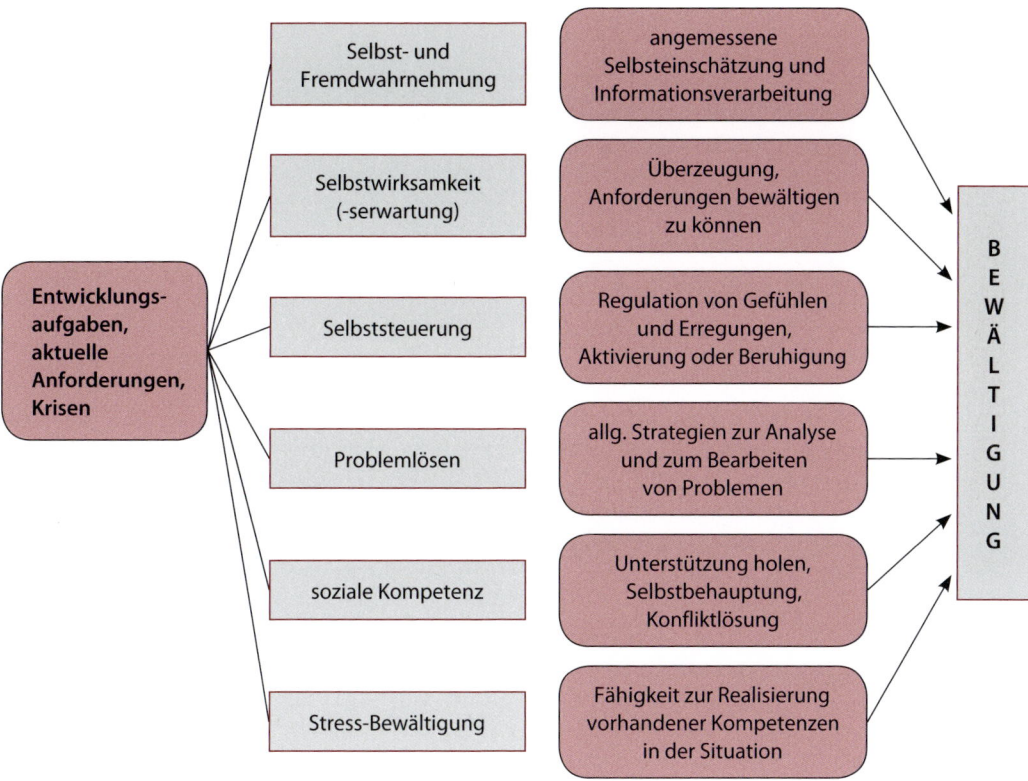

Abbildung 7-2: Sechs zentrale Schutzfaktoren

tens durch die Bezugspersonen besonders wichtig, um sicheres Bindungsverhalten entwickeln zu können. Ebenso wichtig ist ein emotional warmes, offenes, aber auch klar strukturierendes Erziehungsverhalten der Bezugspersonen – bedeutsam ist ein autoritativer bzw. demokratischer Erziehungsstil.

Auf personaler Ebene lassen sich aus den vorliegenden Studien sechs zentrale Schutz- oder Resilienzfaktoren herausfiltern (Rönnau-Böse/Fröhlich-Gildhoff, 2012; Rönnau-Böse, 2013) (**Abb. 7-2**), die bei der Bewältigung von Belastungen und Krisen hilfreich sind und generell die seelische Widerstandsfähigkeit stärken. Diese sechs zentralen Faktoren – die dann auch als Grundlage für Präventions- oder Förderkonzepte dienen – können wie folgt beschrieben werden (Rönnau-Böse/Fröhlich-Gildhoff, 2012):

1. *Selbst- und Fremdwahrnehmung:* Im Vordergrund der Selbstwahrnehmung steht die ganzheitliche und adäquate Wahrnehmung der eigenen Emotionen und Gedanken, also seiner selbst. Gleichzeitig ist es wichtig, sich selbst dabei zu reflektieren, d.h. sich zu sich selbst in Beziehung setzen zu können und andere Personen ebenfalls angemessen wahrzunehmen und sich ins Verhältnis zu ihrer Wahrnehmung zu setzen. Fremdwahrnehmung meint die Fähigkeit, andere Personen und ihre Gefühlszustände angemessen und möglichst «richtig» wahrzunehmen bzw. einzuschätzen und sich in deren Sicht- und Denkweise versetzen zu können.

2. *Selbststeuerung:* Sie umfasst die Fähigkeit, eigene innere Zustände, also hauptsächlich Emotionen und Spannungszustände herzustellen und aufrechtzuerhalten sowie deren

Intensität und Dauer zu modulieren bzw. zu kontrollieren – und damit auch die begleitenden physiologischen Prozesse und Verhaltensweisen zu regulieren. Dazu gehört zum Beispiel das Wissen, welche Strategien zur Selbstberuhigung und Handlungsalternativen es gibt und welche individuell wirkungsvoll sind.
3. *Selbstwirksamkeit:* Sie ist vor allem das grundlegende Vertrauen in die eigenen Fähigkeiten und verfügbaren Mittel und die Überzeugung, ein bestimmtes Ziel auch durch Überwindung von Hindernissen erreichen zu können. Eine große Bedeutung haben dabei die Erwartungen, ob das eigene Handeln zu Effekten führt oder nicht. Diese Erwartungen steuern schon im Vorhinein das Herangehen an Situationen und Aufgaben, damit auch die Art und Weise der Bewältigung, und führen so oft zu einer Bestätigung des eigenen Selbstwirksamkeitserlebens.
4. *Soziale Kompetenz:* Dieser Begriff wird sehr unterschiedlich definiert. Im Kern geht es um die Fähigkeit, im Umgang mit anderen soziale Situationen einschätzen und adäquate Verhaltensweisen zeigen zu können, sich empathisch in andere Menschen einfühlen zu können sowie sich selbst behaupten und Konflikte angemessen lösen zu können. Es geht aber auch darum, auf andere Menschen aktiv und angemessen zugehen zu können, Kontakt aufzunehmen sowie zwischenmenschliche Kommunikation aufrechtzuerhalten und adäquat zu beenden. Des Weiteren zählt zur sozialen Kompetenz die Fähigkeit, sich soziale Unterstützung zu holen, wenn dies nötig ist.
5. *Problemlösen:* Unter Problemlösen wird die Fähigkeit verstanden, «komplexe, [...] nicht eindeutig zuzuordnende Sachverhalte gedanklich zu durchdringen und zu verstehen, um dann unter Rückgriff auf vorhandenes Wissen Handlungsmöglichkeiten zu entwickeln, zu bewerten und erfolgreich umzusetzen» (Leutner et al., 2005: 125). Es können unterschiedliche Problemlösestrategien – zum Beispiel eine systematische Ziel-Mittel-Analyse – angewandt werden. Die einfachste, oft nicht zielführende Strategie ist das «Versuch-Irrtum-Verhalten». Kinder müssen und können solche übergeordneten Problemlösestrategien erlernen.
6. *Umgang mit Stress:* Menschen empfinden den Charakter belastender und/oder herausfordernder, als «stressig» erlebter Situationen unterschiedlich. Es geht darum, zu lernen, solche Situationen angemessen einschätzen, bewerten und reflektieren zu können. Dadurch werden dann die eigenen Fähigkeiten wirkungsvoll aktiviert und umgesetzt, um die Stresssituation zu bewältigen. Bedeutsam für den Umgang mit Stress sind dabei das aktive Zugehen auf solche Situationen und das aktive wie angemessene Einsetzen von Bewältigungsstrategien. Zum adäquaten Umgang mit Stress gehört aber auch, die eigenen Grenzen und Kompetenzen zu kennen und sich (dann) die bereits angesprochene soziale Unterstützung holen zu können.

Bei den sechs Faktoren handelt es sich nicht um voneinander unabhängige Konstrukte, sondern sie stehen in engem Zusammenhang. So ist zum Beispiel die Fähigkeit zur Selbst- und Fremdwahrnehmung ebenso wie eine gute Selbststeuerungsfähigkeit eine Voraussetzung zum Aufbau sozialer Kompetenzen usw. Eine getrennte Betrachtung ist aus analytischen Gründen sinnvoll, wird aber der Komplexität des Seelenlebens nur ansatzweise gerecht.

7.2.3 Prävention von Angststörungen

7.2.3.1 Angst im Kindes- und Jugendalter[1]

Angst gehört zum Leben von Kindern und Jugendlichen
Angst ist ein Gefühl, das zum Leben dazugehört. Auch für Kinder stellt es ein Signal bei Gefahren dar. Es ist ein Hinweis auf Unbekanntes oder auch auf eine Herausforderung. Angst ist ein Affektzustand, ausgelöst durch die Wahrnehmung von Gefahren in der Umwelt oder im Individuum selbst. Es handelt sich dabei um eine

---

[1] Teile dieses Abschnitts sind eine überarbeitete Fassung aus dem Kapitel 5.1.2 des Buches *Verhaltensauffälligkeiten im Kindes und Jugendalter* (2. Aufl., 2013b) des Autors.

universelle und komplexe Erfahrung, die Teil der menschlichen Existenz ist. Angst ist sozusagen unser biologisches Warnsystem, das bei Gefahr aktiviert wird und dessen Folge eine Schutzreaktion ist. Angst ist eine zukunftsorientierte Emotion. Sie ist verbunden mit Befürchtungen und Gefühlen, die sich darum drehen, mögliche zukünftige bedrohliche Situationen nicht kontrollieren zu können.

Die «normale» Angst, die jedes Kind und jeder Jugendlicher in einer bestimmten Situation einmal verspürt, welche jedoch nicht mit der Angststörung zusammenhängt, ist ein Alarmzeichen für den Organismus, eine bedrohliche Situation zu bewältigen. Eine völlige Abwesenheit von Angst kann hingegen auf eine psychische Störung hinweisen.

Angst wird auf verschiedenen Ebenen ausgedrückt. Zum einen äußert sich Angst körperlich, zum Beispiel durch erhöhte Herzfrequenz oder Schwitzen. Auf der kognitiven Ebene geht Angst beispielsweise mit rasenden Gedanken oder Vergesslichkeit und auf der Verhaltensebene zum Beispiel mit Vermeidungs- oder Fluchtverhalten einher.

Ängste treten in einem normalen, kontrollierbaren Ausmaß immer wieder in unterschiedlichen Entwicklungsphasen auf. Es gilt daher zu unterscheiden zwischen Durchgangsphänomenen einerseits, die mit der Entwicklung in bestimmten Altersabschnitten verbunden und für diese typisch sind, sowie dem klinischen Bild einer Angststörung andererseits.

Entwicklungsphasen-typische Ängste sind im Kindesalter weit verbreitet. Typischerweise sind diese Ängste vergleichsweise mild, altersspezifisch und vorübergehend. Zudem scheint es so zu sein, dass sie zu der emotionalen, kognitiven und sozialen Entwicklung des Kindes in Beziehung stehen. Das bedeutet, dass sich die Angstinhalte mit dem Alter und der Entwicklung der Kinder ändern. Die meisten Kinder haben mehrere Ängste gleichzeitig. Während zum Beispiel gegen Ende des ersten Lebensjahres Ängste vor fremden Menschen, fremden Gegenständen, lauten Geräuschen und Höhen besonders häufig auftreten, haben die Zwei- bis Vierjährigen oft Angst vor Tieren, vor der Dunkelheit und vor dem Alleinsein. Bei den Vier- bis Sechsjährigen kommt es zu einer besonderen Zunahme der Angst vor Phan-

tasiegestalten, wie z. B. Gespenstern, Monstern oder Geistern, und Naturereignissen, wie Stürmen und Blitzen. Bei den Sieben- bis Zehnjährigen beziehen sich die Ängste immer häufiger auf die Schule, auf mögliches oder vermeintliches Versagen und auf negative Bewertungen durch andere, sowie auf die Gesundheit, etwa die Angst vor Verletzungen, Krankheiten, Tod und vor medizinischen Eingriffen. Insgesamt nehmen mit dem Schulalter die Ängste vor Phantasiegestalten und Dunkelheit sowie vor Fremden und vor kleinen Tieren ab. Sozialängste, Ängste vor negativer Bewertung und Ängste bezüglich der Gesundheit werden dagegen häufiger.

(Schneider, 2006: 99 f.)

Gegenüber diesen durch Entwicklungsphasen bedingten Ängsten sind «Kinder dann behandlungsbedürftig, wenn sie [die Ängste, d. Verf.] ein Kind in seinem Alltag stark und anhaltend einschränken. Die Einschränkung resultiert aus einem Flucht- und Vermeidungsverhalten, das langfristig ein Kind in seiner motorischen, kognitiven sowie sozial/emotionalen Entwicklung beeinträchtigt; daraus entstehen Folgeprobleme in Familie, Kindergarten, Schule und Freizeitbereich» (Petermann et al., 2000: 228).

Hintergründe/Ursachen

Gerade hinsichtlich der Prävention von kindlichen Angststörungen gilt es, soziale und psychogische Faktoren zu betrachten, die eine wesentliche verursachende Bedeutung haben.

Viele Studien machen einen engen *Zusammenhang zwischen dem ängstlichen Verhalten der Eltern und dem der Kinder* deutlich. So berichten in der Bremer Jugendstudie 34 % der Jugendlichen mit Angststörungen, dass auch bei den Eltern eine Angststörung vorliegt (Essau, 2003: 183).

Zwischen dem ängstlichen Verhalten der Eltern und dem der Kinder besteht eine positive Korrelation, wobei festgestellt wurde, dass Mütter häufiger Angst gegenüber ihren Kindern äußerten als Väter. Das Angstniveau der Mütter beeinflusst das Ausmaß der kindlichen Angst.

(Petermann et al., 2000: 253)

Dabei scheinen angstfördernde Gedanken und Erwartungen eine besondere Rolle zu spielen:

> *Die Mütter ängstlicher Kinder erwarten weniger ein positives Bewältigungsverhalten ihrer Kinder und sie befürchteten, dass ihre Kinder aufgeregt sein werden und sich auch schlecht selbst beruhigen können. Solche Erwartungen erhalten das ängstliche Verhalten der Kinder aufrecht.*
>
> (Ebd.: 253)

Es kommt so zu einem Zusammenspiel zwischen elterlichem Verhalten – hier spielt das Lernen am Modell eine große Rolle – und einem kindlichen, ängstlich-vorsichtigen Verhalten:

- Das Vermeidungsverhalten des Kindes wird verstärkt. Beim Umgang mit nicht eindeutigen Situationen zeigen vorsichtige Eltern eher Vorsicht und Angst. Es kommt so zu Induktionen von Angst.
- Aus der Vorsicht heraus wird das Selbstständigkeitsverhalten des Kindes eingeschränkt, kompetentes Verhalten von Kindern wird seltener erkannt.
- Auch besteht die Erwartung, dass das Kind schwierigere Situationen möglicherweise nicht bewältigt.
- Das Kind wiederum ist in der Tat unsicherer und bestätigt die Erwartungen der Eltern.

Auf psychologischer Ebene sind folgende Faktoren von Bedeutung:

- Die *Informationsverarbeitung* ist «einseitig» gepolt: Ängstliche Kinder haben «die Neigung, ihre Aufmerksamkeit selektiv auf bedrohliche Signale zu richten […]» oder sie haben «die Neigung, mehrdeutige Situationen eher als bedrohlich zu interpretieren» (Essau 2003: 191).
- Ängstliche Kinder und Jugendliche haben auch eher *negative soziale Erwartungen* und nehmen sich als weniger kompetent wahr.
- Ihre *Selbstaufmerksamkeit* bezieht sich eher *auf negative Gedanken*. Oft spielen «irrationale Gedanken», wie zum Beispiel übertriebene Sorgen und Befürchtungen, eine Rolle.
- Ängstliche Kinder und Jugendliche erleben viele Situationen eher als unvorhersehbar und unkontrollierbar und haben keine angemessenen Erwartungen aufgebaut, um diese Situationen bewältigen zu können (Petermann et al. 2000: 252).
- Weiterhin ist die Fähigkeit zur Emotionsregulation und zur Selbstberuhigung im Vergleich zu nichtängstlichen Kindern eingeschränkter.

Sowohl bei der universellen Prävention – also dem Aufbau von Schutzfaktoren – als auch bei der selektiven und indizierten Prävention – also dem Intervenieren, wenn sich beim Kind oder Jugendlichen Anzeichen einer dauerhaften und «raumgreifenden» Angst zeigen – müssen diese sozialen und intrapsychischen Faktoren berücksichtigt werden.

7.2.3.2 Prävention

Universelle Prävention

1. Auf der Ebene der universellen Prävention geht es zum einen *grundlegend* darum, Kindern *Beziehungssicherheit* zu bieten, damit sie die Erfahrung machen können, dass sie sich in Situationen, die sie als bedrohlich und damit angstauslösend erleben, auf andere Menschen verlassen können und damit die Angst reduziert werden kann. Die Erfahrung sicherer Beziehungen bzw. Bindungen führt auch dazu, dass die Kinder sich selbst kontinuierlich als «gesehen» und wertgeschätzt fühlen und damit eine bedeutende Grundlage für Selbstvertrauen entwickeln können. Eine wichtige Variable zur Entstehung von Bindungssicherheit ist dabei die «Feinfühligkeit» der Bezugspersonen, also deren Fähigkeit, die Signale des Kindes wahrzunehmen, richtig zu interpretieren sowie prompt und angemessen zu beantworten.
2. Erwachsene Bezugspersonen sind ebenfalls wichtige *Vorbilder* (s. o.): Sie müssen Kindern zeigen, dass und wie schwierige, unklare oder bedrohliche – also angstauslösende – Situationen bewältigt werden und die damit verbundenen Gefühle reguliert werden können. Dazu gehört es, Situationen angemessen zu bewerten, die eigenen Handlungsmöglichkeiten einzuschätzen und dann die eigenen Fähigkeiten und Möglichkeiten einzusetzen, statt angstvoll und/oder hilflos zu erstarren. Dabei kann auch das Verlassen einer als be-

drohlich eingeschätzten Situation eine «richtige» Reaktion sein!
3. Weiterhin ist es bedeutsam, *positive Bewältigungserfahrungen zu ermöglichen*: Kinder müssen Gelegenheit haben, Herausforderungen in ihrer «Zone der nächsten Entwicklung» (Wygotski, 1987) anzugehen und möglichst erfolgreich zu bestehen. Beständige Unterforderung oder Überfürsorge wird mit hoher Wahrscheinlichkeit dazu führen, dass Kinder eher Ängste entwickeln, weil ihnen die positiven Bewältigungserfahrungen fehlen und sie sich in herausfordernden Situationen überfordert fühlen – dies gilt in besonderer Weise in sozialen Situationen, zum Beispiel dann, wenn Freundschaften aufgebaut werden oder Konflikte (um das Spielzeug) gelöst werden sollen.
4. Beim Bewältigen herausfordernder Situationen ist wichtig, mit dem Kind zu *reflektieren, wie* diese Bewältigung gelungen ist und welchen Beitrag das Kind selbst dazu geleistet hat: Welche körperlichen Reaktionen haben sich gezeigt? Welche Gefühle sind aufgetaucht? Welche Gedanken waren begleitend? Welche Handlungen haben zum Erfolg oder Misserfolg geführt? Durch diese Reflexion kann das Kind den Verlauf der Ereignisse und den eigenen Anteil daran besser verstehen und es werden angemessene Reaktions- bzw. Aktionsformen auf physiologischer, emotionaler, kognitiver und performativer Ebene innerpsychisch repräsentiert.
5. Im Sinne universeller Prävention sollten die oben genannten *personalen Schutzfaktoren* (Selbst- und Fremdwahrnehmung, Selbststeuerung, positive Selbstwirksamkeitserwartungen, soziale Kompetenzen, Problemlösekompetenz, Stressbewältigungsfähigkeit) immer wieder spezifisch gestärkt werden. Dies kann prinzipiell in jeder Alltagssituation erfolgen: Das Erklettern eines Stuhls kann für ein 18 Monate altes Kind eine besonders aufregende Herausforderung darstellen und es ist möglich, auf einfache Weise den Prozess der Bewältigung dieser selbst gestellten Aufgabe zu kommentieren. Ebenso können in der Schule beim Vortragen eines Gedichts durch die Lehrerin die begleitenden Gefühle und Bewältigungsmechanismen differenzierter mit der Schülerin reflektiert werden. Darüber hinaus gibt es mittlerweile Programme (z. B. Fröhlich-Gildhoff et al., 2012), die speziell darauf abzielen, die seelische Widerstandskraft (Resilienz) auf der Grundlage des Schutzfaktorenkonzepts im Sinne universeller Prävention weiter zu fördern und damit der Entwicklung eines übermäßigen Angsterlebens vorzubeugen.

Selektive Prävention
Im Bereich der selektiven Prävention kommt es darauf an, Kinder, die Anzeichen deutlicher Angst zeigen, gezielt zu unterstützen, mit diesen Ängsten so umgehen zu können, dass sie in ihrer Lebenszufriedenheit und ihren allgemeinen Handlungsmöglichkeiten nicht eingeschränkt sind/bleiben. Dazu ist es für die Eltern und/oder pädagogischen Fachkräfte zum einen wichtig, beim konkreten Auftreten der überstarken Ängste …

- … das Kind in seinem Erleben ernst zu nehmen (*nicht*: «Davor brauchst Du doch keine Angst zu haben»).
- … den inneren Bezugsrahmen des überängstlichen Kindes zu erfahren (Warum hat das Kind Angst?) und zu verstehen (Hat die Angst möglicherweise andere Gründe als die aktuell auslösende Situation?).
- … die bisherigen Bewältigungsmöglichkeiten zu reflektieren.
- … neue Bewältigungsmöglichkeiten mit dem Kind zu entwickeln und zu erproben – dies erfordert Unterstützung und Ermutigung.

Zum anderen müssen parallel der Selbstwert und die Selbstwirksamkeit ängstlicher Kinder systematisch gestärkt werden. Dazu ist es hilfreich und wichtig, immer wieder die Stärken und Ressourcen des Kindes anzusprechen und zu stärken – das Kind ist nie nur ängstlich! Unter Umständen kann es hilfreich sein, ergänzend Programme zum Aufbau von Selbstsicherheit und zur Angstbewältigung (z. B. «Freunde für Kinder», Barrett et al., 2003; «Mutig werden mit Til Tiger», Ahrens-Eipper/Leblow, 2004) einzusetzen, an denen dann auch weniger ängstliche Kinder teilnehmen können, die eine Vorbildfunktion übernehmen können.

Wenn diese Unterstützungsmöglichkeiten im familiären oder pädagogischen Zusammenhang (Kindertageseinrichtung/Schule) nicht ausreichen, ist es sehr wichtig, frühzeitig Unterstützung von Fachkräften in Erziehungsberatungsstellen, bei Kinder- und JugendlichenpsychotherapeutInnen oder auch Kinder- und JugendpsychiaterInnen einzuholen: *Die Symptomatik darf sich nicht chronifizieren!*

Literatur

Ahrens-Eipper S., Leblow B. (2004). Mutig werden mit Til Tiger. Göttingen: Hogrefe.

Antonovsky A. (1997). Salutogenese: zur Entmystifizierung der Gesundheit. Tübingen: DGVT-Verlag.

Barrett P. M., Webster H., Turner C. (2003). Freunde für Kinder. Gruppenleitermanual. München: Reinhardt.

Bengel J., Meinders-Lücking F., Rottmann N. (2009). Schutzfaktoren bei Kindern und Jugendlichen. Stand der Forschung zu psychosozialen Schutzfaktoren für Gesundheit. (Forschung und Praxis der Gesundheitsförderung, Band 35). Köln: Bundeszentrale für gesundheitliche Aufklärung (BZgA).

Essau C. A. (2003). Angst bei Kindern und Jugendlichen. München: Reinhardt.

Faltermaier T. (2005). Gesundheitspsychologie. Stuttgart: Kohlhammer.

Fröhlich-Gildhoff K. (2013a). Angewandte Entwicklungspsychologie der Kindheit. Stuttgart: Kohlhammer.

Fröhlich-Gildhoff K. (2013b). Verhaltensauffälligkeiten bei Kindern und Jugendichen. 2. überarb. Aufl. Stuttgart: Kohlhammer.

Fröhlich-Gildhoff K., Dörner T., Rönnau M. (2012). Prävention und Resilienz in Kindertageseinrichtungen (PRiK) – ein Förderprogramm. 2. vollst. überarb. Aufl. München: Reinhardt.

Fröhlich-Gildhoff K., Rönnau-Böse M. (2011). Resilienz. 2. Auflage. München: Reinhardt/UTB.

Ihle W., Esser G. (2002). Epidemiologie psychischer Störungen im Kindes- und Jugendalter: Prävalenz, Verlauf, Komorbidität und Geschlechtsunterschiede. Psychologische Rundschau, 4: 159–169.

Leutner D., Klieme E., Meyer K., Wirth J. (2005): Die Problemlösekompetenz in den Ländern der Bundesrepublik Deutschland. In: Prenzel M., Baumert J., Blum W., Lehmann R., Leutner D., Neubrand M., Pekrun R., Rost J., Schiefele U. (Hrsg.) PISA 2003. Der zweite Vergleich der Länder in Deutschland – Was wissen und können Jugendliche? Münster: Waxmann, 125–146.

Luthar S. S. (2006). Resilience in development: A synthesis of research across five decades. In: Cicchetti D., Cohen D. J. (Hrsg.) Developmental Psychopathology: Risk, disorder, and adaptation. 2nd edn. New York: Wiley, 739–795.

Opp G., Fingerle M. (Hrsg.) (2007). Was Kinder stärkt. Erziehung zwischen Risiko und Resilienz. 2., neu bearb. Aufl. München: Reinhardt.

Petermann U., Essau C. A., Petermann F. (2000). Angststörungen. In: Petermann F. (Hrsg.) Lehrbuch der klinischen Kinderpsychotherapie und -psychotherapie. Göttingen: Hogrefe, 227–270.

Pianta R. C., Stuhlman M. W., Hamre B. K. (2007). Der Einfluss von Erwachsenen-Kind-Beziehungen auf Resilienzprozesse im Vorschulalter und in der Grundschule. In: Opp P., Fingerle M. (Hrsg.) Was Kinder stärkt. Erziehung zwischen Risiko und Resilienz. 2., neu bearb. Aufl. München: Reinhardt, 192–211.

Ravens-Sieberer U., Wille N., Bettge S., Erhart M. (2007). Psychische Gesundheit von Kindern und Jugendlichen in Deutschland. Ergebnisse aus der BELLA-Studie im Kinder- und Jugendgesundheitssurvey (KiGGS). Bundesgesundheitsblatt – Gesundheitsforschung – Gesundheitsschutz, 50(5–6), 871–878.

Rönnau-Böse M. (2013). Resilienzförderung in Kindertageseinrichtungen (Arbeitstitel). Dissertation. Freiburg: FEL-Verlag.

Rönnau-Böse M., Fröhlich-Gildhoff K. (2012). Einführung: Das Konzept der Resilienz und Resilienzförderung. In: Fröhlich-Gildhoff K., Fischer S., Becker J. (Hrsg.) Gestärkt von Anfang an – Resilienzförderung in der Kindheit. Weinheim: Beltz, 9–29.

Schneider S. (2006). Verhaltenstherapie bei Kindern und Jugendlichen mit Angststörungen. Behandlungsbedarf und Behandlungsmöglichkeiten. Psychotherapeut, 50: 99–106.

Werner E. E. (2007). Entwicklung zwischen Risiko und Resilienz. In: Opp G., Fingerle M., Freytag A. (Hrsg.) Was Kinder stärkt: Erziehung zwischen Risiko und Resilienz. 2. Auflage. München: Reinhardt, 20–31.

Wygotski L. (1987). Ausgewählte Schriften. Band 2. Arbeiten zur psychischen Entwicklung der Persönlichkeit. Köln: Pahl-Rugenstein, 14 ff. Siehe auch: Textor M. R. (1999). Lew Wygotski – entdeckt für die Kindergartenpädagogik. Groß & klein, 11/12, 36–40.

Verzeichnis der AutorInnen und HerausgeberInnen

Anne Ahnis (Kap. 4.7), Dr. rer. nat., ist Diplom-Psychologin, Fitnesstrainerin und Psychotherapeutin in Ausbildung (VT). Als wissenschaftliche Mitarbeiterin ist sie in der Medizinischen Klinik mit Schwerpunkt Psychosomatik an der Charité-Universitätsmedizin Berlin in der klinischen Versorgung, Lehre und Forschung tätig. Ihr Forschungsschwerpunkt sind tabu- und schambesetzte Erkrankungen.
Kontakt: anne.ahnis@charite.de

Gerhard Bliersbach (Kap. 1.1) arbeitete bis zu seiner Pensionierung an der LVR-Klinik Düren als Diplompsychologe im forensischen und allgemeinklinischen Bereich. Er ist Sachbuchautor, Referent und schreibt regelmäßig für «Psychologie heute».
Kontakt: gerhardbliersbach@t-online.de

Reinhard Busse (Kap. 5.3), Professor Dr. med. MPH FFPH, ist seit 2002 Professor für Management im Gesundheitswesen an der Fakultät Wirtschaft und Management der Technischen Universität Berlin. Er ist gleichzeitig Associate Director for Research Policy des European Observatory on Health Systems and Policies und Fakultätsmitglied der Charité – Universitätsmedizin Berlin. Seine Forschungsschwerpunkte sind Gesundheitssystemforschung, insbesondere im europäischen Vergleich und zum Spannungsfeld zwischen Markt und Regulation, Versorgungsforschung, Gesundheitsökonomie sowie Health Technology Assessment (HTA). Seit 2011 ist er Editor-in-Chief des internationalen Peer-Review-Journals «Health Policy».
Kontakt: pressestelle@tu-berlin.de

Juliane Falk (Kap. 2.4) ist Erziehungs- und Sozialwissenschaftlerin, langjährige Leiterin einer Pflegeschule, Interne Auditorin (Deutsche Gesellschaft für Qualität – DGQ), Referentin für Unternehmenskommunikation, Weiterbildung zur Individualpsychologischen Beraterin (DGIP), verantwortliche Redakteurin der Zeitschrift «Pflege & Gesellschaft» (Beltz Juventa) und freiberufliche Dozentin im Pflege-, Gesundheits- und Sozialbereich mit Veröffentlichungen zu Themen des Lehrens und Lernens.
Kontakt: juliane-falk@t-online.de

Jürgen Frenzel (Kap. 4.3) ist Fachkrankenpfleger für den Operationsdienst. Er studierte an der Hanze University of Applied Sciences Groningen und ist BscN (Bachelor of Science in Nursing). Seit 1992 arbeitet er im Evangelischen Krankenhaus Oldenburg in der Operationsabteilung.
Kontakt: JFrenzel@ewetel.net

Stephanie Gawlik (Kap. 4.6), Dr. med., ist seit 2007 an der Universitätsfrauenklinik in Heidelberg tätig, seit dem 01.04.2013 als Oberärztin und stellvertretende Sektionsleitung der Geburtshilfe. Neben ihrer klinischen Arbeit leitet sie zahlreiche Forschungsprojekte mit den Themenschwerpunkten «Auswirkungen psychischer Erkrankungen in der Schwangerschaft auf den Geburtsverlauf und die kindliche Entwicklung», «Bedeutung postpartaler Depression und Angststörungen» sowie «Auswirkungen psychischer Belastung auf das Stillverhalten». Sie wurde im Jahre 2013 durch ein Forschungsstipendium der Medizinischen Fakultät Heidelberg gefördert und absolvierte nebenbei eine Ausbildung zur geprüften Laktationsberaterin.
Kontakt: Stephanie.Gawlik@med.uni-heidelberg.de

Klaus Fröhlich-Gildhoff (Kap. 7.2) ist Professor an der Evangelischen Hochschule in Freiburg. Er veröffentlichte unter anderem zu den Themen «Indikation in der Jugendhilfe», «Entstehung seelischer Störungen», «Pädagogik der

frühen Kindheit» und «Gewalt bei Kindern und Jugendlichen».
Kontakt: froehlich-gildhoff@eh-freiburg.de

Christoph Gerhard (Kap. 4.4), Dr. med., ist Arzt für Neurologie, Palliativmedizin und spezielle Schmerztherapie. Er leitet den multiprofessionellen Palliativkonsiliardienst am Katholischen Klinikum Oberhausen und das Kompetenzzentrum Palliativmedizin der Universität Duisburg/Essen, das federführend für die palliativmedizinische Lehre (QB 13) in Essen verantwortlich ist. Er ist außerdem Sprecher der Arbeitsgruppe Nichttumorpatienten der Deutschen Gesellschaft für Palliativmedizin und Autor bzw. Herausgeber einer Buchreihe zu Nichttumorerkrankungen des Hans Huber Verlags Bern. Er führt Fort- und Weiterbildungen unter anderem bei Ärztekammern und Palliativakademien durch und ist regelmäßig Vortragender auf Fachkongressen und Fachtagen.
Kontakt: c.gerhard@kk-ob.de

Ulrike Grab (Kap. 4.1) ist Pfarrerin und arbeitet seit 2001 als Klinikseelsorgerin in der LVR-Klinik Düren. Von 1996 bis 2001 war sie als Altenheim- und Krankenhausseelsorgerin tätig.
Kontakt: ulrike.grab@lvr.de

Rainer Gross (Kap. 1.3), Dr. med., ist Facharzt für Psychiatrie und psychotherapeutische Medizin, Psychotherapeut und Psychoanalytiker. Er arbeitet als Chefarzt einer psychiatrischen Abteilung in Hollabrunn bei Wien sowie als Psychotherapeut in freier Praxis in Wien. Während des Medizinstudiums engagierte er sich in der antipsychiatrischen Bewegung, daher sind juristische Rahmenbedingungen des psychiatrischen Handelns auch bis heute einer der Interessenschwerpunkte. Zweiter Schwerpunkt (auch als Seminarleiter in vielen Fortbildungen der vergangenen 15 Jahre) ist die Anwendung psychodynamischer Konzepte in der Akut-Psychiatrie. Theoretischer Schwerpunkt (Referate/Publikationen) der vergangenen Jahre ist «Psychiatrie/Psychoanalyse und Film».
Kontakt: psychiatrie@hollabrunn.lknoe.at

Martine Grümmer (Kap. 3.3) ist Fachärztin für Psychiatrie und Psychotherapie und Chefärztin der Abteilung für Gerontopsychiatrie an der LVR-Klinik Düren. Langjährige Tätigkeit als Referentin in verschiedenen Netzwerken.
Kontakt: martine.gruemmer@lvr.de

Gregor Hasler (Grußwort), Prof. Dr., Extraordinarius und Chefarzt für Soziale Psychiatrie, Universitäre Psychiatrische Dienste Bern, Universitätsklinik und Poliklinik für Psychiatrie.
Kontakt: gregor.hasler@puk.unibe.ch

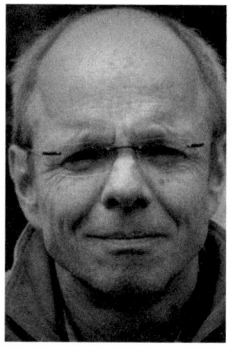

Thomas Hax-Schoppenhorst (Herausgeber; Kap. 3.2 und 5.6) arbeitet seit 1988 als pädagogischer Mitarbeiter an der LVR-Klinik in Düren. Nach 15-jähriger Tätigkeit in der forensischen Abteilung wechselte er in den Bereich Öffentlichkeitsarbeit. Er arbeitete für den Verlag Hans Huber an verschiedenen Projekten mit – so auch am «Lehrbuch Psychiatrische Pflege» (Sauter et al., 2011) und bei «Aggression und Aggressionsmanagement» (Walter/Nau/Oud, 2012); er ist Mitautor von «Professionelle Forensische Psychiatrie» (Schmidt-Quernheim/Hax-Schoppenhorst, 2008), Sachbuchautor und Autor für die Zeitschrift NOVAcura (ebenfalls Huber). Mit seinem Bruder Dr. Peter-Michael Hax arbeitete/publizierte er intensiv zum Thema «Kommunikation in der Chirurgie».
Kontakt: thascho@gmx.de

Tina In-Albon (Kap. 3.1), Prof. Dr., lehrt an der Universität Koblenz/Landau. Sie forschte unter anderem zu Angststörungen im Kindes- und Jugendalter, zu nichtsuizidalem, selbstverletzendem Verhalten, zur Emotionsregulation im Kindes- und Jugendalter und zur Prävention psychischer Störungen im Kindes- und Jugendalter.
Kontakt: In-Albon@uni-landau.de

Christian Johannßen (Kap. 4.3) ist Fachkrankenpfleger für Anästhesie & Intensivmedizin, Pflegefachkraft im mittleren Management (PML), studierte an der Hanze University of Applied Sciences Groningen und ist BscN

(Bachelor of Science in Nursing). Er arbeitet seit 1991 im Evangelischen Krankenhaus Oldenburg, zunächst auf der neurochirurgischen Intensivstation, wo er von 1996 bis 2006 als Stationsleitung tätig war. Seit 2006 arbeitet er in der Anästhesieabteilung und ist unter anderem Praxisanleiter für die Fachweiterbildung Anästhesie und Intensivmedizin.
Kontakt: Chrisjohannssen@kabelmail.de

Christina Köhlen (Kap. 4.8), Prof. Dr., Gesundheits- und Kinderkrankenpflegerin, absolvierte ihr Studium der Pflegepädagogik an der Humboldt-Universität zu Berlin und promovierte zum Thema «Häusliche Kinderkrankenpflege in Deutschland» zum Dr. rerum medicinalium. Sie hat einen Lehrstuhl für Pflegewissenschaft, Bachelor of Nursing, Evangelische Hochschule Berlin (zurzeit freigestellt). In Spanien ist sie als Familien-/Paartherapeutin (DGFS) und pflegewissenschaftliche Autorin freiberuflich tätig.
Zudem arbeitet sie seit 15 Jahren mit Marie-Luise Friedemann zusammen. Gemeinsam haben sie die 2. (2003) und 3. vollständig überarbeitete und erweiterte Auflage ihres Buches «Familien- und umweltbezogene Pflege. Die Theorie des systemischen Gleichgewichts» (Verlag Hans Huber, Bern, 2010) geschrieben. In zahlreichen Projekten in der Pflege, insbesondere der häuslichen Kinderkrankenpflege, hat sie die familien- und umweltbezogene Pflege und die Theorie gelehrt und umgesetzt. In einem aktuellen Projekt begleitet sie die Umsetzung der Theorie im «stups-Kinderzentrum» in Trägerschaft der DRK-Schwesternschaft Krefeld e.V. wissenschaftlich.
Kontakt: christina.koehlen@gmail.com

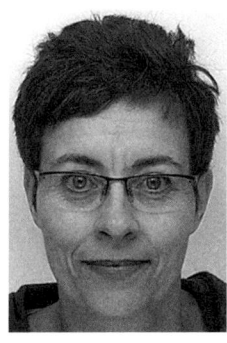

Anja Kusserow (Herausgeberin; Kap. 1.4, 5.4 und 6.1) ist Pflegefachfrau für Psychiatrie; Weiterbildung zur Stationsleitung am Universitätsklinikum Freiburg im Breisgau, stellvertretende Stationsleitung einer psychiatrischen Station mit dem Schwerpunkt Zwangs- und Angststörungen an der Klinik für Psychiatrie und Psychotherapie des Universitätsklinikums Freiburg im Breisgau. Sie ist ebenfalls Autorin für die Zeitschrift NOVAcura.
Kontakt: anja.kusserow@uniklinik-freiburg.de

Daniela Lehwaldt (Kap. 6.2) ist examinierte Krankenschwester mit Fachweiterbildung in Intensiv-und Anästhesiepflege. Sie ist bei der Irischen Pflegekammer als Registered General Nurse (RGN) und Registered Nurse Tutor (RNT) eingetragen und hat auf verschiedenen Intensivstationen und in der Anästhesie in Deutschland und Irland gearbeitet. Ihre Erfahrung als Advanced Nurse Practitioner hat sie in der Herz-Thoraxchirurgie im St. James' Hospital in Dublin gesammelt. Zurzeit arbeitet sie als Lecturer in Nursing an der School of Nursing and Human Sciences an der Dublin City University. Dort unterrichtet sie in der Pflegeausbildung («undergraduate bachelor degrees») und in der Weiterbildung («postgraduate masters degrees»). Ihre akademischen Qualifikationen hat sie in Irland durch das Bachelor in Nursing Studies (BNS), Postgraduate Diploma in Clinical Health Sciences Education (PGDipCHSE) und durch den Master in Science in Nursing (MScN) erhalten. Sie befindet sich im 4. Jahr des Ph.D. in Nursing. Sie ist im Vorstand des Deutschen Netzwerkes Advanced Practice Nursing & Advanced Nursing Practice e.V., wo sie die internationalen Kontakte koordiniert und die Profilentwicklung Advanced Practice Nursing in Critical Care (APN-CC) leitet. Sie ist Präsidentin der Akademischen Fachgesellschaft APN-CC des Deutschen Netzwerkes APN & ANP und stellvertretende Vorsitzende der APN/ANP Subgroup «Practice» des International Council of Nurses. Ferner ist sie Nurse Fellow der European Society of Cardiology (NFESC).
Kontakt: Daniela.Lehwaldt@dcu.ie

Johannes Nau (Kap. 5.1) ist Diplompflegepädagoge, Gesundheits- und Krankenpfleger, Pflegewissenschaftler (Dr. rer. cur.) und Schulleiter am Evangelischen Bildungszentrum für Gesundheitsberufe in Stuttgart. Gegenstand seiner Promotion waren Aggressionsereignisse in Settings der pflegerischen Grundausbildung und

die Unterstützung Betroffener. Er ist Autor zahlreicher Artikel zu diesem Thema. Er hat Gastdozenturen an der Medizinischen Universität Graz und der Hamburger Fern-Hochschule.
Kontakt: j.nau@gmx.de

Thomas R. Neubert (Kap. 4.2), Dr. physiol., arbeitet im Bereich Kooperationsstudien Pflegedienst/Ärztlicher Dienst, Wund- und Schmerzmanagement bei der Klinikum Giessen und Marburg GmbH. (Der ausführliche Text des Autors mit der Darstellung aller Forschungsergebnisse kann bei den Herausgebern angefordert werden.)
Kontakt: neubertt@med.uni-marburg.de

Lena Ragge (Kap. 5.2) ist Gesundheits- und Krankenpflegerin, Pflegeexpertin an der Burghofklinik Rinteln, Psychiatrisch/Psychosomatisches Krankenhaus, Abteilung Akutpsychiatrie. Bachelor Psychiatrische Pflege (BA).
Kontakt: l.ragge@t-online.de

Corinna Reck (Kap. 4.6), Prof. Dr. phil, Dipl. Psych., ist seit dem 01.11.2013 an der Ludwig-Maximilians-Universität München als Professorin tätig und vertritt dort das Fach «Klinische Psychologie des Kindes- und Jugendalters». Zuvor war sie viele Jahre als leitende Psychologin in der Klinik für Allgemeine Psychiatrie des Universitätsklinikums Heidelberg tätig. Sie hat dort eine Behandlungseinheit für psychisch kranke Mütter und ihre Säuglinge/Kleinkinder aufgebaut. Neben ihrer klinischen Arbeit leitet sie zahlreiche Forschungsprojekte mit den Themenschwerpunkten «Auswirkungen von psychischen Erkrankungen in der Schwangerschaft auf den Geburtsverlauf und die kindliche Entwicklung», «Bedeutung postpartaler Depression, Angststörungen und Traumatisierungen für die kindliche Entwicklung und die Mutter-Kind-Interaktion», «Frühkindliche Selbstregulation» und «Bindung». Therapeutisch ausgebildet ist sie in Verhaltenstherapie, tiefenpsychologisch fundierter Körperpsychotherapie, Psychodrama, Kinderspieltherapie und in der Video-Interventions-Therapie nach George Downing zur Behandlung von Störungen der Eltern-Kind-Beziehung.
Kontakt: corinna.reck@t-online.de

Klaus Reinhardt (Kap. 5.5) ist seit 1994 Lektor Medizin/Pflege/Gesundheit, seit 2010 Cheflektor beim Verlag Hans Huber. Er hat bisher über 500 Bücher bis zum Erscheinen betreut und bietet seit über 13 Jahren Seminare über das wissenschaftliche Schreiben an. Außerdem widmet er sich dem individuellen Autorencoaching.
Kontakt: reinhardt@vom-wissen-zum-buch.de

Miriam Tariba Richter (Kap. 2.2), Dr. phil., ist examinierte Kinderkrankenschwester, Dipl.-Berufspädagogin und hat Lehramt für Pflegewissenschaft und Psychologie studiert. Sie arbeitet als promovierte Pflegewissenschaftlerin am Institut für Public Health und Pflegewissenschaft der Universität Bremen. Ihre Forschungsschwerpunkte befassen sich unter anderem mit den theoretischen Grundlagen der Pflegewissenschaft, mit dem Phänomen der Angst, mit der qualitativen Pflegeforschung sowie mit der Biographischen Diagnostik.
Kontakt: miriam.richter@uni-bremen.de

Jacqueline Rixe (Kap. 5.2) ist Fachgesundheits- und Krankenpflegerin für psychiatrische Pflege, hauptamtliche Praxisanleiterin für psychiatrische Pflege an den Gesundheitsschulen des Ev. Krankenhauses Bielefeld. Bachelor Psychiatrische Pflege (BA).
Kontakt: jacquelinerixe@googlemail.com

Dorothea Sauter (Kap. 5.2) ist Krankenschwester, Fachbuchautorin sowie Projektbeauftragte Pflegedokumentation, LWL-Klinik für Psychiatrie Münster. Sie ist Bachelor der Psychiatrischen Pflege (BA) und Mitherausgeberin des «Lehrbuchs Psychiatrische Pflege» (Verlag Hans Huber, 2011), das zu einem Standardwerk wurde.
Kontakt: dorothea.sauter@lwl.org

Hilde Schädle-Deininger (Kap. 2.3) ist Dipl.-Pflegewirtin (FH), Lehrerin für Pflegeberufe und Fachkrankenschwester in der Psychiatrie. Sie arbeitet als Lehrbeauftragte im Fachbereich 4 (Soziale Arbeit und Gesundheit) und ist Leiterin der Weiterbildung Fachpflegerin/Fachpfleger Psychiatrische Pflege an der Fachhochschule Frankfurt am Main.
Kontakt: Schaedle-Deininger@t-online.de

Christiane Schätz (Kap. 5.2) ist Gesundheits- und Krankenpflegerin am Ev. Krankenhaus in Bielefeld, Klinik für Psychiatrie und Psychotherapie, Abteilung Abhängigkeitserkrankungen. Bachelor Psychiatrische Pflege (BA).
Kontakt: Christiane_Schaetz81@arcor.de

Claudia Schephörster (Kap. 5.2) ist Fachkrankenschwester für psychiatrische Pflege, pflegerische Abteilungsleitung Psychiatrische Klinik Herford. Bachelor Psychiatrische Pflege (BA).
Kontakt: Claudia.Schephoerster@gmx.de

Agnes Schlechtriemen-Koß (Kap. 1.2) ist ursprünglich Krankenschwester und Lehrerin für Pflegeberufe und absolvierte Zusatzqualifikationen zur Intensivfachschwester und zur nephrologischen Fachkrankenschwester. Mehrere Jahre arbeitete sie als Krankenschwester, dann als Lehrerin für Pflegeberufe und leitete später die Fortbildungsabteilung eines Krankenhausverbundes. In dieser Zeit war sie unter anderem am Aufbau eines Ethikzirkels beteiligt und Mitglied einer Arbeitsgruppe, die erfolgreich eine Abteilung Psychoonkologie aufbaute. Berufsbegleitend machte sie Abschlüsse zur Beraterin GwG und DFG, zur Heilpraktikerin für Psychotherapie und zur Supervisorin DGSv. Seit einigen Jahren arbeitet sie in eigener Praxis als Supervisorin, Trainerin im Bereich Kommunikation und Führung und bietet Beratung und Psychotherapie an.
Kontakt: schlechtriemen-koss@gmx.de
Homepage: www.schlechtriemen-koss.de

Frank Schneider (Geleitwort, Kap. 2.1), Prof. Dr. Dr., ist Direktor der Klinik für Psychiatrie, Psychotherapie und Psychosomatik der Uniklinik RWTH Aachen.
Kontakt: fschneider@ukaachen.de
Homepage: www.psychiatrie.ukaachen.de

Michael Schulz (Kap. 5.2), Prof. Dr., Fachhochschule der Diakonie gemeinnützige GmbH, University of Applied Sciences, Lehrstuhl Psychiatrische Pflege, Fachhochschule der Diakonie.
Kontakt: www.fh-diakonie.de

Peter Ullmann (Kap. 6.2) beendete 1992 seine Fachausbildung als examinierter Krankenpfleger. Er wurde beim Schweizerischen Roten Kreuz (SRK) als Diplom-Pflegefachmann registriert. Bis 2004 arbeitete er in Deutschland vorrangig im psychiatrischen Akutbereich. Während des Studiums der Pflegewissenschaften und des Pflegemanagements an der FH Jena (Abschluss 2007, Diplom-Pflegewirt) wechselte er seinen Arbeitsort in die Schweiz. Aktuell arbeitet er am Sanatorium Kilchberg im Kanton Zürich als Fachverantwortung Pflege und Pflegeexperte APN auf einer offen geführten akutpsychiatrischen Station mit Schwerpunkt affektive Störungen. Das Masterstudium mit Schwerpunkt Advanced Nursing Practice an der FH Jena beendete er 2012. Er ist Leiter der Projektgruppen Skill und Grademix der Akademischen Fachgesellschaft Psychiatrie des Schweizer Vereins für Pflegewissenschaft (VFP). Seit 2012 ist er Präsident der Akademischen Fachgesellschaft Mental Health Care (AFG MHC) des Deutschen Netzwerkes Advanced Practice Nursing & Advanced Nursing Practice e.V. und leitet die Profilentwicklung APN MHC. Zuvor gründete er mit drei Studentinnen und Studenten des Masterstudienganges APN im Jahre 2008 das Deutsche Netzwerk APN & ANP, das 2010 in einen gemeinnützigen Verein überführt wurde. Ebenfalls 2010 wurde er zum Präsidenten des Deutschen Netzwerkes APN & ANP e.V. und 2011 in den Vorstand des Schweizerischen Vereins für Pflegewissenschaften (VFP) gewählt.
Kontakt: peter.ullmann@dnapn.de

Tanja Veselinovic (Kap. 2.1), Dr. med., ist Fachärztin für Psychiatrie und Oberärztin der Station A und Station B der Klinik für Psychiatrie, Psychotherapie und Psychosomatik an der Uniklinik RWTH Aachen.
Kontakt: tveselinovic@ukaachen.de

Johannes von Dijk (Kap. 4.9) absolvierte in den Niederlanden seit 1982 die «Psychiatrische Krankenpflege Ausbildung» und die Fachhochschule für Krankenpflege, Er arbeitete in vielen Bereichen der Krankenpflege, davon die vergangenen 15 Jahre als Fachpflegekraft für Gerontopsychiatrie in Altenpflegeeinrichtungen mit dem Schwerpunkt Demenz. Seit 2005 führt er in den sieben Einrichtungen der Frank Wagner

Holding in Hamburg Dementia Care Mapping durch, ist als DCM-Trainer tätig und als Fachreferent für Gerontopsychiatrie für die Fortbildung der Mitarbeiter zuständig. Er ist Vorstandsmitglied der Deutschen Expertengruppe Demenz und Autor von Artikeln in Fachzeitschriften und Fachbüchern.
Kontakt: cjvandijk@t-online.de

Gernot Walter (Kap. 5.1) ist Diplompflegewirt, Fachkrankenpfleger für Psychiatrie sowie Trainer und Ausbilder für Aggressionsmanagement. Er arbeitet als leitende Pflegekraft des Zentrums für seelische Gesundheit an der Kreisklinik Groß-Umstadt. Er arbeitete bei der DGPPN-Leitlinie «Therapeutische Maßnahmen bei aggressivem Verhalten» sowie bei der Informations-DVD der GUVV «Risiko Übergriff» mit und hat zahlreiche Artikel zur Thematik veröffentlicht.
Kontakt: mail@gernotwalter.de

Joachim Wittkowski (Kap. 3.4), Prof. Dr., ist Diplom-Psychologe und hat als außerplanmäßiger Professor lange an der Universität Würzburg gelehrt. Seit 40 Jahren beschäftigt er sich wissenschaftlich mit psychologischen Aspekten von Sterben, Tod und Trauer (Thanatopsychologie), woraus ca. 100 Publikationen, darunter zwei Testverfahren und fünf Monographien, hervorgegangen sind. Er ist aktives Mitglied der International Work Group on Death, Dying, and Bereavement.
Kontakt: wittkowski@psychologie.uni-wuerzburg.de
Homepage: www.jowittkowski.de.

Andreas Wittmann (Kap. 5.7), Prof. Dr., ist Fachkraft für Arbeitssicherheit, Bergische Universität Wuppertal. Seine wissenschaftlichen Schwerpunkte sind «Technischer Infektionsschutz», «Kanülenstichverletzungen (Ursachen, Risiken, Kosten, Prävention)» und «Arbeitssicherheit im Gesundheitswesen».
Kontakt: andwitt@uni-wuppertal.de

Stephan Wolff (Kap. 7.1) ist Diplom-Pflegewirt (FH), Fachkrankenpfleger Psychiatrie, Pflegeexperte, Trainer Aggressionsmanagement, Lehrbuchautor sowie Mitherausgeber des «Lehrbuch Psychiatrische Pflege».
Kontakt: mail@stephanwolff.de

Britta Zander (Kap. 5.3) ist wissenschaftliche Mitarbeiterin und Doktorandin am Fachgebiet Management im Gesundheitswesen an der TU Berlin (WHO Collaborating Centre for Health Systems Research and Management). Zu ihren Forschungsschwerpunkten gehören die pflegerische Versorgungsqualität in Akutkrankenhäusern, internationale Gesundheitssysteme sowie Wissenschaftskommunikation.
Kontakt: britta.zander@tu-berlin.de

Stefan Zettl (Kap. 4.5) ist Diplombiologe, Diplompsychologe und Psychologischer Psychotherapeut; Tätigkeit in der Krankenpflege auf einer Intensivstation für Schwerbrandverletzte und einer internistischen Intensivstation; Studium der Biologie, Soziologie und Psychologie an den Universitäten Heidelberg und Mannheim; langjährige Tätigkeit als wissenschaftlicher Mitarbeiter und Psychotherapeut an der Psychosomatischen Klinik, der Chirurgischen Klinik und der Sektion Nephrologie der Medizinischen Klinik des Universitätsklinikums Heidelberg. Zurzeit ist er als Psychoanalytiker und Sexualtherapeut in eigener Praxis tätig. Zahlreiche Buchbeiträge und Zeitschriftenartikel zu den Themen Psychotherapie, Psychoonkologie und Sexualmedizin.
Kontakt: s.zettl@t-online.de

Sachwortverzeichnis

A
AAMV 329
Acetylcholinesterasehemmer 147
Achtsamkeit 260–262, 313, 318
Advanced Practice Nursing/APN 325–335
– Angst 325
– Angstassessment 327
– Auswirkungen 326
– Betreuung, emotionale 331
– Definition 325
– Einklang, emotionaler/körperlicher 327
– Funktion/Phänomen 326
– Interventionen 329
– Literatur 334
– Unruhe 325
– Zusammenfassung 333
Aggressionsereignisse 239–250
– Auswirkungen auf Pflegende 241
– Belastungsstörung 242
– Blamage/Kritik 243
– Faktorenbestimmung 248
– Gleichgewicht/Sicherheit 246
– Literatur 249
– NOW-Modell 244
– Verarbeitung 243
– Zusammenfassung 249
– Zweittraumatisierung 243
Agoraphobie 66–69, 127, 319, 322
– Behandlung 78
– Exposition 322
Akzeptanz- u. Commitmenttherapie 338–340
Alkoholerkrankungen 74
Alles-oder-Nichts-Denken 79
Alltag, klinischer
 s. Angststörungen
Alter s. Menschen, ältere
Altern 28
Amitriptylin 81
Analinkontinenz 217
Analogskala, visuelle/VAS 187
Angehörigenarbeit 149–150
Angriff 30, 327

Angst 15, 17, 19, 86, 325
Angst, akute 85, 88, 91–93
Angst, chronische 93
Angst, konditionierte 113
Angst, leistungsbedingte 113, 129
Angst, präoperative 184–192
– Angstmessung 186
– Aufklärungsgespräch 188, 189
– Gruppengespräche 190
– Informationsvermittlung 189
– Interventionen 187
– Literatur 192
– Musik-Hören 187
– Patientenbroschüre 188, 190
– Schmerzintensität 188
– Schulung 188
– Zusammenfassung 190
Angst, soziale 113
Angstabwehr 31–32, 37
Angstaktivierung 86–87
Angstassessment 327–329
Angstausdruck 99
Angstauslöser 86
Angstausprägung 88
Angstauswirkungen 88
Angstdefinitionen 85–86
Ängste sortieren, eigene 28–29
Angsteinschätzung 101–103
Angstgesellschaften 21–64
Angsthierarchie 115
Angstkategorien 86
Angstklassifikationen 114
Angstkontrolle 30–44
Angstkreislauf
 s. Teufelskreismodell
Ängstlichkeit 85
Angstmessung 88, 186–187, 327
Angstneurosen 66
Angstreaktionen, physiologische 30
Angststörung, generalisierte/GAS 67, 71–72, 140, 126–127, 210
– Behandlung 79, 80
Angststörung, generalisierte/ Pflege, professionelle 316–319
– Aktivitäten, positive 317

– Aufmerksamkeitsumlenkung 318
– Entspannungsverfahren 317
– Kognitionen, negative 316
– Rückversicherungsverhalten 318
– Selbstinstruktion, positive 317
– Vermeidungsverhalten 318
Angststörungen im Alltag, klinischer 65–84
– Behandlung 77
– Behandlung/Besonderheiten 82
– Bilder, klinische 66
– Differenzialdiagnosen 73
– Klassifikationen 66
– Komorbidität 72
– Literatur 83
– Prognose/Verlauf 76
Angststörungen im Pflegealltag, klinischer 313–324
– Agoraphobie 319
– Angststörung, generalisierte 316
– Humor 323
– Literatur 323
– Panikstörung 319
– Phobie, soziale 313
– Reizkonfrontation 322
Angststufen 99
Angstsymptome 66–68, 99, 320–321
Angsttagebuch 104
Angsttheorien 87
Angstzustände, toxisch bedingte 74
Anpassungsstörungen 76
Antidepressiva 81, 147, 212–214
Anxiety and Agitation in Mechanically Ventilated Patients Model/AAMV 329
Anxiolytika 82, 147
APN-CC 325, 331–333
Arbeitskontext 45–55
– Arbeit 47
– Denken, ökonomisches 48

– Glück u. Selbstverantwortung 51
– Haltung, zukünftige 52
– Hochglanz-Rhetorik 50
– Literatur 55
– Prinzip, neoliberales 49
Assessmentinstrumente 329
Atemnot 30, 193, 195–196
Atemtechniken 79, 106
Atropin 197
Aufgeregtheit 114
Ausdauersport 77
Ausdruck-/Mitteilung, interpersonaler 327–329
Autogenes Training 77
Autoimmunerkrankungen 73

B
Babyblues 212
Basistherapie, psychotherapeutische 77
Bauchatmung, kontrollierte 106
Beck Anxiety Inventory/BAI 187, 329
Behandlungsverfahren 77–84
– Literatur 83
Beklemmungsgefühle 30
Belastungsstörung, akute 242
Belastungsstörungen, posttraumatische 66, 75
Benzodiazepine 82, 147
Besorgnis 114
Bewältigungsstrategien 88–89, 115–116
Bewertung, kognitive 327–329
Beziehungsgefüge 23–25
Biofeedback 79
Blockade, psychische 110
Blutungen, innere 73
Booster Sessions 77
Burnout 252–253, 260–262, 274, 276
Buspiron 83
Butylscopolamin 197

C
Christentum 167
Citalopram 80–81, 147
Clomipramin 81
Coping 115–116
–, bewertungsorientiertes 116
–, emotionsorientiertes 115
–, problemorientiertes 115
Coping, unwirksames 100–101

Critical Care 325
Critical Care Family Needs Inventory/CCFNI 329

D
Delir 142–144
– Behandlung 143
– Differenzialdiagnose 143
– Entstehung 142
– Inzidenz 142
– Symptomatik 142
– Symptome/Verhaltensweisen 145
Demenzen 144–151
– Angehörigenarbeit 149
– Behandlung 146
– Formen/Häufigkeit 145
– Medikamente 146
– Milieugestaltung 147
– Psychotherapie 148
– Reminiszenz 149
– Schweregrade 145
– Sicht, gesellschaftliche 150
– Symptomatik 144
Demenzen/Patientenängste 233–238
– Empfehlungen 236
– Geborgenheit/Sicherheit 238
– Literatur 238
– Reaktionen, angstausgelöste 234
– Vertiefung 233
Denkbarriere 119
Denkprozesse, gestörte 100–101
Depersonalisation 70
Depression 67, 72, 75, 211
Desensibilisierung 114
Diagnostik, verstehende 236
Differenzialdiagnostik 73–76
Diskriminierung 57
Dissoziation 260
Dokumentieren/Schreiben 286–297
– Anfangen 286
– Blockaden 288
– Fehler 292
– Literatur 297
– Nichts-Sagen-Können 289
– Rechtschreibung, neue 293
– Stilmittel, angsterzeugende 291
– Verantwortung 296
– Vollendung 290
Donezepil 147
DSM-IV 66–67

Duloxetin 81
Durchfall 99

E
Einflussfaktoren 87–88
Endlichkeit 30, 32–35
– Gesundheitspersonal 42
– Krankenhäuser 35
– Krankheit 34
– Patienten 41
– Verleugnung 32
Engegefühle 30
Entlassungsvorbereitung 108
Entspannung, angewandte nach Öst 317
Entspannungsverfahren 77, 79, 106, 206, 317
Entstigmatisierung 62
Erfahrung, stellvertretende 118
Erfolgserlebnisse, eigene 119
Erinnerungstherapie 149
Erklärungsmodelle 78–79
Erkrankungen, endokrinologische 73
Erkrankungen, gastrointestinale 73
Erkrankungen, kardiale 73
Erkrankungen, neurologische 74
Ermutigung, verbale 118
Erregung, emotionale 118
Erregung, neurophysiologische 327–329
Erstmanifestationsalter 76
Erwartungsangst 67
Escitalopram 80–81
Existenzphilosophie 89
Exposition 77–80, 322

F
Familiensystem s. Kinder, schwerstpflegebedürftige
Fantasien, kursierende 27
Fehlinterpretation, kognitive 78
Fieber, akutes 73
Flucht 30
Fluoxetin 80–81
Fluvoxamin 80–81
Formenkreis, schizophrener 75
Furcht 86, 112–113

G
Galantamin 147
GAS s. Angststörung, generalisierte

Geburt s. Schwangerschaft
Gedankenprotokoll 116
Gefühlsbarriere 120
Gesundheitsangaben
    OECD-Länder 36
Gesundheitssystem 37–40
Glauben 167
Gleichgewicht, systemisches
    226–231
Glycopyrroniumbromid 197
Gruppenarbeit 106–108

H
Handlungsstrategien 98–109
Harninkontinenz 217–223
Hepatitis-Infektion 305
Herzrasen 30, 99
Hierarchie, strenge 40–41
HIV-Infektion 305–307
Hospital Anxiety and Depression
    Scale/HAD 329
Hospizarbeit 160
Humor 323
Hyperarousal 253

I
ICD-10 66–68
Imipramin 81
Infektionen 305–311
Inkontinenz 217–223
– Angst 219
– Literatur 221
– Scham 218
– Zusammenfassung 221
Innovationen, sich ausbreitende
    25–27
In-sensu-Exposition 80
Intensivstation/Patientenängste
    175–183
– Angst 176, 178
– Gefühle, negative 179
– Literatur 183
– Mitpatient, schwerkranker 179
– Patientenerleben 177
– Patienteninformationen,
    strukturierte 182
– Symptome/Zukunftsängste 180
– Zusammenfassung 181
Intervention, paradoxe 79
Interventionen, präoperative
    s. Angst, präoperative
Intrusion 253
In-vivo-Exposition 77–79

J
Jugendalter 125–132; 341–348;
    s. Kindesalter

K
Kinder, schwerstpflegebedürftige
    224–232
– Annäherung 230
– Beeinträchtigung, chronische
    224
– Familienprozesse 226
– Familiensystem,
    unausgeglichenes 227
– Gleichgewicht, systemisches
    226–231
– Konflikt 228
– Literatur 232
– Pflegeprozesse 226
– Zusammenfassung 231
Kindesalter 125–132, 344
– Agoraphobie 127
– Angstkomponenten 127
– Angststörung, generalisierte
    126, 129
– Behandlung 128
– Eltern 129
– Fallbeispiel Vogel 133
– Interventionen, kognitive 130
– Konfrontationsverfahren 130
– Literatur 131
– Panik 127
– Phobien 126
– Rückfallprophylaxe 131
– Trennungsangst 125, 129
– Umgang mit 128
– Zusammenfassung 131
Kindesalter/Prävention 341–348
– Angebote, zielgruppen-
    spezifische 342
– Angst 344
– Bewältigung 343
– Bewältigungserfahrungen 347
– Beziehungssicherheit 346
– Faktoren, psychologische/
    soziale 345
– Formen 341
– Gesundheitsförderung 341
– Literatur 348
– Prävention 344
– Prävention, selektive 347
– Prävention, universelle 346
– Schutzfaktoren 342, 343
– Vorbilder 346
Kognitionen 115

Komorbidität 72
Kompetenztraining, soziales 77,
    79
Konditionierung 113
Konfrontationsmethoden 78–80
Körperreaktionen,
    physiologische 30
Krankenhaus 35, 85, 91–97
– Angst, akute 91
– Angst, chronische 93
– Angst der Pflegenden 94
– Beschreibung/Definitionen 85
– Faktoren, verstärkende 93
– Literatur 95
–, psychiatrisches 61
– Sicht, philosophische 89
– Zusammenfassung 94
Krankheit 34–35
Krankheit, psychische 57, 65
– Ausgrenzung s. Stigmatisierung
Krankheitswertigkeit 45
Kränkung, narzisstische 32–33
Krebspatienten 201–208
– Ängste, überschießende 202
– Angstinhalte 201
– Anpassungsstörungen 202
– Bewegung 207
– Entspannung 206
– Familie 204
– Hilfe, pflegerische 206
– Informationsangebote 207
– Kontrollverlust 203
– Körperbild, verändertes 204
– Literatur 208
– Progredienzangst 203
– Psychotherapie 207
– Schmerzen 205
– Selbsthilfegruppen 207
– Sexualität, veränderte 204
– Sterben/Tod 205
– Verstärker, positive 206
– Zusammenfassung 208
Kriegsteilnehmer 140
Kurzentspannung 106
KVT s. Verhaltenstherapie,
    kognitive

L
Langzeitbetreuung s. Kinder,
    schwerstpflegebedürftige
Lebensängste, gegenwärtige 21–29
Lebensentwürfe, gescheiterte
    27–28
Leibphänomenologie 90–91

Leistungsmotivation 116–119
Leistungszumutungen 111
Lernchancen 119–120
Lernen 110, 113, 115–121
– Literatur 122
– Zusammenfassung 121
Logophobie 113
Lorazepam 147
Lungenerkrankungen 73
Lungenrasseln, terminales 193, 196–197
Lupus erythematodes, system. 73

M
Machtlosigkeit 100–101
Major Depression 211
Manifestation 76
Massenmedien 58
Medikamente s. Psychopharmakotherapie
Memantin 147
Menschen, ältere 140–152
– Angststörung, generalisierte 140
– Delir 142
– Demenz 144
– Literatur 152
– Trauma 141
– Veränderungen, neurobiologische 141
Milieugestaltung 106–107, 147
Minderwertigkeitskomplex 112
Minimal-Intervention-Therapie 77
Muskelanspannung 30

N
Nadelstichverletzungen/NSV 305–311
– Ängste 307
– Ausblick 309
– Folgekosten 308
– Literatur 310
– Sicherheitskultur 308
– Zusammenfassung 310
NDB-Modell 236
Neurosen 66, 112
NOW-Modell 244–249

O
Ökonomie 48–49
Opipramol 82
Oxazepam 147

P
Palliativbetreuung 160
Palliativversorgung/Patientenängste 193–200
– Angst, totale 194
– Atemnot 195
– Literatur 200
– Therapie 195
– Todesrasseln 196
– Umgebung 197
– WHO-Definition 193
– Zukunftsangst 197
– Zusammenfassung 200
Panikstörung 66, 67, 70–71, 99, 106, 127, 210
– Behandlung 78
Panikstörung/Pflege, professionelle 319–324
– Humor/Lachen 323
– Interventionen 320
– Literatur 323
– Reaktionen, körperliche fehlinterpretierte 319
Panophobia 66
Paroxetin 80
Patientenängste 167–238
Perfektionismus 111
Persönlichkeitsstörung, ängstlich (vermeidende) 76
Persönlichkeitsstörung, dissoziale 327
Persönlichkeitsstörung, paranoide 76
Pflege, professionelle 313–333
Pflegealltag, klinischer s. Angststörungen
Pflegeanamnese 95
Pflegediagnosen 100–102
Pflegeexpertin APN s. Advanced Practice Nursing
Pflegehandlungsstrategien 98–109
– Ansätze/Hilfsmittel 99
– Beobachtungs-/Einschätzungsbogen 103
– Entlassung 108
– Erleichterungsmaßnahmen 105
– Handeln, pflegerisches 102
– Literatur 109
– Rahmenbedingungen 106
– Zusammenfassung 109
Pflegende 94–95, 153–166, 239–310,
Pflegephänomene 100–101
Pflegeprofil 108

Pflegestudie RN4Cast 266–277
– Diskussion 276
– Erschöpfung 274, 276
– Hintergrund 266
– Literatur 277
– Patientenbeschwerden 274
– Patientensicherheit/Qualität 271
– Unzufriedenheit 272
– Versorgungsqualität 269
Pflegevisite, präoperative 189, 191
Philosophie 89–91
Phobie, soziale/Pflege, professionelle 313–316
– Ängste/Angstreduktion 315
– Aspekte, allgemeine 313
– Beziehungsgestaltung 314
– Gruppentraining 315
– Kompetenztraining, soziales 315
– Motivationsanregung 314
Phobien 66–70, 86
– Behandlung 79, 80
–, isolierte 70
–, soziale 69
–, soziale/Kinder 126, 129
–, spezifische 69
Position, eigene gesellschaftliche 23–25
Postexpositionsprophylaxe/PEP 307
Posttraumatische Belastungsstörung 242, 251
Pregabalin 80–81
Progressive Muskelrelaxation nach Jacobson 77, 317
Prüfungsangst 113
Psychoedukation 129
Psychopharmakotherapie 80–83, 212–214
Psychotherapie 77–80, 148, 207–208, 212

R
Reaktionsmanagement 77, 79
Rechtschreibung, neue 293–295
Recovery 63–64
Redeangst bei Teamkonflikten 298–
– Konflikte 298
– Literatur 304
– Redeangst 300
– Zündstoff 300
– Zusammenfassung 303

Reflexionsfragen 106
Reizexpositionsverfahren 77–78, 322
Rivastigmin 147
Rollenspiele 79

S
Salutogenese 259, 342
Scham 217–219
Scheitern 266–277
Schmerzen, tumorbedingte s. Krebspatienten
Schockstarre 30
Schutzmechanismus 31–32
Schwangerschaft, während/nachher 209–216
– Angststörungen, generalisierte 210
– Auswirkungen 212
– Behandlung 212
– Depression 211
– Differenzialdiagnosen 212
– Literatur 214
– Panikstörung 210
– Prävalenzen 210
– Veränderungen, endokrine 209
Schwindel 99
Schwitzen 99
Scopolamin 197
Seele 337
Seelsorge/Patientenängste 167–
– Angst in d. S. 169
– Angst vor d. S. 168
– Fallbeispiele 171
– Literatur 174
– Zusammenfassung 174
Seelsorger/Seelsorgerin 173
Selbstfürsorge/Selbstfürsorgedefizit 260–261
Selbstkonzept 117–118
Selbstsicherheitstraining 77, 79
Selbststigmatisierung 59–61
Selbstverletzungsgefahr 100–101
Selbstwertbedrohung 113–114
Selbstwertgefühl 110
Selbstwertgefühl 110, 117–118
Selbstwertgefühl, situationsbedingt geringes 100–102
Selbstwirksamkeit 116–118
Selbstwirksamkeitserfahrungen 119–121
Selbstwirksamkeitserwartung 118
Serotonin-Noradrenalin-Wiederaufnahmehemmer/SNRI 80–83

Serotoninwiederaufnahmehemmer, selektive/SSRI 80–83, 147, 212–214
Sertralin 80–81, 147, 214
SIADH 81
SPIKES-Modell 199
Sprache 338
Sprechangst 113
Stabilität, seelische erlangen 337–340
– Erkennen/Akzeptieren/Annehmen 338
– Literatur 340
– Techniken 339
State-Angst 85, 88, 91–93
State-Trait-Anxiety-Inventory/STAI 186–187
Sterbebegleitung, professionelle 153–166
– Angehörige 158
– Angstabbau 162
– Ängste 154
– Ausblick/Resümee 164
– Befunde, empirische 158
– Befunde zu Hospizarbeit/Palliativpflege 160
– Befunde zu Krankenschwestern 159
– Diagnostik/Interventionen bei Betreuungspersonen 162
– Diagnostik/Interventionen der Institution 163
– Literatur 164
– Mehr-Ebenen-Modell 162
– Mit-Leiden 155
– Sterben, eigenes 156
– Tod des Patienten 156
– Tod, eigener 157
Sterben 205
Sterbeprozess 154–155
Sterblichkeit 32–33
Stigmatisierung 56–64
– Ausblick 63
– Auswirkungen 57
– Bewältigung 58
– Folgen, soziale/strukturelle 62
– Kliniken, psychiatrische 61
– Krankheit, psychische 57
– Krankheit, psychische/Makel 59
– Literatur 64
– Medien 58
– Offenbaren/Verleugnen 58

– Pflegende 63
– Stereotype, negative 57
– Stigma 56
– Verhalten, hilfesuchendes 61
– Verheimlichen/Verschweigen 59, 60
Störung, depressive 75
Störung, nervöse 66
Störungen, metabolische 73
Störungen, persönliche 27–28
Störungen, phobische 67
Störungen, somatoforme 76
Stresserkrankung, akute 66
Substanzmissbrauch 74
Suizid/Suizidgefahr 76, 100–101, 278–285
– Angstgefühle der Pflegenden 279
– Beziehungsgestaltung 279
– Distanz/Nähe 280
– Erkennen/Einschätzen 281
– Haltung, persönliche 280
– Kommunikation 279
– Konsequenzen, rechtliche 284
– Literatur 284
– Schutz/Sicherheit versus Kontrolle 282
– Unterstützung der Pflegenden 283
– Zusammenfassung 284
Symptome s. Angstsymptome

T
Teamarbeit/-konflikte 298–300
Teufelskreismodell 78, 104
Theologie, apologetische 167
Therapie, psychodynamische 77
Tiefenpsychologie 112
Tod 32–33, 154–155, 157, 205
Todesangst 30–31
Todesrasseln 193, 196–197
Total Care 195
Total-Pain-Konzept 194
Trait-Angst 85, 88
Tranquilizer 82
Trauma 141
Traumatisierung, primäre 252
Traumatisierung, sekundäre berufsbedingte/ST 251–265
– Assessment/Diagnostik 254
– Ätiologie 256
– Auswirkungen 254
– Begriff 251

- Behandlung 254
- Epidemiologie 255
- Gegenübertragung 253
- Kohärenz 258
- Konzepte, verwandte 252
- Literatur 262
- Prävention/Selbsthilfe 257
- Resilienz 258
- Selbstfürsorge 260
- Schutz-ABC/-strategie 261
- Schutz-/Vulnerabilitätsfaktoren 256
- Symptome 253
- Widerstandsressourcen 258

Trennungsangst, kindliche 125, 129
TZA 81

U
Übelkeit 99
Umstrukturierung, kognitive 77, 79
Unruhe 325–326

V
VAS 187
Venlafaxin 81
Veränderungen, altersbedingte s. Menschen, ältere
Vereinsamungsgefahr 100–101
Verhaltensexperimente 78
Verhaltensformung 120–121
Verhaltenstherapie, kognitive/ KVT 77, 79, 112–116
- Interventionen 114
Verlauf, chronischer 76

Vermeidung 110, 114, 253
Versagensangst 110–123
- Erklärungsansätze 112
- Erlebensebenen 111
- KVT 113
- KVT-Interventionen 114
- Literatur 122
- Verhaltensbeispiele 110
- Zusammenfassung 121
Vorurteile 57

W
Willensbarriere 119
Wochenbettdepression 212

Z
Zwangsstörung 60, 75